新生儿颅脑超声诊断学

Neonatal Cerebral Ultrasound Diagnostics

（第2版）

新生儿颅脑超声诊断学

Neonatal Cerebral Ultrasound Diagnostics

（第2版）

主　编　周丛乐　汤泽中

编　委（按姓名汉语拼音排序）

曹　云	复旦大学附属儿科医院	童笑梅	北京大学第三医院
陈　倩	北京大学第一医院	王红梅	北京大学第一医院
樊曦涌	北京大学第一医院	王来栓	复旦大学附属儿科医院
侯新琳	北京大学第一医院	叶锦棠	北京大学第一医院
黄春玲	北京大学第三医院	俞惠民	浙江大学医学院附属儿童医院
姜　毅	北京大学第一医院	袁天明	浙江大学医学院附属儿童医院
李　奎	北京大学第一医院	张　惠	北京大学第一医院
刘黎黎	北京大学第一医院	张　瑞	北京大学第一医院
刘云峰	北京大学第三医院	张书永	北京大学医学部
孙国玉	北京大学第一医院	周丛乐	北京大学第一医院
孙晓伟	北京大学第一医院	周晓玉	南京医科大学附属儿童医院
汤泽中	北京大学第一医院	朱　颖	北京大学第一医院

北京大学医学出版社

XINSHENGER LUNAO CHAOSHENG ZHENDUANXUE

图书在版编目（CIP）数据

新生儿颅脑超声诊断学 / 周丛乐，汤泽中主编. – 2版. –
北京：北京大学医学出版社，2020.9（2024.4重印）
ISBN 978-7-5659-2188-9

Ⅰ. ①新… Ⅱ. ①周… ②汤… Ⅲ. ①新生儿疾病—颅脑损伤
—超声波诊断 Ⅳ. ①R726.511.04

中国版本图书馆CIP数据核字(2020)第061456号

新生儿颅脑超声诊断学（第2版）

主　　编：周丛乐　汤泽中
出版发行：北京大学医学出版社
地　　址：（100191）北京市海淀区学院路38号　北京大学医学部院内
电　　话：发行部 010-82802230；图书邮购 010-82802495
网　　址：http://www.pumpress.com.cn
E-mail：booksale@bjmu.edu.cn
印　　刷：北京金康利印刷有限公司
经　　销：新华书店
责任编辑：许　立　　责任校对：靳新强　　责任印制：李　啸
开　　本：889 mm×1194 mm　1/16　　印张：25.75　　字数：685千字
版　　次：2020年9月第2版　2024年4月第2次印刷
书　　号：ISBN 978-7-5659-2188-9
定　　价：230.00元

主编简介

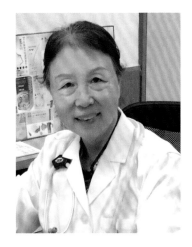

周丛乐 教授 主任医师 医学博士学位 博士生导师

在北京大学第一医院儿科从事医教研工作四十余载，以新生儿医学为专业重点，主要研究方向为围产期脑损伤的诊断、治疗、发病机理及脑发育的有关问题。在脑损伤的超声影像检查及脑功能评价方面积累了较多经验。自1984年开始新生儿颅脑超声的实践与研究，在国内最早建立了住院高危新生儿颅脑超声常规筛查和检查制度，摸索了对新生儿颅内出血、早产儿脑白质损伤、新生儿缺氧缺血性脑病、脑梗死、炎症性脑损伤、脑发育异常等疾病超声诊断方法。先后发表相关论文数十篇，2005年《颅脑超声对围产期脑损伤和脑发育评价的应用研究》获北京市科技进步奖。于2007年出版专著《新生儿颅脑超声诊断学》（第1版）。

曾任中华医学会围产医学分会常委，现任中国优生优育协会理事，儿童生长发育委员会副主任委员，中国关心下一代工作委员会委员，北京医师协会老年医师分会常务理事，中华医学会北京分会早产儿学组顾问，中国医师协会儿科学分会超声学组顾问等职，并任中华围产杂志、中华新生儿科杂志等数种医学杂志编委。

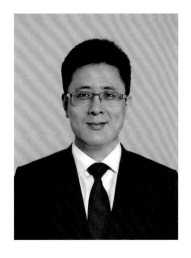

汤泽中 医学博士 副主任医师

主要研究方向：围产期脑损伤的发病机制、诊断和治疗。主要社会兼职：海峡两岸医药卫生交流协会新生儿学专业委员会常委兼青年委员会副主任委员，中国医疗保健国际促进会妇儿医疗保健分会神经重症学组副组长，中国医师协会新生儿科医师分会伦理和医患沟通专家委员会副主任委员，中国优生科学协会儿科临床与保健分会围产新生儿学组副组长，中国超声医学工程学会儿科分会委员，中华医学会儿科分会感染控制专委会委员，中国医师协会儿科医师分会医院感染管理专家委员会委员

再版前言

经过两年的努力，再版的《新生儿颅脑超声诊断学》终于与大家见面了！

尽管是再版，在本书的筹备、编写、编辑过程中，辛劳之余，仍充满激情！驱使我们启动这一工作的基本原因，首先是近十余年来亲历、目睹的新生儿神经病学领域的发展，以及在新生儿颅脑超声诊断技术方面的临床需求。

众所周知，早产儿在我国逐年增多，在北京、上海等大城市已达 10%，孕周小于 28 周的极小早产儿和出生体重低于 1000 g 的超低出生体重儿在各地已屡见不鲜，各类脑损伤和脑发育问题，依然是影响高危儿存活和后期生命质量的重要原因。围产医学、胎母医学的发展，使我们越来越认识到，多重的母亲疾病和宫内外环境异常对胎儿的脑发育的威胁。不断进展的影像技术是诊断神经系统疾病的重要方法，但 B 超仍然是早期不能搬动的新生儿脑部疾病的首选诊断方法。医学技术进展推动了超声技术的不断改进，也为新生儿头颅 B 超的推广、普及奠定了基础，并在实践中拓展和发展。

自 2002 年起，北京大学第一医院每年举办新生儿颅脑超声专项技术国家级继续教育学习班及中长期培训班，至今前来学习的专业技术人员覆盖了全国所有省、市、自治区，包括澳门特别行政区。第 1 版《新生儿颅脑超声诊断学》成为大家学习的主要教材，然而，此书经 2 次印刷、加印，早已销售一空，不断有人前来询问、索取。基于这种需求和自身强烈的使命感，我们决定从速完成再版，为全国的新生儿专业、超声专业同道们再次呈献上一本有价值的参考书。

在本书第 2 版的编写中，我们力求科学性、严谨性和实用性，使新生儿专业临床和超声紧密结合，保留原书中有关章节疾病与超声检查并论的原则，使学者们能够在认识疾病的基础上理解颅脑超声改变，并尽可能地加入近年有关的新进展。如在超声原理中，增加了新的超声技术在新生儿颅脑超声诊断的应用和前景；在中枢神经系统解剖部分增加了胎儿、新生儿脑发育的解剖特点；介绍了临床常用影像方法的特点与不同颅内病变类型诊断的选择性。在颅内出血、缺氧缺血性脑病、动静脉脑梗死、早产儿脑白质损伤、宫内感染等传统的新生儿神经系统疾病和超声诊断中增加了新的认识和见解。同时增加了新近学术界关注的新问题，如不同病因所致的新生儿急性脑病、肠道病毒和真菌感染时的脑损伤、脑发育性疾病、脑内占位病变、胎—胎输血的产前诊治及新生儿脑影像特点等。

经十余年来与全国相关专业同道们的共同努力、交流和培训，人们对新生儿颅脑超声技术已不陌生，在国内各级医院已较广泛地开展、应用，对新生儿神经系统疾病的诊治起到了积极的作用。

但也存在一些值得注意并有待提高的问题：部分单位对超声定位不十分明晰，在临床中对不同影像学方法的选择上存在一定的盲目性，对颅内疾病诊断的严谨性、准确性不足，操作方法欠规范，资料的存储、处理不当等。我们希望此书内容有助于颅脑超声工作的改进和完善。我也诚挚地期盼年富力强、更有才干的专业医师不负使命，能够以更宽阔的视角，窥视新生儿神经病学发展的前沿，不断提高新生儿颅脑超声诊断的深度、高度和广度，定期将此书续写新篇，对儿科新生儿医学的发展作出应有贡献！

本书第 2 版增加了相当比例的中青年医师参编，他们在新生儿神经病学、影像技术方面具有较深入的造诣和丰富的经验，从繁忙的临床一线工作中挤出时间，完成书稿。本书的编写和一系列与之相关的工作得到了儿科领导、小儿急救专业、小儿神经专业等相关专家的一贯支持和帮助。另外本书的编写秘书、北京大学医学出版社许立编辑为此书的再版付出了无可计数的精力和时间，在此一并表示衷心的感谢！

周丛乐　汤泽中

2020 年 2 月

目　录

第一部分　颅脑超声概况和基础

第二部分　颅脑超声对新生儿中枢神经系统疾病的诊断

第三部分　新生儿颅脑超声诊断的相关问题

第一部分

颅脑超声概况和基础

第一章

超声原理

第一节　超声诊断的物理基础

超声诊断学是利用人体组织对超声的反作用，提取其回声信号并加以显示，用以诊断疾病的科学，是由临床医学、声学与电子计算机科学构成的交叉学科。

一、医用超声波的频率、声速和波长

（一）频率（f）

超声波（ultrasound wave）为振动频率在 2×10^4 赫兹（Hz）至 10^{14} 赫兹的声波，属机械波，简称超声（ultrasound）。医学诊断使用的超声波频率范围在 2~20 兆赫（MHz）。

（二）声速（c）

为超声波在单位时间内在介质中的传播的距离，单位为米/秒（m/s）。声速的大小与介质的密度有关，人体软组织的平均声速约为 1540 m/s，大脑的声速等同于软组织的平均声速，小脑的声速约为 1470 m/s[1]。一般来说，声速随组织中蛋白质含量的增加而加快，随脂肪和水分含量的增加而减慢。

（三）波长（λ）

是超声波在一个振动周期的时间里传播的距离，它与频率和声速存在以下关系：

$$\lambda = \frac{c}{f}$$

由上式可以计算出在人体软组织中超声频率为 3 MHz 时，其波长为 0.5 mm，而频率为 7.5 MHz 时，波长为 0.2 mm，即频率越高，波长越短。在超声诊断中频率越高，其图像的分辨力越好，即可获得更清晰、诊断信息更丰富的图像；但频率越高，声束的穿透能力减低，衰减更明显，对深部组织的分辨率降低，因此，检查时选择合适的探头频率，才能获得满意的声像图显示。

二、人体软组织的声学特性

（一）声阻抗

介质的声特性阻抗（Z）是人体软组织重要的声学特性参数之一，简称声阻抗（acoustic impedance, AI），为介质的密度（ρ）与其声速的乘积，即 $Z = \rho c$。当相邻介质的声阻抗差达到 1‰ 以上时，即可产生回声；两种介质的声阻抗差越大，反射（回声）就越强。人体内气体的 Z 值最低，结石或骨骼的 Z 值最高，它们与软组织或内脏器官的声阻抗差很大，在其界面上声反射达到 99% 以上，因此在气体或骨骼深方超声难以成像，而

在结石或钙化的后方则出现声影。

（二）界面

相邻介质的接触面称为界面。界面的尺寸远大于波长时称为大界面；界面的尺寸小于声波的 $1\sim2$ 个波长时，称为小界面。超声波在人体内传播时，遇到大界面产生反射与折射；而遇到小界面时则产生衍射与散射。

三、超声波在人体组织内的传播

（一）超声波的方向性

超声波的频率越高，波长越短，其传播的方向性越好，即具有良好的声束指向性，这是超声能够用于定位诊断的基础。

（二）超声波的反射与折射

超声波在传播的路径中遇到界面时，一部分能量从界面返回，形成反射波，另一部分能量通过界面，进入另一介质继续传播，为折射波。当遇到大而平的界面时，其反射与折射如图（图1-1，与图1-2）。

图1-1为声束垂直入射至界面时，反射波于界面上返回到第一种介质（Z_1），折射波进入第二种介质（Z_2），沿同方向继续传播。图1-2中 θ_i、θ_r 和 θ_t 分别表示入射角、反射角和折射角，由 Snell 定律可知反射角等于入射角，即 $\theta_r = \theta_i$。反射系数 $R = \dfrac{(Z_2 \cos\theta_i - Z_1 \cos\theta_t)^2}{(Z_2 \cos\theta_i + Z_2 \cos\theta_t)^2}$，折射系数 $T = \dfrac{4Z_1 Z_2 \cos\theta_i \cos\theta_t}{(Z_2 \cos\theta_i + Z_1 \cos\theta_t)^2}$，根据能量守恒定律，反射波与折射波能量之和等于入射波能量，即 $R + T = 1$，因此，反射越强，折射波的能量就越弱[2]。当然，人体组织是多层次的，即使是多层的大而平的界面，其反射与折射的发生也是复杂的。

（三）超声波的衍射与散射

声波遇到尺寸为 $1\sim2$ 个波长的界面时，声波可绕过这一障碍物界面边缘，偏离原来的方向向前传播，这一现象称为衍射或绕射。

声波在传播路径上遇到尺寸小于波长的界面时，声波向其周围辐射，即散射。散射的声波只有朝向探头的部分才能被接收，称为背向散射（back scattering）。

人体组织所形成的界面常常是不规整的，对入射超声会产生类似散射的反射，这些反射是构成超声影像的重要物理基础。

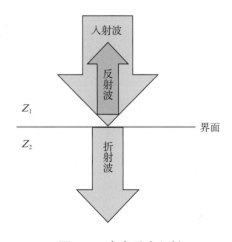

图1-1　声束垂直入射

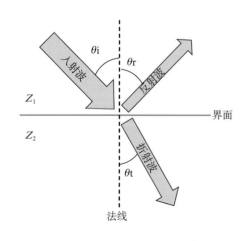

图1-2　声束倾斜入射

（四）超声波的衰减

声衰减（acoustic attenuation）是指超声波在人体内传播时，其能量随着距离的加深而减小，其产生的原因主要有：声束的扩散、声波的散射及介质的声吸收。超声诊断中衰减现象普遍存在，为消除衰减对声像图的影响，仪器中的"深度增益补偿（DGC）"功能，能够使不同深度相同阻抗界面产生的回声相近，以利于图像的观察。在超声诊断中常常需要利用某些组织的衰减特性进行诊断和鉴别诊断。

四、超声波的发射与接收

医学诊断中最常用的产生超声波的方法是压电换能法，即通过压电换能器（探头）将高频电磁能量转换为机械振动（超声）能量，发射超声波，同时把反射回来的超声振动能量转换为电磁能量，传入主机进行复杂的信号处理，完成超声波的接收。

某些晶体材料具有压电效应，在外部拉力或压力的作用下，其内部的电荷发生相对偏移，使材料表面产生符号相反的表面电荷，即在机械力作用下产生了电场，此为正压电效应；在材料表面施加电压，晶体因内部应力而产生几何形变，即将电能转变为机械能，此为逆压电效应。探头内的压电材料通常采用压电陶瓷，如铝钛酸铅、钛酸钡等。近年来研发的压电单晶换能器，使探头具备了更强的穿透能力和更优的细节分辨力。超声波的发生利用的是逆压电效应，超声波的接收利用的是正压电效应。

五、超声波的声场特性

超声波的声场是指超声在介质中传播时的空间分布状态。超声波的声束宽度不等，在邻近探头的一段距离内，束宽几乎相等，称为近场，其内声强剧烈起伏，造成该区诊断困难。距探头稍远处，声束逐渐加宽，即声束产生扩散，开始扩散后的声场称为远场。声束扩散使超声诊断的横向分辨率降低，而声束聚焦技术用以改善束宽，提高图像的分辨力。

第二节　B 型超声诊断

一、B型超声的基本原理

B 型超声为辉度调制型（brightness modulation）超声显像，以光点的方式显示回声信号，并以一定的灰阶编码显示信号的强弱，又称为灰阶显像（grey scale display）。它采用连续方式进行扫描，因而可显示人体器官的二维图像，当成像速度达到每秒 24～30 帧时，即可显示脏器的动态影像，称为实时显像（Real-time imaging）。

B 型超声为脉冲回声式成像，其基本原理为：探头向人体发射短脉冲超声，同时接收来自人体的回声，并将其转换为电信号，通过信号放大、数字转换、图像后处理等技术，将自人体所获得的信息显示为二维图像。随着计算机技术的不断进步，各种探头与成像技术的提高与开发，超声影像具有了更好的对比分辨力、空间分辨率，能够获得更大的信息量，进一步拓宽了超声诊断的领域。

二、B型超声的物理基础和声像图分析

（一）B 超的物理基础

如前所述，人体的各种组织器官，包括正常

的和病理的组织，均具有其特定的声学特性，如声阻抗、吸收和衰减特性等。当超声波投照至人体时，不同的组织器官形成各种界面，从而产生不同的反射与衰减，反射的信号即回声为仪器接受、处理并显示，这是超声组织结构成像的物理基础。一般来说，人体脏器的包膜、血管或胆管壁形成大界面，呈镜面反射模式；而组织器官内部的微小结构形成小界面，对入射超声波产生散射，形成所谓的实质回声。应当指出的是，声像图上显示的某处或某点回声并不能对应代表一个解剖学上的确切结构，特别是散射回声，其微小回声的集合才能产生一个可被接收的信号，因此图像与组织之间是一种间接关系。

（二）声像图的分析

1. 回声的描述　B 型超声的回声信号是以灰阶的辉度来表示其强弱的，虽然肉眼能够分辨的灰阶可达 16 级，但在声像图的描述中一般由强到弱采用强回声、高回声、等回声、低回声、弱回声和无回声六个等级。回声的分布情况以均质或不均质表述。通常强回声后方常常伴有声影，代表 50% 以上衰减系数的物体，如骨骼、结石和钙化等；高回声至弱回声均可用于实性组织或病变的描述；而无回声常表示液性区的存在。在辨别病变是否为囊性时，要特别注意其后方回声情况，后方回声增强常常作为囊性病变的诊断要点，某些囊性病变在声像图中并不显示为无回声，如脓肿或血肿，但其后方仍可能出现回声增强。另外，动态观察病变区域的回声变化，在疾病的诊断与监测中也有重要的作用，特别是对新生儿颅脑疾病的进展与预后判断尤为重要[3]。

2. 病灶的描述　病灶的部位、大小、形态、回声、边界、内部结构、后方回声的情况以及内部血流信息，是声像图描述中的主要内容，此外还应当注意病灶与周围组织的关系，病灶前方结构对图像的影响，特别是某些超声伪像对图像产生的干扰。要全面综合分析所获得的影像信息，

以便做出正确的诊断。

三、谐波成像

（一）谐波、二次谐波、多次谐波

通常把振动系统的最低固有频率称为基频（fundamental frequency）或基波；谐波（harmonic）为频率等于基波整数（n）倍的正弦波，即 n 次谐波，而频率为基波 2 倍的正弦波称为二次谐波。

（二）谐波成像原理

经人体组织反射的回声包括基波频率和谐波频率，其基波幅度远远大于谐波，普通超声显像往往滤去谐波，仅用基波信息成像。在某些谐波丰富的情况下，滤去基波，利用谐波的信息进行成像的方法，称为谐波成像。主要分为组织谐波成像和对比谐波成像。

1. 组织谐波成像（tissue harmonic imaging, THI）　利用超声声束扫查人体组织过程中产生的二次谐波信息构成超声图像。这种成像方式能够明显抑制旁瓣效应、混响等伪像，有效地提高信/噪比，提供更优质的对比分辨力和灰阶信息，因而获得高清晰度的超声影像。

2. 对比谐波成像又称为超声造影（contrast-enhanced ultrasound, CEUS）　是使用微泡造影剂观察感兴趣区血流灌注的谐波成像方式，较普遍应用的技术为低机械指数（mechanical index, MI）实时成像。其方法为：经静脉将超声造影剂注入体内后，利用血液中气体微泡的强烈背向散射和非线性传播，通过多种造影谐波成像技术，获取描述血流灌注过程的实时动态高对比度超声图像。不仅能够实时评价器官和组织在不同时相（动脉期、静脉期和延迟期）的血流灌注情况，而且在造影过程中，计时存储相应时长的动态图像，实时造影结束后，可通过仪器配置的软件进行定量分析，生成 ROI（region of interest，感兴趣区）时间—强度曲线，使感兴趣区灌注强度随时间的

变化更为直观与量化，获得达峰时间、峰值强度、曲线下面积及平均渡越时间等参数，已成为超声造影应用于临床研究的突出优势，更为实质脏器的功能和病变性质的评估提供了可靠的依据。与其他影像学方式相比，超声造影的优势在于其实时性与可重复性、安全性好、没有电离辐射、成本较低、无须镇静、无须特定检查场所等[4-5]。

超声造影剂的主要成分是惰性气体，气体微泡的外壳由蛋白、脂质、多聚体等复合物构成。目前广泛使用的是 Sonovue（声诺维），属于第二代微气泡造影剂，为包裹磷脂外壳的六氟化硫，其微泡直径小于 6 μm，具有很低的水溶性，在人体中有很好的稳定性，能够通过肺循环而不会发生毛细血管栓塞。在低声压的作用下，其微泡具有良好的谐振特性，并可产生较强的谐波信号。此造影剂无肾脏毒性且仅有极低的过敏反应。

超声造影是超声医学由解剖性成像向功能性成像的发展，已在成人医学临床中得以广泛应用，特别是在肿瘤的发现、鉴别与诊断中具有重要的作用。随着仪器性能的不断改进，造影剂的用量逐渐减少，进一步增加了超声造影的安全性，使其在儿科领域的应用成为可能。虽然国内外均尚未允许全面应用于 18 岁以下儿童，但美国食品药品管理局（FDA）已经批准对儿童使用超声造影剂进行肝检查[6]，这将改变美国乃至世界对该技术的应用。目前国内外对新生儿与早产儿颅脑损伤的超声造影已有了初步的探索性应用，认为声学造影与传统的超声检查相比具有许多优势，可提高各种神经病理学的敏感性和特异性，包括改善的空间分辨率和优异的实时动态评估灌注正常和异常组织的大血管和微血管。因此超声造影（CEUS）已成为一种补充性超声检查技术。

第三节 多普勒超声诊断

一、多普勒效应

当声源与声波接收器处于相对运动时，接收器收到的声波频率与声源所发射的频率不同，这种频率的差称为多普勒频移（doppler shift），这种现象被称为多普勒效应（doppler effect）。频移的大小与声源和接收器的相对运动速度相关。简单地说，当声源与接收器作相向运动时，接收的频率增加；当二者背向运动时，接收的频率降低。

二、多普勒超声原理

多普勒超声用于人体内血管和心脏等运动器官的检查，其回声主要来源于血液中红细胞对声波的散射，当入射声波以一定的角度投射于血管时，由于流动的血液与声源的相对运动，红细胞产生的散射回声频率发生变化，即产生多普勒频移。检测这种频移并加以显示即为多普勒超声。因超声发射方式和显像方式的不同可分为连续波多普勒、脉冲波多普勒、彩色多普勒血流显像、彩色多普勒能量图、超微血管成像等。

（一）连续波多普勒

连续波多普勒（continuous wave doppler, CW）为最早出现的一种多普勒技术，用连续发射与接收的超声波获得运动物体的多普勒频移信号；对于测量最大流速不受限制，但缺乏距离选通能力，不能进行定位诊断。

（二）脉冲波多普勒

脉冲波多普勒（pulsed-wave doppler, PW）是用一定宽度的调制脉冲获得某一取样容积内运动物体的多普勒信号，其主要优点是能够对探测血流进行较准确的定位，但受脉冲重复频率的限制，在检测高速血流时会出现伪差。

以上两种多普勒方式均显示为多普勒频谱图，又称频谱多普勒（spectral doppler）。

频谱的横坐标代表时间，单位为秒（s）；纵坐标用来表示频移幅度，其频移单位可表示为千赫（kHz）或表示为速度单位米（或厘米）/秒；频谱中央为零位基线，一般设定为朝向探头的血流显示于基线上方，背离探头的血流显示于基线下方，必要时基线位置可上下移动，以增加最大流速的显示范围。频谱的辉度反映取样容积内相同流速红细胞的数量，频谱的辉度越明亮，表明速度相同的红细胞的数量越多。频带宽度即频谱在垂直距离上的宽度，代表某一瞬间取样容积内红细胞速度分布范围的大小（即血流分散），速度分布范围大则频带增宽，速度分布范围小则频带变窄。如层流时，由于血流的速度梯度小，频谱呈明亮的窄频带，包络线光滑，频带与基线间有明显的声窗（图1-3）；而湍流时，因血流的速度梯度大，频带增宽，频谱可呈双向，频谱的辉度较暗淡，包络线粗糙呈毛刺状，频带与基线间的频窗消失（图1-4）。人体心血管内血流的多普勒频移范围在数千赫兹至2万赫兹之间，即在可听声范围之内，因此，在获得多普勒频谱的同时，还可得到音频信号，音调的高低代表频移的高低，音调的响亮程度代表频移振幅的大小；血流为层流时，多普勒声音呈柔和的乐音，而湍流时，多普勒声音为粗糙甚至刺耳的噪音。

通过对多普勒频谱图的分析，可获得血流时相、方向、速度及状态的信息，并可测量多种血流参数，如收缩期最大血流速度、舒张末流速、平均血流速度、加速度、阻力指数（resistance index, RI）和搏动指数（pulsatility index, PI）等。

$$\left(RI=\frac{SP-ED}{SP} \; ; \quad PI=\frac{SP-ED}{MV} \right)$$

（三）彩色多普勒血流显像

彩色多普勒血流显像（color doppler flow imaging, CDFI）将探头接收的多普勒频移信号，经相位检测、自相关处理及伪彩色编码技术，显示为彩色血流影像，叠加在二维图像上成为彩色多普勒血流图。伪彩色编码技术是以红、绿、蓝三基色显示血细胞的移动方向、速度和分散情况。通常设定朝向探头的血流为红色，背离探头的血流为蓝色。色彩的明暗表示血流速度的高低，低流速的血流显示为暗淡的红或蓝色，高流速的血流显示为黄色或绿色；当高速血流超过最大显示频率范围时，则产生色彩混叠，为血流速度过快或脉冲重复频率（pulse repetition frequency, PRF）过小所致，表现为同一方向的血流其颜色发生反转，如同一血管内红色血流中间出现绿色血流信号。血流分散用来表示血流的紊乱情况。入射声束的宽度远远大于红细胞的直径，彩色多普勒只能显示一个像素众多红细胞的平均速度和移动方向，而不能显示单个红细胞的运动状态；血流为层流时，一个像素内红细胞的运动速度和方向大致相同，但血流紊乱时，红细胞的运动速度和方向各不相同，通常朝向探头的湍流出现黄色，背离探头的湍流出现绿色，当血流为高速湍流时，

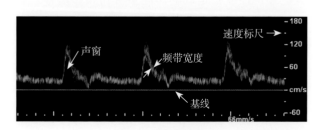

图1-3　层流频谱

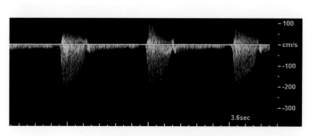

图1-4　湍流频谱

则表现多种色彩相间的彩色镶嵌血流信号。

上述多普勒血流成像均受声束与血流夹角的影响，由多普勒方程 $f_d=\dfrac{2V\cos\theta}{c}f_o$（$f_d$ 为血流多普勒频移，单位为 Hz，V 为血流速度，单位为 m/s，c 为声波在人体内的传播速度，f_o 为发射超声波频率，$\cos\theta$ 为声束与血流之间夹角的余弦函数）可得到血流速度的计算公式 $V=\dfrac{f_d c}{2f_o\cos\theta}$，由该式可知，当发射频率 f_o 与血流速度 V 保持恒定时，影响血流成像频移的参数只有 $\cos\theta$，当 $0°<\theta<90°$ 时，f_d 为正向频移；当 $90°<\theta<180°$ 时，f_d 为负向频移；而当 $\theta=90°$ 时，$\cos\theta=0$，此时血流方向与声束垂直，$f_d=0$，即检测不出多普勒频移，因此，在进行多普勒检查时，要注意声束与血流的夹角，一般应使 $\theta<60°$。

（四）彩色多普勒能量图

彩色多普勒能量图（color doppler energy，CDE）成像原理与彩色多普勒不同，主要利用血流中红细胞散射的能量成像，反映单位面积下红细胞通过的数量和信号振幅的大小，通常显示为叠加于二维图像上的彩色血流信号，能量越大，颜色越深。与彩色多普勒血流显像相比较，能量图的优势在于成像不受角度的影响，能够显示更大动态范围的血流，对于低流速和低流量血流探测的灵敏度高，甚至能够显示肾包膜下极低的血流灌注信号，对于高速血流亦不存在混叠效应，但 CDE 的缺点是不能显示血流的方向和流速的大小，在被检查脏器活动时，常出现闪烁伪像。

（五）超微血管成像

超微血管成像（superb microvascular imaging，SMI）是一种新的多普勒技术，其基于强大的智能算法，有效地减少组织运动杂波的影响，在保持高帧频的同时，实现低流速细小血管的显像。SMI 对于低速血流信号显示出良好的细节与清晰度，远优于常规多普勒成像，可显示最低速度 0.8 cm/s 的血流。有些仪器甚至可以使用常规线阵探头扫描实现局部三维显像的效果，对细小血管的走行、架构及密集程度均予以直观的显示。超微血管成像（SMI）包括两种成像模式：彩色叠加图像（color SMI，cSMI）和灰度图像（monochrome SMI，mSMI）[7]。cSMI 与常规彩色多普勒（CDFI）相同，在二维图像上叠加微血管显像；mSMI 则去除了背景信号而仅显示血管影像，类似于血管造影的模式。另外，超微血管成像技术可以与超声造影结合应用，进而显现更敏感的细小血流，在造影剂的首次灌注后，得到持续的微血流的动态图像。而相对于超声造影（CEUS），SMI 是非侵入性的，其对于微血管的显示甚至可与 CEUS 相媲美。目前，SMI 主要应用于肿瘤的良恶性鉴别[7-9]、器官微小血管及血管畸形的检查、胃肠与关节炎性病变的诊断、动脉硬化斑块内部新生血管的发现与显像中[10]；在儿科肝胆及胃肠疾病诊断[11]中已有部分应用，在颅脑超声领域尚需临床的实践与拓展。

第四节　超声弹性成像

一、基本定义及原理

超声弹性成像（ultrasonic elastography，UE）的概念最早是由 Ophir 等在 1991 年提出[12]。其原理是当对组织施加一个内部（包括自身的）或外部的动态或静态/准静态的激励，由于组织自身的弹性力学、生物力学等物理特性的存在，组织将产生一个响应。例如位移、应变、速度等的分布会出现一定差异，再利用超声成像的方法结合数字信号处理或数字图像处理技术，将这种差异通过图像或数值的形式反映出来，以此评价组织内部的弹性信息。

组织的弹性模量越大（组织越硬），引起的响应越小；反之组织的弹性模量越小（组织越软），引起的响应越大。通常用杨氏弹性模量（young elastic modulus, E）来反映组织的弹性模量，它是在物体的弹性限度内，应力（stress, σ）与应变（strain, ε）的比值，公式如下：$E=\sigma/\varepsilon$（其中 $\sigma=F/A$，F 为施加压力，A 为作用面积，$\varepsilon=\Delta L/Lo$，Lo 为原始长度，ΔL 为目标受压后长度的变化）（图 1-5）。

二、超声弹性成像的分类

超声弹性成像有多种分类方式，根据激励产生的方式不同，可分为助力式弹性成像和声力式弹性成像两大类[13]。

（一）助力式弹性成像

助力式弹性成像即静态超声弹性成像，应力来源可以是超声探头手动施压或者通过内在呼吸、心跳等生理运动施加。通过测量组织在受到外部挤压前后的超声射频信号，对比两帧超声射频信号，估计出组织的位移量分布，进而反映组织的弹性参数。此种方法得到的是不同组织硬度的相对比例关系，可以由灰阶或彩色编码显示，称之为弹性图像或者应变图像（strain imaging）（图 1-6）。

实时组织弹性成像（real-time tissue ultrasonic elastography, RTE）是此种激励方式下应用最广泛的一种超声弹性成像方式，主要可进行定性分析，同时进一步也能进行一系列半定量分析，例如根据图像颜色红绿蓝分布的比例不同人为规定进行 3 分、5 分等评分法；利用软件，分析目标组织内的硬度分布特性（变异度等）；测量两个不同目标组织的相对硬度比值（多用于占位病变良恶性的判断）等。

（二）声力式弹性成像

声力式弹性成像也称为动态超声弹性成像，应力来源主要是由超声探头发出的声辐射脉冲。脉冲在组织不同深度上连续聚焦引起组织微粒振动并产生横向剪切波，通过检测剪切波传播进行组织弹性估计（图 1-7）。

此种激励方式下目前应用较为广泛的方法有声辐射力脉冲成像（acoustic radiation force impulse imaging, ARFI）和剪切波弹性成像（shear wave elastography, SWE）。这种激励方式下也可以产生类似应变图像的剪切波图像（shear wave imaging），同样是由灰阶或彩色编码显示，可以对目标组织进行定性和半定量的分析。但剪切波

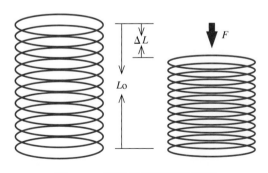

图 1-5　杨氏模量测量示意图

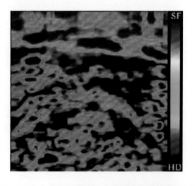

图 1-6　应变图像（彩色编码显示）

红色：代表组织较软，杨氏模量较大，绿色：代表组织硬度中等，杨氏模量中等，蓝色：代表组织较硬，杨氏模量较小

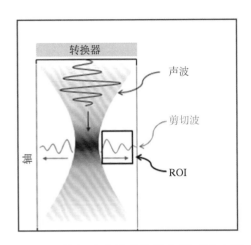

图 1-7　剪切波弹性成像基本原理示意图

弹性成像中最重要和更为广泛的应用是其定量测量，因为可以直接测量得到组织产生的剪切波速度（shear wave velocity, SWV），从而计算出杨氏弹性模量的绝对值来直接反应目标组织的弹性特性。两者的换算关系为 $E=3\rho C^2$（C 即 SWV，ρ 为组织密度），测量结果多由这两种方式显示，通常剪切波速度单位为 m/s，杨氏模量单位为 kPa。这种定量测量的方式不仅可以更直观地比较同一个体内不同组织的弹性差异，也能在不同个体间进行比较，使得弹性成像的应用更为广泛。此种弹性成像方法已在新生儿的颅脑超声中得到了应用，有研究表明新生儿颅内各区域表现出不同的弹性，剪切波弹性成像能够提供脑组织硬度测量数值，对早产儿脑组织发育不成熟、新生儿脑白质病变以及脑损伤程度的判断有所助益[14-16]。

（张　惠）

参考文献

[1] 郭万学. 超声医学. 6 版. 北京：人民军医出版社，2012: 20-91.

[2] 康雁. 医学成像技术与系统. 北京：清华大学出版社，2014: 226-268.

[3] Fritz J, Polansky SM, O'Connor SC, et al. Neonatal neurosonography. Semin Ultrasound CT MR. 2014, 35(4): 349-364.

[4] Kastler A, Manzoni P, Chapuy S, et al. Transfontanellar contrast enhanced ultrasound in infants: initial experience. Neuroradiol. 2014, 41(4): 251-258.

[5] Bailey C, Huisman TAGM, de Jong RM, et al. Contrast-enhanced ultrasound and elastography imaging of the neonatal brain: a review. J Neuroimaging. 2017, 24(4): 309-314.

[6] Rafailidis V, Deganello A, Watson T, et al. Enhancing the role of paediatric ultrasound with microbubbles: a rewiew of intravenous applications. Br J Radiol. 2017 Jan, 90(1069): 20160556.

[7] Xiao XY, Chen X, Guan XF, et al. Superb microvascular imaging in diagnosis of breast lesions: a comparative study with contrast-enhanced ultrasonographic microvascular imaging. Br J Radiol. 2016 Oct, 89(1066): 20160546.

[8] 李月华, 温德惠, 刘翔宇, 等. 2015 年美国甲状腺学会指南超声模式联合超微血管成像技术在鉴别甲状腺结节良恶性中的应用价值. 中华内分泌代谢杂志, 2017, 33(10): 845-848.

[9] Kong J, Li JC, Wang HY, et al. Role of superb micro-vascular imaging in the preoperative evaluation of thyroid nodules: comparison with power doppler flow imaging. J Ultrasound Med. 2017, 36(7): 1329-1337.

[10] 杨庆华, 沈文, 贾贤达, 等. 超声高精细血流成像技术及彩色多普勒超声检测颈动脉粥样硬化. 医学与哲学, 2017, 38(6): 47-49.

[11] Ohno Y, Fujimoto T, Shibata Y. A new era in diagnostic ultrasound, superb microvascular imaging: preliminary results in pediatric hepato-gastrointestinal disorders. Eur J Pediatr Surg. 2017, 27(1): 20-25.

[12] Ophir J, Céspedes I, Ponnekanti H, et al. Elastography: a quantitative method for imaging the elasticity of biological tissues. Ultrasonic Imaging, 1991, 13(2): 131-134.

[13] Shiina T, Nightingale KR, Palmeri ML, et al. WFUMB guidelines and recommendations for clinical use of ultrasound elastography: Part 1: basic principles and terminology. Ultrasound in Medicine & Biology, 2015, 41(5): 1126-1147.

[14] Kim HG, Park MS, Lee JD, et al. Ultrasound elastography of the neonatal brain: preliminary study. J Ultrasound Med, 2017, 36(7): 1313-1319.

[15] 卢丹, 张丙宏. 超声弹性成像技术在新生儿缺氧缺血性脑病中的应用. 微循环学杂志, 2012, 22(2): 34-36.

[16] 陈蓓蕾, 邵克忠, 等. 超声弹性成像在早产儿脑白质损伤中初步应用. 中国超声医学杂志, 2016, 32(1): 1-3

第二章

新生儿颅脑超声的发展历史

第一节　颅脑超声历史回顾

　　超声诊断是一门借助于现代电子技术来研究人体器官的物理特性和病变规律的临床诊断技术，在多个医学领域得到了广泛的应用，颅脑超声是其中的一个分支，在儿科医学领域占有重要位置，至今已走过了半个多世纪的历程。新生儿颅脑超声的兴起基于围产、新生儿医学发展需求和超声技术的进步，以后又在脑科学的发展中不断深入并拓展诊断范围，尤其是在当今科学迅猛发展的时代，与 MRI、CT 并驾齐驱，使人们从脑结构变化的角度认识新生儿中枢神经系统疾病的本质，在高危新生儿生后早期颅内疾病的诊断中起到了不可替代的作用。

一、A型超声的出现

　　超声诊断起源于 20 世纪 40 年代，最早应用于临床的是 A 型（amplitude mode）超声诊断法是一维显像。初始阶段的颅脑超声即"A 超"，始于1949 年，K. T. Dussik 首次将其用于诊断颅脑疾病，但直到 1955 年 Leksell 才将 A 型超声技术所作的颅脑超声第一次公布于众。A 型超声属于幅度调制显示型，是通过压电晶体将进入颅内的超声转化成超声影像。超声波被颅内结构反射，然后被压电晶体接收，转化成电信号，经放大后，

显示在示波器上。采用这种方法，可以显示来自颅骨、中线结构或室壁的反射，即回声。颅骨回声是始发—返回型，来自中线结构的回声在屏幕上显示为中线回声。

　　中线回声的存在，使得它可以用于探测小脑幕以上的颅内结构移位。当时 Leksell 用它在头部损伤的病人检测到了脑外血肿。此后，在 1970 年White，Galichic 和 Williams 发明了一种自动中线计算的装置。这种装置带有一个数字钟，用来衡量在一次脉冲后从头部两侧返回的两个回声的间隔时间。如果两个回声没有收到，系统就不会被激活。如果收到了，系统就要测量这两个回声的间隔时间，正常情况下，双侧对等，表明中线居中。使用这种自动中线计算装置，他们绘制了颅内中线两侧结构到中线距离的直方图。用这种超声图像带有直方图的方法，在相当多的病例中起到了较满意的诊断作用，但自动中线计算装置有时也会发生错误的信号。Schiefer 使用这一装置的研究结果中，中线移位与实际相符率为 95.2%。与中线回声相关的结构有松果体、透明隔、半卵圆间裂隙、大脑镰、第三脑室，其中，透明隔、第三脑室、松果体是中线回声的主要来源。这种超声图用于小脑幕上占位性病变，特别是肿瘤进行性扩大时很有用，在脑挫伤、脑内外血肿、脓

肿等均可能出现中线移位。在蛛网膜下腔出血和脑卒中时，中线结构也可能发生变化。1982 年我国曾有作者尝试了利用 A 超探测新生儿颅脑，并测定了正常值，但主要描述中线移位情况及大脑各径线的变化[1]，由于技术条件的限制，未能很好地解决新生儿各类脑损伤的诊断问题。

A 型超声的优势在于对空间的距离测量，在颅脑超声初始阶段对脑中线的定位仍有其独到之处，另外，A 型超声借助回声强度的变化，对鉴别、判断病变的物理性质也有一定的积极作用。但 A 型超所能提供的诊断信息极其有限，不能显示组织器官的结构形态，因此在颅内疾病的诊断中，不能准确反映病变性质及大小，因此新生儿在临床应用为时不长，并非广泛。

二、B型超声的兴起

20 世纪 50 年代，B 型超声问世。B 型超声是二维超声，声束进入人体组织，进行横断扫描，依组织结构不同，回声反射各异，经不同亮度的灰度调制显像（brightness modulation display），呈现出正常或病态组织结构，使得病变部位的状况得以直观显现。由于亮度的英文词首位字母是"B"，因此被简称为"B 超"。

B 型超声技术由 Howry 和 Bliss 于 1952 年最先研制，但当时的临床探查效果并不理想。B 超对颅内疾病诊断始于 1965 年，首先用于成人，Grossman 曾将其用于检查硬膜下血肿。此后，1968 年 Dreese 等人用它来检查几种成人肿瘤。1969 年 Muller 应用 B 超经眶检测枕部、矢状区、蝶区肿瘤。1971 年 Kazner 用来检查脊椎母细胞瘤、松果体母细胞瘤、室管膜瘤、星形细胞瘤等肿瘤。

B 超检查灰阶显像是实时的，需检查者仔细观察、辨认。当时用的 B 超仪行脑层面扫描，每个图像显示需时 17 秒钟。诊断正确与否具有较高的经验依赖性，因此，当时很重视对操作者的培训，甚至通过用节拍器训练节律操作，用秒表训练时间间隔，以尽可能达到最佳成像效果。之后，模拟扫描转换器的发明简化了这种方法。利用这一技术，绘制了超声图谱[2]。20 世纪初人们曾通过"呼吸脑地图"观察颅内结构，即利用脑脊液随呼吸的波动节律大致勾画出脑内结构地形图，B 超出现后自 1974 年即取代了这一技术。

在 B 超技术稳固发展的基础上，该技术开始转向儿科新生儿领域。1972 年，William Garrett 在澳大利亚皇家妇产医院首先开始应用 B 超对新生儿和儿童的颅内结构的研究。1973 年 Weatgall 和 Todt 用这种方法对脑积水做出诊断。1974—1975 年，Kossoff 等详细报道了灰阶超声显示新生儿、婴幼儿的大脑断层图像，并诊断脑积水。1974 年 Somer 改进了一种电子断层扫描探头，更有利于研究脑结构的研究。使用这种方法，1974 年 Freund 探测到了颈动脉虹吸部、大脑前、中、后动脉的结构，并且还用它检查这些动脉严重的狭窄和梗阻动脉的搏动，但是，这种探头对微小的血管搏动不易发现。B 型超声显示的切面图像，具有真实性强、直观性好、容易掌握、诊断方便等优点，使其至今应用最为广泛。

三、脉冲超声的应用

脉冲超声是在超声显像的发展中出现的新技术。1955 年 Leksell 在一个颅脑超声图上描述了回声脉冲现象。1959 年 De Vlieger 和 Ridder 用门控系统和记号笔描记了这种脉冲，它是由心脏收缩期血流射入大脑产生的。1965 年 Freund 描述了动脉壁的回声脉冲。回声脉冲图类似于颈动脉的搏动。另一种描述方法是衡量回声开始处和固定标记处之间的距离变化。这项技术中也应用了电子门控方法。Clarck 和 Campbell 分别在 1970 年和 1971 年记录了一定范围内的回声脉冲振幅。1971 年 Jenkins 研究了超声脉冲出现和延迟时间的范围。这些时间的变化很大。1971 年 Meyer 使用录像来记录回声脉冲。他在示波器上回放这些记录，并进行时间放大和亮度调节，同时显示了几种超声脉冲。通过这种方式，可以在颅脑超声图上比较所有回声的脉冲现象。1974 年 De Vliger进一步发展了这种方法，并通过记录笔显示已经储存的回声脉冲。使用这种记录笔，可以更详细地研究回声脉冲的形状。这种记录一定范围内的回声脉冲振幅的优点是可以用毫米分数衡量，这也是我们更愿意记录回声脉冲振幅的原因。但需要指出的是，超声振幅的衡量标准是人为规定的。

四、多普勒超声的发展

1979 年 Bada 等首次应用多普勒超声分析描述窒息及颅内出血新生儿脑血流速度，发现脑血流速度随血压的变化而变化，揭示了颅内出血与脑血流调节呈压力被动脑血流状态（pressure-passive cerebral blood flow regulation）有关。几十年来，彩色血流显像与多普勒技术的发展，测定分析颅内动静脉血流速度的方法已由原来的不精确的连续多普勒，发展成为现今的彩色脉冲多普勒血流显像（color pulsed doppler ultrasonography），可更准确地分析脑血流动力学变化。尤其近来能量多普勒超声（power Doppler ultrasonography）技术的出现，使我们对颅内动脉高速血流速度的分析深入到对局部脑灌注的低速血流分析。多年来的研究发现，应用多普勒超声，可测定收缩期峰流速（peak systolic flow velocity, PSFV）、舒张末期流速（end-diastolic-flow velocity, EDFV）、阻力指数（resistive index, RI）等参数，可用于高危新生儿疾病状态下脑血流动力学的监测。有研究发现，在围产期缺氧缺血的新生儿生后早期，特别是生后 12～24 h 脑血流变化，对于远期神经系统预后的判断有重要意义 [3]。可以说，多普勒超声分析的引入，不但为新生儿脑损伤的诊断提供了新的内容和方法，也成为研究脑损伤后的病理生理学变化的重要手段。

五、三维超声的发展

在原有常规应用的二维 B 型超声基础上，自20 世纪中期后人们又开始构思人体器官的三维构象，三维超声成像理论引起了国内外学者的广泛关注与研究。经超声技术上将扫描方法、回声定位及数据采集等一系列关键问题的解决，在 20 世纪 70 年代末，首先成功地实现了心脏三维超声重建。伴随着计算机技术的飞速发展，大大推动了三维超声的临床应用，自 21 世纪初，三维超声的应用已渗透于多个临床医学学科，包括肝、胆囊、胃、肾、膀胱、子宫、卵巢、眼、甲状腺、乳腺、睾丸、血管等器官成像。在产科不仅可做胎儿成像，还在继之四维超声问世后行胎儿动作超声录像。三维超声自此时开始用于新生儿颅脑超声领域，解决了脑的立体观察和定量容积测定，为新生儿颅内疾病的诊断开辟了新途径 [4]。在漫长的超声技术发展史上，三维超声技术是 21 世纪最耀眼的闪光点之一。

第二节　颅脑超声在新生儿领域的应用

一、新生儿颅脑超声技术在世界的应用与发展

20 世纪 70 年代末，在世界范围内新生儿重症监护的发展令人瞩目，高危新生儿的抢救存活率明显提高，但随之而来的问题是脑损伤增加，存活儿为此遗留了神经系统后遗症，成为家庭与社会的负担，对脑损伤的早期诊断成为亟待解决

的难题。当时，高分辨力的超声实时扫描技术日臻成熟，B超以其无创、便捷、可床边操作的独有优势，走入新生儿临床医学领域，成为首个在病房内实施的颅脑影像学检查手段，并不断得到普及和广泛的应用。1980年Babcock用前囟扫查技术获得了高质量的大脑解剖学断面声像图，并诊断了颅内出血。在学术界，人们对颅脑超声技术给予了极高的评价，认为由此结束了只有尸解才能诊断新生儿颅内出血的历史，在活体上就能作出明确诊断，将之誉为"里程碑"样的发展。

很多国家将颅脑超声作为新生儿病房及NICU中的危重儿脑损伤常规筛查和检查手段，在各类围产期脑损伤、先天性脑结构异常等病变的诊断中起到重要作用。L. M. Leijser指出[5]，对于23周～35周的早产儿，建议在生后1天、1周、2周和3周常规动态进行颅脑超声检查，然后根据胎龄大小的不同，酌情进行复查。在早产儿生后进行序贯头颅超声检查，直至校正胎龄足月，有利于早产儿神经系统发育的预后评价，如果同时结合校正胎龄足月后的MRI弥散加权成像，对于后期大运动发育的评价意义更大。

当今CT、MRI等其他影学的发展引人注目，但对于新生儿来说，超声检查的优势，仍不失为首选的检查方法[6]。必要时结合其他影像学检查将更有利于对颅内疾病的确切诊断。在不同的年代均有学者研究B超与其他影像学对新生儿颅内疾病诊断的关系，指出不同影像方法诊断的优势与劣势，突出的问题是超声的分辨率不及MRI，对微小的颅内病变诊断率低于MRI。另外B超是扇形扫描，不可避免地有盲区，故对脑边缘异常的诊断不及MRI和CT。有学者对颅脑B超与MRI显示的脑结构作了对比，发现除皮层病变外，二者在很多颅内结构的显示上均有高度的一致性[7]。

随着超声技术的不断发展，一些新技术也不断用于新生儿颅脑超声的检查。自1979年Bada等首先应用多普勒超声对窒息、颅内出血新生儿诊断以来，彩色多普勒超声以其可直视血管走

形，准确测定脑血流动力学参数变化特点，在新生儿临床得到日益广泛的应用。三维超声容积定量分析的检查模式，开始用于脑容积、脑室的测定，对于辅助评价脑损伤后期脑功能的改变有重要意义。

二、我国颅脑超声技术的应用与发展

我国的新生儿颅脑超声自20世纪80年代初起步，改革开放的政策使各专业的领军人才走出国门，得以将世界上的先进技术带入国内，新生儿颅脑超声技术即是其中之一。1982年北京大学第三医院（北京医学院第三附属医院）超声科张武教授结合自己在加拿大学习研究的经验，提出了颅脑超声特别是B超在新生儿颅内疾病诊治中的应用价值，并比较了B超和CT诊断的优劣，重点论述了新生儿颅内出血的超声诊断，在新生儿颅脑超声方面起到了引领作用[8]。1987年上海交通大学新华医院（上海第二医学院新华医院）儿科医学研究所陈惠金教授对新生儿颅脑超声进行了从理论到实践的系统研究，并编写了我国第一部《新生儿常见颅内病变的影像诊断和防治》专著[9]，首次应用头颅B超与CT互补诊断围生期窒息后颅内病变，特别对颅内出血的超声诊断有较全面的研究，指出新生儿在生后3天内均应常规进行B超检查，可发现一些无明显临床症状的颅内病变患儿；强调B超亦是随访颅内病变转归的最好手段，如了解颅内出血的吸收情况，脑室有无扩张，有无囊腔形成等。此外，B超在出血后梗阻性脑积水连续腰穿治疗方面起着关键性的指导作用。这本书成为儿科医师与超声科医师在临床工作中宝贵的参考书。

北京医学院第一医院（现为北京大学第一医院）儿科致力于新生儿颅脑超声系列的临床实践与研究已三十余年，此项工作的进步和深入伴随着围产、新生儿医学的发展不断加深认识，强化概念，超声与新生儿临床紧密结合，二者相互促

进，不断深化提高，力求解决更多的临床问题。

1984 年该院儿科小儿神经专业和新生儿专业联手开始了颅脑超声的探索，由卜定方、周丛乐等应用头颅 B 超对住院的新生儿进行脑部疾病的诊断研究，结合尸解结果，证实了头颅超声检查的准确性，并提出颅脑超声可以作为前囟未闭的新生儿、小婴儿首选的脑影像检查方法[10]。最初应用颅脑超声对新生儿颅内疾病的诊断，同样从颅内出血起步，因此类损伤最多见，B 超诊断的敏感性高，易于识别。积累了一定的经验后，在国内最早建立了新生儿病房中对高危新生儿进行颅脑超声筛查和检查制度[11]。

1989 年，中华儿科学会新生儿学组制定了《新生儿缺氧缺血性脑病诊断标准》，使该病成为我国新生儿医学领域研究的热点，脑部 CT 是应用最普遍的影像诊断手段。由于 CT 对危重患儿检查存在诸多不便，且有潜在的放射损害，周丛乐结合缺氧后脑的病理生理和病理变化机制，开始摸索新生儿缺氧缺血性脑病的超声影像变化规律，通过动态 B 超观察和随访，总结出缺氧缺血性脑病不同病程阶段脑的超声影像特征[12]。20 世纪 90 年代初以后，我国早产儿、低体重儿，特别是孕周小于 32 周、出生体重低于 1500 g 的极低体重儿明显增多，对于早产儿特发的脑白质损伤的超声诊断势在必行，在实践与研究中，归纳总结了脑室旁白质软化（periventricular leukomalacia, PVL）损伤早期、软化灶形成期、损伤后期的超声影像变化，使既往仅在教科书上可见的理论成为临床可明确诊断的现实。在此后的十余年中，对高危新生儿不间断的临床筛查和检查成为常规，突出的进步是结合理论学习并借鉴其他影像学检查经验，不断拓展、认识了对多种新生儿颅内疾病的 B 超诊断范围，如：新生儿脑梗死、中枢神经系统感染、惊厥性脑病、存在脑结构变化的先天性脑发育异常等。由此为颅脑超声技术注入了新的活力，成为新生儿医学领域不可或缺的实用性影像检查手段。

进入 21 世纪后，得益于超声技术的快速发展，使常规的新生儿颅脑超声能够不断地引进先进的超声技术，进一步促进了 B 超的诊断深度、高度和对疾病本质的认识。2002 年在国内首次将三维超声（3 dimension ultrasonography）技术用于新生儿颅脑超声诊断，对不同胎龄小儿和脑损伤小儿在婴儿期不同月龄作了脑额叶容积定量测定，显示脑损伤后在发育过程中额叶体积变小。之后又研究了脑白质损伤的早产儿后期白质容积变小的程度[13]。三维超声的应用与研究，为客观地评价围产期脑损伤小儿的神经预后开辟了新路[14-15]。与此同时，为解决早产儿脑白质损伤的早期诊断及对脑室旁白质软化的早期预测，新问世的超声灰度测定技术被适时引用，定量测定了不同部位白质损伤的灰度值，研究损伤早期灰度值与后期白质软化发生的关系，从而解决了早产儿脑室旁白质损伤的早期预测，使既往在生后 3～4 周才能通过常规 B 超诊断的脑室旁白质软化，预测时间提前到生后 1 周内，有益于临床早期干预，减轻损伤[16-17]。

应用彩色多普勒超声评价新生儿脑血流动力学变化，也是进入 21 世纪后在新生儿颅脑超声方面不断研究和探讨的课题，通过对正常新生儿不同日龄脑血流参数测定、积累，并总结了不同疾病状态下高危新生儿脑血流动力学的变化类型，为临床治疗策略的确定提供了理论依据，同时纳入新生儿重症神经监护的内容之一。较临床沿用多年的经颅多普勒超声（TCD）相比，彩色多普勒超声是在现实脑的二维结构基础上，直视血管走形而检测，提高了测量数据的精准性（参见第二部分第十一章）。

经这一团队三十余年不间断的实践、探索、研究，颅脑超声得到学术界的一致认可，先后发表相关论文数十篇，2005 年获北京市科技进步奖。周丛乐主编的《新生儿颅脑超声诊断学》第 1 版于 2007 年正式出版，成为国内第一部新生儿颅脑超声专著。为向全国推广、普及这一实用医学

技术，自 2002 年始每年举办国家级继续教育项目
"新生儿颅脑超声专项技术学习班"及中长期学习
班，至今参加学习的学员覆盖了全国所有省、自
治区及澳门特别行政区，使我国新生儿颅脑超声
技术由 20 世纪 80、90 年代知之、开展甚少的局
面，发展到如今各地不同级别医院广泛应用，解
决新生儿、小婴儿颅内常见疾病的临床诊断和指
导治疗，并不断有更新的技术成果。

回顾新生儿颅脑超声的历史，无论国际国内，
都经历了一个从认识、实践到提高，从单一疾病
到多种疾病诊断，在新生儿临床医学中起到了不
可忽视的作用。每一项进步无不伴随着超声技术
的创新[18]，展望未来，超声技术将伴随科技迅猛
发展的步伐，不断创新，新的超声技术已经开始
展现在世人面前，如：图像与数字结合的高帧频
的灰阶成像，会大大提高超声图像分辨率，使既
往不能识别的微小病变的诊断成为可能。以 3D
超声为代表的各种立体成像、体积、容积测量，
以及灰度定量测定成为更精准的超声诊断方向。
在原有彩色多普勒超声基础上发展起来的血管超
声成像、超声与脑电、光学技术的整合，被誉为
"功能超声"也已起步。超声新技术会不断融入新
生儿颅脑超声，展现给我们的是更广阔的发展和
应用空间[19]。

（樊曦涌 孙国玉 周丛乐）

参考文献

[1] 王格太，苏占福，刘京芬，等. 500 例正常新生儿颅脑超声测值分析. 中华物理医学杂志，1982, 4(1): 13-14.

[2] Griffiths KA. An historical look at ultrasound as an Australian innovation on the occasion of the ultrasound stamp issued by Australia Post—18 May 2004. ASUM Ultrasound Bulletin, 2004, 3: 22-26.

[3] Couture A, veyrac C, Baud C, Saguintaah M, Ferran JL. Advanced cranial ultrasound: transfontanellar Doppler imaging in neonates. Eur Radiol, 2001, 11: 2399-2410.

[4] Ifflaender S, Rüdiger M, Koch A, Burkhardt W. Three-dimensional digital capture of head size in neonates-a method evaluation. PLoS One, 2013, 8(4): e61274.

[5] Leijser LM, de Vries LS, Cowan FM. Using cerebral ultrasound effectively in the newborn infant. Early Hum Dev, 2006, 82(12): 827-835.

[6] Kudrevičienė A1, Lukoševičius S, Laurynaitienė J, Marmienė V, Tamelienė R, Basevičius A. Ultrasonography and magnetic resonance imaging of the brain in hypoxic full-term newborns. Medicina(Kaunas), 2013, 49(1): 42-49.

[7] Leijser LM1, Srinivasan L, Rutherford MA, Counsell SJ, Allsop JM, Cowan FM. Structural linear measurements in the newborn brain: accuracy of cranial ultrasound compared to MRI. Pediatr Radiol, 2007, 37(7): 640-648.

[8] 张武. 新生儿颅内出血的实时超声诊断. 中华物理医学杂志，1982, 4(3): 163-168.

[9] 陈惠金. 新生儿常见颅内病变的影像诊断和防治. 第 1 版. 上海科学技术出版社. 1995. 1-4.

[10] 卜定方，周丛乐，王丽，等. 经前囟作脑部 B 型超声检查的诊断价值. 中华儿科杂志，1986, 24(3): 148-149.

[11] 周丛乐，卜定方. 高危新生儿中颅内出血的发病情况. 中华儿科杂志，1990, 28(1): 25-26.

[12] 周丛乐. 围产期缺氧性脑损伤的 B 超影像学特点及其与临床的关系. 新生儿科杂志，1994, 9(6): 246-248.

[13] 刘云峰，周丛乐，郭在晨，等. 早产儿脑白质损伤后期脑体积的变化与临床关系的研究. 中华围产医学杂志，2008, 10(6): 388-392.

[14] 刘云峰，周丛乐，王红梅，等. 三维超声对围产期脑损伤小儿脑额叶发育评价意义的探讨. 临床儿科杂志，2006, 24(11): 873-877.

[15] 刘云峰 周丛乐，郭在晨，等. 早产儿脑额叶发育及其影响因素的研究，临床儿科杂志，2008, 26(3): 173-177.

[16] 樊曦涌，周丛乐，王红梅，等. 新生儿脑白质损伤的定量评价. 临床儿科杂志，2008, 26(3): 178-182.

[17] 樊曦涌，周丛乐，王红梅，等. 超声灰度值测定诊断围产期脑白质损伤的作用. 中华围产医学杂志，2011, 14(9): 523-529.

[18] 张鹏，沈学东，王敏生. 关于超声医学成像技术发展的哲学思考. 医学与哲学，1999, 20(2): 47-48.

[19] de Goederen R, Vos HJ, de Jong N, et al. Future applications of advanced neonatal cerebral ultrasound. Paediatri Child Health, 2017, 28(1): 8-33.

第三章

新生儿颅脑超声检查方法

第一节　检查方法

经天然声窗囟门对新生儿进行颅脑超声探查，是观察新生儿颅脑结构、协助诊断新生儿颅脑疾病的首选技术手段，颅脑超声探查影像清晰、易操作，具有可重复性，且安全、价廉等优点，已被儿科广泛应用[1,2,3]。

一、探头选择

进行新生儿颅脑超声检查，根据新生儿出生后颅脑直径，一般选择中高频凸阵小型探头，扇形扫描，频率范围在 3～9 MHz 之间，较高频率的探头，显示颅脑近场，如额、顶叶边缘及附近血管、脑外间隙等结构效果更佳。较低频率的探头，显示颅脑远场，如颅底部颞叶、枕叶、小脑、脑干等结构效果更佳。

二、检查部位

1. 经前囟检查　是首选的检查部位。探头置于此处，作不同角度的偏转，行冠状面扫描，可见颅内从额叶到枕叶各层面影像。作正中矢状面、左右旁矢状面检查，可获得脑正中直至双侧颞叶间各层面影像[1-4]（图 3-1～图 3-3）。

2. 经侧囟探查　是从另一角度对颅内作近似水平断面的探查，显示大脑脚、丘脑、颅底血管等结构。但也因侧囟关闭得较早，可探查范围有限，限制了临床对脑结构检查的应用，但常作为脑血管动力学检查的声窗。

3. 经乳突囟探查　耳部后上侧乳突囟处行小脑冠面及轴面探查，除了可更清晰地探测小脑外，还可探及中脑、脑桥、第 4 脑室、枕大池、静脉窦等结构。但因乳突囟较小，闭合早，可作为新生儿辅助探测声窗。

4. 经后囟检查　探头置于后囟处，自上向下偏转探头，最充分显示的是近于水平位的脑结构，弥补了前囟扫描时不易探及的颅底部声像的不足。但因后囟较小，闭合也早，实际可探查到的范围有限，故不常应用。

三、B超图像定位

根据美国医学超声协会（ALUM）所推荐，进行 B 超检查时，在冠状面中，病人的左侧应定位于屏幕图像右侧；在矢状面中，病人的枕部应定位于图像的右侧（图 3-4）。该定位标准已被广泛采用[4]。

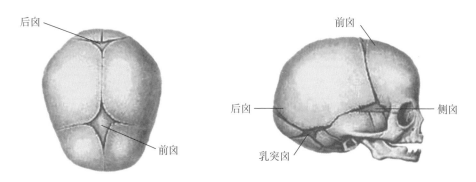

图 3-1　新生儿颅骨

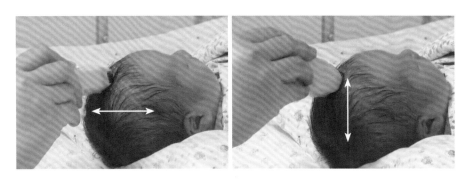

图 3-2　经前囟扫描 冠状面、矢状面探头放置方法

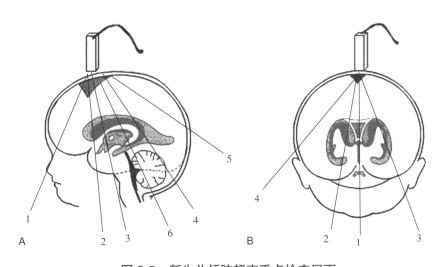

图 3-3　新生儿颅脑超声重点检查层面

A. 冠状面扫描：1.额叶层面；2.侧脑室前角层面；3.第3脑室层面；4.侧脑室中央部—后角层面；5.枕叶层面；6.小脑层面；

B. 矢状面扫描：1.正中矢状面；2.侧脑室前角层面；3.侧脑室中央部—后角层面；4.脑岛颞叶层面

四、检查前准备

新生儿在作颅脑超声检查时，处于比较安静的状态即可，一般不用服镇静剂。取仰卧头正位，检查者在小儿头顶侧，选择操作方便的位置进行经前囟或侧囟的超声检查。乳突囟检查时小儿可取侧卧位或俯卧位，作后囟检查时，小儿头可转向一侧，或轻扶小儿坐起，暴露后囟。新生儿头

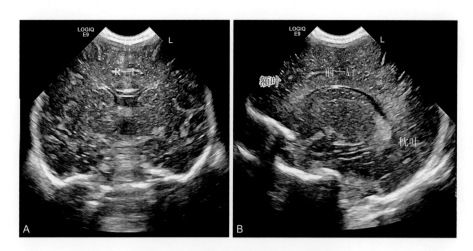

图 3-4　头颅 B 超的图像定位图示
A.冠状面，头部左侧显示于图像右侧；B.矢状面，额叶显示于图像左侧，枕叶显示于图像右侧

发较稀疏，不必备皮。检查部位涂上超声专用耦合剂，便可操作。探头应注意清洁，加覆薄膜，避免新生儿皮肤交叉感染。先检查弱小的早产儿，再检查足月儿；先检查非感染的患儿，再检查患感染性疾病的患儿，对有特殊病原感染的小儿作检查，超声探头需作相应处理。

第二节　正常新生儿脑的超声影像

新生儿颅脑超声虽在不同的方向扫描可作出无数切面的图像，但结合新生儿颅内疾病状况，重点探查的是几个标志性的层面，展示一些与疾病相关的解剖结构。从理论上讲可以将探头的方向以角度定位，但实际操作时基本是以解剖结构特征定位，在此作如下介绍。

一、经前囟作冠状面扫描

1. 额叶层面（0°） 将探头置于前囟，最大限度地向前额方向探查。并将此切面定为 0°，此时可显示大脑前正中裂（纵裂），双侧脑半球的额叶，及对称分布的额叶白质。额叶外上缘一般不易显示，但当脑外间隙增宽，脑外积水时，额叶外缘则清晰显示（图 3-5）。

2. 侧脑室前角层面（20°） 将探头轻轻向后偏转约 20°，即可见双侧对称的侧脑室前角，呈裂隙状或羊角形的无回声缝隙。前角之间的无回声区称透明隔腔，透明隔腔在妊娠 3 个月出现，接近足月时多数小儿已消失，故在胎龄越小的早产儿透明隔腔越大，越清楚，有时向下延伸，甚至在冠状面上，侧脑室中央部水平还能看到透明隔腔。有少部分人透明隔腔可一直保留到成年，称之为第 5、6 脑室。在双侧脑室前角间的横向平行高回声短带是胼胝体。在胼胝体的上部有时可见搏动的胼缘动脉，这是大脑前动脉的分支。在胼胝体上方脑纵裂两旁弧形的高回声为扣带回。在侧脑室前角下缘，是尾状核头部区域，为等回声，在早产儿，可表现为对称性中低回声（图 3-6）。

3. 第 3 脑室层面（40°） 探头继续后偏移至 40° 位置，可见前角基底部增宽，有时双侧连通，

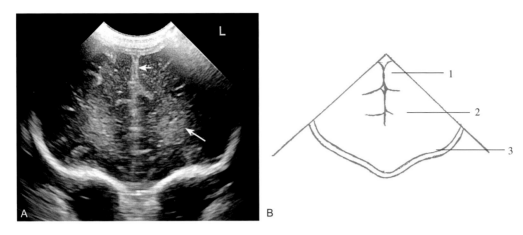

图 3-5　冠状面额叶层面
A. 额叶层面超声图；B. 额叶层面的模式图
A. 短箭头所指为有双侧脑半球额叶沟回影像融合形成的脑中线；长箭头所示为双侧额叶白质
B. 1. 脑中线（前正中裂）；2. 额叶白质；3. 颅前窝

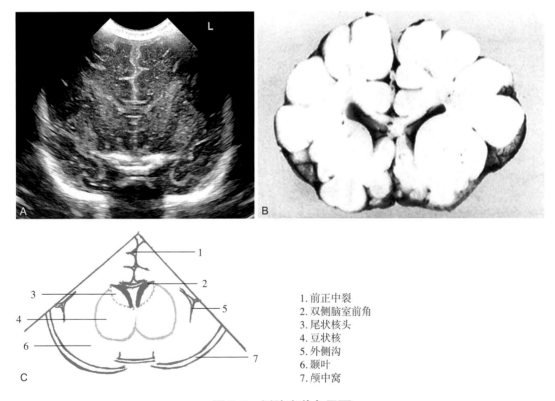

1. 前正中裂
2. 双侧脑室前角
3. 尾状核头
4. 豆状核
5. 外侧沟
6. 颞叶
7. 颅中窝

图 3-6　侧脑室前角层面
A. 侧脑室前角层面超声图；B. 显示侧脑室前角的病理标本；C. 侧脑室前角层面的模式图

相接部位为室间孔，双侧脑室内的脉络丛即由此起源。在此水平位置是侧脑室前角与中央部交界处。双侧脑室前角下缘，仍显露尾状核头的一部分。下方明显的对称椭圆形区域是（背侧）丘脑，界限欠清楚，均匀细腻的等回声。在背侧丘脑外上方为豆状核区域，与尾状核共同构成基底神经核，但在新生儿期从影像结构上无明显界限。双侧背侧丘脑中间上下走行的狭长缝隙是第 3 脑室，

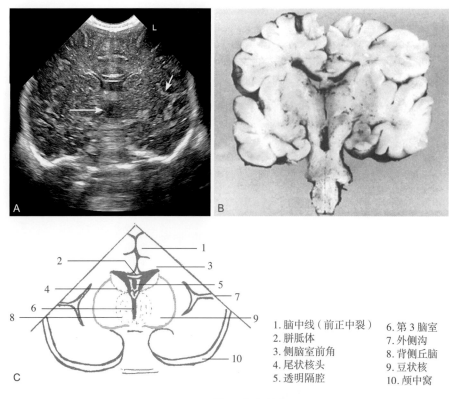

图 3-7 第 3 脑室层面

A. 第 3 脑室层面超声影像；B. 显示第 3 脑室的病理标本；C. 第 3 脑室层面的模式图

A. 长箭头所指中线纵行的黑色狭长缝隙为第 3 脑室　短箭头是外侧沟

1. 脑中线（前正中裂）　6. 第 3 脑室
2. 胼胝体　　　　　　　7. 外侧沟
3. 侧脑室前角　　　　　8. 背侧丘脑
4. 尾状核头　　　　　　9. 豆状核
5. 透明隔腔　　　　　　10. 颅中窝

宽度在 3 mm 以内，边界有时清晰，有时随探头前后方向微调时隐时现。在第 3 脑室的下方可见上缘为弧形的强回声区，自上而下的分别是中脑和脑桥，二者间界限不明显。在此层面，还可见丘脑基底核外缘各有一个横置的"Y"字形影像，是大脑外侧沟（图 3-7）。

4. 侧脑室中央部－后角层面（70°） 此切面自前上至后下斜切侧脑室中央部和后角，感觉视野豁然开朗。图像醒目地显示脉络丛，以正"八"字形强回声为显著标志，对称地分布于中线的两侧，边界清晰、光滑。其周边是充满脑脊液的侧脑室，影像为无回声窄带。正常时，侧脑室与脉络丛走行协调一致，边缘整齐易辨。在双侧脑室的下方，与中线垂直相对，上缘为弧形的强回声区为小脑，回声强度近似于脉络丛，中央部为小

脑蚓部，两侧是小脑半球。在此切面上，将探头原位向颞叶方向稍加旋转，则更清楚地显露脉络丛与侧脑室的关系（图 3-8）。

5. 枕叶层面（80°~90°） 此切面已越过侧脑室。映入视野的是中线两侧对称的椭圆形大片强回声，是顶枕叶白质。并可见多条弯曲的脑沟回影像（图 3-9）。

6. 小脑层面（50°~60°） 在侧脑室中央部－后角层面及枕叶层面之间可见幕下双侧小脑半球影像及小脑蚓部、小脑延髓池、小脑外间隙，周边高回声为小脑皮层影像。此层面双侧脑室因横断而不易探及，另可探及小脑上部的双侧丘脑、基底核区域、顶叶及颞叶的皮层、髓质影像（图 3-10）。

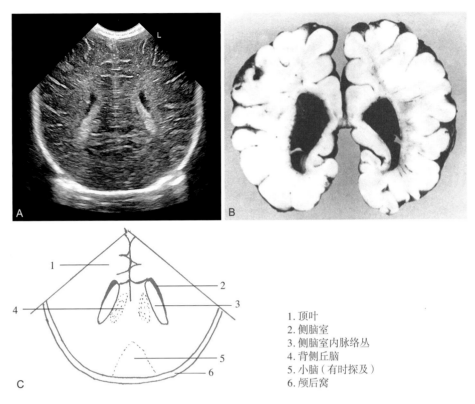

1. 顶叶
2. 侧脑室
3. 侧脑室内脉络丛
4. 背侧丘脑
5. 小脑（有时探及）
6. 颅后窝

图 3-8　侧脑室中央部—后角层面
A.侧脑室中央部—后角层面超声影像；B.侧脑室中央部—后角病理标本；C.侧脑室中央部—后角层面模式图

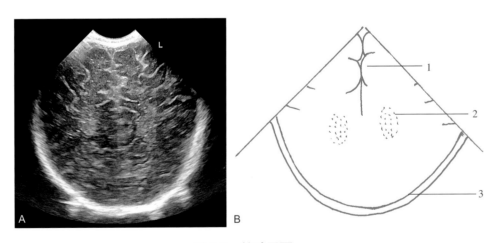

图 3-9　枕叶层面
A.枕叶层面超声影像；B.枕叶层面的模式图
1.脑中线（后纵裂）；2.顶、枕叶白质；3.颅后窝

二、经前囟作矢状面扫描

矢状面检查以脑正中线为基线，渐向两侧颞叶方向逐层扫查，双侧最大可见范围分别为 45°左右。

1. 正中矢状面（0°）　此切面最大限度地显示了正中线上脑的解剖结构。最易辨认的是几乎无回声的不规则片状影像，这是第 3 脑室，前方

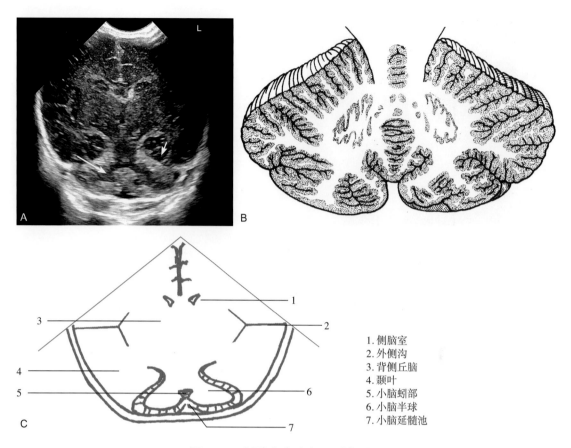

1. 侧脑室
2. 外侧沟
3. 背侧丘脑
4. 颞叶
5. 小脑蚓部
6. 小脑半球
7. 小脑延髓池

图 3-10 侧脑室中央部—后角层面

A.小脑层面超声影像白色长箭头为小脑髓质 白色短箭头所指为小脑皮质影像；B.小脑解剖图；C.小脑层面的模式图

1/3 面积为无回声区，后方 2/3 面积为等回声区，这是由于背侧丘脑遮盖之故。其上缘有一微弧形强回声短带，是第 3 脑室脉络丛。第 3 脑室前上方，相邻的无回声带是透明隔腔，在早产儿，常可见其自然地向后延伸，犹如一长长的水囊，横置于第 3 脑室上。在透明隔腔上方几乎与之平行的前后走行的等回声带便是胼胝体，其前方可见搏动的大脑前动脉。胼胝体上方弯曲的强回声曲线为扣带沟回。在第 3 脑室下方，可见自上而下狭窄的缝隙是中脑水管，其前下方是中脑与脑桥，继续向下延伸便是延髓，边界不甚清楚。中脑水管下方显示类似三角形的第 4 脑室，后方的强回声是小脑。探头稍偏，在小脑后上方依稀可见顶枕沟和矩状回影像（图 3-11）。

2. 侧脑室前角层面（10°） 此切面主要显示侧脑室前角，是微呈弧形的无回声缝隙，向前指向额叶，内无脉络丛。在此切面的后终端是前角与侧脑室中央部的交界处，其下方是尾状核头部，尾状核头部下缘隐约可见横向的尾状核沟，尾状核头部下方椭圆形区域是背侧丘脑（图 3-12 ）。

3. 侧脑室中央部－后角层面（30°） 此切面最突出的印象，是侧脑室与脉络丛。与前角相延续的侧脑室中央部横向走行，在此切面上，新生儿侧脑室上下深 2 mm 左右，继续向后下方延伸、变宽，并向枕部形成半圆形突出，这就是侧脑室后角，也称枕角。之后，侧脑室又向外前下方转折，形成下角，但正常时超声很难探查到此部位的界限。侧脑室后角，后角与中央部交界处，以

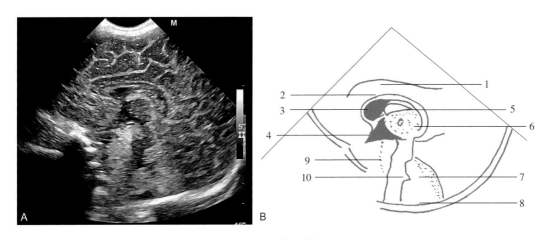

图 3-11　正中矢状层面
A. 正中矢状层面超声图像；B. 正中矢状面模式图
1. 扣带回；2. 胼胝体；3. 透明隔腔；4. 第 3 脑室；5. 脉络丛；6. 背侧丘脑；7. 小脑蚓部；8. 小脑延髓池；9. 脑干；10. 第 4 脑室

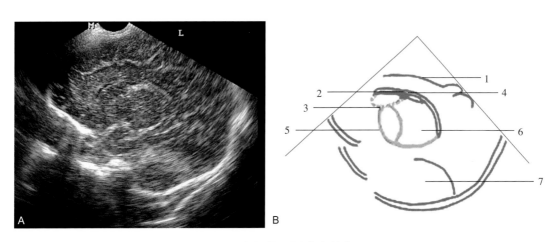

图 3-12　旁矢状面侧脑室前角层面
A. 旁矢状面侧脑室前角层面超声图像；B. 侧脑室前角层面模式图
1. 扣带沟；2. 侧脑室前角；3. 尾状核头；4. 脉络丛；5. 豆状核；6. 背侧丘脑；7. 小脑

及后角向下转折处，共同组成侧脑室三角区。脉络丛自侧脑室室间孔处出现，随侧脑室的弯曲走行，自然地盘曲于其内，为强回声，边界清楚、光滑，极易辨认。在侧脑室后角处转折，略显宽大，在下角内消失。

在侧脑室中央部下缘是豆状核区域，为椭圆形均匀的等回声区，豆状核与背侧丘脑、内囊在影像上分界不明显。豆状核前上方是尾状核头部区域，在解剖上二者间的凹陷带为尾状核沟（图 3-13）。

4. 脑岛层面（40°~45°）　探头继续向颞叶方向扫查，可见位于颞叶内侧面的脑岛叶，在此切面上脑岛叶的长回、短回及数条脑沟在超声影像上宛如灌木枝条。当探头最大限度地向脑外侧方向探查，映入眼帘的是醒目的高回声多弯曲线，数条自然排开，互不干扰，弯曲弧度有异，这就是颞叶脑沟回影像（图 3-14）。

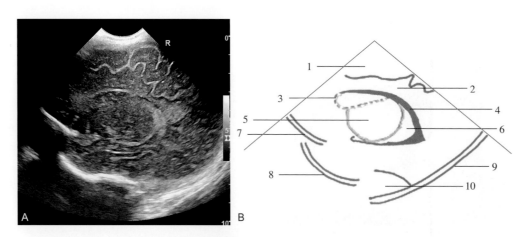

图 3-13   旁树状面侧脑室中央部—后角层面
A.旁矢状面侧脑室中央部—后角层面超声图像；B.旁矢状面侧脑室中央部—后角模式图
1.额叶；2.扣带回；3.尾状核头；4.侧脑室；5.豆状核；6.脉络丛；7.颅前窝；8.颅中窝；9.颅后窝；10.小脑

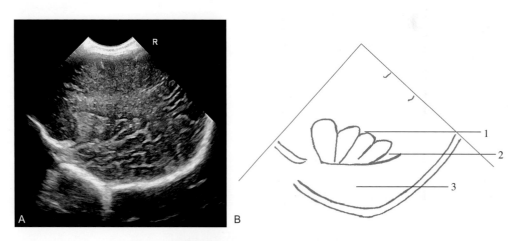

图 3-14   颞叶及脑岛叶层面
A.颞叶及脑岛叶层面超声图像；B.颞叶及脑岛叶模式图
1.脑岛；2.外侧沟；3.颞叶

三、经侧囟扫描

经侧囟扫描相当于从一侧观察脑的横断面，因侧囟很小，所见范围有限，在较高的断面可见中线两侧侧脑室的前角与后角，以及二者间的丘脑基底核区域的一部分。稍低的断面可见中脑水平的大脑脚，颅底动脉环就在其前方，大脑中动脉沿纵行的外侧沟方向直达颞骨边缘（图 3-15）。

四、经后囟扫描

后囟扫描可显示脑后部的幕上及幕下结构，通过后囟探查还可诊断小脑出血和小脑脓肿，弥补前囟扫描的不足。由于后囟闭合早，此声窗只适用于新生儿（图 3-16）。

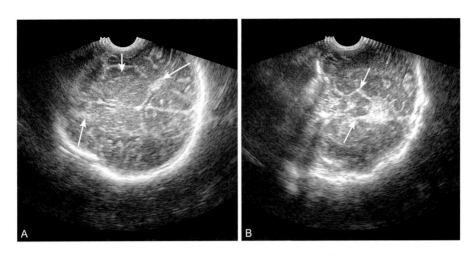

图 3-15　经侧囟所见脑横断面影像
A.侧脑室前角、后角（长箭头），丘脑、基底核区域（短箭头）；B.中脑水平的大脑脚（箭头）

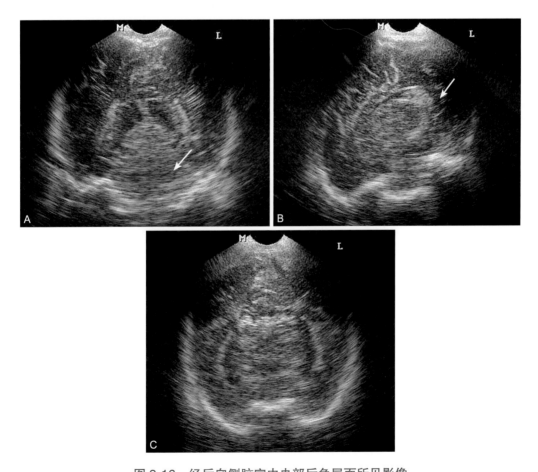

图 3-16　经后囟侧脑室中央部后角层面所见影像
A.经后囟所作冠状面图像，箭头所指为幕下小脑；B.经后囟所作旁矢状面图像，箭头所指为侧脑室后角；
C.经后囟所作前角脑横断面图像

五、经乳突囟扫描

经乳突囟探查，可补充观察小脑影像，小脑皮层及髓质、第4脑室结构显示更清晰，由于乳突囟闭合早，此声窗适用于新生儿。乳突囟探测

小脑常用2个切面：冠位及轴位（图3-17）分别可见中央的小脑蚓部及双侧小脑半球，小脑前方中脑、脑桥，靠近脑干的第4脑室，小脑最下方无回声区为小脑延髓池[5]。

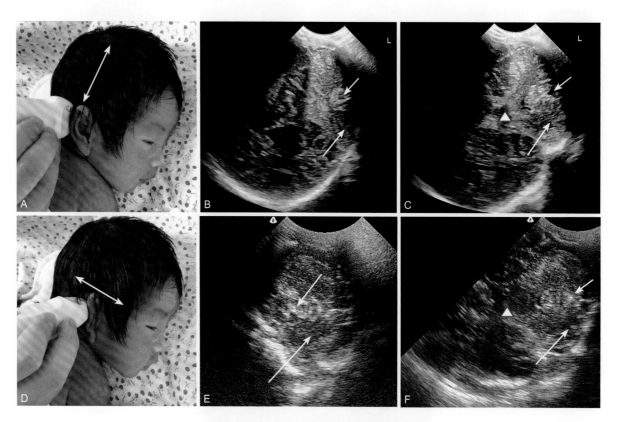

图 3-17　经乳突囟所见小脑影像

乳突囟操作方法示意图：A、B、C.乳突囟小脑冠位；D、E、F.乳突囟小脑轴位
长箭头双侧小脑半球；短箭头小脑蚓部；* 中央部位无回声区是第4脑室，小三角形为中脑

第三节　脑室的大小与测量

脑室在新生儿颅脑超声中占有重要位置，原因是各种脑损伤及其他病变时常影响脑室形态，由此可评价脑损伤类型和程度，推测脑的发育及其他病变状况。而且脑室位于脑的中央部位，回

声反差明显，易于辨别。但客观地说，脑室内充满脑脊液，并有脉络丛，双侧脑室、第3、第4脑室，自前上至后下，从中线至旁开两侧，完全是一种不规则的立体构形，很难在同一平面上测

量其总体面积及体积，故给超声诊断带来一定的困难，因此，不同国家，不同医院结合各自实践，采取了一些不同的脑室测定方法，至目前，尚无统一的标准。在此仅介绍我院所采用的定性、定量结合评价脑室形态的方法。

一、侧脑室前角

正常新生儿侧脑室前角呈缝隙状及羊角状形，增宽时首先表现为前角轻度变钝，圆钝程度不断增加，自然弯曲弧度消失，最终成为球形。可根据形态变化，予以具体描述（图 3-18）。

测量：正常时，一般不测量。当侧脑室前角增宽、扩张时，常测量前角最宽径，多在与尾状核头相接的部位，同时予以形态描述。

二、侧脑室中央部—后角

在冠状面双侧脑室及脉络丛充分显示的层面（前述冠状面侧脑室中央部—后角层面）是超声检查时重点观察的部位之一，当脑室扩大，可见脉络丛旁原本无回声的狭窄腔隙不同程度地增宽，习惯上将其分为（图 3-19）：

1. 轻度增宽（在原有基础上稍宽）。

2. 明显增宽（脑室边界与脉络丛间有明显的距离）。

3. 扩张（脑室有张力感，脉络丛漂浮于其中，

见于梗阻性脑积水）。

测量：侧脑室—后角增宽时测量可在旁矢状面与冠状面分别进行。

（1）旁矢状面：在侧脑室中央部—后角层面充分显示侧脑室时，在侧脑室前角—中央部交界处，尾状核沟影像结束处，做丘脑、基底核区域椭圆形切线的垂线，测量脑室的深度，新生儿正常情况下＜2 mm。（图 3-20 A）

（2）冠状面：在侧脑室中央部—后角层面，在侧脑室中部，即"八字形"脉络丛影像中部，行侧脑室冠状面宽度测量。还可行侧脑室比值测量：先测量脑中线至侧脑室外壁宽度，在同一水平线上，由脑中线至同侧颅骨内板，计算比值，我们称之为"侧脑室比值"。正常时二者比值多在 0.4～0.5 之间（图 3-20 B）。

三、侧脑室后角

在旁矢状面侧脑室中央部—后角层面，侧脑室后角显示最清晰、最完整，且数值最大。从椭圆形的丘脑、基底核区域在后角转折处脑室边缘的中点开始，向后方增宽的后角最远端连线，连线的长度就是后角斜径，通常小于 1.5 cm。同时作后角斜径延长线直至枕骨内板，再进行后角斜径长度与延长线加后角斜径总长度之和的比值计算，我们通常称之为"后角比值"，足月新生儿后角比值通常小于 0.5（1/2）（图 3-20A）。

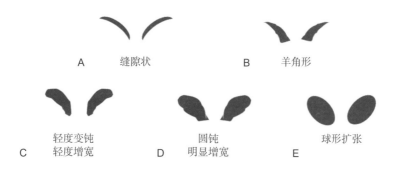

图 3-18　侧脑室前角的形态示意图

A，B. 为正常侧脑室前角形态，分别为缝隙状和羊角形；C~E. 侧脑室前角不同程度增宽；C. 轻度增宽，前角下缘弯曲弧度依然存在；D. 前角圆钝，前角下缘弯曲弧度消失；E. 前角呈球形，表明脑室扩张

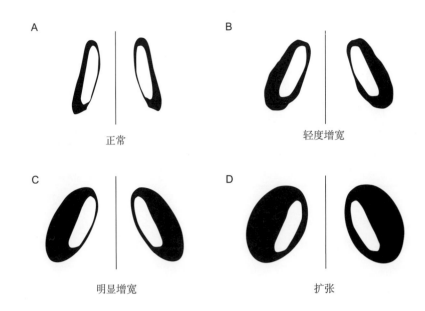

图 3-19   冠状面侧脑室中央部—后角形态示意图
A.侧脑室中央部—后角正常形态；B.轻度增宽；C.明显增宽；D.扩张

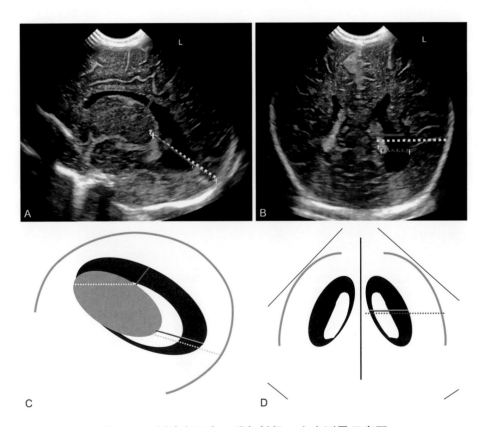

图 3-20   侧脑室深度、后角斜径、宽度测量示意图
A.旁矢状面测量侧脑室深及后角斜径（垂直短线及斜下实线）；B.冠状面超声图像测量侧脑室比值（侧脑室中部短实线与长虚线所示线段长度之比）、侧脑室冠状面宽度 2（短虚线）；C.旁矢状面示意图：侧脑室深度（竖直短线），后角斜径（后角内斜下短实线），后角斜径加延长线总长度（斜向长虚线），后角斜径/后角斜径加延长线总长度之比为后角比值；D.冠状面示意图：侧脑室比值为侧脑室中部横向短实线与长虚线所示线段长度之比

随着脑发育，与宫内相比，新生儿期侧脑室中央部—后角纵向增宽较左右横向增宽更为明显、更为常见，且变化显著，更容易测量，而冠状面测量左右宽度变化范围相对小，因此，旁矢状面在侧脑室中央部—后角层面测量侧脑室的深及后角斜径、后角比值，是目前新生儿颅脑超声诊断中最常用的测量脑室大小的方法。

冠状面双侧脑室中央部—后角层面，在脉络丛转折处，即"八字形"脉络丛影像中部，测量单侧脑室左右实际宽度，侧脑室实际宽度与同一水平同侧脑实质之比超过1/3可提示脑室明显增宽。此外，冠状面在脉络丛影像下段所测量的侧脑室左右壁间宽度，即侧脑室宽径2，更接近宫内测量宽度，可以参考。

胎儿脑室测量是从脑中线开始至侧脑室外侧壁距离，比脑中线至颅骨内缘的距离，孕23周后比值小于1/3（0.27）[6]，由于宫内测量在胎头横切侧脑室平面，相比生后经前囟探查平面的角度稍有差距，因此侧脑室比值也稍有不同，生后经前囟测得的"侧脑室比值"常超过1/3，实践显示，侧脑室比值不应超过0.5（1/2）。产前侧脑室测量，将侧脑室增宽分为轻度（10～12 mm）、中度

（13～15 mm）、重度（>15 mm）[7]，产后新生儿脑室左右实际宽度应不超过10 mm。

四、第3脑室

从冠状面探查，在显示第3脑室清晰的层面（前述冠状面第3脑室层面），测量其宽度，新生儿一般在2～3 mm以内（图3-21，表3-1，表3-2）。

表3-1　正常新生儿、婴儿脑室径测定值（mm, $\bar{x} \pm s$）[*]

月龄	侧脑室中央部深度	第3脑室宽度
新生儿	1.6 ± 0.7	1.9 ± 0.8
1 月	1.8 ± 0.6	2.0 ± 0.8
3 月	2.9 ± 0.9	3.0 ± 0.7
6 月	2.8 ± 1.2	2.7 ± 0.6
9 月	2.7 ± 1.4	2.9 ± 0.7

[*] 数据统计来源：北京大学第一医院儿科，仅供参考

表3-2　新生儿侧脑室后角斜径及后角比值（cm, $\bar{x} \pm s$）[*]

孕周	后角斜径		后角比值	
	左	右	左	右
~ 34	1.28 ± 0.49	1.26 ± 0.45	0.44 ± 0.15	0.45 ± 0.15
~ 37	1.17 ± 0.38	1.10 ± 0.33	0.38 ± 0.09	0.36 ± 0.09
~ 42	1.00 ± 0.28	0.96 ± 0.08	0.32 ± 0.08	0.30 ± 0.08

[*] 本表数值为生后1周内新生儿测定值。数据统计来源：北京大学第一医院儿科，仅供参考

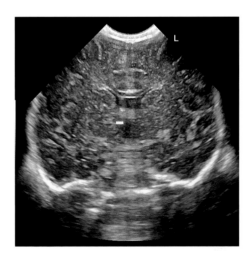
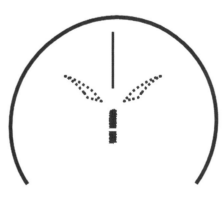

图 3-21　冠状面第 3 脑室宽度测量示意图

第四节　脑容积的估测

脑容积的大小在评价脑发育方面具有重要的参考意义，应用三维超声技术可对脑容积或某一部分脑组织体积进行准确的测量。但当前临床工作中常规的超声仍是二维超声，为适合临床需要，我们采取了简便的测量方法，作为脑容积评估的参考，测量在常规超声检查层面，且绝大多数小儿易显现自然标记的层面进行。

一、额叶厚度

同样取冠状面第 3 脑室层面，在双侧脑室前角间可见横置短线是胼胝体，在其中点向上引一垂直线，直至脑的边缘，此垂直线的长度在一定程度上代表额叶的厚度（图 3-22）。

二、大脑横径

取冠状面第 3 脑室层面，在双侧横置的"Y"字形外侧裂间连线，并延长至双侧颅骨内板，以此

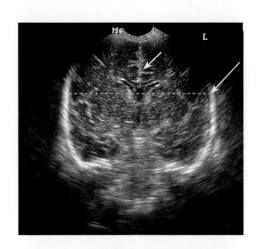

图 3-22　大脑横径与额叶厚度测量

纵向虚线为额叶厚度（短箭头），横向虚线为大脑横径（长箭头）

横径代表脑的横向宽度（图 3-22，表 3-3，表 3-4）。

表 3-3　不同胎龄新生儿脑横径及额叶厚度（cm，$\bar{x} \pm s$）*

孕周	横径	额叶厚度
～34	6.89 ± 0.68	1.98 ± 0.28
～37	7.43 ± 0.40	2.18 ± 0.21
～42	8.13 ± 0.44	2.46 ± 0.66

* 本表数值为生后 1 周内新生儿测定值

表 3-4　不同月龄小儿脑横径及额叶厚度（cm，$\bar{x} \pm s$）*

月龄	横径	额叶厚度
1 月	8.77 ± 0.51	2.85 ± 0.14
3 月	9.39 ± 0.07	3.20 ± 0.02
6 月	10.44 ± 0.72	3.31 ± 0.61
9 月	10.99 ± 0.68	3.46 ± 0.19
12 月	11.25 ± 0.71	3.64 ± 0.22
18 月 ～24 月	11.35 ± 0.54	3.76 ± 0.19

* 数据统计来源：北京大学第一医院儿科，仅供参考

三、小脑测量

经前囟，可探查下方颅底的小脑，冠状面在第 3 脑室层面及侧脑室中央部－后角层面之间动态扫描，可以显示小脑影像，在小脑前部近第 4 脑室层面可测量小脑最大左右横径，注意测量至双侧小脑皮层边缘。

正中矢状面小脑蚓部影像显示优于宫内，在前囟下竖直方向近颅底处可探及小脑，小脑蚓部切面影像较清晰，此层面测量小脑前后径、上下径、周长、面积，对小脑发育进行评估[8-9]。在第 4 脑室尖部引一水平线至小脑蚓部后缘，即接近原裂下的蚓坡处，测量上蚓部的小脑前后径；再从小脑下部前端蚓垂与蚓小结交界处引一水平线至蚓结节与蚓叶交界处，测量小脑下蚓部前后径；小脑蚓部上缘中央小叶与山顶交界处是

最高点，垂直向下测量至最下缘次裂附近，即至蚓垂与蚓椎体交界处为小脑上下径[10-11]。经前囟探查时，声波入射角度垂直，所获取的图像显示小脑近乎垂直卧于颅底，从出生后，小脑各径线随着月龄逐渐增长，足月新生儿小脑左右横径（5.39±0.59）cm。上蚓部前后径（1.35±0.16）cm，下蚓部前后径（2.36±0.26）cm，蚓部上下径（2.57±0.22）cm，但是3~6个月后，小脑蚓部上下径生长速度快于左右横径，更明显快于前后径，即小脑蚓部上下径增长明显，而前后径变化相对较小，增长不明显，小脑蚓部的形态较宫内稍有变化，宫内测量小脑蚓部前后径及上下径

时，两线斜向交叉，角度不易垂直，所以我院采取在上蚓部及下蚓部分别水平测量前后径。正中矢状面测量小脑蚓部周长及面积也是了解小脑发育的重要测量方法，小脑发育不良时，也可测量BV角（脑干—蚓部夹角）、BT角（脑干—小脑幕夹角）。

小脑蚓部下缘至颅骨内板之间有时可见无回声区，就是小脑延髓池，又称枕大池，正中矢状面测量小脑蚓部上下垂直距离即为小脑延髓池的上下径，是最常用、最简便评估小脑发育的方法，当小脑延髓池上下径大于0.5 cm时需注意动态观察，大于1.0 cm需密切关注（图3-23，表3-5）。

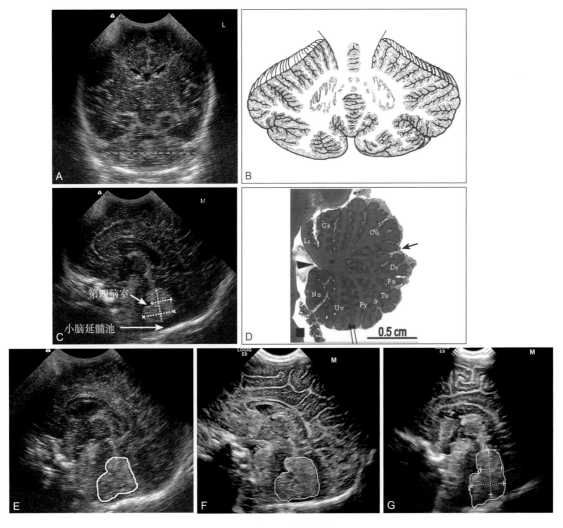

图3-23　小脑测量

A. 冠状面测量小脑左右横径（虚线）；B. 冠状面小脑解剖示意图；C. 正中矢状面测量小脑蚓部前后径及上下径（虚线），白色短箭头所指尖小无回声区为第4脑室，长箭头所指小脑下方无回声区为小脑延髓池（枕大池）；D. 正中矢状面小脑蚓部MRI解剖示意图[12]，黑色单箭头：原裂；黑色双箭头：次裂；E~G. 孕30周、足月儿、生后6个月小脑蚓部形态、周长和面积

表 3-5 正常足月儿小脑参考值（cm，$\bar{x} \pm s$）*

月龄	例数	小脑横径	小脑上下径	小脑前后径（上蚓部）	小脑前后径（下蚓部）
1～10 天	124	5.39 ± 0.59	2.57 ± 0.22	1.35 ± 0.16	2.36 ± 0.26
1～2 月	104	5.94 ± 0.38	2.97 ± 0.28	1.54 ± 0.19	2.65 ± 0.29
3～6 月	44	7.05 ± 0.59	3.81 ± 0.49	1.73 ± 0.32	2.90 ± 0.42
12 月	18	7.64 ± 0.59	4.48 ± 0.39	1.63 ± 0.33	2.68 ± 0.41

* 数据统计来源：北京大学第一医院儿科，仅供参考

四、胼胝体测量

经前囟，测量正中矢状面胼胝体膝部、干部、压部厚度，以及膝部前端至压部后端的前后径，其中新生儿胼胝体膝部厚约 0.37 cm，胼胝体干部厚约 0.24 cm 左右，胼胝体压部厚约 0.31 cm，胼胝体膝部及压部厚度稍高于干部。新生儿出生后至 2 个月，胼胝体厚度数值变化不显著，3 个月后胼胝体厚度缓慢增加（图 3-24，表 3-6）。

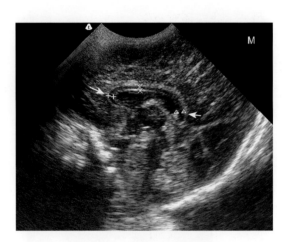

图 3-24 胼胝体厚度测量

由前至后分别测量：胼胝体膝部、干部、压部，胼胝体前后径（两箭头之间直线距离）

表 3-6 正常足月儿胼胝体参考值（cm，$\bar{x} \pm s$）*

月龄	例数	胼胝体膝	胼胝体干	胼胝体压部
1～10 天	125	0.37 ± 0.06	0.24 ± 0.04	0.31 ± 0.05
1～2 月	104	0.36 ± 0.06	0.24 ± 0.04	0.31 ± 0.05
3～6 月	44	0.44 ± 0.11	0.32 ± 0.09	0.41 ± 0.09
12 月	18	0.56 ± 0.08	0.45 ± 0.08	0.53 ± 0.09

* 数据统计来源：北京大学第一医院儿科，仅供参考

第五节 回声强度的评价

超声不同于其他影像检查，如 CT 影像密度以"Hu"为单位，定量表示，MRI 通过 T1 和 T2 相信号强度对比来分析病变性质。超声则以回声强弱为基本的描述形式，脑内不同组织结构，超声所遇界面不同，形成不同的回声强度，各种疾病状态，甚至胎龄不同，均根据回声强度的变化予以分析，很多情况是定性诊断，故超声诊断是经验依赖性很强的技术。随着科技进步，有的超声仪器已具有灰度测定功能，单位为光学灰度值，大小是反映回声强度的指标。我院曾对 121 例不同胎龄新生儿脑白质进行灰度值测定，并以白质回声是否在 1 个月内恢复正常将白质损伤分为轻度

和重度,研究不同程度白质损伤的灰度值特点,并比较早期灰度值与后期神经发育的关系。发现新生儿脑白质轻度损伤、重度损伤、对照组之间,早期白质灰度值差异有统计学意义,即超声灰度定量分析对新生儿脑白质损伤的诊断有重要意义(表3-7)[13]。

另外,我院还对新生儿颅脑超声影像进行了回声强度(intensity)的测量分析,即回声等级的测量分析,通过定位活动卡尺,描记测量区域完成测量,显示的回声等级单位为dB(杜比)。强度越高,dB数值越低。

不同的脑组织回声强度(回声等级)不同[13-14]。正常时,脑室内充满无色透明的脑脊液,超声显示无回声。回声最强的是颅骨和脉络丛。脑髓质、丘脑、基底核区域显示等回声。脑皮质(脑沟)多为高回声。中脑、脑桥的后部为等回声,前部为强回声,小脑蚓部为强回声,小脑皮质沟因回密集,较端脑沟回的回声更强。

另一种回声强度评价方法,强度的dB数值,为负值,数值越接近0超声影像的回声强度就越高。脑脊液强度最低,接近-66 dB,颅骨强度最强为-15 dB。大部分脑实质(额叶白质、丘脑基底核区域)强度为-43 dB,脉络丛强度为-28 dB。新生儿出生时侧脑室中央部附近白质回声可轻度

增强,二维超声影像回声强度通常低于脉络丛水平、高于大部分脑实质水平,强度约为-36 dB(图3-25,表3-8)。

在有些病态时,如脑水肿和颅内出血,各种原因引起的脑白质、灰质损伤,同是回声增强,但其出现的部位、形态、演变过程均不相同,结合临床资料,并不难鉴别。

由于受声窗(囟门)大小、探头型号及频率、声衰减的影响,超声图像周围边缘强度数值欠准确,图像中央部位强度数值更准确,所以测量前颅脑超声二维超声图像尽可能显示充分。

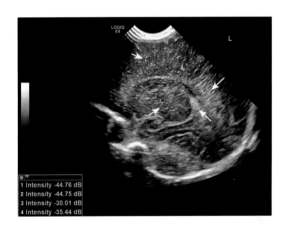

图 3-25 足月新生儿早期脑实质白质回声强度(箭头)

箭头由左至右分别为额叶白质、丘脑、脉络丛、脑室旁白质的强度

表3-7 不同胎龄新生儿平均灰度值测量平均灰度($\bar{x} \pm s$)[*]

孕周	例数	丘脑基底节	额叶白质	枕叶白质
30 w ~	23	74.02 ± 3.42 [*Δ]	58.52 ± 5.21 [*]	73.83 ± 5.12 [Δ]
34 w ~	43	77.96 ± 4.89 [*]	61.42 ± 3.73 [*]	76.32 ± 5.20
37 w ~	35	84.72 ± 6.35	67.60 ± 4.09	78.61 ± 2.95

* 数据统计来源:北京大学第一医院儿科,仅供参考
与 37 w ~ 相比,[*]$P<0.01$,与 34 w ~ 相比,[Δ]$P<0.05$

表3-8 足月新生儿早期脑实质(包括白质)回声强度(dB,$\bar{x} \pm s$)

	例数	额叶白质	丘脑	脉络丛	脑室旁白质(中央部)
1 ~ 10 天	107	-42.74 ± 3.58	-43.27 ± 3.48	-27.77 ± 3.99	-35.83 ± 4.23

本表数值为生后 10 天内新生儿测定值,数据统计来源:北京大学第一医院儿科,仅供参考

第六节　检查对象与时间选择

一、检查对象

对有可能发生颅内病变并有脑结构改变，前囟未闭的新生儿、小婴儿均可有针对性地进行颅脑超声筛查和检查，包括：①早产儿、低体重儿、多胎儿；②有异常分娩史及相关疾病史的新生儿，如围产期缺氧：胎盘早剥、脐带血流异常、脐带脱垂、分娩困难、出现胎心及羊水异常、生时窒息、生后呼吸窘迫、呼吸衰竭、感染、酸中毒、低血糖、血压波动、呼吸机治疗、输高渗液体等；③母亲孕期患有可能影响胎儿的并发症，如糖尿病、妊娠高血压疾病，心肾功能异常，宫内感染，产前、产时出血，保胎史，不良产史等。

二、检查与复查时间

不同疾病在不同的时间检查，有不同的针对性：

1. 颅内出血　85% 以上发生于生后 3 天内，生后 1 周检查，可检查出 90%～95% 以上的颅内出血患儿。对严重且不稳定的颅内出血，应酌情及时复查，一般在出血 1～3 天复查，可多次复查直至稳定。对重度颅内出血要特别注意并发症的发生，出血后梗阻性脑积水多见于 3～4 度脑室内出血，多在出血后 7～14 天发生。出血后静脉性脑梗死在出血后 1～3 天即可发生。1～2 个月复查可最终了解出血吸收情况[15-16]。

2. 缺氧缺血性脑损伤　对有明显宫内窘迫、窒息史的新生儿，生后 1 天应完成。颅脑超声检查，在发病 3 天左右了解脑水肿严重程度，7～10 天观察脑水肿恢复情况，3～4 周复查可了解脑内是否存在脑组织萎缩、液化等遗留病理病变。

早产儿脑白质损伤的检查时间：对≤32 周，出生体重≤1500 g 的早产儿，以及有高危病史的近足月早产儿，应在生后 1 周内常规筛查白质损伤是否存在。如白质损伤已发生，应每周复查。对重度白质损伤的早产儿，在生后 3～4 周复查时应注意脑室旁白质软化是否发生[17-18]。出院后 3～4 个月复查重点是脑白质容积大小，如损伤部位旁脑室异常增宽，额叶厚度、大脑横径、脑裂及脑外间隙增宽[19]。

对脑梗死患儿，颅脑超声检查应在惊厥发生后尽快进行，利于惊厥病因的鉴别诊断，以后复查规律基本与缺氧缺血性脑病相同[20]。

3. 脑发育问题　出生后短时间内检查，是对胎儿阶段脑发育状况的评价。对早产儿和有特殊神经系统疾病的高危儿，分别在 1～3 个月时、6 个月、9 个月、1 岁时复查可了解小儿出生后脑的发育，重点观测脑室大小、额叶体积[19]。

4. 中枢神经感染　宫内感染的结局在小儿出生后检查即可表现。生后感染，在急性期观察的重点是脑组织急性水肿、颅内出血。随着病情进展，要注意是否发生了不同类型的化脓性改变及并发症，如：脑膜炎性反应、脑室炎、硬膜下积液、脑脓肿、脑积水等。因病情各异，动态观察和复查需酌情掌握，急性期出现急性水肿及颅内出血需 3 天复查，病情轻微且平稳可每周复查直至感染控制[21]。

（王红梅　周丛乐）

参考文献

[1] 周丛乐. 颅脑超声在新生儿领域的应用. 中国实用儿科杂志, 2002, 11: 684-685.

[2] 卜定方, 周丛乐, 王丽, 等. 经前囟作脑部 B 型超声检查的诊断价值. 中华儿科杂志, 1986, 24(3): 148-149.

[3] 周丛乐, 汤泽中, 侯新琳. 新生儿神经病学. 北京: 人民卫生出版社, 2012, 3.

[4] 《美国超声医学协会新生儿及婴儿颅脑超声检查实践指南 (2014 版)》解读. 中华实用儿科临床杂志, 2016, 31(12): 894-895.

[5] Steggerda S. J., van Wezel-Meijler G. Cranial ultrasonography of the immature cerebellum-role and limitations. Seminars in Fetal & Neonatal Medicine, 2016, 21(5): 295-304.

[6] 潘恩源, 陈丽英. 儿科影像诊断学. 北京: 人民卫生出版社, 2007, 2.

[7] 《2018 年美国母胎医学会胎儿轻度侧脑室增宽诊断、评估、管理指南》解读. 中国实用妇科与产科杂志, 2018 年, 34(11): 1238-1242.

[8] Zalel Y, Yagel S. Achiron R, et al. Three-dimensional ultrasonography of the fetal vermis at 18 to 26 weeks' gestation. Time of appearance of primary fissure J Ultrasoun Med, 2009, 28: 1-8.

[9] 谢红宁, 蔡丹蕾, 朱云晓, 等. 产前三维超声定量分析 Dandy-Walker 综合征胎儿小脑蚓部的辅助诊断价值. 中国医学科学院学报, 2008, 11(1): 80-85.

[10] 谢红宁, 蔡丹蕾, 朱云晓, 等. 三维超声第三平面成像监测胎儿小脑蚓部发育的研究. 中国实用妇科与产科杂志, 2006(01): 32-34+82.

[11] 谢红宁. 妇产科超声诊断学. 北京; 人民卫生出版社, 2005.

[12] Adamsbaum, C., M. L. Moutard, C. André, et al. MRI of the fetal posterior fossa. Pediatric radiology. 2005, 35(2): 124-140.

[13] 樊曦涌, 周丛乐, 王红梅, 等. 新生儿脑白质损伤的定量评价. 临床儿科杂志, 2008, 03: 178-182.

[14] 陈晓霞, 周丛乐, 苗鸿才, 等. 新生儿头颅 B 超回声强度的定量分析与新生儿脑发育的评价. 贵州医药, 2006, 08: 688-689.

[15] 周丛乐, 卜定方. 高危新生儿中颅内出血的发病情况. 中华儿科杂志. 1990, 28(1): 25-26.

[16] 周丛乐. 新生儿颅内出血影像学检查方法选择及合并症诊断. 中国新生儿科杂志, 2010, 03: 129-131.

[17] 周丛乐. 早产儿脑室旁白质损伤的诊断与评价. 实用儿科临床杂志, 2009, 14: 1051-1054

[18] 周丛乐. 深入认识早产儿脑病. 临床儿科杂志, 2015, 03: 201-204.

[19] 周丛乐. 新生儿脑发育评价的意义与方法. 临床儿科杂志, 2008(03): 161-164.

[20] 周丛乐, 汤泽中, 王红梅, 等. 新生儿出血性及梗死性脑血管病诊治探讨. 中国当代儿科杂志, 2005(02): 119-122.

[21] Okten A, Ahmetoglu A, Dilber E, et al. Cranial Doppler ultrasonography as a predictor of neurologic sequelae in infants with bacterial meningitis. Invest Radiol. 2002 Feb; 37(2): 86-90.

第四章

新生儿中枢神经系统解剖特点

第一节　神经系统概述

神经系统分为中枢部和周围部。中枢部又称为中枢神经系统，包括脑和脊髓。脑位于颅腔内，脊髓位于椎管内。周围部又称为周围神经系统包括脑神经、脊神经和内脏神经。神经系统在功能和形态上是不可分割的整体。

组成神经系统的神经组织，主要包括神经元（neuron）、神经胶质细胞（neuroglial cell）。神经系统的复杂功能是与神经系统的特殊形态结构分不开的。组成神经系统的细胞以特殊的方式联结在一起，组成具有高度整合功能的网络结构，把全身各器官组织联系在一起。通过各种反射机体得以进行多种多样的复杂活动。

一、神经元

神经元（neuron）是神经系统的基本结构和功能单位，能接受刺激和传导冲动。神经元即神经细胞，每个神经元都包括细胞体和突起两部分。

（一）细胞体

细胞体有和身体其他细胞相同的结构，即表面有细胞膜，细胞体内有细胞质和一个较大的核以及发达的核仁，还具有神经细胞所特有的尼氏体和神经原纤维。尼氏体的化学成分是核糖核酸

和蛋白质，是合成蛋白质的场所。神经原纤维是微丝和微管的凝聚物，对细胞起支持作用并与细胞内的物质转运有关。神经细胞内没有中心体，所以成熟的神经细胞不能再分裂。细胞体是神经元代谢和营养的中心。

（二）突起

突起是从细胞体伸出去的部分，分为树突（dendrite）和轴突（axon）两种。树突是呈树枝状的突起，一般较短，可反复分支，其内部的细胞器与细胞体内的细胞器大致相同，也含有尼氏体。树突的作用是接受刺激，将冲动传至细胞体，其数目可有一个，但一般有多个。轴突通常一个神经元只发出一条，但可有侧支，其作用是将信号从起点传到末端，轴突的长短不同神经元差别很大，长者可达 1 m 以上，短的仅在胞体周围。轴突内缺乏核糖体不能合成蛋白质，其营养成分来自胞体，如果胞体受到损害轴突就会发生变性或者坏死（图 4-1）。

（三）神经元的分类

1. 神经元按突起的数目分为假单极神经元、双极神经元和多极神经元三类

假单极神经元　只有一个突起，但随即分为

2 支，一支连到周围感受器，称周围突，另一支进入中枢，称为中枢突。

双极神经元　自胞体两端各发出一个突起，一支为周围突，另一支为中枢突；假单极神经元和双极神经元多为感觉神经元。

多极神经元　有多个树突和一条轴突，中枢部的神经元多属于此类（图 4-2）。

2. 神经元按功能和传导方向可分为感觉神经元、运动神经元和联络神经元三类

感觉神经元（或称传入神经元）多为假单极或双极神经元，细胞体一般位于脑和脊髓以外的脑神经节或脊神经节内，它的作用是将体内和体外环境的各种刺激信息传至中枢神经系统。

运动神经元（或称传出神经元）传出神经元多为多极神经元，位于脑和脊髓内，将来自脑和脊髓的冲动传至身体各部的效应器，引起骨骼肌和平滑肌的收缩以及腺体的分泌活动。

联络神经元（或称中间神经元）多为多极神经元，多位于脑和脊髓内，它的作用是联络不同的神经元，将神经冲动转传到二个以上的神经元，故称联络神经元。

（四）突触（synapse）

神经系统的活动是通过神经元的联系来完成的。神经元之间或神经元与效应器之间的特化的接触区域称为突触（synapse），神经的冲动可通过突触传到另外一个神经元或效应器（图 4-3）。

二、神经胶质细胞

在神经系统中，除神经元外，还有一类是不具有传导功能的神经胶质细胞（neuroglial cell），其数量远比神经元多，在人类胶质细胞约占脑细胞的 90%，对神经元起着支持、保护、营养、修复和绝缘的作用，除此之外，还具有多种递质受体和离子通道，对神经元的功能活动起着重要的调节作用。其中少突胶质细胞（oligodendrocyte）

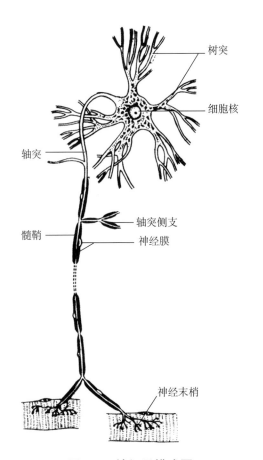

树突

细胞核

轴突

髓鞘

轴突侧支

神经膜

神经末梢

图 4-1　神经元模式图

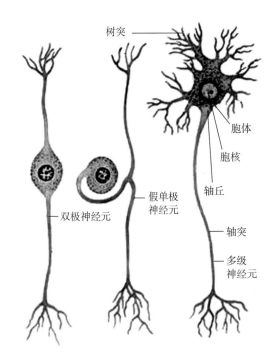

树突

胞体

胞核

轴丘

双极神经元

假单极神经元

轴突

多级神经元

图 4-2　神经元的分类

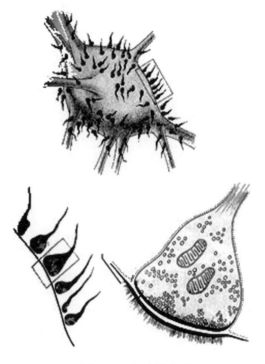

图 4-3   突触模式图

形成中枢神经的髓鞘；施万细胞（Schwann cell）形成周围神经的髓鞘；小胶质细胞（microglia cell）是神经系统的巨噬细胞，在神经系统病变时增多。

三、神经纤维

轴突和感觉神经元的长树突，称为轴索。轴索外表包裹髓鞘（myelin sheath）或神经膜合称为神经纤维（nerve fibers）。根据是否有髓鞘包被可分为有髓纤维和无髓纤维。周围神经纤维的髓鞘是由施万细胞膜环绕轴突形成的多板层结构。中枢神经纤维的髓鞘是由少突胶质细胞的突起形成，也是多板层同心圆结构。髓鞘常分节排列，裸露处称为郎飞结。神经纤维的粗细取决于髓鞘的厚薄，神经纤维传导冲动的速度与纤维的粗细有关，直径粗传导速度快。

（一）有髓神经纤维

轴突表面包裹有髓鞘和神经膜，称为有髓神经纤维。髓鞘呈白色，髓鞘的主要成分是类脂质（60%）和蛋白质（40%），其功能有绝缘作用。包于髓鞘外面的神经膜，是由扁薄的施万细胞构成。

神经膜和髓鞘对神经纤维有营养和保护作用，并有较高的代谢活动，在传导冲动过程中可供给离子活动的能量，对神经纤维的再生也起着重要作用。脑神经和脊神经大多数属于有髓神经纤维。

（二）无髓神经纤维

无髓神经纤维是一种轴索很细，无明显的髓鞘，仅有一层神经膜包裹的神经纤维。呈灰色。植物性神经的节后纤维、嗅神经和部分感觉神经纤维都属于无髓神经纤维。

有髓纤维的传导速度远比无髓纤维为快，出生时髓鞘发育尚不完全。其形成的时间，因不同神经不同部位而有先后。很多脑神经的髓鞘出生后头3个月完成；有些周围神经则要在3年后完成。因此，人们通过髓鞘化的调查来研究儿童有关神经发育的过程。但髓鞘化过程对神经功能起到哪些作用，有什么密切的联系，怎样在生理上阐明其关联，仍有待进一步研究。

四、神经纤维的变性和再生

（一）神经纤维的变性

神经纤维受损伤后，其两断端及神经元的胞体都会发生变化，这一系列变化称为神经元变性或溃变。由损伤处向胞体进行的变性称为逆向性变性（retrograde degeneration），损伤远端因与胞体脱离，失去营养供给其结构发生变性溃解，称为顺向性变性（anterograde degeneration）。顺向变性后，变性碎片由小胶质细胞转化来的巨噬细胞清除。施万细胞出现肥大增生，伸出胞浆突起，分泌营养因子可促进神经纤维再生，增生的施万细胞排列呈条索，对新生的轴突起引导作用，有利于功能重新建立。

神经纤维受损伤后，变性除发生在本神经元外，还可影响与其相连的突触前、后神经元，称为跨神经元溃变（transneuronal degeneration）。

（二）神经纤维的再生

当周围神经纤维损伤时，一般可以再生，并可以恢复原有功能。神经纤维的再生开始于伤后

3 周，以每天 2~5 mm 的速度生长。中枢内的神经纤维损伤后，其断端被星形胶质细胞充填形成胶质瘢痕，从而阻碍了新生轴突的生长又由于缺少施万细胞的营养和引导作用，很难再循原路生长。所以中枢神经纤维再生能力十分有限并很难恢复原有功能。

第二节　脊　　髓

一、脊髓的位置和外形

脊髓（spinal cord）位于椎管内，上端平枕骨大孔处与延髓相连，下端在成人平对第一腰椎下缘，新生儿平对第 3 腰椎。脊髓呈前后稍扁的圆柱形，外包被膜，末端逐渐变细，称为脊髓圆锥（conus medullaris），圆锥以下为无神经组织的终丝（filum terminale），在第 2 骶骨水平以下，硬脊膜包绕终丝止于尾骨背面。脊髓圆锥在椎管中

的位置在出生时较低，以后随年龄生长而上升。

脊髓全长不是粗细不等，有两个膨大。上方的称颈膨大，发出神经分布到上肢，下方的称腰骶膨大，发出神经分布到下肢。这两个膨大，在胚胎 3~4 个月，当四肢形成时就已开始出现。

脊髓前面有一条较深的前正中裂，后面有一条较浅的后正中沟。这两条沟裂，从出生到儿童时期均可清晰地看到，像成年人那样大致将脊髓分成对称的两半（图 4-4）。

在脊髓的两侧面，前方有一条前外侧沟，后

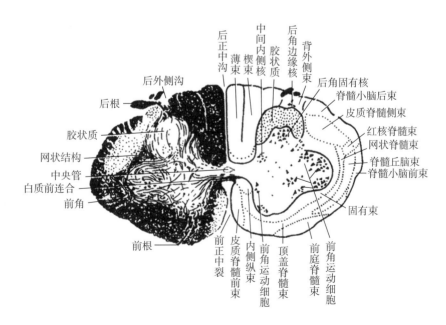

图 4-4　新生儿脊髓颈膨大部横切面

方有一条后外侧沟。这两对外侧沟都排列都有成束的神经纤维出入脊髓的，称为脊神经根。后排的组成31对后根，内含感觉神经纤维。前排的组成31对前根，内含运动神经纤维。前、后根相连的一段脊髓称为一个脊髓节段（图4-5）。同一脊髓节段脊髓的前、后两根在椎间孔处合成脊神经。每个后根，在与前根结合处附近，形成椭圆形的膨大，为脊神经节，内含感觉（传入）神经元的胞体。脊髓全长分为31个脊髓节段，8个颈节，12个胸节，5个腰节，5个骶节和1个尾节。每个脊髓节段发出一对脊神经，共31对脊神经。脊神经除第1颈神经、第5骶神经和尾神经外，其余从第2颈神经起，往下依次通过椎间孔走出椎管。第一对脊神经从枕骨与第一颈椎之间走出，第5骶神经和尾神经从骶管裂孔走出。

除上述沟裂外，尚有一些从出生到头1岁时出现，以后在发育过程中消失的沟。如位于后角的一条沟，保留到2个月时消失。又如有一条出现于脊髓侧面中部的沟，1岁终时退化。此外还有一些不恒定的沟。这些沟的形成和退化的原因尚不明了。

二、脊髓的节段与椎骨的对应关系的变化

脊髓在外形上没有明显的节段性，但每一对脊神经的前、后根的根丝附着的范围即是一个脊髓节段。在胚胎3个月以前脊髓与椎管是等长的，脊髓节段与同序数的椎骨相对应，脊神经几乎以直角方向进入相应的椎间孔。从胚胎第4个月开始，脊髓的生长速度比脊柱缓慢，脊髓上端与延髓相连，位置固定，使脊髓节段的位置由上而下逐渐高于相应椎骨（图4-6）。

胚胎17周以前，脊髓圆锥上升最快，至17周时已达到第4腰椎平面。17周后，上升速度放慢。足月出生时，脊髓尾端已退到第3腰椎平面。出生后第2个月脊髓圆锥的位置已达到成人状态，即位于第一腰椎下缘或第2腰椎上缘。成人脊髓节段与椎骨相对应关系的大致规律是：上部颈髓（$C_1 \sim C_4$）与同序数椎骨相对应，下部颈髓（$C_5 \sim C_8$）和上部胸髓（$T_1 \sim T_4$）与同序数椎骨的上一节椎体相对应，中部胸髓（$T_5 \sim T_8$）与同序数椎骨的上2节椎体相对应，下部胸髓（$T_9 \sim T_{12}$）与同序数椎骨的上3节椎体相对应，腰髓位于第10~12胸椎范围内，骶髓和尾髓对应第1腰椎。因此，颈节以下的脊神经前、后根自脊髓发出后先向下斜行，再穿出相应椎间孔离开椎管。发自腰、骶、尾的神经根在穿出相应椎间孔之前在椎管内垂直下行距离较长，再穿出相应椎间孔，他们围绕终丝形成马尾（cauda equina）。

新生儿脊髓颈部的末端多平第7颈椎，成人则高一个椎体。脊髓胸部的末端，在新生儿一般高1/2~1个椎体，在成人则高3个椎体。新生儿

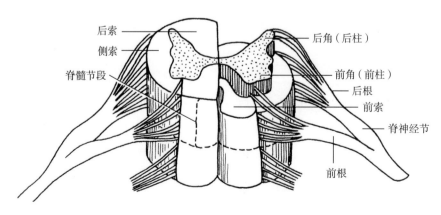

图4-5 脊髓节段（模式图）

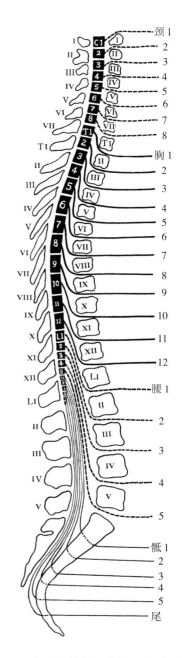

图 4-6　脊髓的节段与椎体、棘突对应关系

的脊髓圆锥平 2~3 腰椎，到 4 岁时退至 1~2 腰椎之间，成人则平第 1 腰椎体下缘。

出生时脊髓的长度约 136~148 mm；10 岁时增长达 1 倍；成年时约 440 mm，增长约 3 倍。男性比女性约长 20 mm。

三、脊髓的内部结构

脊髓（spinal cord）由灰质和白质组成。在脊髓的横断面上可见中央管 central canal 位于脊髓中央，管内含有脑脊液。围绕中央管周围的 H 形的灰质，灰质外围是白质。在脊髓的不同节段灰白质的含量是不同的，在颈膨大和腰骶膨大出灰质含量多，颈部白质含量多（图 4-4）。

（一）脊髓灰质

脊髓灰质由神经元胞体、突起、神经胶质和血管组成。在脊髓横切面上灰质呈"H"形，伸向前的两个膨大为前角（anterior horn），伸向后的两个较细的为后角（posterior horn），前、后角之间的移行部称为中间带（intermediate zone）。从胸 1 到腰 3 节段的中间带向外突出形成侧角（lateral horn）。横接二侧灰质之间的中间部，中央有一小孔即中央管的断面。中央管前、后分别称灰质前、后连合。在纵切面上灰质纵贯成柱，分别称为前柱、后柱和侧柱。前角内有前角运动神经元的胞体，管理骨骼肌运动，其轴突组成前根纤维。后角聚集有与传导感觉有关的神经元胞体，接受后根传入的感觉冲动。胸段和上腰段的侧角为交感节前神经元胞体所在处。

（二）脊髓白质

白质借灰质前、后角分为前索、外侧索和后索三索。三索的白质主要由上、下行的传导束组成。

后索以脊髓第 4 胸节为界，胸 5 以下只含有薄束（fasciculus gracilis），胸 4 以上则含有薄束和楔束（fasciculus cuneatus）。薄束和楔束传导躯干和四肢的本体感觉和精细触觉。

外侧索主要含有传导痛觉、温度觉和压觉的脊髓丘脑束，传导管理骨骼肌随意运动的皮质脊髓束，以及其他下行传导束。

前索主要含有皮质脊髓前束、内侧纵束等下行传导束。

(三)脊髓灰质和白质配布的变化

在脊髓各部的横切面上作大体观察,出生时围绕中央管的灰质和白质像成年人一样呈典型的分布。只是在总面积上、在灰质、白质的比例上,随着年龄的增加而出现改变。根据 Stilling 统计,从新生儿到成人,总的情况是最后在比例上白质相对增加,灰质相对减少,这与神经纤维的髓鞘化有关。

(四)中央管

中央管纵贯脊髓全长,向上通第 4 脑室,向下至脊髓圆锥内呈梭形扩张,形成终室。在新生儿,脊髓各部的中央管大小和形状颇不一致。上颈部多呈矢状位的裂隙,下颈部和胸部多为圆形,而腰部则是多变的。新生儿的中央管,管腔大于成年人,到 1 岁末时,已经缩小。终室在第 3 胎月时开始出现。出生时,终室占有圆锥最下部和终丝最上部。出生后,终室向上并向外侧扩大,到 1～2 岁时,向上扩大停止,此时终室腔最大,在 1.5 岁时长为 15 mm、宽 1.5 mm、深 0.5 mm;在成年人长为 4.9～6.08 mm、宽 0.70～0.198 mm、深 0.34～1.00 mm。

中央管是否借终室与蛛网膜下腔交通,有的调查认为有 7% 是交通的,但根据连续切片,终池没有开放。

(五)脊髓的功能

脊髓的功能可分为两个方面,一是传导功能由上、下行传导束实现的。主要包括躯干和四肢浅、深感觉及大部分内脏感觉通过脊髓传导到脑,而躯干和四肢骨骼肌运动及大部分内脏活动的调控也通过脊髓来完成。二是反射功能包括内脏反射和躯体反射,内脏反射指排尿反射、排便反射等。躯体反射分为节段间反射和节段内反射,根据刺激部位不同可分为深反射和浅反射,在病理情况下可出现病理反射。

1. 牵张反射 为深反射,当骨骼肌被牵拉时,通过反射活动被牵拉的肌肉收缩。牵张反射由 2 个神经元组成,感受器是肌梭和腱梭,牵张刺激沿脊神经和脊神经后根传到脊髓灰质前角的 α 和 γ 神经元,引起梭内肌和梭外肌收缩。膝反射、跟腱反射和二头肌反射就属此类。

2. 浅反射 当躯体某部皮肤受到伤害性刺激时,通过反射活动,引起相应肌肉反射性收缩,常用的有腹壁反射、提睾反射等。其反射途径是皮肤受到刺激沿脊神经和脊神经后根传到脊髓灰质后角,再经中间神经元传递给前角的 α 神经元,引起骨骼肌收缩。现在一般认为锥体束参与了该反射活动,因此如果锥体束损伤,将会出现腹壁反射和提睾反射减弱或消失。

3. 病理反射 为一种原始屈肌反射,正常时受大脑的运动区通过锥体束抑制而表现不出来,皮质运动区和锥体束损伤时,下运动神经元脱离了高级中枢的影响受抑制的这种反射才释放出来,如 Babinski 征。2 岁以下儿童由于锥体束尚未发育好可出现病理反射。成人深睡眠、全身麻醉和深度睡眠时,皮质脊髓束受到暂时抑制,也可出现这一反射。

第三节 脑

脑（brain）位于颅腔内，它的外形与颅腔的形态相适应。脑的发育与四周的骨壁相对应。脑分为端脑、间脑、中脑、脑桥、延髓和小脑6个部分。端脑即大脑，分为左、右两个大脑半球。间脑位于两侧大脑半球与中脑之间。小脑位于大脑的后下方，延髓和脑桥的背侧。中脑、脑桥、延髓合称为脑干，上连接间脑，下接脊髓，向后借小脑上、中、下脚连接小脑（图4-7）。

一、脑干

脑干自下而上由延髓、脑桥和中脑组成，脑干的后方与小脑相连，延髓、脑桥和小脑之间构成第4脑室（图4-7）。

出生时脑干和间脑的结构都相应地发育良好。脑桥与枕骨斜坡的位置关系与成人不同。在新生儿，脑桥的位置较高，它的顶缘超过鞍背上缘5~8 cm。到满1岁时还是保持原样，或开始下移。在5~6岁的儿童，始与成人的位置相同，即脑桥的顶缘位于鞍背上缘的高度，但仍存在一定的个体差异。脑桥前面的斜坡，在新生儿还是软骨状态，至2岁时才骨化。蝶枕缝此时已很窄。位于脑桥下缘的前方。

（一）脑干的外形

1. 延髓的外形 延髓腹侧面的中线两侧，有一对纵行隆起，称为锥体，内含皮质脊髓束。锥体外侧卵圆形隆起称为橄榄，内含下橄榄核。橄

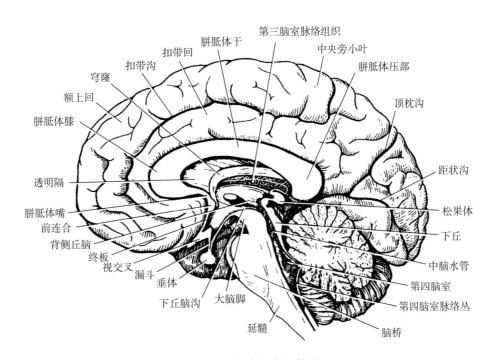

图4-7 脑的正中矢状面

榄与锥体之间有舌下神经根出脑。在延髓的侧面，橄榄的背方可见自上而下依次排列的舌咽神经、迷走神经和副神经的根。延髓背侧面的下部与脊髓相似，脊髓的薄束和楔束向上延伸，分别扩展成薄束结节和楔束结节，其深面分别含有薄束核与楔束核；延髓背侧面的上部由于中央管开敞为第四脑室，构成第四脑室底（菱形窝）的下半。延髓腹侧面的上界为一横行的延髓脑桥沟，背侧面的上界为第四脑室髓纹（图4-8，图4-9）。

2. 脑桥的外形　脑桥腹侧面宽阔膨隆，称为脑桥基底部，主要由大量的横行纤维构成，其正中线上的纵行浅沟称基底沟，容纳基底动脉。基底部向后外侧移行为小脑中脚。基底部与小脑中脚交界处有粗大的三叉神经根。基底部上缘与中脑的大脑脚相接。基底部下缘借延髓脑桥沟与延髓分界。沟中自内向外依次排列有展神经、面神经和前庭蜗神经根出脑（图4-8，图4-9）。在延髓脑桥沟的外侧，延髓、脑桥和小脑的交界处称脑桥小脑三角，面神经和前庭蜗神经恰位于此处。前庭蜗神经纤维瘤时，病人除了有听力障碍和小脑损伤的症状外肿瘤还可压迫位于附近的面神经、三叉神经、舌咽神经和迷走神经，产生相应症状。

脑桥背侧面构成第四脑室底（菱形窝）的上半。菱形窝的外上界为两侧小脑上脚，两脚之间夹有薄层白质版，称为上髓帆，参与构成第四脑室顶。

3. 中脑的外形　中脑的结构较为简单，其腹面的上界是属于间脑的视束，下界为脑桥上缘。两侧的粗大纵行隆起为左、右大脑脚，两大脑脚间称脚间窝，其内有动眼神经根出脑。中脑的背侧面为四叠体组成，上方的一对称上丘，为视觉反射中枢；下方的一对称下丘，为听觉反射中枢。下丘的下方有滑车神经根出脑。

（二）脑干的内部结构

脑干是脊髓的上延，与其外形变化相应，脑干内部结构也有很大的变化。在横切面上看：

1. 延髓下部　与脊髓结构相似，但在后索内的薄束和楔束中出现了薄束核和楔束核；前正中裂两旁有粗大的锥体束下行（图4-10）。

2. 延髓中、上部　中央管开敞为第四脑室（图4-11），腹侧部锥体束的背方出现了大的下橄榄核。背侧部含有后5对脑神经的相关核团，以及网状结构和其他纤维束。

3. 脑桥　分为背侧部的被盖和腹侧部的基

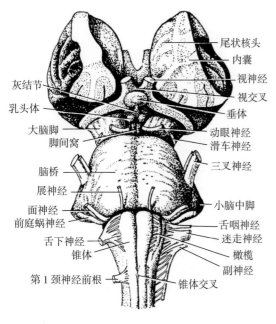

图4-8　脑干腹面

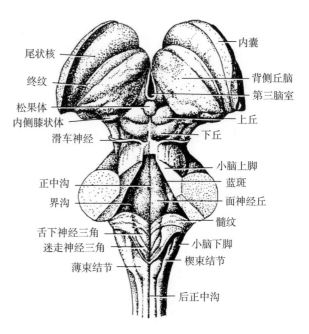

图4-9　脑干背面

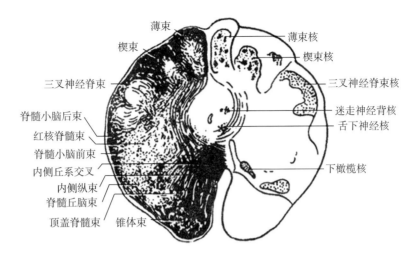

图 4-10　延髓内侧丘系交叉切面模式图

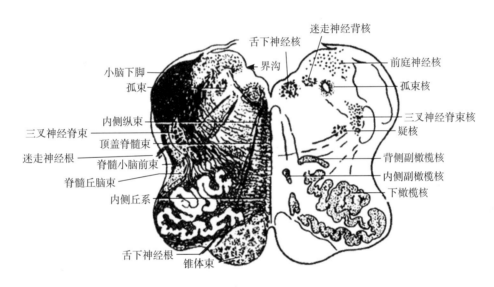

图 4-11　延髓橄榄中部切面模式图

底部，被盖部是延髓背侧部的向上延续，含有第 V ～ Ⅷ对脑神经的相关核团、网状结构和其他纤维束。

基底部是脑桥新出现的结构（图 4-12）。主要是脑桥核及其发出的横行纤维和下行的锥体束。

4. 中脑　背侧部为一对上丘或下丘，合称为顶盖。下丘内为下丘核，上丘内部为分层的结构。中脑的中央为中脑水管，纵贯中脑全长，向上通第三脑室，向下通第四脑室（图 4-7）。中脑水管周围是中脑中央灰质。中脑腹侧部是大脑脚，主要包括脚底的锥体束和皮质脑桥束（图 4-13），脚

底的背侧为黑质和红核等结构。大脑脚与上下丘之间为中脑水管及其周围灰质（图 4-14）。中央灰质的腹侧有第Ⅲ、Ⅳ对脑神经核。

第四脑室　为延髓、脑桥和小脑之间的室腔。室内有脑脊液和第四脑室脉络丛。第四脑室向下、向上分别与脊髓中央管和中脑水管相交通（图 4-7）。

总体上看，脑干的内部结构中含有脑神经核、非脑神经核、长的上下行纤维束和脑干网状结构等。脑神经核直接与Ⅲ ～ Ⅻ对脑神经相连。非脑神经核主要包括薄束核、楔束核下橄榄核、脑桥

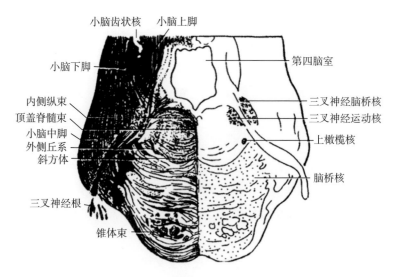

图 4-12　脑桥中部切面模式图

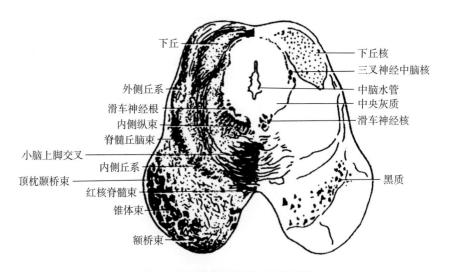

图 4-13　中脑下丘切面模式图

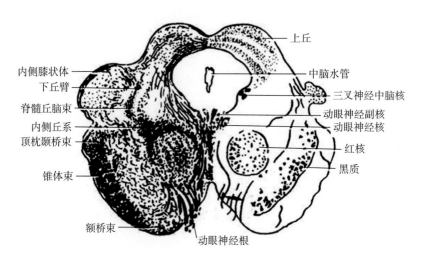

图 4-14　中脑上丘切面模式图

核、上丘、下丘、红核、黑质等核团。在脑干内除了脑神经核、非脑神经核、长的上下行纤维束外，纵横交错的纤维交织成网，网格中散在有大小不等的神经细胞，称为脑干网状结构。

脑干网状结构的上行激动系统和上行抑制系统，对维持睡眠、醒觉、警觉和意识状态起调节作用。此系统损伤会导致意识障碍，甚至深度昏迷。在脑桥和延髓的网状结构中存在吸气中枢、呼气中枢、加压区和减压区等与呼吸和心血管运动有关的生命中枢。故脑干损伤可导致呼吸和循环障碍，甚至危及生命。此外脑干网状结构还参与痛觉传递和睡眠机制的调节，呕吐、咳嗽、血管压力等反射活动。并参与躯干和四肢肌张力的调节等。

二、小脑

小脑位于延髓和脑桥的背面，借三对小脑脚与脑干相连（图 4-15，图 4-16）。其狭窄的中间部称为小脑蚓；两侧部膨隆，称为小脑半球。小脑的下面近小脑蚓两侧的半球部分比较突出，称为小脑扁桃体。当颅内压过高时，该部会嵌入枕骨大孔形成小脑扁桃体疝，压迫延髓，导致呼吸、循环障碍，危及生命。小脑表面被覆的灰质结构称为小脑皮质，有许多大致平行的小沟，将小脑皮质分成许多成层样的薄片，称小脑叶片。皮质深方的白质称髓质，在髓质内埋藏有灰质核团称为小脑核，主要有齿状核、顶核、球状核和栓状核等。

小脑通过与脑干相连的纤维束接受各种感觉信息，并对这些信息进行整合处理，然后将这些整合后的信息传递给脑干或间脑等处，从而发挥小脑在维持平衡和调节肌张力及姿态控制等方面的作用。根据小脑的进化程度和传入纤维联系，小脑可分为三部分：古小脑，旧小脑，新小脑。

1．古小脑的主要功能是从内耳的平衡感受器获得平衡觉刺激，通过改变肌张力，来维持躯体的姿势平衡。

2．旧小脑的主要功能是感受骨骼肌的张力、肌腱的牵张变化通过改变肌张力调节肌群的活动。对维持躯体的姿势和随意运动方面起主要作用。

3．新小脑主要从大脑皮质经脑桥核获得大量信息，然后发出纤维经小脑核、红核、丘脑中继后，又回到大脑皮质运动区，因此新小脑促进了随意运动的协调，保证肌力、方向和运动程度上的准确性。

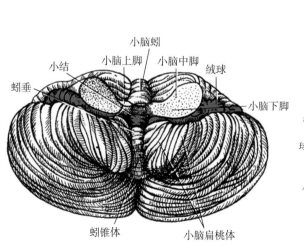

图 4-15　小脑外形（下面观）模式图

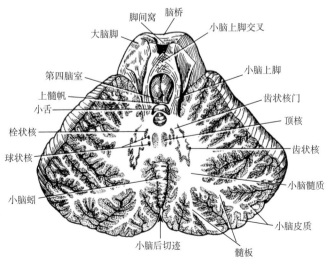

图 4-16　小脑地平切面模式图

三、间脑

间脑位于中脑上方，两侧大脑半球之间，大部分为大脑半球所包绕掩盖（图4-7，图4-17，图4-18）。两侧间脑中间的窄腔为第三脑室，向下连接中脑水管，向上经室间孔连通端脑的侧脑室。间脑主要可分为上丘脑、背侧丘脑、后丘脑、底丘脑、下丘脑五个部分。

背侧丘脑又称丘脑，是一对卵圆形的灰质团块，构成第三脑室侧壁的后上部，借丘脑间黏合相连。背面的外侧与端脑的尾状核、内囊和终纹相愈合。内侧有一自室间孔走向中脑水管的浅沟，称下丘脑沟，它是背侧丘脑与下丘脑的分界。丘脑内部有一"Y"字形白质内髓板将丘脑分为3大核群，即前核、内侧核群和外侧核群（图4-19）。

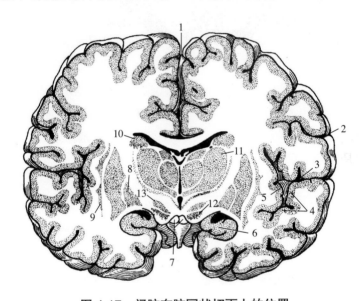

图 4-17　间脑在脑冠状切面上的位置

1.大脑纵裂；2.中央沟；3.外侧沟；4.颞叶岛盖；5.岛叶；6.海马；7.乳头体；8.苍白球；9.屏状核；10.尾状核；11.背侧丘脑；12.黑质；13.底丘脑核

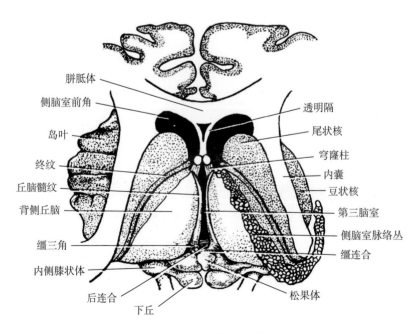

胼胝体
侧脑室前角
岛叶
终纹
丘脑髓纹
背侧丘脑
缰三角
内侧膝状体
后连合
下丘

透明隔
尾状核
穹窿柱
内囊
豆状核
第三脑室
侧脑室脉络丛
缰连合
松果体

图 4-18　间脑背面观模式图

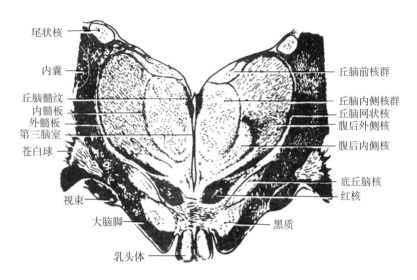

图 4-19　间脑冠状切面，示背侧丘脑主要核团

其中外侧核群的腹后内侧核和腹后外侧核以及内侧膝状体和外侧膝状体是感觉传导通路上的特异性中继核，腹前核和腹外侧核参与对随意运动的调节。丘脑还是初级感觉中枢，能对感觉冲动进行初步的分析整合，并可产生粗略感觉。

上丘脑包括丘脑髓纹、缰三角、缰连合、松果体和后连合。其中松果体为内分泌腺，产生褪黑激素，具有抑制生殖腺和调节生物钟等作用。

后丘脑包括内侧膝状体和外侧膝状体，内侧膝状体是听觉传导通路的中继核，外侧膝状体是视觉传导通路的中继核。

下丘脑位于背侧丘脑的下方，组成第三脑室的下半和底，下面前方是视交叉，后方有灰结节，向下移行于漏斗，漏斗下端与垂体相接。灰结节后方有一对乳头体。下丘脑是神经内分泌中心，调节机体的内分泌活动，并对自主神经、内脏活动、体温、摄食、生殖、水盐平衡等进行广泛调节。

底丘脑内含底丘脑核，参与锥体外系的功能。一侧受到损伤可出现对侧肢体，尤其上肢的不自主的舞蹈样动作。

四、端脑

端脑又称大脑（图 4-20），是中枢神经系统的最高级部分，被大脑纵裂分为左、右大脑半球。两侧大脑半球借纵裂底部的巨大纤维束——胼胝体联结。大脑表面被覆的灰质层称为大脑皮质，皮质深部的白质称为髓质，在髓质内埋藏着一些灰质核团，称为基底核。基底核包括尾状核和豆状核，豆状核又分为壳和苍白球两部分。左、右大脑半球内部各有一腔隙，称为侧脑室。

（一）脑沟和脑回的形成与发育

出生时，所有中枢和神经系统各部，在大体解剖上均已具备成年人的雏形。作为对机体各器官系统起着调节、控制和统一等作用的神经系统来说，出生后与机体的发育相适应，而呈献明显的年龄特征。

约在胚胎第 6 个月前后，由于半球表层的皮质迅速增生，至使表面出现皱褶成为形成凹陷的脑沟、裂和突起的脑回。此时两半球外侧面在额叶与顶叶之间出现中央沟（central fissure）。此沟前方的中央前回成为躯体运动中枢，其后方的中央后回躯体感觉中枢。同时，脑岛区周围的脑组织继续扩展，脑岛区的凹陷更加明显。包围并趋向覆盖脑岛的脑区称为岛盖（operculum），分别有额、顶和颞叶 3 个岛盖，三者相互靠拢逐渐将脑岛淹没，它们之间的深沟称外侧沟（lateral sulcus）。到出生时

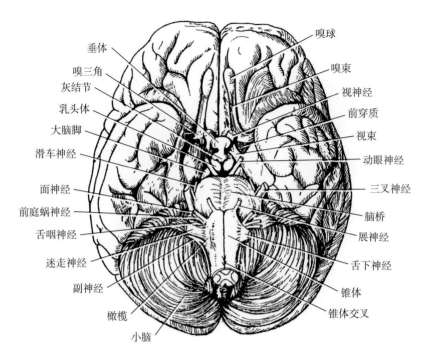

图 4-20　大脑底面观

脑岛大多已不显露（图 4-21）。

脑回和脑沟的发育有明显的规律性，最早出现的脑沟是半球内侧面的海马沟（胚胎 13 ~ 15 周），继之出现的是顶枕沟、距状沟与嗅脑沟（19 周）。21 周出现外侧沟与中央沟及脑内侧面的扣带沟，此时距状沟与顶枕沟连成 Y 字形。6 个月时出现中央前、后沟，但这 2 沟上、下部并不连续。此期出现的还有额上、下沟顶内沟、顶枕沟、颞上、下沟、枕颞沟、侧副沟等。到第 8 个月末所有重要的脑沟都可辨认。到出生时成人脑半球的所有形态特征都已出现只是小型而已。

（二）大脑半球主要沟、裂的体表投影

新生儿脑的沟、裂与顶骨、颅骨的缝以及颅底的关系完全与成人不同，通常用于测量成人脑沟、回的 Kroenlein 法，不适用于新生儿和儿童该测量法的基线是骨性外耳门的最高点与骨性眼眶的最低点的连线。此线在新生儿比较低位。在以后的发育中脑颅骨因脑而塑形，但二者发育并不均衡，导致二者在局部关系上不断有所改变和调整。大约到 12 岁时，Kroenlein 定位法才开始适用，但仍有很大的个体差异（图 4-22）。

1. 大脑外侧沟　在新生儿完全位于顶骨范围内，但比成人更倾斜。起点靠近额骨蝶骨缘，经鳞缝上缘上方行向上后方。从 1 ~ 2 岁起外侧沟开始下降，大约到 6 岁时到达鳞缝，8 ~ 9 岁以后达成人状态。这与发育中颅底增宽、2 岁以后颞鳞发育增强有关。

2. 中央沟　新生儿中央沟同成人一样为顶骨所覆盖，其位置明显比成人接近冠状缝，也就是更靠近额侧。新生儿中央沟上份距离冠状缝 30 ~ 35 mm，下份约距离冠状缝 15 ~ 20 mm。随着年龄增长，额叶体积的增大，逐渐向枕侧推移。

3. 顶枕沟　在新生儿位于人字缝前侧约 12 mm，在成年人则基本相对应。

（三）大脑半球的分叶

每侧大脑半球有三个面，即膨隆的上外侧面、两半球相对的内侧面和下面（底面）。

1. 上外侧面　与内侧面交界处为上缘，上

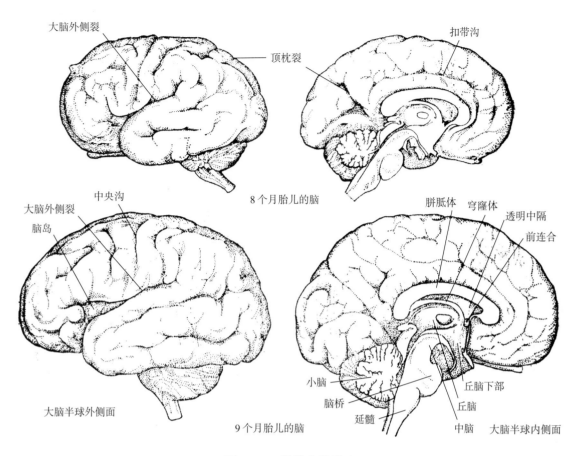

图 4-21 脑的个体发育

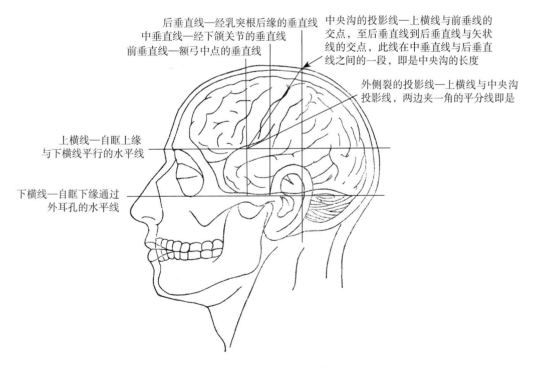

图 4-22 Kroenlein 测量法

外侧面与下面交界处是下缘。大脑半球表面布满深浅不同的沟，沟与沟之间为隆起的回（图4-23，图4-24）。大脑表面有三个深而恒定的脑沟作为分叶的标志：

（1）外侧沟是半球最深的脑沟，起自半球的前下面，转至上外侧面，行向后上；

（2）中央沟起自半球上缘中点的稍后方，斜向前下，几达外侧沟。沟的上端延转至半球内侧面；

（3）顶枕沟，位于半球内侧面的后部，自前下斜向后上，上端稍延转至上外侧面。

借上述三沟可将半球分为五叶：中央沟以前，外侧沟以上的部分是额叶；中央沟以后，顶枕沟以前的部分为顶叶；外侧沟以下的部分为颞叶；顶枕沟以后的部分为枕叶。岛叶藏于外侧沟的深部。顶、枕、颞叶在上外侧面的分界是假设的。外侧面枕叶的前界是自枕顶沟至枕前切迹（枕叶后端向前约4 cm处）的连线。此线的中点到外侧沟后端的连线是顶叶与颞叶的分界。此沟的前方有上、下两条与大脑纵裂平行的沟，分别称额上沟和额下沟。两沟将额叶上外侧面余部分为额上回、额中回和额下回。在顶叶，中央沟后方有一条与其平行的中央后沟，两沟间为中央后回，中央后沟的后方有一与半球上缘大致平行的顶内沟，此沟以上部分为顶上小叶，以下部分为顶下小叶。顶下小叶又分为两部，包绕外侧沟后端的脑回称缘上回，围绕颞上沟末端的脑回为角回。在颞叶，外侧沟的下方，有两条大致与其平行的颞上沟和颞下沟。两沟将颞叶分为颞上回、颞中回和颞下回。自颞上回转入外侧沟的下壁上面，有两个短小的横行脑回，称为颞横回。

2. 内侧面（图4-24）　可见连接两侧大脑半球的巨大纤维束的断面，称为胼胝体，胼胝体沟环行于它绕过胼胝体的后方，向前移行于海马沟。胼胝体沟的上方有与之平行的扣带沟，两者间为扣带回。扣带回外周部约中份处有中央旁小叶，它是中央前、后回上端延伸至内侧面的部分。在内侧面后部，有始于胼胝体后下方的距状沟，呈弓形行至枕叶后端，此沟的中部与顶枕沟相遇。距状沟与顶枕沟之间称楔叶，距状沟下方为舌回。

3. 下面　额叶下面靠内侧有一条嗅束，其前端膨大称嗅球，后端扩展为嗅三角。枕叶和颞叶下面内侧部有海马旁回，其前端膨大向后弯成钩

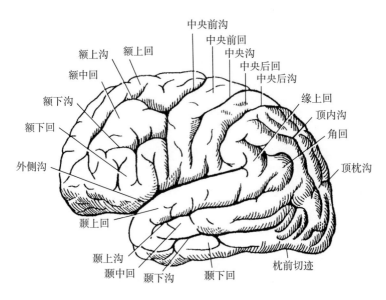

图4-23　大脑半球上外侧面

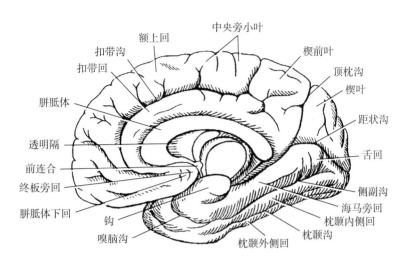

图 4-24　大脑半球内侧面

形，称为钩。海马旁回的外侧以侧副沟为界；内侧以海马沟为界。海马沟的上方，有呈锯齿状的齿状回（图 4-25），此回的外侧有一条呈，弓状隆起的海马，它位于侧脑室下角的底壁上。海马和齿状回属于海马结构。

（四）大脑皮质

　　大脑皮质（cerebral cortex）是神经系统的最高中枢。按种系发生的早晚，分为形成海马和齿状回的古皮质、嗅脑的旧皮质和其余大部的新皮质。古、旧皮质只有三层结构，新皮质为六层结构。灰质的厚度，各部厚薄不一，出生时的平均厚度已接近或已如成年人。在成年人，大脑皮质各区的厚度不同，中央前回处为 4.5 mm，枕叶的视区仅 1.5 mm，其平均厚度约为 2.5 mm。在同一脑回的不同部位皮质的厚薄也有不同，一般回顶部皮质厚于沟底部皮质。

　　依据细胞和纤维构筑的不同，可将全部大脑皮质分为若干区，目前应用最多的是 Brodmann 分区法（分为 52 区），这对大脑皮质形态机能的研究和临床应用都有重要意义。

　　大脑皮质各区各有其不同的主要功能某一功能区只是执行某种功能的核心部分，邻近区也分散有类似功能。大脑皮质按功能定位分为若干运

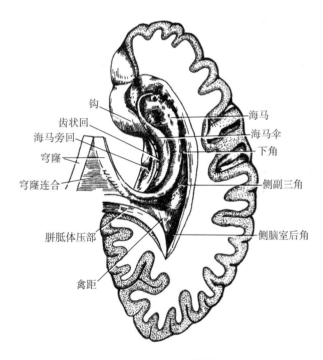

图 4-25　海马结构

动区、感觉区和参与语言功能的区域。除感觉和运动区外，其余区域可称为联络区，感觉分析的高级加工是在联络区完成的。下面仅介绍大脑皮质最重要的几个功能区：

　　1. 第 I 躯体运动区　主要位于中央前回和中央旁小叶的前部，包括 Brodmann 第 4 区和第 6 区。此区主要接受中央后回和背侧丘脑的腹外核、腹

前核发来的纤维。自此区发出锥体束，控制骨骼肌随意运动，中央前回第五层中的 Betz 细胞（巨型锥体细胞）的轴突是锥体束中的最粗大的纤维，支配精细的随意运动。身体各部在此区的投影犹如倒置的人形，但头部仍然是正的（图 4-26）。中央前回最上部和中央旁小叶前部与下肢的运动有关；中部与躯干和上肢运动有关；下部与面、舌、咽、喉的运动有关。各代表区的大小与该部功能的重要程度和复杂性有关，如头和手的运动很精细，所以占的面积比较大。

2．第 I 躯体感觉区（3、1、2 区）　位于中央后回和中央旁小叶的后部。该区接受背侧丘脑腹后核传来的对侧半身痛、温度、触、压以及位置觉和运动觉等。身体各部在此区的投影也如倒置的人形，头部也是正置的（图 4-27）。

3．视区（17 区）　为位于枕叶内侧面距状沟两侧的皮质，接受外侧膝状体发来的视辐射纤维。因视神经在视交叉处部分纤维交叉，一侧视区皮质接受同侧视网膜的颞侧和对侧视网膜的鼻侧半传来的信息，即接受双眼对侧半视野的物像，故损伤一侧视区，可引起双眼视野对侧半同向性偏盲。

4．听区（41、42 区）　位于颞横回。内侧膝状体发出的听辐射投射至此。因一侧听区接受来自两耳的听觉冲动，故一侧听区受损，仅有轻度双侧听力障碍，不致引起全聋。

5．语言区（图 4-28）　是人类大脑皮质特有的区域，通常在一侧半球上发展。与语言功能有关的半球可视为优势半球，多数为左半球。优势半球有说话、听话、书写和阅读四个语言区：

（1）运动性语言中枢（说话中枢），位于额下回后部（又称 Broca 区），此区受损，虽唇、舌、咽喉肌未瘫痪，但患者丧失了说话能力，称为运动性失语症；

（2）听觉性语言中枢（听话中枢），在颞上回后部。此区受损，虽然听觉正常，但听不懂别人讲话的意思，自己讲话常错、乱而不自知，称为感觉性失语症；

（3）书写中枢，在额中回后部。此区受损，虽然手部的运动没有障碍，但不能以书写方式表达意思，称为失写症；

（4）视觉性语言中枢（阅读中枢），位于顶下小叶的角回。此区受损，视觉没有障碍，但患者

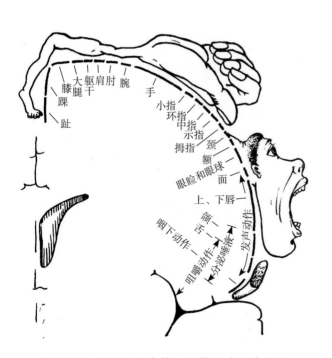

图 4-26　人体各部在第一躯体运动区的定位

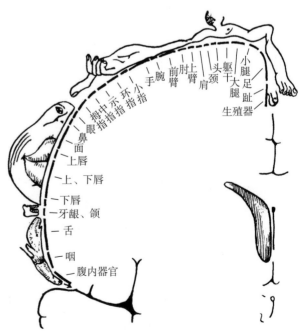

图 4-27　人体各部在第一躯体感觉区的定位

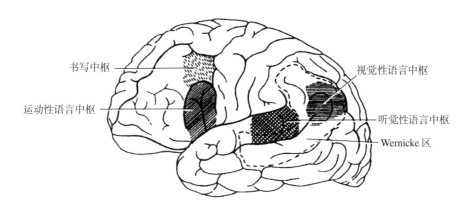

图 4-28　左侧大脑半球的语言中枢定位

不能阅读，不理解曾认识的文字的含意，称为失读症。

人类大脑左、右半球的功能基本相同，但各有其特化方面：优势半球是从事语言文字符号方面的特化；而非优势半球是从事于空间感觉、美术、音乐等方面的特化。

（五）边缘系统

在半球的内侧面，围绕胼胝体的隔区（位于终板前方）扣带回和海马旁回，以及海马和齿状回，合称为边缘叶（图 4-24）。边缘叶再加上与它联系密切的皮质和皮质下结构（如杏仁体、隔区下的隔核、下丘脑、背侧丘脑的前核群等），共同组成边缘系统 limbicsystem。由于这部分脑与内脏活动关系密切，故也称内脏脑。此外，边缘系统还与情绪反应和性活动有关。

（六）脑室

1. 侧脑室　侧脑室位于大脑半球内，形状很不规则，大致与半球的外形一致，通常两侧对称。腔的内表面覆盖着室管膜，腔内充满脑脊液并有发达的侧脑室脉络丛。侧脑室的大小个体差异颇大，一般情况下，容量为 10～15 ml。按其形态和位置，侧脑室可分为中央部、前角、后角和下角四个部分（图 4-29，图 4-30）。

（1）中央部：中央部 central part 是室间孔与胼胝体压部之间的部分，也称侧脑室体，因位于顶叶内，所以也称为侧脑室顶部。此部向内以室间孔与第三脑室相通。中央部大体上是一斜位扁腔，内上壁为胼胝体和透明隔；外下壁，自内而外由穹窿、侧脑室脉络丛、丘脑上面的外侧部（即附着板）、终纹、终静脉和尾状核构成，其中尾状核突入侧脑室，形成前后方向的纵行隆起。中央部的后端与后角和下角相移行，移行部为侧脑室最宽处，临床上称侧脑室三角区。

（2）前角：前角（anterior horn）即室间孔以前的部分，因突入额叶，所以也称为额角。此部前端钝圆。前角在额状断面上呈三角形，顶壁和前壁成自胼胝体；腹外侧壁由尾状核头构成；内侧壁为透明隔。透明隔位于正中线上，张于胼胝体嘴、体和穹窿柱之间。两侧透明隔之间因受张力的影响出现一腔，称为透明隔腔，有人称其为第五脑室。在胼胝体压部的前下方、穹窿连合的背侧有时也有一腔，有人称它 Verga 第六脑室。它们与成自神经管的脑室系统毫不相干。

（3）后角：后角（posterior horn）由三角区突入枕叶，亦称枕角。此角在发育上变化很大，两侧常不对称，有的呈长管状，也可能缺如，一般为一短的三面锥体形，末端稍向内弯曲。顶壁和外侧壁为胼胝压部放射到枕叶的一薄层白质纤维，称为内矢状层，也称胼胝体毯，内矢状层的外侧是外矢状层，成自视辐射。内侧壁成自两条前后

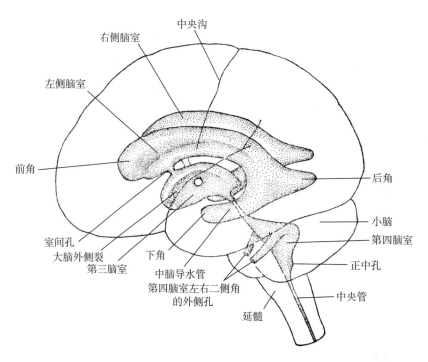

图 4-29　侧脑室投影

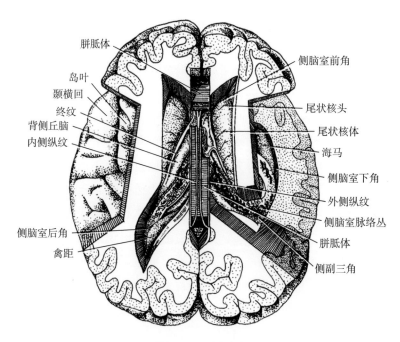

图 4-30　侧脑室

方向的纵行隆起，背侧者较小，称后角球（bulb of posterior horn）由胼胝体压部放射到枕叶的纤维组成；腹侧者较大，乃距状沟前部陷入之皮质，称禽距（calcaravis）。后角的下壁由枕叶的髓质构成。

（4）下角：下角（inferior horn）位于颞叶内，最大，由三角区于丘脑后方呈弓形弯向前，再转向下内方，终端距颞极约 2.5 cm，长轴大致与颞上沟一致。下角中点的投影位于外耳门中心点向后 3 cm，再向上 3 cm 处。此点距体表约 5 cm。下角的腔呈裂隙状。顶壁，外侧大部由胼胝体构成，内侧小部由尾状核尾和终纹构成。底壁的外侧部是侧副隆起，此隆起成自侧副沟深陷之皮质，后端膨大，称为侧副三角，底壁的内侧部是海马（hippocampus，Ammon 角），海马乃自海马沟卷入之皮质，可视为海马旁回之延续。海马的前端膨大，称海马足，被 2~3 浅沟分为数个趾状隆起，称海马趾。海马的上内侧面有一白色扁纤维带向后行进，称海马伞（fimbria of hippocampus），再向后逐渐离开海马，在胼胝体压部的下方移行为穹窿。海马与海马伞上有脉络丛覆盖。沿穹窿有一半环形的脉络膜裂（choroid fissure），在侧脑室的中央部此裂位于穹窿和丘脑上面之间，在侧脑室下角则位于海马伞和终纹之间。此裂深处无脑实质，仅由一层室管膜封闭，软脑膜及其携带的血管于此处顶着室管膜突入侧脑室，并极度发育，形成侧脑室脉络丛。侧脑室脉络丛在室间孔处与第三脑室脉络丛相连，向后经中央部转入下角。若将侧脑室脉络丛撕去，就可看到自室间孔沿着穹窿和海马伞进入颞叶的一条人为的弓行裂缝，这就是脉络裂的全长，也是侧脑室脉络丛的全长。所以侧脑室自室间孔向前伸的前角、自三角区向后突的后角内无脉络丛。不过脉络丛从中央部后端转向下角处，朝向后角的地方，发育极佳，称为脉络球（choroidglomus）。

2．第三脑室　第三脑室（third ventricle）（图 4-19）是两侧间脑之间的稍宽的垂直裂隙，呈正中矢状位。其前部以室间孔与左、右侧脑室相通，向后经中脑水管与第四脑室相通。可区分为顶、底、前、后和两侧壁。

（1）顶壁：成自第三脑室脉络组织，张于两侧丘脑髓纹之间。此壁在标本上极易损毁，撕掉后的残余部分，称为丘脑带。夹在大脑横裂中的软脑膜，形似等边三角形，尖向前，底向后。此处软脑膜实属两层，上层贴附在胼胝体和穹窿的下面，下层黏附在第三脑室的室管膜和丘脑后部

的上面。横裂中的软脑膜形成皱襞，称为第三脑室脉络组织。此处脉络组织的内面有两条前后纵行的血管丛，顶着室管膜突入第三脑室，形成第三脑室脉络丛，分列于中线两侧，前端在本侧室间孔处与本侧侧脑室脉络丛相连，后端至松果体上方。

（2）底壁：主要由下丘脑构成。从后上斜向前下，分别由后穿质、乳头体、灰结节、漏斗和视交叉构成。在漏斗处，室腔延入漏斗，构成隐窝，称漏斗隐窝（infundibular recess）。漏斗的尖端连于垂体。

（3）前壁：下部由终板构成，上部山前连合和穹窿柱构成。终板来自原始神经管的嘴侧端，为薄层灰质，实属端脑，前连合是一横贯终板上端之古老连合纤维束，再向上与胼胝体的嘴板相移行，移行部的后方为穹窿柱。穹窿柱的后方，有一孔，即室间孔也称为 Monro 孔，孔的后界是丘脑前结节。前壁在室间孔的前方与顶壁相接，在视交叉的上方与底壁相接。后者形成三角形隐窝，称为视隐窝。

（4）后壁：上部成自缰连合、松果体和后连合；下部是大脑脚的前端，此处再向下移行于底壁的上端。室腔突入松果体柄内，形成松果体隐窝 pineal recess，在松果体的上方还有一隐窝，称为松果体上隐窝（suprapineal recess）。

（5）侧壁：上部由背侧丘脑内侧面构成，下部由下丘脑和底丘脑构成，二者之间以下丘脑沟为界，前者约占 2/3，后者约占 1/3。下丘脑沟前起室间孔，行向后下，延入中脑水管。侧壁的上界为丘脑髓纹。两侧背侧丘脑之间有丘脑间黏合相连，不过约有 30% 的人缺如。

3．第四脑室　第四脑室（fourth ventricle）（图 4-7）是菱形室腔，位于脑桥、延髓和小脑之间。底为脑桥和延髓背面的菱形窝，上角借中脑水管与第三脑室相通。下角，延入延髓未开放部的中央管。顶似帐篷，从前上向后下，分别由上髓帆、小脑白质、下髓帆和第四脑室脉络组织构

成。上、下髓帆皆为薄层白质板，内覆室管膜，前者张于两侧小脑上脚之间，向前没入中脑。上、下髓帆在小脑白质内以锐角相遇，连于小脑，此点恰在小脑小舌和小结之间。室腔在此处形成一个尖朝向后上方的隐窝，称为第四脑室顶隐窝。下髓帆向后下方延伸距离很短，渐变菲薄，移行于第四脑室脉络组织。后者附于菱形窝下半的两侧缘，其下部附于两侧薄束结节之间的部分称为闩。扯去脉络组织，残留之附着缘，称为第四脑室带。于中线近下角处，第四脑室脉络组织有一小孔，直径约 1 mm，称为第四脑室正中孔，也称 Magendie 孔，孔的下界是闩。然而，此孔并不规则，而且实际上常是第四脑室顶的后下部的一个缺损处，偶尔也可完全不通。两个外侧角先在小脑中脚下方向外延伸，越过小脑下角后再转向腹侧，形成第四脑室外侧隐窝，隐窝的末端形成一孔，称第四脑室外侧孔，也称 Luschka 孔，孔的内侧界是小脑下脚，外侧界是小脑的绒球。整个第四脑室以两个外侧角之间的距离为最宽。第四脑室脉络组织是指第四脑室顶壁的一层薄膜，它的外面是软脑膜及其所含的血管，内面是一层室管膜细胞，即上皮性脉络板。富有血管的软脑膜顶着室管膜突入脑室，被覆着软脑膜和室管膜的血管反复分支，形成丛状，即所谓第四脑室脉络丛。第四脑室脉络丛分为纵横两部，两横部以水平位向两侧延伸，其外端可经外侧孔突入蛛网膜下腔；纵部上端与横部内侧端相接，两纵部平行走向尾侧，两下端常会合而经正中孔突入小脑延髓池。脉络丛产生的脑脊液充满脑室，并经外侧孔和正中孔流入蛛网膜下腔。

（七）基底核

基底核包括尾状核、豆状核、杏仁体和屏状核（图 4-31，图 4-35）。尾状核和豆状核因其中央有纹状白质纤维，因此合称纹状体。其中豆状核按内部纹理走行又可分为内侧的苍白球和外侧的壳两部分。苍白球在发生上较早，称旧纹状体；壳和尾状核在发生上较晚，合称新纹状体。

尾状核和豆状核前端互相连接。尾状核是由前向后弯曲的圆柱体，分为头、体、尾 3 部，位于丘脑背外侧，形状向逗号，全长与侧脑室前角、中央部和下角伴行，前端膨大称尾状核头，突入侧脑室前角，形成侧脑室前角的外侧壁。由头向后沿丘脑背外侧缘延伸为尾状核体，越过丘脑后端的外侧时，变细为尾状核尾，深入颞叶构成侧脑室下角的上壁，终于杏仁体的后方。在额状切面上，尾状核头与壳融合，中间有内囊前肢纤维穿行。

豆状核位于左、右大脑半球岛叶皮质的深面，外侧宽阔，尖朝内侧。它的周围均为白质纤维，

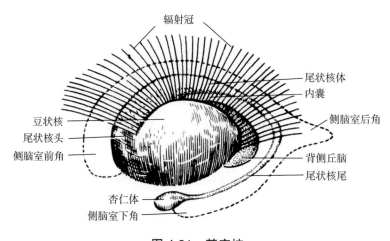

图 4-31　基底核

内侧邻接内囊，尖与内囊膝相对；外侧邻接外囊纤维，外囊的外侧为屏状核。豆状核在水平切面上呈三角形，并被两条白质的板层即外髓板和内髓板分隔成三部，外侧部最大称壳，内侧两部分合称苍白球。外髓板是苍白球与壳的分界；内髓板位于苍白球的中央，借此将其分为外侧苍白球和内侧苍白球两部分。

纹状体是锥体外系的重要组成部分，在调节躯体运动中起到重要作用，近年来发现苍白球作为基底前脑的一部分参与学习记忆功能。

纹状体的功能：纹状体在鸟类以下动物是神经系统的高级中枢，进行着运动功能的高级整合。在人类由于大脑皮质的高度发达，纹状体退居皮质下中枢的地位，但仍对随意运动的调节、肌张力的调节和躯体运动的协调有着密切关系。

经临床观察，纹状体损伤后有两种不同的临床表现，一种会出现运动减少如 Parkinson 病（震颤麻痹），患者会出现肌张力增高、肌肉震颤，随意运动减少、动作缓慢、面部表情呆板，姿势改变困难等症状。另一种会出现不自主运动增多、肌张力低下，如舞蹈症，患者会出现面部眉、眼、口、舌不自主运动，并伴有手指、足趾弯曲缓慢的蠕动。

对 Parkinson 病的机制，现已作了大量的研究，普遍认为主要是由于患者的黑质和纹状体内多巴胺含量下降，以及脑内其他神经递质如去甲肾上腺素、5- 羟色胺、γ- 氨基丁酸、乙酰胆碱等也参与了发病过程。正常人黑质和苍白球可发冲动至网状结构的抑制区，抑制区再发纤维至脑神经运动核和脊髓前角的 α 运动神经元，从而降低肌张力。当该处发生病变后，患者将出现运动减少、肌张力增高、强直、面部缺乏表情等症状。

近年来，对于 Parkinson 病的治疗也取得了进展，一方面除采用单胺氧化酶抑制剂等药物治疗外，另一方面在动物神经组织移植治疗上也取得了一些成果，移植物主要采用自体肾上腺髓质或胚胎黑质进行脑内移植治疗，实验表明术后移植物，可分泌多巴胺，并释放到宿主纹状体中，但人类 Parkinson 病是一个黑质神经元逐步坏死，非常复杂的缓慢病变过程，但广泛用于临床治疗还有许多问题需要解决。随着人类基因方面研究的深入，对于解决 Parkiinson 病的病因、诊断及治疗也将会有新的突破。

对于舞蹈病一般认为是大脑皮质和新纹状体受损所致，损伤后使新纹状体不能对苍白球进行有效的控制，因而苍白球对脊髓的抑制功能则增强，使肌张力减弱明显，产生手足徐动症。

另外，肝豆状核变性（Wilson 病）也是壳变性并累及锥体外系病变的疾病，患者可表现为肌长力障碍和各种不自主运动，动作性震颤。疾病早期常有肝炎，随之发展成肝硬化、门静脉阻塞现象。患者有铜代谢异常，尿中含铜量增加。患者有情绪不稳，肌肉强直等肌张力障碍。强直—震颤综合征，见于某些疾病急性期的表现，如流行性脑炎、昏睡性脑炎以及脑炎性 Parkinson 症等，若强直是突出症状时，则苍白球、黑质均有严重损害。后天变形性肌张力障碍常伴有频繁发作的躯干肌的持续性紧张性收缩，导致古怪的扭曲姿势，病变在壳、苍白球、底丘脑核等处。

屏状核是位于岛叶皮质与壳之间的一薄层灰质，借外囊与壳相隔，内侧与壳的外缘平行，屏状核外侧与岛叶皮质之间的白质称最外囊。屏状核的功能尚不清楚。

杏仁体在侧脑室下角前端的上方，海马旁回钩的深面，与尾状核的末端相连。杏仁体发生最古老，它与内脏功能和性行为活动密切相关。

（八）大脑髓质

大脑髓质（白质）是由位于大脑皮质、基底核和侧脑室之间的大量神经纤维组成。根据其纤维的联系，可将大脑髓质分为 3 类：即联络纤维、连合纤维和投射纤维。

1. 联络纤维　联络纤维（association fibers）是联系本侧半球各部分皮质不同区域的纤维，此类纤维在人类较发达，纤维数量最大，包括有长纤维和短纤维。短纤维为仅联系相邻脑回，位于皮质下的纤维，他们呈弓形弯过沟底行程，并且数量又多，因此统称弓状纤维；长纤维位于髓质的深部，联络半球内各叶之间，他们多聚合成束，其中最主要有：①钩束：连接额额的额中、下回、眶回与颞叶前部皮质，经外侧沟底时弯曲呈钩状；②上纵束：连接额、顶、枕、颞叶，位于豆状核与岛叶的上方，纤维在额叶、顶叶呈纵行前后走行，至枕叶弯曲向下至颞叶；③下纵束：连按枕叶和颞叶，此束起自枕极附近，纤维沿侧脑室后角和下角的外侧壁前行至颞叶；④扣带：位于大脑半球内侧面的扣带回和海马旁回的深部，连接边缘叶的各部，是大脑半球内侧面的主要联络纤维，它起于胼胝体嘴的下方，沿胼胝体向后再向下至颞极附近（图4-32，图4-33）。

2. 连合纤维　连合纤维是连接左、右大脑半球相应区域的纤维，包括胼胝体、前连合和穹窿连合等。

（1）胼胝体：为宽大的白质纤维板，位于大脑纵裂的底，大部分纤维连接两侧半球广大区域的相应部位，横行纤维在大脑纵裂的底部形成宽厚的板状，构成侧脑室顶的大部分。胼胝体在正中矢状切面上从前向后分为胼胝体嘴、膝、干和压部（图4-7，图4-34，图4-35）。胼胝体嘴位于胼胝体的前下部呈向下后的锥形缩窄，下接终板。胼胝体膝为向前弯曲的纤维，纤维向两侧大脑半球伸展，连接左、右额叶前部，此处纤维称为额钳（前钳）；胼胝体干的纤维连接两侧额叶后部和顶叶形成胼胝体辐射；连接两侧颞叶构成毯；行至压部纤维呈弓形弯向后连接两侧颞叶和枕叶，称为枕钳（后钳），枕钳中含有连接两侧距状沟附近的视觉皮质的连合纤维。

人类胼胝体纤维大约有180万条，他们将两侧半球新皮质的大部对应区域相互连接起来，胼胝体嘴和膝部是连接两侧半球额叶的纤维；体的大部分是连接两侧顶、颞叶的纤维；体的后部和压部则是连接两侧枕区的纤维。由于胼胝体主要由连接两侧大脑半球的纤维组成，因此，胼胝体的功能经生理学和心理学的研究表明，它主要把位于两半球内的不同部分沟通起来，并连接成一个统一整体。当胼胝体部分发育不良、病变或缺如时，一般并没有明显的症状。经影像学检查所发现的病例，通常是因癫痫及智力低下而就诊的患者，主要表现为精神症状，抽风及瘫痪。如胼胝体前1/3损害时，可产生"失用症"，由于左侧

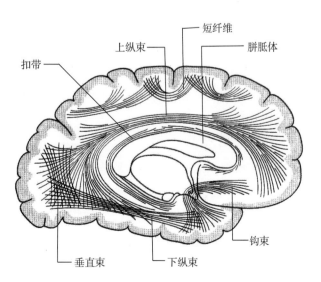

图4-32　大脑半球的主要联络纤维

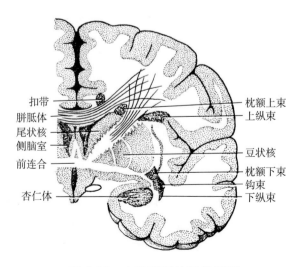

图4-33　大脑髓质的冠状切面

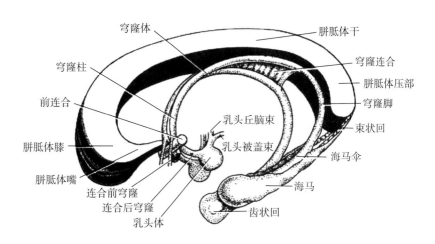

图 4-34　胼胝体、前连合和穹窿连合

缘上回发出连合纤维经胼胝体前 1/3 支配右侧半球的缘上回，所以，左侧发生病变，可引起两侧肢体失用症。胼胝体中 1/3 损害时，可产生假性球麻痹症状，由于经内囊至面部的下行运动纤维，以及白大脑皮质的下行运动纤维，均于此处经过；有时也可出现运动性共济失调。当胼胝体后 1/3 损害时，会出现言语与运动共济失调等症状，因为后 1/3 的纤维连接两侧视区和听区。胼胝体肿瘤时，尤其是前部的肿瘤，患者主要表现为精神障碍，会出现注意力不集中不持久，记忆力减退，易激怒等，并伴有偏瘫或四肢瘫。

胼胝体的度量：在新生儿，不论在绝对值上或相对值上都比成年人相对的较短而薄。它的长度，在新生儿约 44 mm，在成年人约 74 mm。胼胝体干部的厚度，在新生儿约 2.5 mm，在成年人约 6～7 mm。胼胝体膝部的厚度，在新生儿约 5～5.5 mm，在成年人约 11～14 mm。一般的解释是出生时胼胝体中的髓鞘尚未发育完全。

（2）前连合：位于穹窿的前方，呈 "X" 形，由前、后两个弓形纤维束组成（图 4-34），在中间部纤维密集呈卵圆形，两侧向前、后分散，向前的纤维称为前连合前部，此部在人类较小不发达，纤维连接左、右嗅球；向后的纤维较粗大称为前连合后部，呈扇形散开进入颞叶前部连接左、右

海马旁回，有报道前连合的纤维有一部分是两侧不同中枢之间的交叉途经与嗅觉有关。

（3）穹窿和穹窿连合：穹窿主要由海马的传出纤维组成（图 4-34），先在海马内侧缘集中形成海马伞，而后沿侧脑室下角底后行，再弯向上前，形成穹窿脚，穹窿脚在胼胝体压部的下方左右侧逐渐靠近，有部分纤维左右交叉，两侧穹窿脚之间形成一个三角形的白质薄板，称为穹窿连合（或称海马连合）。左、右穹窿脚形成穹窿连合后，纤维前行，形成穹窿体，体内的两束纤维在中线两侧平行向前行，达室间孔的前上方，左右分开下行，形成左、右二穹窿柱，每侧的穹窿柱均有纤维在前连合的前方和后方下降。穹窿纤维绕前连合后部向下至同侧的乳头体，部分纤维构成海马丘脑束止于丘脑前核群、板内核等。经前连合前部纤维分散至隔区、视前外侧区、丘脑前核和乳头体核等处。

3. 投射纤维

（1）投射纤维：是连接大脑皮质和皮质下诸结构的往返纤维，皮质下结构包括基底核、间脑、脑干和脊髓等；投射纤维含有传出和传入两种纤维，多数投射纤维在皮质下方呈放射状分布，称辐射冠。根据辐射冠的纤维方向，可分为额部、顶部、枕部和颞部，这些上、下行纤维绝大多数

都聚集经过背侧丘脑、尾状核与豆状核之间（仅有嗅觉纤维不经过内囊），在二结构之间构成一宽厚的白质纤维板，称为内囊（图4-35）。

（2）内囊：位于尾状核、背侧丘脑与豆状核之间。在水平切面上内囊呈向外开放的"V"形，尖端朝向内侧。由前向后可分为3部：内囊前肢、内囊膝和内囊后肢。内囊前肢位于豆状核与尾状核头之间，内含额桥束和丘脑前辐射等。内囊后肢位于背侧丘脑与豆状核之间，此部由于范围较广，按纤维的位置又可分为3部分：背侧丘脑与豆状核之间的部分纤维称为丘脑豆状核部；位于豆状核的后部和下部的纤维，分别称为豆状核后部和豆状核下部。通过丘脑豆状核部的纤维有皮质脊髓束、皮质红核束、皮质网状束和丘脑中央辐射，通过豆状核后部纤维有丘脑后辐射（视辐射）、顶枕桥束。通过豆状核下部的纤维有丘脑下

辐射（包括听辐射）和颞桥束。内囊膝位于内囊前肢和内囊后肢汇合处，纤维在水平切片上呈钝角，尖向内侧，指向尾状核头与背侧丘脑之间，外侧的夹角邻接苍白球最凸处，通过此部的纤维有皮质核束，另外还有皮质网状纤维等。

内囊集中了绝大部分的上、下行纤维（图4-36），内囊如损伤可导致上、下行纤维所传信息受阻，患者可出现对侧偏身感觉丧失（丘脑中央辐射受损）、对侧偏瘫（皮质脊髓束损伤）和偏盲（视辐射受损），即临床所谓"三偏综合征"。

胚胎第9周皮质脊髓束开始发育，到第29周到达尾侧端，去往颈部和上胸部支配上肢肌肉的纤维比支配下肢的纤维发生早，支配下肢的纤维比支配面部的纤维发生早。

4. 皮质和白质的发育　出生时，大脑白质的发育比较落后，髓鞘贫乏，以致白质和皮质之间

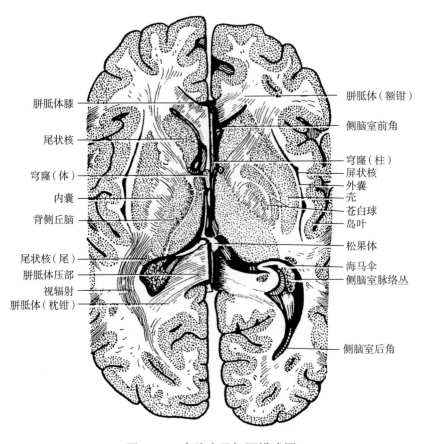

图4-35　大脑水平切面模式图

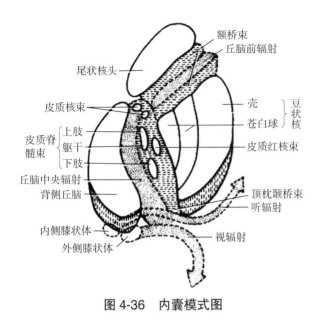

尾状核头

额桥束
丘脑前辐射

皮质核束

壳
苍白球　} 豆状核

皮质脊
髓束 { 上肢
躯干
下肢

皮质红核束

丘脑中央辐射
背侧丘脑

顶枕颞桥束
听辐射

内侧膝状体
外侧膝状体

视辐射

图 4-36　内囊模式图

的区别，在肉眼上很难辨认。

出生后，在发育过程中，皮质和白质的含量比例发生很大的变化。出生时皮质比髓质的发育占有极大的优势。出生后头几天，皮质占 90.4%，白质的含量占 9.6%。以后白质的发育比皮质不断加快，皮质和白质的含量到 3 岁时，已分别改变为 69.3% 和 30.7%，到 4 岁时为 64% 和 36%，11 岁时为 59.3% 和 40.7%，27 岁时为 58.3% 和 41.7%，到 34 岁时为 54% 和 46% [7]。

第四节　脑和脊髓的被膜、脑血管和脑脊液循环

一、脑和脊髓的被膜

脑和脊髓的外面包有三层被膜，由外向内依次为硬膜、蛛网膜和软膜。它们对脑和脊髓有支持和保护的作用（图 4-37）。

（一）硬膜厚而坚韧，由致密结缔组织构成，包括硬脊膜和硬脑膜

硬脊膜呈管状包被脊髓及脊神经根。上端附着于枕骨大孔周缘，向上与硬脑膜相延续；下端于第 2 骶椎水平管腔变细，包裹终丝，末端附着于尾骨。硬脊膜与椎管内面的骨膜之间有一窄腔，称硬膜外隙。腔隙内除有脊神经根通过外，还有静脉丛、淋巴管和脂肪组织，腔隙内呈负压。

硬脑膜与硬脊膜不同，它由两层合成，脑膜的血管和神经行于两层之间。外层相当于颅骨内面的骨膜，因此硬脑膜外无硬膜外隙。硬脑膜与颅盖诸骨连结疏松，故颅顶部外伤时，易使硬脑膜从颅盖剥离而形成硬膜外血肿；硬脑膜与颅底

诸骨结合紧密，颅底骨折时，往往伤及硬脑膜和蛛网膜，致使脑脊液外漏。

硬脑膜内层在某些部位褶叠形成双层结构，深入脑的各部间隙中：深入大脑纵裂者，称大脑镰；深入大脑半球和小脑之间者，称小脑幕。小脑幕的前内缘呈弧形游离，称小脑幕切迹。当颅内压增高时，切迹上方的脑组织可能被挤入小脑幕切迹以下，形成小脑幕切迹疝。

硬脑膜在某些部位，留有腔隙，内衬内皮细胞，构成硬脑膜窦，收纳脑的静脉血。因窦壁不含平滑肌，无收缩能力，故损伤时出血较多，且不易止血。重要的硬脑膜窦有：位于大脑镰上、下缘的为上矢状窦和下矢状窦；位于大脑镰与小脑幕连接处的为直窦；上矢状窦与直窦在枕内隆突处汇合成窦汇，下矢状窦向后注入直窦；位于小脑幕后缘处的横窦左、右各一，起自窦汇，沿枕骨横窦沟走向外，续于位于颅骨乙状窦沟中的乙状窦，乙状窦下达颈静脉孔处续接颈内静脉；另外，在颅中窝蝶骨体两侧有海绵窦，窦腔内有颈内动脉和展神经通过，外侧壁内有动眼神经、

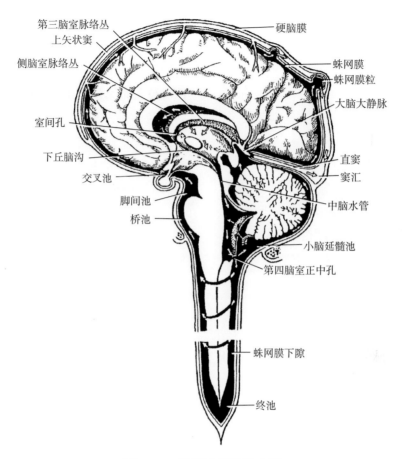

图 4-37 脑脊液循环模式图

滑车神经、眼神经和上颌神经通过，故海绵窦有损伤时，常波及上述血管、神经而出现相应症状。海绵窦向前经眼静脉可与面静脉相交通，故面部感染可经此途径波及颅内。

（二）蛛网膜

为半透明的薄膜，位于硬膜深面，脑蛛网膜和脊髓蛛网膜互相延续。蛛网膜与软膜之间的腔隙称蛛网膜下腔，腔内充满脑脊液。蛛网膜下腔在某些部位比较宽大，形成蛛网膜下池，如位于小脑和延髓背面之间的小脑延髓池；在中脑两大脑脚之间为脚间池；四叠体背侧为四叠体池；大脑镰两侧为大脑纵裂池；在脊髓下端至第2骶椎平面之间的为终池，终池特别扩大，内有终丝和马尾，临床上常在此进行穿刺术，以抽取脑脊液

或注入药物。这些脑池对影像诊断有重要意义。脑的蛛网膜在上矢状窦附近形成许多颗粒状突起，突入窦内，称蛛网膜粒，脑脊液由此渗入窦内，归入静脉。

（三）软膜

很薄，富含血管，紧贴于脑和脊髓的表面（分别称软脑膜和软脊膜），并深入脑和脊髓的沟裂之中。软脊膜自脊髓下端沿为终丝；在脊髓两侧脊神经前、后根之间，软脊膜向外侧突出，顶着蛛网膜附着于硬脊膜，形成一对锯齿状的齿状韧带，有固定脊髓的作用。在脑室壁的某些部位，软脑膜及其上的血管与室管膜上皮共同构成脉络组织，后者某些部位血管反复分支成丛，夹带软脑膜和室管膜上皮一起突入脑室形成脉络丛，是产生脑

脊液的主要结构。

二、脑的血管

(一) 脑的动脉

　　脑的血液供应非常丰富。脑的重量不足体重的 1/8，但脑的耗氧量和血流量却占全身总耗氧量和血流量的 20% 左右。脑的动脉来自两侧的颈内动脉和椎动脉 (图 4-38)。颈内动脉主要分支供应大脑半球前 2/3 和间脑前部；椎动脉主要分支供应大脑半球后 1/3、间脑后部、小脑和脑干。它们的分支均分为皮质支 (营养皮质及其下的髓质) 和中央支 (供应基底核、内囊和间脑等)。

　　颈内动脉经颈动脉管入颅，向前穿出海绵窦，折向后方，在视交叉的外侧分出以下主要分支：

　　1. 大脑前动脉　向前内进入大脑纵裂，与对侧同名动脉借前交通动脉相连，然后沿胼胝体背侧后行，分支分布于顶枕沟以前的大脑半球内侧面以及额、顶叶外侧面的上部；其起始部发出数支细小的中央支，穿入脑髓质，供应豆状核、尾状核前部和内囊前脚 (图 4-39)。

　　2. 大脑中动脉　是颈内动脉最大最主要的分支，可视为颈内动脉的直接延续。它沿大脑外侧沟后行，分支分布于大脑半球上外侧面大部和岛叶；其起始段发出约十数支纤细的中央支垂直向上穿入脑实质，主要供应纹状体、内囊膝及后脚和背侧丘脑 (图 4-40)。大脑半球所需血液的约 80% 来自大脑中动脉，故此动脉或其分支栓塞时，会严重影响脑的血液供应。

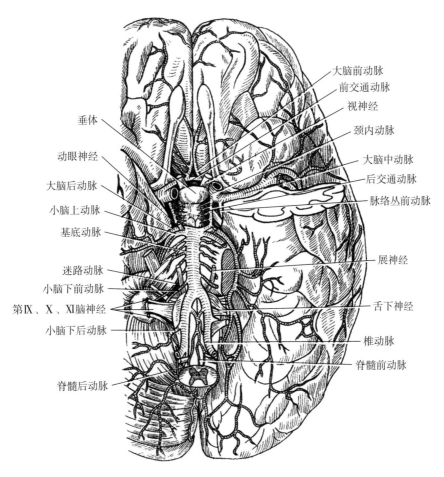

图 4-38　大脑底面的动脉

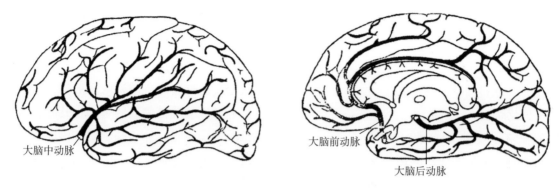

图 4-39 大脑半球内侧面和外侧面的动脉

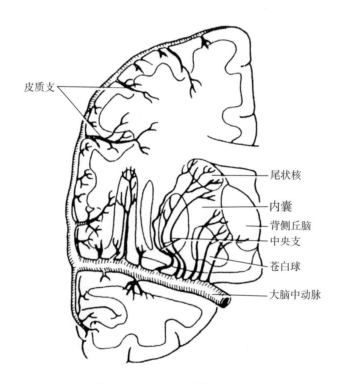

图 4-40 大脑中动脉的中央支

3. 后交通动脉 较大，在视束下方后行，与大脑后动脉相吻合。

另外，颈内动脉在后交通动脉的外侧，还发出脉络丛前动脉，行向后外，分支进入侧脑室脉络丛，此动脉细而长，易发生栓塞。

椎动脉起自锁骨下动脉穿经第 6～1 颈椎横突孔，再经枕骨大孔进入颅后窝，至脑桥腹侧下缘，两侧椎动脉汇合成一条基底动脉，于脑桥腹面的基底沟内行向前上，在脑桥上缘处分为左、右两条大脑后动脉。

4. 大脑后动脉 是基底动脉的终支，绕大脑脚后行，其终支达顶枕沟，起始部与后交通动脉相连。皮质支主要分布于枕叶的全部和颞叶和底面及内侧面；中央支亦起自其根部，穿入脑实质，供应间脑大部分结构；并有分支参与形成第三脑室脉络丛。

此外，椎动脉在合成基底动脉前，还分出脊髓前、后动脉和小脑下后动脉，分别分布于脊髓和小脑下面的后部及延髓。基底动脉主干沿途发出小脑下前动脉、迷路动脉、多支脑桥动脉和小脑上动脉，分别分布于小脑下面的前部、内耳迷路、脑桥基底部和小脑的上面。

5．大脑动脉环　又称 Willis 环，由前交通动脉、大脑前动脉、颈内动脉末端、后交通动脉和大脑后动脉彼此吻合组成的一个动脉环路。此环位于脑底正中，环绕视交叉、灰结节和乳头体，故也称脑底动脉环（图 4-38）。在正常情况下，来自两侧颈内动脉和椎动脉的血液各有其供血区，互不相混，但当某一动脉发生慢性阻塞或阻断时，若动脉环发育良好，血液则可通过此环重新分配，借侧支循环补偿缺血部位的血液供应，因此大脑动脉环主要对脑血液供应起调节和代偿作用。

脑动脉的皮质支之间有广泛的吻合。中央支起自大脑动脉环和大脑前、中、后动脉的起始部，多以直角从主干发出，且口径较小，行程较长，在动脉硬化或高血压病人，中央支脆弱而易破裂出血（图 4-41，图 4-42）。

（二）脑的静脉

脑的静脉壁薄无瓣膜，不与动脉伴行，可分为浅、深两组。主要汇集半球皮质及髓质的静脉血，从脑表面穿出，然后逐步合并成大的静脉，注入各硬脑膜静脉窦。大脑深静脉主要汇集半球深部髓质、基底核、内囊、间脑和脑室脉络丛的静脉血，最后汇合成一条大脑大静脉，注入直窦。

1．大脑静脉浅组　收集大脑半球外侧面和内侧面的血液，分别注入上矢状窦、横窦和海绵窦以及基底静脉（图 4-43）。

2．大脑静脉深组　①大脑大静脉：又称 Galen 静脉，为由两侧大脑内静脉合成的一条短粗的深静脉干由前向后，在胼胝体压部以锐角注入直窦（图 4-44）。该静脉壁薄易脆，易破裂出血；②大脑内静脉：是大脑深部静脉的主干，左右各一，位于第三脑室顶中线两侧的脉络丛内，多数（约 80%）始于室间孔后缘，沿第三脑室脉络组织两侧向后至松果体后方，左右大脑内静脉合成大脑大静脉（图 4-44）。大脑深部的占位病变发展至一定时期，大脑大静脉可向对侧移位。CT 血管造影（CAT）可清晰显示大脑内静脉；③基底静脉：又称 Rosenthal 静脉，是大脑深静脉的又一主干，由大脑前静脉和大脑中静脉在视交叉侧方前穿质附近汇合而成，然后沿视束腹侧，绕大脑脚行向后上，过内、外侧膝状体间，汇入大脑大静脉（图 4-45）。基底静脉行程长而迂曲，若显著弯曲向后低于海马沟时，在侧位造影片上，似小脑幕疝，需加注意。

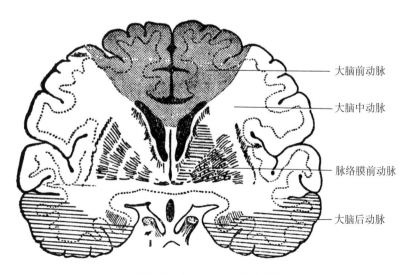

大脑前动脉

大脑中动脉

脉络膜前动脉

大脑后动脉

图 4-41　冠状断面脑供血区

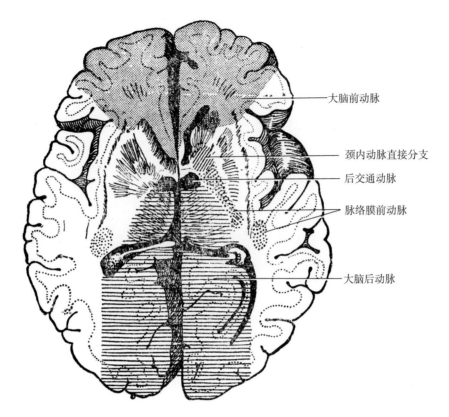

图 4-42 水平断面脑供血区

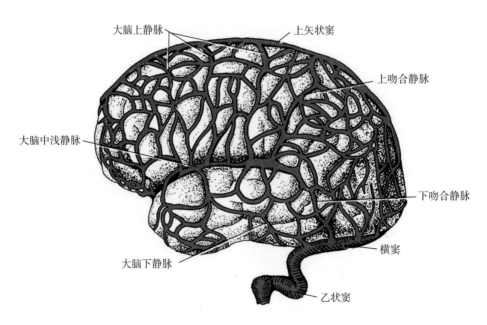

图 4-43 大脑的静脉浅组

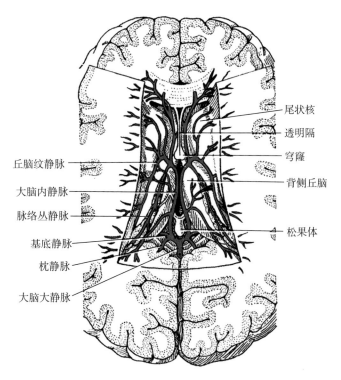

图 4-44　大脑静脉深组

尾状核
透明隔
穿窿
背侧丘脑
松果体

丘脑纹静脉
大脑内静脉
脉络丛静脉
基底静脉
枕静脉
大脑大静脉

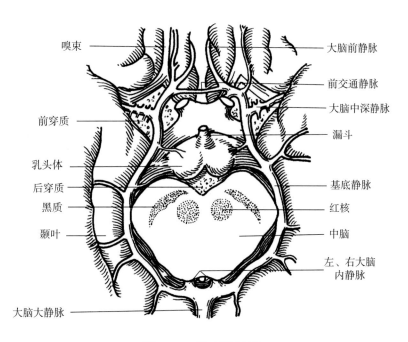

图 4-45　脑底静脉环

嗅束
大脑前静脉
前交通静脉
大脑中深静脉
漏斗
前穿质
乳头体
后穿质
黑质
颞叶
基底静脉
红核
中脑
左、右大脑内静脉
大脑大静脉

三、脑脊液及其循环

脑脊液主要由各脑室的脉络丛产生，为无色透明的液体，成年人总量为 100～160 ml。脑脊液充满于脑室和蛛网膜下隙中，在脑和脊髓周围形成一个完整的液体"垫"，以缓冲振动，分散压力，从而对脑和脊髓起到支持和保护作用（图 4-37）。另外，脑脊液还有营养脑和脊髓的作用。

脑脊液不断由各脑室的脉络丛产生，又不断回流到血液中，不停地循环。其循环途径为：自左、右侧脑室脉络丛产生的脑脊液，经室间孔入第三脑室；汇合第三脑室脉络丛产生的脑脊液，经中脑水管入第四脑室；再汇合第四脑室脉络丛产生的脑脊液，经第四脑室正中孔和两外侧孔流入脑和脊髓周围的蛛网膜下隙，最后主要经蛛网膜粒渗入上矢状窦，归入静脉。脑脊液的循环对维持脑组织的渗透压和调整颅内压都具有重要作用。上述循环途径中，任何部位发生阻塞，均可引起脑积水。

第五节　脑和脊髓的传导通路及其发育特点

身体内外各种刺激，经感受器接受并转化为上行神经冲动，经周围神经传入脊髓和脑，再经一定的神经纤维束向上传至大脑皮质。发自大脑和脑的其他部位的冲动，也通过一定的神经纤维束和神经传到身体各部的效应器。这种传递的途径，称为传导通路，又称传导束或传导道，通常由 2 个或 2 个以上的神经元通过突触连接构成。现就主要的传导路髓鞘化的情况分述如下。

一、锥体系

包括下行终止于脑神经运动核的皮质核束和下行终止于脊髓前角运动细胞的皮质脊髓束。皮质脊髓束是由中央前回中、上部和中央旁小叶等处的锥体细胞轴突聚集而成，下行经内囊后肢的前部、大脑脚底中 3/5 的外侧部和脑桥基底部至延髓锥体。在延髓锥体下端 75%～90% 的纤维交叉至对侧，形成锥体交叉。交叉后的纤维在脊髓外侧索下行成皮质脊髓侧束。此束下行中逐节终止于脊髓前角细胞，支配四肢肌。皮质脊髓束中小部分未交叉的纤维在同侧脊髓前索下行，称皮质脊髓前束，该束下行仅达上部胸节，下行中经白质前连合交叉至对侧，终止于前角细胞，支配躯干和四肢骨骼肌的运动。皮质脊髓前束中有一部分纤维始终不交叉而终止于同侧脊髓前角细胞，主要支配躯干肌。所以躯干肌受双侧大脑皮质的支配。一侧皮质脊髓束在锥体交叉以上受损害，主要引起对侧肢体瘫痪，躯干肌运动障碍不明显。一侧皮质脊髓侧束受损主要引起同侧损伤平面以下肢体瘫痪。皮质脊髓的髓鞘形成开始于出生后 10～14 天的内囊和大脑脚，在延髓则含髓鞘很少。在脊髓前索的皮质脊髓前束含髓鞘量很高；在外侧索的反而落后。到出生后第 4 个月，长轴突的先形成髓鞘。因此，在未足月儿，躯干的伸位先于屈位出现，而手指的屈位先于伸位而出现（图 4-46、图 4-47）。

皮质核束主要由中央前回下部的锥体细胞轴突聚集而成，下行经内囊膝部、大脑脚底中 3/5 的内侧部下行陆续终止于双侧脑神经运动核（动眼神经核、滑车神经核、展神经核、三叉神经运动核、面神经核中支配眼裂以上面肌的细胞群、疑核核副神经核），面神经核中支配眼裂以下面部肌的细胞群以及舌下神经核只接受对侧皮质核束的支配。

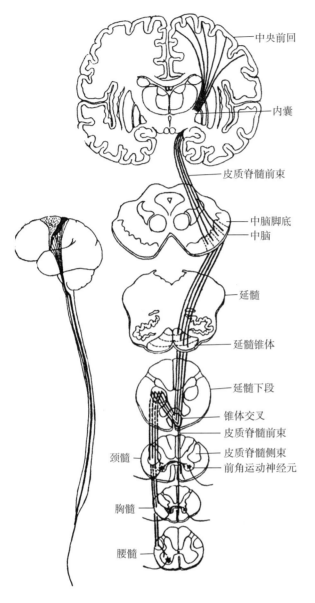

图 4-46 锥体系的皮质脊髓束

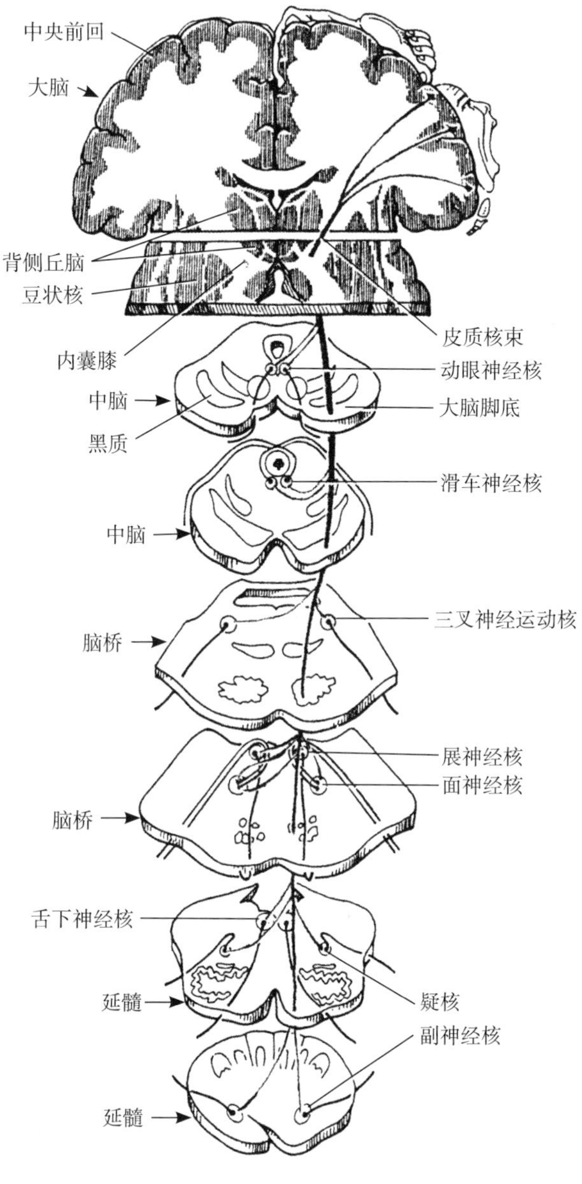

图 4-47 锥体系的皮质核束

图 4-46 标注：中央前回、内囊、皮质脊髓前束、中脑脚底、中脑、延髓、延髓锥体、延髓下段、锥体交叉、皮质脊髓前束、皮质脊髓侧束、前角运动神经元、颈髓、胸髓、腰髓

图 4-47 标注：中央前回、大脑、背侧丘脑、豆状核、内囊膝、中脑、黑质、中脑、脑桥、脑桥、舌下神经核、延髓、延髓、皮质核束、动眼神经核、大脑脚底、滑车神经核、三叉神经运动核、展神经核、面神经核、疑核、副神经核

二、躯体感觉传导路

脊髓获得感觉传导路，比一般传导路为早。后索中的第一个髓鞘在第 4 个胎月时出现。出生时，脊髓的感觉传导路含髓鞘已相当多，在延髓和中脑也一样。中央后回的投射纤维，通常在出生时髓鞘含量已相当多。

1. 躯干、四肢的本体感觉和精细触觉传导通路 本体感觉又称深感觉，是指传导肌、腱、关节等的运动觉和位置觉，通路中还传导皮肤的精细触觉。此通路由三级神经元组成（图 4-48）。

第一级神经元胞体位于脊神经节，其周围突分布到躯干、四肢的肌、腱、关节和皮肤的精细触觉感受器；其中枢突经后根进入同半侧脊髓后索形成上行的薄束和楔束，来自第 5 胸节以下在后索内侧部形成薄束，来自第 4 胸节以下在后索外侧部形成楔束。

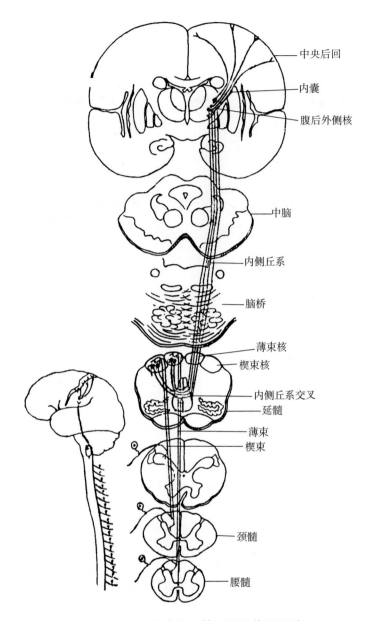

中央后回

内囊

腹后外侧核

中脑

内侧丘系

脑桥

薄束核
楔束核
内侧丘系交叉
延髓

薄束
楔束

颈髓

腰髓

图 4-48   本体感觉和精细触觉传导通路

第二级神经元胞体在延髓的薄束核和楔束核内，二核分别接受薄束和楔束的纤维；并发二级纤维在延髓的中线处左右交叉形成内侧丘系交叉，交叉后的纤维在脑干中线两侧上行称为内侧丘系。

第三级神经元胞体位于背侧丘脑的腹后外侧核，此核接受内侧丘系的纤维；发第三级纤维经内囊后肢投射到大脑皮质的中央后回的中、上部和中央旁小叶的后部。

此通路如受损，患者在闭眼时不能确定相应各关节的位置和运动方向，不能正确辨别皮肤两点间的距离。

2. 躯干、四肢的痛、温觉和粗触觉的传导通路   此通路又称为浅感觉传导通路，由三级神经元组成（图 4-49）。

第一级神经元胞体位于脊神经节，其周围突分布到躯干、四肢皮肤的感觉器；中枢突经后根进入脊髓，上升 1~2 节后，止于同侧的后角。

第二级神经元胞体主要位于同侧脊髓后角的

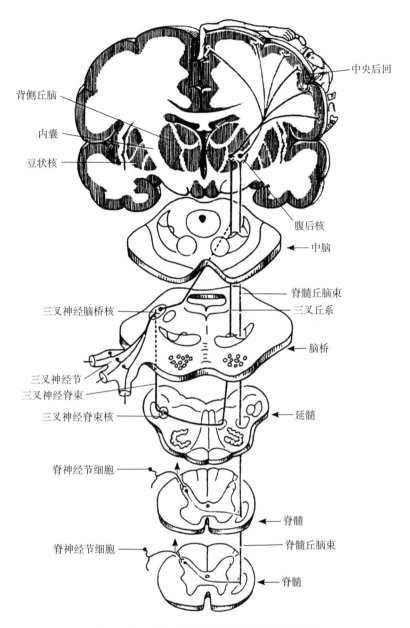

背侧丘脑

内囊

豆状核

中央后回

腹后核

中脑

脊髓丘脑束

三叉神经脑桥核

三叉丘系

脑桥

三叉神经节

三叉神经脊束

三叉神经脊束核

延髓

脊神经节细胞

脊髓

脊神经节细胞

脊髓丘脑束

脊髓

图 4-49　痛、温度和粗略触觉传导通路

部分神经元，由此发出二级纤维经白质前连合交叉至对侧的外侧索和前索上行，组成脊髓丘脑束。

第三级神经元胞体位于背侧丘脑的腹后外侧核，此核发纤维经内囊后肢，投射到大脑皮质的中央后回中、上部和中央旁小叶的后部。

若损伤一侧脊髓丘脑束，则出现损伤面对侧1~2脊髓节段以下痛、温感觉消失。若一侧脊髓丘脑束以上部分损伤，症状表现在损伤对侧。

3．头面部的痛、温觉和触觉的传导通路　第一级神经元胞体位于三叉神经节，其周围突经三叉神经分布于头面部的皮肤、以及口、鼻黏膜等处；中枢突经三叉神经根进入脑桥和延髓。第二级神经元胞体在三叉神经脊束核和三叉神经脑桥核，二核发出二级纤维交叉至对侧组成上行的三叉丘系。第三级神经元胞体位于背侧丘脑的腹后内侧核，由此发纤维经内囊后肢，投射到中央后回的下部（图 4-49）。如损伤三叉丘系或以上部分，则出现对侧头面部痛、温觉和触压觉障碍。

三、嗅觉传导路

出生时，从嗅束至前穿质，在透明中隔，从 Longos 纤维至钩，以及海马回钩之间至穹窿回，均已髓鞘化。乳头体脚，在生后第 3 个月时开始髓鞘化。

四、视觉传导路

出生时，几乎全部已含髓鞘。特别是外侧膝状体和距状沟的下唇出现最早。

五、听觉传导路

在新生儿多数已含有髓鞘。其中只有中央部分在子宫外生活时才有或多或少地显示。此外，内侧膝状体，出生时不少还是无髓鞘的，在头 1 个月才获得。

六、平衡觉传导路

形成的经过尚未完全明白。一般认为平衡传导路的出现，为所有感觉传导路最早者。它在很早的胚胎时期，已经存在并髓鞘化。但有个别纤维，如到迷走神经核者，在 2 岁时才完成。

第六节　头部矢状断面和冠状断面解剖举例

一、头部正中矢面右面观

对比观察辨认解剖标本图、MRI 图像和该层面的示意图（图 4-50 ～ 图 4-52）。

该断面切及右侧半球额叶额内侧回的一部分，大脑镰不完整。胼胝体居脑部中份，其上方的胼胝体沟内有胼周动脉（A4 段）走行。胼胝体的嘴、膝、干与穹窿之间为透明隔，胼胝体压部的后方，左、右侧大脑内静脉汇合成大脑大静脉注入直窦。

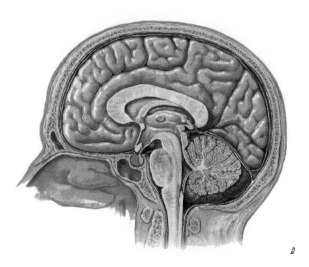

图 4-50　头部正中矢状断面图

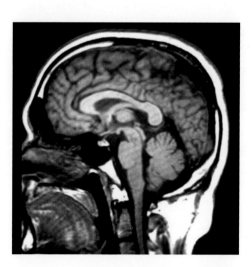

图 4-51　头部正中矢状断面 MRI 图像

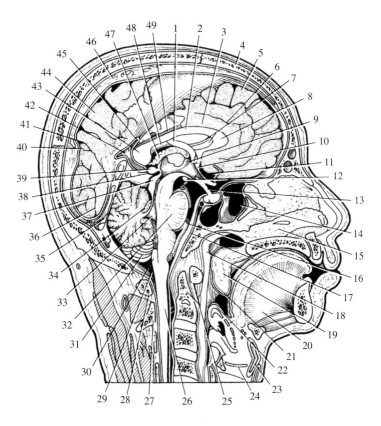

图 4-52　头部正中矢状断右面观面模式图

1.穹窿；2.胼胝体干；3.扣带回；4.骨；5.额上回；7.透明隔；8.胼胝体膝；9.第三脑室；10.前连合；11.终版；12.乳头体；13.垂体柄及垂体；14.蝶窦；15.鼻中隔；16.基底动脉；17.枕骨；18.鼻咽部；19.软腭；20.颏舌肌；21.腭垂；22.会厌；23.甲状软骨；24.喉室；25.齿突和寰椎前弓；26.脊髓；27.枢椎棘突；28.寰椎后弓；29.小脑延髓池；30.延髓；31.小脑扁桃体；32.脑桥；33.第四脑室；34.小脑前叶；35.直窦；36.距状沟；37.中脑上丘；38.松果体池；39.松果体；40.楔叶；41.顶枕沟；42.大脑大静脉；43.胼胝体压部；44.楔前叶；45.下矢状窦；46.上矢状窦；47.第三脑室脉络丛；48.帆间池；49.大脑前动脉

此处蛛网膜下隙宽阔，自上而下形成了大脑大静脉池、松果体池、帆间池、四叠体池、胼胝体嘴的下方为前连合和终板，它们构成第三脑室前壁，缰连合、松果体和后连合组成后壁，上壁被脉络丛和丘脑髓纹所覆盖，下壁自前向后为视交叉、漏斗、灰结节和乳头体，丘脑间黏合连结于两侧壁间。下丘脑沟将第三脑室分为为上、下两部分，沟的前端借室间孔通侧脑室，后端经中脑水管通第四脑室在颅脑 MRI 正中矢状扫描图像中，第三脑室、第四脑室和脑池的显影均极佳。

脑干的腹侧自上而下可见交叉池，池内有大脑前动脉（A1 段），脚间池含基底动脉末端和大脑后动脉（P1 段），基底动脉位于桥池；紧贴脑

桥的基底沟，左侧的椎动脉在延池内呈锐角汇入基底动脉，于脑干背侧，菱形窝构成第四脑室底，上髓帆、顶隐窝、下髓帆和小脑组成其顶部。原裂清晰地将小脑分隔成前叶后和后门，小脑扁桃体的下方是宽阔的小脑延髓池。小脑幕分隔了上方的大脑枕叶（幕上结构）和下方的小脑及脑干（幕下结构），直窦汇集了大脑大静脉的血液，向后流入窦汇。枕叶可见呈垂直走行的距状沟和顶枕沟的上部。

正中矢状面亦是显示垂体的理想层面，垂体前、后叶分界明显，上方被鞍膈覆盖，由垂体柄连于漏斗，周围由脑蛛网膜下隙环绕，故在 MRI 图像中显示清晰。垂体窝的下方是形态不规则的

蝶窦。 大脑镰的前端附着于鸡冠，向后逐渐增宽连于小脑幕的中央部，其上、下缘的空腔分别为上矢状窦和下矢状窦，内腔越向后越宽大，上矢状窦直通窦汇；下矢状窦汇入直窦。在颅顶颅部可见蛛网膜粒突入上矢状窦内，在男性标本上尤其发达。小脑镰分隔小脑半球的后部，其内腔为

枕窦，向上血液流入窦汇。

二、经垂体的脑部冠状切面

对比观察辨认解剖标本图、MRI 图像和该层面的示意图（图 4-53 ~ 图 4-55 ）。

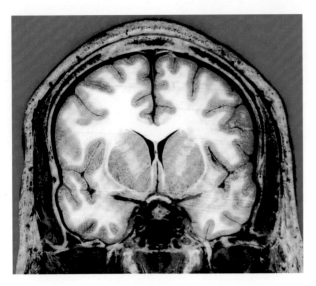

图 4-53　经垂体的脑部冠状切面解剖图

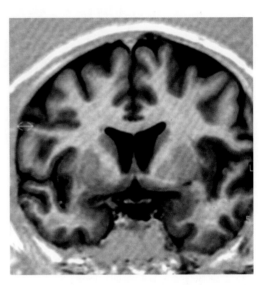

图 4-54　经垂体的脑部冠状切面 MRI 图像

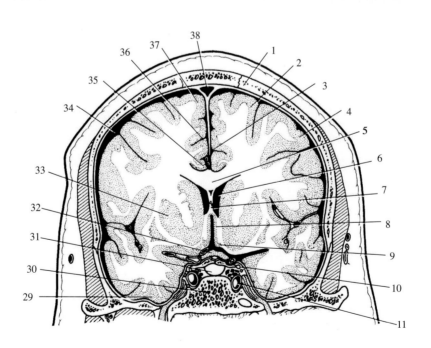

图 4-55　经垂体的脑部冠状切面模式图

1.顶骨；2.额上回；3.大脑镰；4.额中回；5.胼胝体；6.侧脑室前角；7.透明隔；8.胼胝体下区；9.伏隔核；10.动眼神经和滑车神经；11.颈内动脉；29.颞下回；30.蝶骨体；31.眶体；32.视交叉；33.豆状核；34.额下沟；35.扣带回；36.扣带沟；37.额内侧回；38.上矢状窦

在该层面上可见大脑半球上外侧面借外侧沟分为上方的额叶、顶叶和下方的颞叶。额叶自上而下额上回、额中回和额下回，额中回已近后部，为书写中枢；额下回为盖部，前一断层的额下回为三角部，两者合称 Broca 区，为前说话区。颞叶表现为颞上、中、下回和位于蝶鞍两侧的钩，钩周围的皮质又称内嗅区（entorhihal area），为嗅觉皮质区。胼胝体干出现，构成侧脑室的顶。透明隔连于胼胝体嘴、膝与干之间，胼胝体嘴的下方为胼胝体下区。胼胝体下回与终板旁回合称隔区（septal area），此区的纤维与海马联系密切，当受损时，表现为性行为、生殖行为、进食、饮水及情绪活动的改变。脑底面，视交叉上方的区域为嗅三角。尾状核构成侧脑室的外下壁，其与壳之间为内囊前肢。伏隔核位于尾状核头的内下方，并与其相连，它是腹侧纹状体的一部分，与某些药物的成瘾有关。

蝶鞍在两侧颞叶之间，额叶的下方，垂体居其中心，视交叉在垂体一下方，漏斗自视交叉后方伸出，向下续于垂体柄，后者穿过鞍膈的膈孔连于垂体。在 MRI 图像上，视交叉、垂体柄与垂体三者的影像相互连结而成"工"字形外观。垂体的两侧为海绵窦中段，颈内动脉海绵窦段穿行其中，其外侧壁由上而下依次排列着动眼神经、滑车神经、眼神经和上颌神经，展神经则居颈内动脉与眼神经之间。此例标本蝶窦发育不佳，因此蝶鞍区较小，左、右侧海绵窦内出现了三叉神经节；下颌神经从三叉神经节下方发出，正在穿经卵圆孔。

（张书永）

参考文献

[1] 柏树令，应大君．系统解剖学．8 版．北京：人民卫生出版社，2016.
[2] 周丛乐．新生儿神经病学．北京：人民卫生出版社，2012.
[3] 刘树伟．断层解剖学．2 版．北京：人民卫生出版社，2011.
[4] 高秀来．人体解剖学．3 版．北京：北京大学医学出版社，2013.
[5] Susan Standring, 徐群渊主译．GRAY'S Anatomy. 39 版．北京：北京大学医学出版社，2008.
[6] 李振平．临床中枢神经解剖学．北京：科学出版社，2003.
[7] 廖亚平．儿童解剖学．上海：上海科技出版社，1978.

第二部分

颅脑超声对新生儿中枢神经系统疾病的诊断

第五章

新生儿颅内出血及超声诊断

第一节　新生儿颅内出血

颅内出血（intracranial hemorrhage, ICH）是新生儿期常见病，也是各部位颅内出血的统称。最具特征性的出血类型为早产儿脑室周围—脑室内出血，在新生儿也可发生硬脑膜下出血、蛛网膜下腔出血、脑实质出血，小脑及丘脑、基底核等部位出血。严重颅内出血可引起小儿远期神经系统后遗症，其预后与出血程度、部位、并发症、治疗处理是否得当，以及新生儿的成熟度有直接的关系。且近年小胎龄早产儿和极低、超低出生体重儿增多，颅内出血及严重颅内出血的后遗症始终为儿科医生所关注[1]。

一、脑室周围–脑室内出血

脑室周围—脑室内出血（periventricular-intraventricular hemorrhage, PIVH）是早产儿特征性的颅内出血类型，也称生发基质出血（germinal matrix hemorrhage），或室管膜下出血（subependymal hemorrhage, SEH）。当出血量增加，血液经破溃的室管膜流入脑室形成脑室内出血（intraventricular hemorrhage, IVH），故从脑室周围至脑室内出血，逐渐加重的颅内出血过程。

（一）流行病学

脑室周围—脑室内出血多发生在早产儿，尤其是胎龄≤32周的极小早产儿（very preterm birth）、超小早产儿（Extremely preterm birth），以及出生体重≤1500 g的极低出生体重儿（very low birth weight, VLBW）和超低出生体重儿（extremely low birth weight, ELBW）。随胎龄和出生体重降低，发病率显著增加。有统计，早产儿孕周每减少1周，IVH发生率增加3.5%，且重度IVH增加[2]。美国1990s后期报告，出生体重<1500 g的极低出生体重儿，IVH的发生率为20%，出生体重<1000 g的超低出生体重儿，IVH发生率升至45%。美国儿童健康和发育研究所2010年报告，28周前的超小早产儿IVH发生率分别是：28周7%，27周11%，26周14%，25周21%，24周26%，23周36%，22周38%。

中华医学会儿科学分会新生儿学组2005—2006年组织了一项我国早产儿脑室周围—脑室内出血发病情况调查，在3769例早产儿中，颅内出血总发生率10.8%，其中重度颅内出血占23%。在重度IVH的病例中，不同胎龄的早产儿发生率不同：≤28周19.1%，29~30周5.2%，31~32周5.3%，33~34周2.5%。

在足月儿也可发生脑室周围—脑室内出血，但重度 IVH 极少见，常有特殊病因，如：严重缺氧，出凝血机制障碍，血管畸形等。

脑室周围—脑室内出血的早产儿远期预后与出血程度和出生时的胎龄有关，胎龄越小，颅内出血的发生率越高，程度也越重，且存在脑发育落后的概率越多。有研究报告，轻度脑室内出血的极低出生体重儿在 3 岁至 18 岁，在认知、行为能力方面与无脑损伤的极低出生体重儿无差别。胎龄低于 33W，并发生不同程度 IVH 的小儿，在 5 岁时脑瘫的发生率分别是：Ⅰ度 8%，Ⅱ度 11%，Ⅲ度 19%，Ⅳ度 50%。轻度颅内出血的小儿远期不良预后的原因有其他因素的干扰。

（二）病理与病理生理

脑室周围出血来源于侧脑室腹外侧室管膜下的生发基质小血管，在尾状核头部和丘脑之间部位，Monro 氏孔水平。

在胎儿期 12～20 周时，生发基质是脑神经母细胞和胶质细胞的发源地，进行细胞的快速增殖和移行，在此区域形成丰富的毛细血管网，以满足胎儿期神经细胞、胶质细胞发育，直至 32 周后，绝大部分细胞移行完结，毛细血管网也逐渐消失。

出血原发于这里的微动脉和微静脉收集区。这里的小血管十分脆弱，血管内皮与外皮细胞缺乏，基底膜细胞不成熟，紧密连接不足，构成血管结构的细胞足突所含胶质纤维酸性蛋白也不足。因此当缺氧、静脉压和渗透压增高时，这些小血管很容易破裂出血。

另与该部位出血相关的组织解剖因素是局部静脉系统。在生发基质的毛细血管网组成了深部静脉系统，汇聚成端静脉、髓静脉，不断沿侧脑室侧壁弯曲下行，自然形成"U"字形回路，最终进入中央大静脉。这种特殊的静脉走行使得静脉易于充血、淤滞，客观上增加了脑静脉压，导致出血（图 5-1）。

脑室周围出血后，血液可突破紧邻的室管膜，进入侧脑室（图 5-2）。

足月儿脑血管发育较早产儿相对成熟，因此脑室内出血的起源不同于早产儿，有研究发现，源于脉络丛者占 35%，源于丘脑者占 24%，源于生发基质者占 17%，源于脑室旁脑实质者占 14%，仍有 10% 不能确定来源。

（三）病因

根据前述的组织解剖和病理生理特点，所有引发脑生发基质小血管血压、渗透压改变，血管内皮损伤的因素，包括脑血液灌注、颅内静脉压力、血液渗透性改变等病理状态，均可成为出血病因，尤其是颅内血流和血压频频涨落，更易出

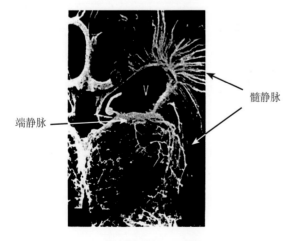

图 5-1　生发基质附近的静脉回流

髓静脉

端静脉

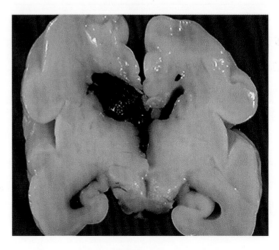

图 5-2　早产儿脑室内出血的病理标本

血，因此与产前和产时多种母亲、小儿自身疾病有关，同一患儿常多因共同作用引发出血。

1．产前　多种疾病所致的缺氧可致脑血流改变，如母亲子痫或先兆子痫、HELLP综合征、胎儿宫内窘迫等。母亲绒毛膜羊膜炎及其他感染性疾病也可通过炎症因子损害脑血管内皮，造成出血。母亲产前用药，如阿司匹林等也可导致胎儿、新生儿颅内出血[3]。

2．产时　与异常的分娩方式和过程有关，根本的原因是困难的分娩过程造成小儿脑灌注异常和静脉压增高，危及到脑内小血管，如：臀位、肩难产、胎头过度挤压等，这些小儿往往伴随生时、生后窒息缺氧，加重了脑循环异常和小血管损伤。

3．产后　与早产儿一些疾病状态和必要的救治过程有关。如呼吸窘迫、呼吸衰竭时应用呼吸机治疗，新生儿窒息复苏加压给氧，呼吸道、消化道吸引刺激等，易造成脑内动静脉血压升高，血流、血压不稳甚至涨落型脑血流（fluctuations in cerebral blood flow）。低碳酸血症、高碳酸血症会影响到脑血管舒缩功能。感染性休克等不同原因所致的低血压，会减少脑灌注，在容量复苏过程中，过快的输液速度或高渗液体，容易加重脑内小血管的负荷[4-6]。

（四）临床表现

宫内发生的颅内出血相对少见，严重出血者多有特殊原因。早产儿脑室周围—脑室内出血发生的时间50%在生后第1天内，第2天约25%，第3天约15%，4天后发生的出血仅10%，极少数早产儿在生后1~2个月时仍会发生室管膜下出血。

早产儿发生颅内出血后临床表现取决于出血量的多少，但胎龄很小的早产儿，或全身其他疾病很严重且反应很差的早产儿，有时很难表现出神经系统异常。

1．临床无表现型　见于出血量较少的病例，此型最为常见，多在早产儿生后常规头颅B超筛查中发现。

2．断续进展型　症状在数小时至数天内断续进展，是因出血量较大或渐进性出血所致。此类出血初始表现为兴奋性增高，烦躁不安、易激惹，发展严重时出现颅压高，惊厥，青紫发作。进一步恶化继而出现抑制症状，意识障碍、四肢张力低下、运动在原有基础上减少、中枢性呼吸异常。此类出血常与不断加重的临床疾病有关。

3．急剧恶化型　极少见，也称凶险型出血，见于在短时间内严重出血的早产儿。病情可在数分钟至数小时内急剧进展，很快出现意识障碍、眼球固定、光反射消失，肢体强直、惊厥、中枢性呼吸抑制。同时可出现血压降低、心动过缓、抗利尿激素分泌异常，患儿在短时内死亡。

（五）出血并发症

出血并发症指由于脑室周围—脑室内出血引发的脑内其他病变，并造成脑实质损伤，成为神经系统后遗症的病理学基础。

1．脑室旁出血性梗死（periventricular hemorrhagic infarction, PHI）　见于较严重的生发基质出血，脑室内出血也可引发，是早产儿脑室周围—脑室内出血后脑实质损伤类型之一。发生机制是出血团块影响了侧脑室旁静脉血液回流，使局部静脉血管瘀血，继而破裂出血，最终病变区域脑组织坏死、液化，液化灶可与脑室相通。国外有一些大样本、长期预后的研究报告。小胎龄早产儿发生重度IVH，合并出血后脑梗死的病例，病死率约20%，存活者75%发展为脑积水。

2．出血后脑积水（posthemorrhagic hydrocephalus, PHH）　当侧脑室内血液及凝血物质进入第3脑室，流入狭细的中脑水管时，可发生阻塞，影响脑脊液的正常循环通路，导致双侧脑室、第3脑室内积水，成为梗阻性脑积水。脑积水使脑实质受压甚至变得菲薄，是出血后脑实质损伤的另一严重类型。有时颅内出血后也会发生非梗阻性脑积水，是由于出血后脑内炎症反应影响了蛛网膜颗粒绒毛对脑脊液的再吸收。

3. 脑白质损伤　重度脑室内出血的显著特征是出血造成脑室增宽，由此挤压脑室周围白质而引发损伤，损伤的结局是脑室周围组织坏死后钙化，或软化灶形成。

（六）诊断

1. 影像学诊断　由于早产儿颅内出血时常无症状，或仅有非特异性的全身症状，故对该病的确诊依据基本是是影像学检查。由于颅脑 B 超具有便捷、无创，可床边操作的优势，对脑中央部位出血病灶诊断敏感性和特异性高，故对次类出血是首选检查手段。颅脑超声检查主要是解决如下临床问题：

（1）颅内出血筛查：对胎龄≤32 周的早产儿和具有颅内出血高危因素的新生儿，在生后 3 天内常规进行颅脑 B 超筛查，及时确诊颅内出血。

（2）对颅内出血严重程度的评价：1978 年 Papile[7] 提出了脑室周围－脑室内出血颅脑超声检查的分度标准，在世界各地沿用多年。2008 年 Volpe 又在原有基础上修订了分度标准[8]，将其划分为 4 度，其中Ⅰ、Ⅱ度为轻度出血，Ⅲ、Ⅳ度为重度出血（图 5-3）。

（3）对颅内出血的动态观察：首次超声检查发现颅内出血后，原则上应动态观察，直至出血稳定，尤其是对重度出血，应观察到出血最终结局，及其对脑组织的损害，有助于治疗、估价预后和早期干预。

（4）及时发现出血并发症，予以适时、恰当的治疗。

CT、MRI 对重度脑室周围－脑室内出血及其并发症同样可以作出明确诊断，但对于不能搬运的高危新生儿不便实施。CT 检查具有放射性，在有同样诊断效果时，选用 B 超。常规 MRI 对早期出血的诊断敏感性不及 B 超和 CT，磁敏感加权成像（susceptibility weighted imaging, SWI）诊断效果良好，但目前非常规检查。

2. 脑室周围－脑室内出血的其他诊断方法　在无影像学检查的年代，常通过腰椎穿刺脑脊液检查诊断颅内出血。脑室内出血数小时后，脑脊液颜色变黄，葡萄糖减少，蛋白增高。这些变化与细菌性脑膜炎时脑脊液改变相仿，且有局限性，是有创性检查，在影像学广泛应用的今天，几乎不用此方法诊断颅内出血。

二、其他部位的颅内出血

在新生儿还可见到颅内其他不同部位的出血，出血病因各不相同，早产儿和足月儿均可发生。

（一）硬膜下出血

硬膜下出血（subdural hemorrhage, SDH）多因机械性损伤使硬脑膜下血窦及附近血管破裂而发生出血，所涉及的部位包括上矢状窦、下矢状窦、直窦和横窦，后两者相对严重，甚至伴大脑

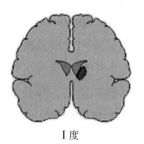 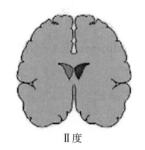 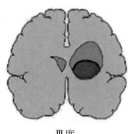 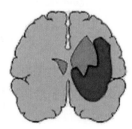

Ⅰ度　　　　Ⅱ度　　　　Ⅲ度　　　　Ⅳ度

图 5-3　早产儿脑室周围－脑室内分度[8]

镰、小脑幕撕裂（图 5-4 ）。有时硬膜下出血与硬膜外出血并存。此类出血多与产伤有关系，常发生于困难分娩的足月新生儿，如肩难产，高位产钳助产等。由于产科技术的进步，严重的硬膜下及硬膜外出血近年已明显减少，但肩难产时可引发的颅内压升高，硬膜下出血时有发生。

另外值得注意的是与头颅血肿相关的硬膜下出血。头颅血肿是常见的颅外出血，是由于胎儿分娩时经过产道，双顶结节部位受到挤压和摩擦后骨膜下发生的出血，少量出血无碍，血液逐渐机化、骨化而自愈。但巨大头颅血肿时，有可能同时发生颅骨损伤，形成裂隙，于是骨膜下出血血液沿骨裂隙侵入硬膜外及硬膜下，血肿聚集，并压迫邻近的脑组织，如未能及时发现，有可能后期成为局灶性癫痫病灶）。

1. 临床表现　严重横窦和直窦及附近血管损伤所致，后颅凹积血，可压迫脑干，很快出现尖叫、惊厥、脑干症状等神经系统症状，预后凶险，短时内危及生命。下矢状窦出血范围不等，症状不一，少量出血可无明显表现。上矢状窦出血　多与异常的胎头吸引产有关。当出血量少时，临床症状轻微，仅表现易激惹等；出血量逐渐增多，出现限局性神经系统异常表现。也有些患儿

在新生儿期无异常表现，但由于逐渐形成硬膜下囊肿，有碍脑脊液循环，至数月后发展为脑积水。

2. 诊断　有异常分娩过程，特别是存在神经系统症状的小儿，应及时作影像学检查予以定位确诊。CT 对早期的脑边缘部位和深部出血诊断敏感性优于 B 超和 MRI。

（二）原发性蛛网膜下腔出血

原发性蛛网膜下腔出血（subarachnoid hemorrhage, SAH）指出血原发部位在蛛网膜下腔。此种类型出血在新生儿期十分多见，病因与缺氧、酸中毒、低血糖等因素有关。出血可来自脑发育过程中软脑膜小动脉、小静脉，及其间错综复杂的小血管吻合支，也可来自蛛网膜下腔静脉。

1. 临床表现　由于出血量不等，症状相差悬殊。

（1）少量出血：此种类型在蛛网膜下腔出血中占绝大多数。无临床征象，或仅有极轻的神经系统异常表现，如易激惹等，常是在因其他原因作影像学检查时意外发现，预后良好。

（2）出血量较多：血对脑皮质产生刺激，突出的表现是间歇性惊厥，随出血吸收症状消失，90%病例预后也是好的。

（3）大量并急剧进展性出血：此类出血极少见，多有出凝血机制障碍或其他特殊原因。血液存留于脑间隙及后颅凹，神经系统异常很快出现，表现为嗜睡、反应低下、中枢性呼吸异常、反复惊厥，危及生命。

2. 诊断　蛛网膜下腔出血位于脑周边或脑池、脑窦、脑裂部位，出血早期诊断首选 CT，呈现高密度影，在直窦、窦汇或小脑幕上出血时，形成"Y"形"M"形高密度影。

（三）脑实质出血

此类出血涉及多种病因，出血部位和程度也有很大不同。

1. 点片状出血　缺氧窒息可致脑实质小点片

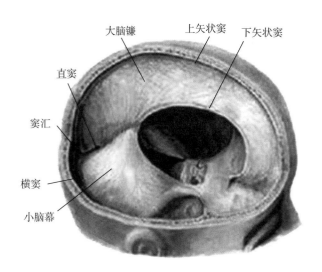

图 5-4　硬膜下出血的部位

状出血，出血很快被吸收，不易发现。有时也会因感染或不明原因的局部小血管破裂而出现局灶性出血。此时患儿表现出的神经系统症状多与原发病有关，少量出血不增加症状的严重性。引发出血的原发病有可能成为神经系统后遗症的原因。

2. 大范围脑实质出血　多与严重的全身性疾病和脑血管畸形有关。

（1）急性全身性疾病：感染合并 DIC 或血液系统疾病时，出凝血机制异常等，往往表现为多灶出血，不断增多，发展迅速，难以止血。

（2）脑血管畸形：此因所致脑实质出血是难以预料的，可发生在人生任何年龄阶段，由某种诱因或不明原因发病。足月儿临床常表现为突发惊厥，有时有定位体征，但很快泛化至全身。各种影像学很容易发现脑实质中较大的出血灶。对畸形血管的深入诊断，多是在出血后外科手术和尸解时作出最后的结论。预后与出血灶部位、大小、周围脑组织受压水肿程度、治疗状况均有关。

（四）小脑与丘脑基底核区域出血

1. 小脑出血　可以是小脑半球和蚓部的原发性出血，也可以由其他部位出血扩展而来，如第四脑室周围生发基质出血、脑室内出血、后颅凹部位的硬膜下出血、蛛网膜下腔出血等。早产儿较足月儿多见。病因与产伤、缺氧、脑血流动力学改变等多因素有关。值得注意的是：早产儿颅骨可塑性较强，若枕部受压，鳞状部位前移，如同枕骨骨折，容易使小脑静脉压增高，损伤枕骨窦及从属静脉而致出血。

小脑出血（cerebellar hemorrhage, CEH）的诊断以 CT、MRI 为佳，超声次之，因出血灶部位较深的缘故。

少量小脑出血可无症状，大量出血易压迫脑干，危及生命。部分足月儿病例赢得了手术治疗时间。存活者可留有意向性震颤、共济失调、肌张力低下、运动受限等神经系统后遗症。

2. 丘脑基底核区出血　在新生儿期偶可发生，

原因可能与疾病状态下血流动力学改变有关。大脑中动脉在颅底水平段发出的豆纹动脉分支供应此区域的血液，这些小血管很细，与主干血管呈 90° 夹角，很容易受血流动力学影响而破裂出血，故又有"出血动脉"之称。此部位出血范围一般局限，急性期临床无特殊表现，但随访时仍见肌张力异常及脑瘫表现。

三、新生儿颅内出血的预防与治疗

（一）预防

1. 防止早产　最多见的出血类型是脑室周围-脑室内出血，故减少早产是降低颅内出血发生率的根本措施，尽可能减少小胎龄早产儿。近年十分提倡高危孕妇的产前转运，对增加早产儿胎龄和减少颅内出血均是有益的。

2. 稳定脑血流　脑血流、颅内压不稳定是脑内小血管破裂出血的直接原因，维持脑血流的平稳状态与产前、产时、产后多个环节有关。如母亲的并发症的治疗与合理用药；分娩时正确的催产、助产措施；生后对高危儿抢救过程尽量避免低氧血症、高氧血症、高碳酸血症、低碳酸血症、高糖血症、低血糖症，高渗液体和过快、过量输液，血压、体温波动，及时关闭动脉导管等，对保护脑血管自主调节功能等、防止或减轻颅内出血均是十分重要的。

3. 不推荐常规使用药物预防　尽管有研究提到一些药物具有某些保护脑血管的药理功用，但尚无临床应用的循证医学依据，不能减少颅内出血和重度颅内出血发生率并改变预后，故不推荐使用。

（二）治疗

颅内出血一旦发生，无特效方法制止出血发展，最好、最直接的治疗是避免前述颅内出血的高危因素，减少进一步的损伤，同时监测颅内出血并发症的出现，予以及时相应治疗[9]。

1．一般措施　维持脑内正常灌注压，保持机体正常氧合状态，适当补充液量和营养支持，对症控制惊厥，纠正高颅压。

2．出血后脑积水的监测与治疗

（1）监测：对重度脑室周围—脑室内出血病例，至少每周颅脑超声检查一次，以早期发现脑积水。

（2）进展性脑积水的处理：应每日测量头围，注意颅内压增高征象，如前囟隆起，颅缝增宽等。每周头围增加＞2 cm，酌情增加颅脑超声频率，测量脑室径，观察脑积水变化，侧脑室扩张的标准是侧脑室宽 4 mm 以上，大于相应胎龄 97 百分位。

外科手术治疗是迅速缓解脑积水的有效方法，包括：侧脑室引流（ventricular drainage）直接作脑室外引流。也可采用埋置储液囊的方法，每日经头皮穿刺，定时、定量向外抽吸脑脊液。侧脑室—腹膜腔分流（ventriculoperitoneal shunts, VPS）是脑积水的最终治疗，将侧脑室内的脑脊液通过分流管持续不断地匀速、定量引入腹腔，以达到持续分流缓解脑室内压力的目的，维持正常的生活质量。内窥镜手术目前应用不多。

（3）关于其他治疗：对于脑积水传统的治疗方法之一是早期反复腰椎穿刺减缓脑积水的进展，对此种作法的意见和治疗效果不一。以往也有采用一些药物减少脑脊液分泌缓和脑积水，如乙酰唑胺等，现研究，这些药物均无减少分流手术和死亡的循证医学证据。关于用纤维蛋白溶解剂，链激酶作脑室内注射，防止血凝，减缓脑积水，至目前无临床应用结论。

3．出血后脑实质损伤的治疗　主要指出血性脑梗死、脑室旁脑白质损伤，以及其他部位出血后对脑实质的挤压、缺血、水肿等各类脑实质损害，是颅内出血后造成远期神经系统后遗症的主要原因。但至今并无有效地使脑细胞从损伤

中逆转的药物，促红细胞生成素（erythropoietin, rEPO）的脑保护作用仅有十分限局的研究证据。病变早期应予以针对性的对症治疗。大范围的脑实质出血、硬膜下出血、蛛网膜下腔出血，必要时予以外科手术治疗，减少对脑实质的挤压，缓解症状，挽救生命。

（周丛乐）

参考文献

[1] Stoll BJ, Hansen NI, Bell EF, et al. Neonatal outcomes of extremely preterm infants from the NICHD Neonatal Research Network. Pediatrics 2010; 126: 443.

[2] Bajwa NM, Berner M, Worley S, et al. Population based age stratified morbidities of premature infants in Switzerland. Swiss Med Wkly 2011; 141: w13212.

[3] Malhotra A, Yahya Z, Sasi A, et al. Does fetal growth restriction lead to increased brain injury as detected by neonatal cranial ultrasound in premature infants? J Paediatr Child Health 2015; 51: 1103.

[4] Noori S, Seri I. Hemodynamic antecedents of peri/intraventricular hemorrhage in very preterm neonates. Semin Fetal Neonatal Med 2015; 20: 232.

[5] Thome UH, Genzel-Boroviczeny O, Bohnhorst B, et al. Permissive hypercapnia in extremely low birthweight infants (PHELBI): a randomised controlled multicentre trial. Lancet Respir Med 2015; 3: 534.

[6] Sauer CW, Kong JY, Vaucher YE, et al. Intubation Attempts Increase the Risk for Severe Intraventricular Hemorrhage in Preterm Infants-A Retrospective Cohort Study. J Pediatr 2016; 177: 108.

[7] Papile LA, Burnstein J, Burnstein R, et al. Incidence and evolution of subependymal and intraventricular hemorrhage: a study of infants with birth weight less than 1500 g. J Pediatr 1978; 92(4): 529-534.

[8] Volpe JJ. Intracranial hemorrhage: Germinal matrix-intraventricular hemorrhage. In: Neurology of the Newborn, 5th ed, Saunders, Philadelphia 2008. p. 517.

[9] Volpe JJ. Intracranial hemorrhage: Germinal matrix-intraventricular hemorrhage of the premature infant. In: Neurology of the Newborn, 5th ed, Saunders, Philadelphia 2008.

第二节　新生儿颅内出血的超声诊断

自颅脑超声用于新生儿临床后，首先被人认识并诊断的疾病即是颅内出血，主要是脑室周围—脑室内出血，我国通过颅脑超声影像学诊断的颅内疾病也是由此起步。在国际上早已对此做出了客观的结论，认为颅脑超声检查结束了只有尸解才能确诊新生儿颅内出血的历史，从此在活体上即可楚地观察到颅内出血的发生、程度，成为诊断新生儿颅内疾病的新的里程碑。

一、颅内出血的超声影像特征

颅内出血的基本超声影像特征是回声增强。其原因是血液流出后，其密度高于脑室内脑脊液，附着于脑组织上，也使原有组织密度增加，因此增加了超声回声。

如分解人体正常出血过程，经历了血液自血管溢出，血液凝固，血块收缩，吸收几个阶段。不能完全被吸收的陈旧血，最终可液化形成囊腔，或机化成小团块、条状物。在超声动态观察下，可见相应的出凝血过程。

（一）出血早期

出血灶部位回声开始增强，但相对于以后阶段，回声较淡薄。

（二）出血稳定期

血液凝固和血块收缩形的结果，不但使出血团块有一定程度的缩小，而且血块密度很高，因此在超声影像上出血团块边界更佳清楚，成为强回声。

（三）出血吸收期

出血吸收期可出现 3 种不同的结局：

1. 出血完全吸收　原有高回声渐减低，直至异常回声完全恢复正常组织状态。

2. 液化　出血团块形成大小不等的小囊腔，超声显示暗区，这种小囊腔常存于侧脑室前角下缘附近，由室管膜下出血所致。若较大范围的脑实质出血，组织液化坏死范围较大，超声显示脑实质暗区尤为明显。较小囊腔可无囊壁，或有不完整的囊壁。大的囊腔边缘可见完整的强回声囊壁。

3. 血液机化　超声常见侧脑室前角与中央部交界处形成隔膜状物，在后角内脉络丛转折处可形成强回声小团块，与脉络丛完全分离或部分分离，并长久不变存在于此。脑室内出血量较大时，常见区段性脑室壁回声增强，是富有含铁血黄素的机化成分附着之故。

从出血到凝血、吸收、液化、机化结局所需时间依出血量的不同而不尽相同。当患儿出凝血机制正常，超声影像上所示的出血团块直径在 1～2 cm 的少量出血，1～2 天内出血即可稳定，1 周内出血逐渐吸收或进入液化、机化。当出血量增大，或患儿出凝血机制障碍，这一过程可延长至 2 周或更长，甚至不断有新的出血，此起彼伏，各期出血影像并存。

超声对颅内出血性病变的诊断敏感性高，尤其对脑中央部位的出血，有更高的诊断价值。超声诊断应包括如下内容：①是否存在出血；②属于何种类型的出血（出血部位）；③出血的程度

（范围或大小）；④出血处于哪一阶段；⑤是否存在出血并发症。

二、脑室周围—脑室内出血的超声诊断

脑室周围 — 脑室内出血（periventricular-intraventricular hemorrhage, PIVH）是新生儿颅内出血中最常见的类型，有研究报告，此类出血至少占新生儿颅内出血的 85%~90%。随早产儿胎龄降低发病率递增，因此是新生儿最具特征性的颅内出血类型，与发育中的脑的结构及血流动力学变化等因素有关。出血常起始于双侧室管膜下的生发基质，尤其是尾状核头部区域，故又称为"室管膜下出血"或"生发基质出血"。在足月儿出血常始发生于尾状核沟。相当一部分新生儿，尤其是足月儿，出血可首发于脑室内脉络丛。由于此类出血位于脑的中央部位，以及新生儿、早产儿的高发病率，超声在高危儿的筛查和检查中具有特殊的临床价值[1, 2]。

（一）超声影像特征

脑室周围—脑室内出血过程的超声影像特征为：

1. 室管膜下出血　室管膜下区域是首发的出血部位，在冠状超声层面可见侧脑室前角下缘部位出现高回声团块，或呈弯曲条状，附着于侧脑室前角外壁。矢状面同一部位也显示高回声，可确认出血存在。出血后期，室管膜下的高回声团块可转变为小蜂窝状的极小液化灶，也可以 1~2 个稍大的囊腔形式存在（图 5-5）。

2. 脑室内出血　随室管膜下出血量增多，血液扩展至侧脑室前角内，成为脑室内出血。多数情况下出血量不太多，进入侧脑室的血液很快停滞在侧脑室前角与中央部交界处，形成圆形或半圆形强回声团。当出血吸收后形成有完整包膜的 1~3 个左右的小囊腔，有时囊腔甚小，前后紧密连接，恰似隔膜隔开整齐排列的小囊。

少数严重出血病例，血液充满侧脑室前角，超声可见其内充斥的高回声。也有血液流入侧脑室中央部或后角内。此时突出的超声影像改变是：

（1）脉络丛形态变化：由于脉络丛上粘有血液，超声可见脉络丛增粗，外形不整，或在局部见突起的强回声团块，在侧脑室中央部、后角部位多见。随时间推移，出血形成团块，并逐渐与脉络丛分离，二者间出现缝隙，直至团块脱落。由于新生儿体位和机化的出血团块重力的原因，陈旧出血多位于侧脑室的后角内。

脉络丛是一团静脉血管，除分泌脑脊液的正常功能外，在病理因素存在情况下可以发生出血，早产儿、足月儿均可发生成为起源于脑室内的出血。超声检查可直接探查到脑室内的出血过程。

（2）脑室增宽：当较多的出血积于脑室内，占据了脑室容量，则显示脑室不同程度的增宽，其中

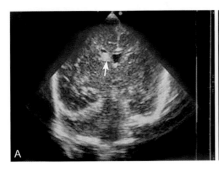
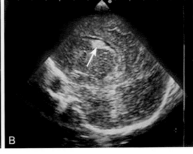
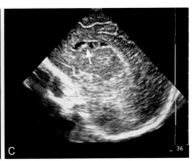

图 5-5　室管膜下出血（Ⅰ° 颅内出血）
A.冠状面，侧脑室前角下缘强回声团；B.旁矢状面，显示同一出血灶；C.出血吸收后形成的小囊腔

以后角增宽最常见，原因如上所述，血块常沉积于此。脑室内出血后除观察出血过程外，应十分注意脑室宽度变化，因脑室增宽的结果是压迫脑室周围的脑实质，也可能由此造成不良预后[3]。

（二）出血程度的评价

根据此类出血的发病路径，室管膜下出血量较大时，血液可由原发部位突入侧脑室前角，发展为"脑室内出血"。随出血量增多，侧脑室随之扩大。当侧脑室充满血液，又可突破脑室壁，涌入脑实质，或由于脑室内血液充盈，脑室增宽，直接危及脑室周围白质，甚至影响脑室周围静脉回流，导致静脉性梗死。

根据脑室周围—脑室内出血的发展过程，多年来在国内外一直沿用 Papile 于 1978 年提出的分度标准，将出血分为Ⅰ～Ⅳ度[4]（图 5-6），级别越高，说明出血越严重。这一标准充分体现了此类出血由轻到重，由脑室外发展到脑室内，再波及脑室外脑实质的渐进过程。

脑室周围—脑室外的 Papile 分度标准：

Ⅰ度：单纯室管膜下出血，或仅有少量血液进入侧脑室前角内；

Ⅱ度：血液已进入侧脑室内，脑室无明显增宽；

Ⅲ度：侧脑室内血液较多，伴脑室明显增宽；

Ⅳ度：出血后脑室明显增宽，并致脑实质出血，脑室周围脑白质损伤或髓静脉梗死。

2008 年 Volpe 又在原有基础上修订了分度标准[5]，如下：

Ⅰ度：出血局限于生发基质；

Ⅱ度：血液在侧脑室内占据容积≤50%；

Ⅲ度：血液在脑室内占据容积>50%；

Ⅳ度：在出血同侧的侧脑室旁发生出血性脑梗死。

其中Ⅰ、Ⅱ度为轻度出血，Ⅲ、Ⅳ度为重度出血。不同程度的出血可发生在单侧或双侧。

笔者认为，2 个分度标准无本质上的差异。

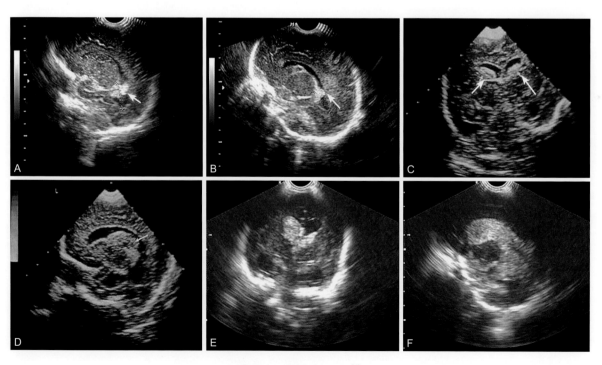

图 5-6　脑室内出血[4]
A,B.Ⅱ度颅内出血；C,D.Ⅲ度颅内出血；E,F.Ⅳ度颅内出血

新的分度标准的特点是：①更注重对脑室内出血量的估计，有助于与其他原因所致的脑室增宽相鉴别；②强调了出血导致的脑实质损伤，即脑室旁出血性梗死。从医生临床超声检查操作层面看，第1个标准在大量出血时，是定性评价脑室增宽。而按第2个标准定量测定出血所占据的脑室容积数值，虽然更准确，但必须统一固定超声检查时的切面，或引入三维容积定量分析，似乎过于繁琐，不便临床实施。

（三）出血并发症

指出血所致的脑实质损伤，是超声诊断颅内出血必不可缺的内容。脑室周围—脑室内出血最常见的并发症为出血后梗阻性脑积水和出血后静脉性脑梗死。有学者将此两类病变统称为"早产儿脑实质损伤"。

1. 出血后梗阻性脑积水　脑室内出血与凝血机制同步发生。侧脑室内出血后会形成大小不等的血凝块，还有蛋白类物质，改变了正常情况下水样透明的脑脊液。当含有这些物质的脑脊液继续流动，进入第3脑室，再经过狭细的中脑水管时，很容易产生梗阻，使侧脑室、第3脑室内脑脊液不能顺利流出，大量滞留，形成梗阻性脑积水。梗阻性脑积水是脑室内出血后的严重并发症，脑室扩张，使周围脑实质受压，甚至脑实质变得菲薄，也可造成脑室旁白质钙化或软化。

（1）出血后梗阻性脑积水的超声影像特征

1）定性评价：①侧脑室扩张，有张力感，侧脑室的弯曲弧度减低或消失；②前角圆钝，甚至呈球形（图5-7）；③多个侧脑室角可同时显现在1个超声切面，在冠状切面可同时显现双侧脑室前角与下角，矢状切面同时显现前角、后角与下角。

2）定量评价：①脑室与脑实质比值增大：中线至侧脑室外缘距离与中线至同侧颅骨内板距离之比≥1/3以上；②矢状面侧脑室深＞2～3 mm；③冠状面第3脑室增宽，≥3 mm（参见第1部分第3章检查方法）。

3）伴随损伤：有时会由于脑室扩张导致脑室旁脑白质损伤，常在脑积水缓解后显现脑室旁的钙化和软化（图5-8）。

（2）脑积水发生的条件与时间：出血后梗阻性脑积水多发生在Ⅲ、Ⅳ度重度出血，一般在生后7～14天左右出现，因此对重度脑室内出血病例应在生后1～2周实施颅脑超声复查，以期在高颅压症状出现前，及时发现梗阻现象，争取治疗时机。Ⅰ～Ⅱ度出血时由于出血量少，很快稳定、吸收，一般不继发脑积水。

2. 出血性脑梗死　出血性脑梗死（hemorrhagic infarction）的直接原因是较大的出血团块影响了动脉供血，或阻碍了静脉回流，而引发了局部性脑组织坏死。动脉性梗死是缺血性

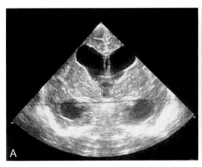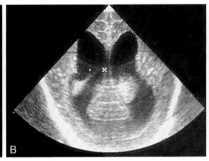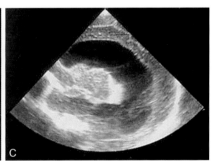

图 5-7　脑室内出血后梗阻性脑积水
A.冠状面，显示扩张的侧脑室前角、下角，第3脑室增宽；B.侧脑室中央部与后角扩张；C.在旁矢状面同时显示侧脑室前角、后角与下角，脉络丛蜷缩于脑室中

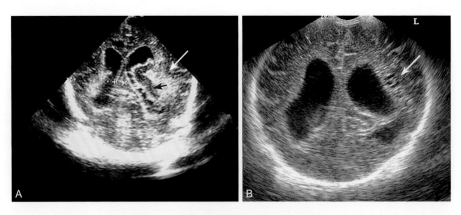

图 5-8　脑室增宽所致的白质损伤

A. 双侧脑室增宽、变形，脑室内可见陈旧出血痕迹，强回声团块与囊腔同时存在，脑室旁白质钙化形成不规则的强回声区带；B.侧脑室旁白质软化

损伤，静脉性梗死伴随受累小静脉淤血、破裂出血和组织坏死，最常见的发生部位是室管膜下较大片出血妨碍了脑室旁髓静脉血液回流，造成的侧脑室前角附近的梗死。

（1）出血性梗死的超声影像特征

1）部位：梗死灶易发生在侧脑室前角外上方，也可发生于侧脑室体部旁；

2）梗死灶形状：多是椭圆形或半圆形，依附于脑室旁，与静脉汇聚走形相一致；

3）早期改变：早期病理是局部静脉淤血，同时可伴周边组织水肿，因此超声影像以病变部位回声增强为特点，有时超声可见回声增强的静脉血管影像。继而静脉血管破裂出血，回声进一步增强；

4）后期改变：后期局部组织坏死、液化，超声所见为病灶部位回声减低，直至完全形成液性暗区，与脑室连通。此结局的实质是脑实质的局部性丢失；

5）伴随改变：如前述，出血性梗死发生的机制是出血妨碍了静脉回流，故多数病例可在超声上发现并存的较大室管膜下出血，或严重的脑室内出血（图 5-9）；

6）出血后动脉性梗死：多继发于较大范围的

脑实质出血。在超声影像上可见出血灶周围大范围组织水肿，回声增强，结构模糊，有时可波及患侧整个脑半球，甚至对侧脑半球相邻部位。

（2）出血性梗死的发生：病理学研究证实，病变区域与静脉汇集一致，局部有出血并伴有组织坏死，故又称为静脉性梗死。有文献报告，15%～20% 极低出生体重儿发生此类实质性损伤，胎龄低于 28 周、出生体重低于 1000 g 的早产儿出血性梗死发生率增加，出现出血性梗死的早产儿中 80% 病例伴有严重脑室周围－脑室内出血。静脉性梗死可发生在双侧，但梗死灶多是不对称的。出血后动脉性梗死多发生在较大范围的脑实质出血后，足月儿与早产儿均可发生。

三、其他部位颅内出血的超声诊断

（一）硬膜下出血

硬膜下出血（subdural hemorrhage）多与产伤有关，上矢状窦、下矢状窦、直窦、横窦及其他部位硬膜下均可出血，有时伴发硬膜外出血。尽管产伤所致的严重硬膜下出血近年已不多见，但不同部位少量出血仍时有发生（图 5-10）。

硬膜下出血的超声影像特征（图 5-11）：

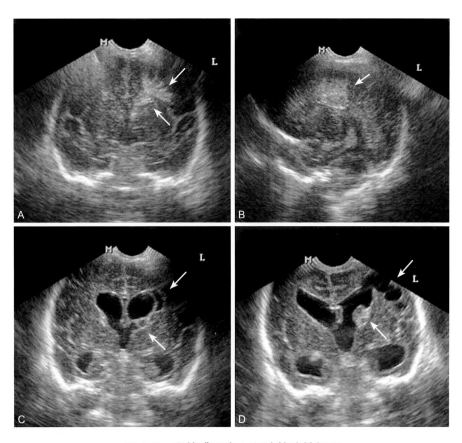

图 5-9　室管膜下出血所致静脉性梗死

A. 右上方箭头所指为髓静脉回流受阻，左下方箭头所指为室管膜下出；B. 旁矢状面所见梗死灶；C. 后期梗死灶液化及已液化吸收的室管膜下出血痕迹；D. 梗死灶已液化，室管膜下出血尚存

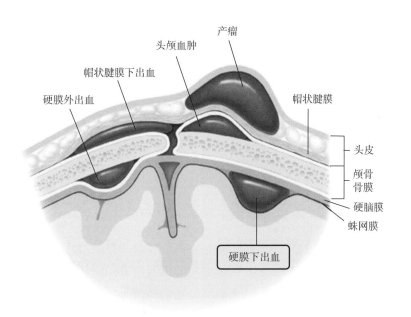

图 5-10　硬膜下出血的部位

1. 部位　多在颅脑边缘发现出血，沿颅骨内板下分布，处于脑外，但不深入脑沟。直窦出血可由枕部有一定程度向内伸进，下矢状窦出血可存在于脑中央部位双侧丘脑上方。如与头颅血肿相关的硬膜下出血，血液会聚集于与头颅血肿相邻的颅骨下方。

2. 出血灶形状　多呈梭形、窄月形。

3. 回声强度　出血呈均匀的高回声，回声强度低于颅内其他部位的出血，原因是一些抗凝物质可使血液较长时间不凝固。出血后期病灶可形成硬膜下积液，超声显示无回声暗区。

4. 其他表现　如彩色多普勒超声扫查，可见血流影像绕出血灶而行。尽管硬膜下血肿处于脑组织外，但出血量较多时，仍占据了颅腔内空间，会对局部脑组织造成压迫，产生水肿，后期萎缩。

另一值得注意的是与头颅血肿相关的硬膜下出血。头颅血肿（cranial hematoma）是十分常见的新生儿疾病，系胎儿分娩经产道时，头颅最宽径受到挤压和摩擦，致使骨膜下出血，多发生在顶结节部位。当损伤同时造成头颅血肿下方颅骨骨折，甚至颅骨狭细的骨裂，血液可经此进入颅腔内，形成局部硬膜外或硬膜下血肿（图5-12）。因血液局限，患儿无特殊临床表现，如未及时发现或处理，病灶附近脑组织会受到挤压、损伤，也可成为后期的癫痫病灶。因此对头颅血肿范围较大的患儿，特别是生后数日内血肿有进展的患儿，应常规影像学检查，以免延误诊治。

（二）脑实质出血

此类出血程度差异很大。点状出血常与缺氧、酸中毒等原因有关，大范围脑实质出血多与出凝血机制异常、脑血管畸形等因素有关，小儿可由

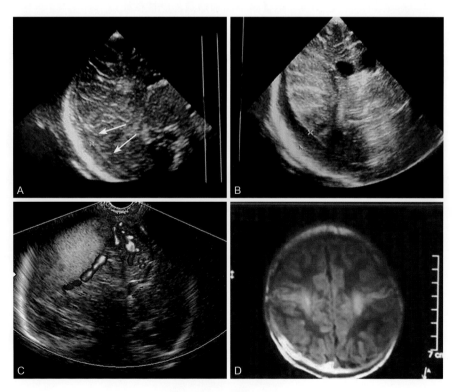

图5-11　硬膜下出血

A. 箭头所指为硬膜下出血早期，右侧颞枕叶颅骨板内侧呈现窄月形高回声带；B. 后期形成硬膜下积液，相邻脑组织萎缩；C. 右侧额叶附近大量硬膜下出血，中线向左侧偏移，侧脑室前角变形。能量多普勒超声显示，血流影像沿出血灶边缘而行；D. 为MRI检查显示的硬膜下出血

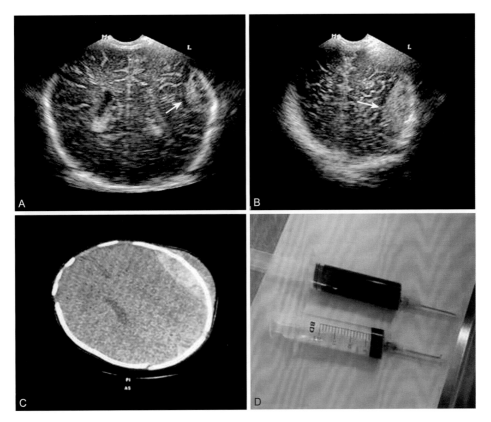

图 5-12　头颅血肿所致的硬膜下出血

足月新生儿，生后发现左侧头顶部头颅血肿，局部骨折，并继发硬膜下出血。A，B.B 超检查不同层面显示的硬膜下出血；C.MRI 检查，同时显示了头颅血肿和硬膜下出血；D.从血肿抽出血液，减压后硬膜下出血从骨折处退出，免除了对脑组织的压迫

此遗留神经系统后遗症，因此，当小儿有突发的惊厥等神经系统症状时，是超声检查关注的重点，不可漏诊或延误治疗。

脑实质出血的超声影像特点：

1．部位与出血过程　出血可发生于脑实质的任何部位。脑血管畸形所致出血常是突然发生的较多出血，但多在较短时间内止住；在 DIC 时，可见脑组织不断有渗血灶；在先天性凝血因子缺乏的病例，脑实质出血不但凶猛，而且此起彼伏。凡大范围脑实质出血，临床肯定伴随惊厥、意识障碍等严重的神经系统症状。

2．回声变化　脑实质出血早期，特别是出血量不太多时，出血灶边缘不整且回声相对淡薄，出血量大时回声强度相对较高。出血稳定后转入吸收阶段，出血灶内高/强回声渐低，直至最后

部分或全部液化形成暗区，但不除外其中有机化成分，以条状、隔状、不规则的团状形式存在（图 5-13，图 5-14）。

3．出血相关的脑实质水肿　大范围脑实质出血后，由于空间占位，往往伴随出血灶周围脑实质不同程度的组织水肿，其可能的机制是：

（1）出血直接挤压周边脑组织，超声可见出血灶周边的水肿带；

（2）出血妨碍了相邻小动脉的供血和小静脉的回流，因继发动脉性、静脉性梗死导致脑组织受损水肿，此类损伤往往更重。

是否发生脑组织水肿是超声诊断大范围脑实质出血不可缺少的一部分，因其危害极大，最终结局除出血灶本身液化外，受累的神经组织会因不可逆的神经细胞水肿而发生大面积坏死，最终

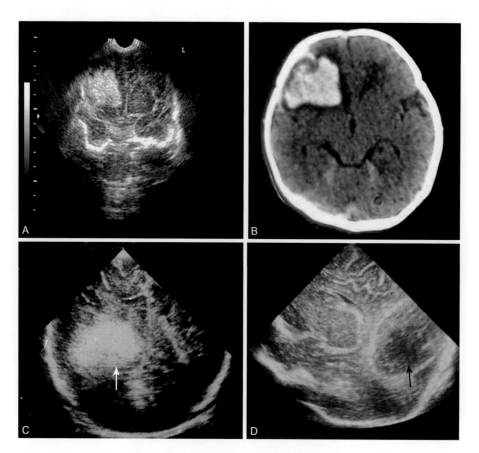

图 5-13　脑血管畸形所致脑实质出血
A,B.右侧额叶脑实质出血，宫内发生；C,D.右侧颞枕叶脑实质出血，生后 5 小时发病

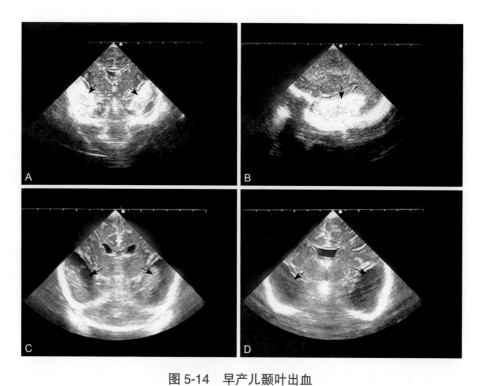

图 5-14　早产儿颞叶出血
A,B.出血早期，分别为冠状面和旁矢状面显示的出血灶，几乎覆盖了全部颞叶；C,D.出血晚期，双侧颞叶大部分液化

结局可以患侧脑半球完全液化，对侧半球部分液化，伴萎缩。因此通过超声及时发现，对指导治疗至关重要（图5-15）。

4. 多灶性脑实质出血或点状出血　当感染或其他原因发展为DIC时，因凝血因子及血小板大量消耗，可发生多灶、进展性脑实质出血，动态观察，可见脑实质区域性回声异常，渐增强、聚集，发展为易于辨认的出血灶（图5-16）。

点状脑实质出血超声不易发现，因范围小，且出血很快吸收消失。出血本身对预后无大影响，构成威胁的是引发点状出血的原发病因和程度，因此脑实质点状出血非超声检查的重点。

（三）原发性蛛网膜下腔出血

原发性蛛网膜下腔出血（primary subarachnoid hemorrhage）也是新生儿常见的颅内出血类型之一。因蛛网膜下腔出血大部分存留于脑的周边部位，是超声诊断的弱项，诊断效果不及CT（图5-17）。超声检查时，需尽可能地扫查脑的周边部位，有时在脑外侧沟、脑后纵裂池等部位可发现条状、点片状出血影像（图5-18）。

由于蛛网膜下腔出血易刺激脑皮层诱发惊厥，当超声检查无阳性发现，或仅有室管膜下出血等轻微局灶病变，不足以解释临床病症时，应结合病史想到此类出血，借助CT确诊。

（四）丘脑、基底核出血

由于丘脑、基底核位于脑的中央部位，因此超声对此处出血易于诊断。丘脑出血在CT检查时，有些层面与脑室重叠，易误诊为脑室内出血，而超声则能清楚地分辨二者之间的关系，明确诊断。此类出血在新生儿发生率不高。

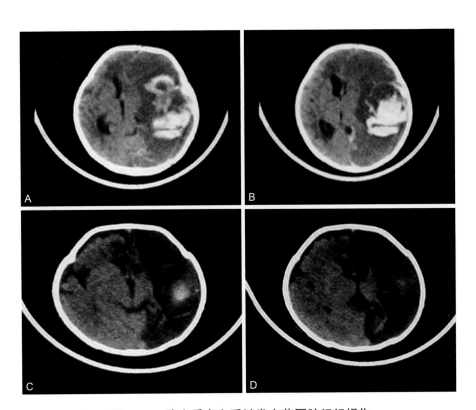

图5-15　脑实质出血后继发大范围脑组织损伤
足月新生儿，因晚发维生素K缺乏而发生左侧脑实质出血。
A、B. CT检查显示出血早期，同时由于出血灶压迫，周围大范围脑水肿，脑室受压，中线向对侧偏移；C、D. 发病后3个月。原出血灶已大部分消失，但由于早期不可逆的脑水肿，使左侧脑半球几乎全部液化

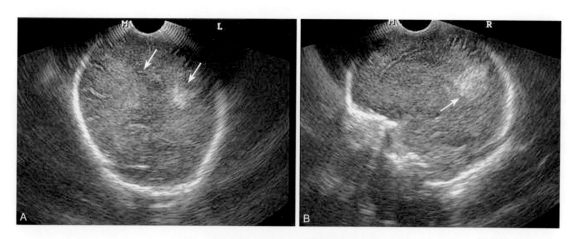

图 5-16　DIC 时脑实质出血

A, B. 显示了 DIC 时不同期多灶脑实质出血

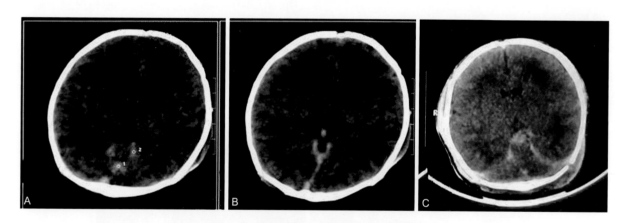

图 5-17　CT 显示的蛛网膜下腔出血

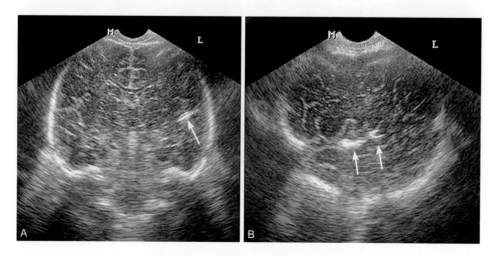

图 5-18　B 超显示的蛛网膜下腔出血

A, B. 不规则短线状强回声，为沿外侧沟部位的蛛网膜下腔出血

丘脑、基底核出血的超声检查特点：

1. 出血部位　在新生儿期，丘脑、基底核复杂的解剖结构在影像上无明显界限，因此是根据出血所在位置，作出判断。冠状面所见，靠近脑中线部位的是背侧丘脑出血（图 5-19），偏向外侧部位的是基底核出血（图 5-20）。在矢状面，背侧丘脑出血贴近中线，而在旁矢状面所见的出血是基底核出血。

2. 影像特征　此部位出血的超声影像特征如一般出血规律。但相对而言，出血量较少，且局限，多数病例呈现出血逐渐吸收过程，仅少数病例最终液化形成囊腔。

（五）小脑出血

小脑出血（intracerebellar hemorrhage），多发生于早产儿，出血可原发于小脑，也可由脑内其他部位出血蔓延而来。小脑出血可能与血流动力学等多种因素有关，在早产儿需特别注意的病因是枕骨骨折或枕部受外力压迫，损伤小脑部位血管而致出血。

小脑出血的超声影像学特点：

1. 小脑的组织结构在超声影像上回声强度较高，出血时是在高回声基础上进一步增强。

2. 小脑出血可发生在单侧，也可发生在双侧，当一侧的小脑半球回声高于对侧，或某一局部回声高于其他部位时，应首先考虑到出血的可能性。

3. 临床所见小脑出血多数情况下较局限，故最常见的结局是出血吸收，很少见到液化灶（图 5-21）。

4. 小脑位于颅底正中部位，位置较深，因此必须调整超声探头的扫描深度，足以探查到小脑。扫描选取冠状面脑室中央部－后角层面，或正中矢状面观察。

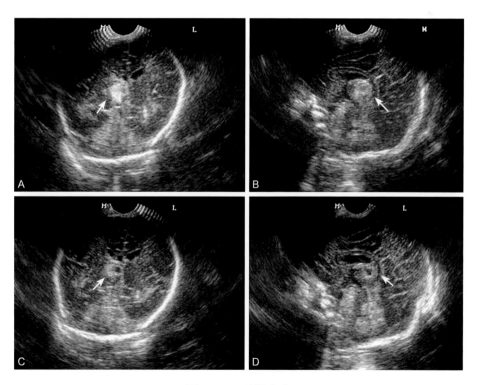

图 5-19　丘脑出血

A, B. 分别为冠状面和正中矢状面显示的早期出血强回声团块；C, D. 显示同一部位强回声团块中间已出现无回声区，提示出血在吸收过程中

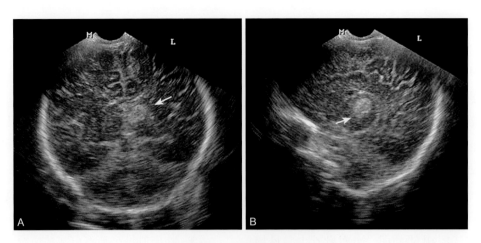

图 5-20　基底核出血
A,B.分别为冠状面和旁矢状面显示的基底核出血

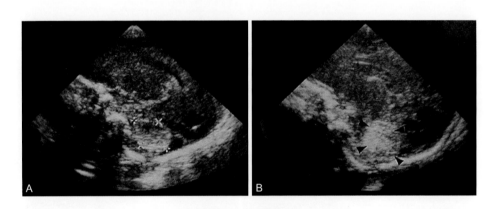

图 5-21　小脑出血
A,B.均为正中矢状面显示的小脑出血

四、超声诊断颅内出血的鉴别诊断

颅内出血的基本超声影像特征是出血部位回声增强,继之出血快凝聚或红细胞崩解的液化过程,结合规律性的常见出血部位,不难诊断。临床所遇,以下情况需予以鉴别诊断:

(一)室管膜下出血后期

室管膜下出血在特定部位发生,之后在侧脑室前角下缘或侧脑室前角与中央部交界处形成小囊腔。有学者提出宫内感染也会在脑室周围形成小囊腔。二者鉴别的要点是:

1. 部位　出血部位如前述,感染所致的组织破坏不限于此;

2. 囊壁　出血后液化形成的小囊腔,往往因高铁血红素等物质附着,囊壁为强回声,而感染所致组织破坏的液化灶不一定有明显囊壁;

3. 其他　围产期感染,尤其宫内感染,必有临床相应病史、症状、体征和实验室检查依据,不会孤立脑内受损。

(二)脑实质出血

脑实质发生的明显的强回声团块需与占位性病变相鉴别,其要点是:

1. 病变过程　出血后超声动态观察,可见到

明显的出血（回声渐强）、血块固缩（病灶变小、边界清晰，强回声）、液化（回声由低渐无回声）过程。当颅内肿瘤占位时，也可存在其内血管破裂出血过程，但变化规律不同，表现为到一定程度就终止不变。

2. 血流　应用彩色多普勒超声监测时，在大的出血团块内无血流影像，但在肿瘤增生性病变有时可见血流影像。如是血管性肿瘤，如动静脉瘤，显示丰富的血管团。

3. 高度可疑肿瘤占位时，应外科协助确诊。

（三）出血后静脉性梗死

出血后静脉性梗死应与脑室周围白质损伤相鉴别。

1. 病因　二者病因各异。前者源于出血，使局部静脉回流受阻，故超声检查时总能发现较重的室管膜下或脑室内出血表现。后者是由于脑室周围动脉供血障碍，缺血性脑损伤，更多存在的是脑灌注障碍病因。

2. 部位与形态　出血后静脉性梗死最常见部位是侧脑室角极的外上方，或侧脑室中央部临近部位，病灶呈半圆、椭圆形，多单侧发病。早产儿脑室旁脑白质损伤的常见部位在侧脑室前角附近、半卵圆中心附近和后角三角区附近，范围较广，多双侧脑室旁同时发生。

（四）宫内发生的颅内出血

当母亲孕期存在血小板减少，疾病或药物等高危因素导致凝血功能障碍时，有可能导致胎儿在宫内即发生颅内出血，出血量和出血部位各不相同。出血量少时，生前超声不易诊断，出血量大时容易发现。

这些患儿生后B超检查可确切诊断，但可处于出血不同阶段。如颅内出血源于出凝血机制异常，会反复发生出血，超声所见，新近发生的活动出血灶、稳定的出血团块和出血已吸收的液化

灶并存。其他原因所致的宫内一次性出血，生后检查，多已进入出血晚期，以液化灶形式出现，其中以室管膜下出血后的小囊腔最多见。

五、新生儿颅内出血超声筛查与检查常规

（一）筛查

1. 对胎龄≤32周的早产儿，应在出生3天内常规实施床边颅脑超声筛查[6,7]。

2. 对大胎龄高危新生儿，如母亲孕期存在与胎儿、新生儿颅内出血相关的高危因素，或与颅内出血相关联的新生儿自身严重疾病的，均应作颅内出血筛查[8,9]。

（二）复查

原则上，对已发生颅内出血的病例，应超声复查至出血稳定或达到最终结局，视出血量多少酌情而定。

1. 对少量的室管膜下出血、脑室内出血等，因出血量很少，凝固、吸收很快，2~3天后复查即可。由于此类局灶性出血对后期基本无影响，即使不复查，也无大碍。

2. 对较大量的活动性出血，包括Ⅲ度以上的脑室内出血和大范围脑实质出血，必须动态观察出血至稳定，甚至早期出血活动阶段需每日B超检查，后期酌情减少复查次数，最好能观察到出血吸收、液化、机化的最终结局。

3. 对Ⅲ~Ⅳ度脑室内出血，应警惕出血并发症的发生。

出血后梗阻性脑积水多发生在出血后1~2周时，应适时复查，注意是否有脑室进行性增宽，发展为脑积水的趋势，对进展较快的脑积水病例，提示需尽早作外科手术，减缓颅内压。对缓慢进展性脑积水，需根据实际情况制定复查方案，不失临床治疗时机。对所有脑积水患儿，临床和影像学随访、评价至少到1岁。

如发生出血灶周围或更大范围水肿，即可能发生了动静脉脑梗死，需动态观察脑组织损伤过程和结局，直至 3~4 周。

（周丛乐）

参考文献

[1] Plaisier A, Raets MM, Ecury-Goossen GM, et al. Serial cranial ultrasonography or early MRI for detecting preterm brain injury? Arch Dis Child Fetal Neonatal Ed 2015; 100: F293.

[2] Gili Kenetb, Amir A. Kupermana, Tzipora Straussb, Benjamin Brenner Neonatal IVH–mechanisms and management. Thrombosis Research. 2011, 127 Suppl (3) S120-S122

[3] Margaretha J. Brouwer, Linda S. de Vries, Karina J. Kersbergen, Nicolaas E. van der Aa, . Effects of Posthemorrhagic Ventricular Dilatation in the Preterm Infant on Brain Volumes and White Matter Diffusion Variables at Term-Equivalent Age. J Pediatr 2016; 168: 41-9.

[4] Papile LA, Burnstein J, Burnstein R, et al. Incidence and evolution of subependymal and intraventricular hemorrhage: a study of infants with birth weight less than 1500 g. J Pediatr 1978; 92: 529-534.

[5] Volpe JJ. Intracranial hemorrhage: Germinal matrix-intraventricular hemorrhage. In: Neurology of the Newborn, 5th ed, Saunders, Philadelphia 2008. p. 517.

[6] Al-Abdi SY, Al-Aamri MA. A Systematic Review and Meta-analysis of the Timing of Early Intraventricular Hemorrhage in Preterm Neonates: Clinical and Research Implications. J Clin Neonatol, 2014, 3: 76.

[7] Bhat V, Karam M, Saslow J, et al. Utility of performing routine head ultrasounds in preterm infants with gestational age 30-34 weeks. J Matern Fetal Neonatal Med, 2012; 25: 116.

[8] Hany Aly, Tarek A. Hammad, Jonah Essers , Jen T. Wung. Is mechanical ventilation associated with intraventricular hemorrhage in preterm infants? Brain & Development. 2012 (34): 201-205

[9] Shahab Noori, Michael McCoy, Michael P. Anderson, Faridali Ramji, Istvan Seri. Changes in Cardiac Function and Cerebral Blood Flow in Relation to Peri/Intraventricular Hemorrhage in Extremely Preterm Infants. J Pediatr 2014; 164: 264-70.

第六章

早产儿脑白质损伤及超声诊断

第一节　早产儿脑白质损伤

随着围产医学的发展，早产儿的存活率提高。我国早产儿发生率为 8%～10%，每年有 120万 ～150 万早产儿出生。其中胎龄 <32 周的早产儿和 / 或极低出生体重儿（very low birth weigh infant, VLBW）占 16%，即每年约 30 万例。早产儿为脑白质损伤的高危人群，严重者发生脑白质软化。早产儿脑室旁白质软化（periventricular leukomalacia, PVL）是影响早产儿的主要脑白质损伤形式，是指脑室周围深部白质局灶性坏死伴其后的囊性变，造成小儿神经系统后遗症，如脑性瘫痪、视听功能异常等。弥散性脑白质软化是早产儿最常见的脑损伤形式，也是造成认知障碍和神经发育异常的主要原因[1]。

一、流行病学

PVL 主要发生于胎龄小于 32 周的早产儿和极低出生体重儿。美国低于 32 周出生的婴儿约占全部活产儿的 2%，极低出生体重儿（<1500 g）约占全部活产儿的 1%。这些人群中，通过超声检查发现的脑室周围 PVL 发病率范围是 5%～15%，通过 MRI 检查发现的弥散性 PVL 的发病率甚至高达 50%～70%[1]，对夭折的极低出生体重儿行神经病理检查，25%～75% 的患儿有 PVL[2]。

二、病因和发病机制

任何可能导致早产儿缺氧缺血的病因均可导致 PVL 的发生，产前、产时、产后发生的各种缺氧缺血，包括母亲妊娠多种并发症如母胎盘剥离、脐带脱垂、先兆子痫等，早产儿自身疾病如新生儿低血压或休克、反复呼吸暂停、呼吸窘迫综合征等。另一个常见的原因的感染，包括产前、产时、产后的感染，如胎儿宫内感染 / 母亲羊膜腔感染、绒毛膜羊膜炎、新生儿脓毒症等。此外研究显示多种宏量与微量营养素与白质发育和损伤有关，如糖、蛋白、脂肪酸、胆碱、铁等不足可影响髓鞘发育和星形胶质细胞功能[3]。

PVL 主要的发病机制与以下几方面有关。

（一）早产儿血管解剖特点

早产儿脑血管的解剖学特点使早产儿易出现白质损伤甚至软化。脑室周围的白质由穿入深部长穿通支供血，长穿通支在妊娠 24～28 周发育成熟；皮层下白质由短穿通支供血，短穿通支在妊娠 32～40 周发育成熟。血管未完全发育会导致脑室周围及皮层下白质形成血管化减少的边缘带，此区域易出现血供减少而导致白质损伤。

脑血管的自动调节功能是机体为维持足够的脑灌注压所需要的，正常情况下，脑血管具有自动调节功能，随着脑灌注压的增高或降低，脑血管随之收缩或扩张，以维持脑组织的正常灌注。早产儿由于血管发育不成熟，自主调节功能差，当出现体循环低血压时，可导致脑灌注降低。在各种病理因素下如窒息、低氧血症、低碳酸血症等，脑血管自动调节功能受损，也会加重脑灌注降低，最终导致或者加重白质损伤。

（二）少突胶质前体细胞的易感性

临床研究表明，胎龄小于 32 周的早产儿是 PVL 最易发生的时期，这个时期脑白质内的细胞主要是晚期少突胶质细胞前体。早产儿在出生后的疾病状态以及血管发育及自主调节功能的问题，易发生缺血性损伤，兴奋性氨基酸谷氨酸在缺血性损伤后增加，通过体外实验细胞培养显示，分化中的少突胶质细胞前体容易被谷氨酸诱导死亡。在新生鼠缺氧-缺血模型中，晚期少突胶质前体细胞缺氧-缺血具有选择性易感性，而早期少突胶质前体细胞或成熟少突胶质前体细胞却非如此[4]。

（三）炎症和细胞因子

母亲或胎儿感染和细胞因子释放参与了 PVL 的发生。临床研究表明，目前有绒毛膜羊膜炎、胎膜早破、阴道细菌定植母亲所生的早产儿更常发生 PVL。感染导致早产的发病机制为释放促炎症细胞因子，导致胎儿炎症反应，与发展成为脑室周围白质软化及脑性瘫痪相关。

在母亲感染导致宫内感染（如绒毛膜羊膜炎）和胎儿高细胞因子血症研究中发现，促炎症反应导致新生儿白质损伤、PVL 及其后的脑性瘫痪。在这个模型中，胎儿脑的促炎症细胞因子的产生导致少突胶质细胞发育异常，从而使白质髓鞘化减少。研究者报道，母羊膜液中 IL-1β、IL-6 增加的新生儿，在生后 3 天内脑白质损伤的发生风险增加了 4~6 倍，脑性瘫痪的发生风险增加了 6 倍。

在生后短时间内死亡的新生儿脑组织切片的免疫组化中研究中发现，88% 有 PVL 证据的新生儿的有一种、两种或者三种炎症因子（TNF-α，IL-1，IL-6）存在，而没有 PVL 证据者为 18%。这些细胞因子定位在星形胶质细胞和小胶质细胞（脑巨噬细胞），其他研究亦证明了细胞因子的组织学表达，尤其是在 PVL 损伤部位 TNF-α 的表达。

整个白质损伤的主要病理学特征是髓磷脂的损伤和丢失。少突胶质细胞是髓磷脂的来源，其前体在髓鞘化过程中尤其易损，这种髓磷脂的损伤和丢失在孕 28 周到 32 周中更多见。TNF-α 和 IL-β 导致了少突胶质细胞坏死及 / 或凋亡，刺激星形胶质细胞导致髓磷脂和胶质细胞的丢失，从而导致 PVL。

另一项研究显示，在编码 IL-6 的基因启动子区域存在遗传变异可能导致 IL-6 生成增多，使胎龄小于等于 32 周的早产儿发生 PVL。因此尽管认为 PVL 不是一种遗传病，但母亲或胎儿基因组的单个遗传变异可能导致早产儿易发生白质损伤[5]。

三、神经病理

一般在缺氧缺血后 6~12 小时出现细胞凝固坏死，24~48 小时后可见小胶质细胞渗出，其后反应性星型胶质细胞增生。在 2~3 周后，组织开始溶解形成小囊腔，常为多灶性。随着胶质细胞的增生，囊腔常常逐渐缩小或消失，遗留后侧脑室增宽。少突胶质细胞的受损可导致投射纤维和联络纤维髓鞘化障碍，胎龄 23~32 周出生的早产儿易发生脑室周围白质软化，与脑性瘫痪的发生相关。相比之下，发生率高的弥漫性的脑白质损伤常见于存活的胎龄小于 28 周的早产儿，病理改变为晚期少突胶质细胞前体或不成熟少突胶质细胞弥漫性损伤，很少形成囊腔，其神经系统结局以认知功能障碍为主。通过对早产儿长期随访的临床研究发现，脑白质软化的患儿随访至儿童期

（平均年龄 5.6 岁），通过脑 MRI 检查发现其丘脑存在萎缩且伴结构异常，因此丘脑损伤是引起脑白质软化患儿中常见的认知功能缺陷的原因之一。

四、早产儿脑白质损伤的分类

根据受损白质所处的位置，脑白质损伤分为脑室周围白质损伤及弥散性脑白质损伤，严重者发生白质软化。根据白质软化灶的多少分为单灶性及多灶性白质软化。

1. 脑室周围白质损伤　是传统概念中最经典的早产儿脑白质损伤的类型，主要发生在长穿通支动脉的终末供血区，损伤集中分布于脑室周围，是最严重的脑白质损伤结局。也有人称为"囊性脑室旁白质软化"。病灶一般位于侧脑室周围白质，如前角和体部周围白质，即半卵圆区（大脑前动脉和中动脉的终末供血区），以及侧脑室三角区和枕角周围白质（大脑中动脉和后动脉的终末供血区）。白质区有一个或多个局灶性坏死灶，最终囊腔，多见于 23～32 周的早产儿。

2. 弥散性脑白质损伤　是另一种类型的脑白质损伤，也是脑白质损伤最常见的类型。白质损伤比较广泛、弥漫，脑室周围白质和皮质下白质均受累。病变范围较大，可以在侧脑室附近，也可以从侧脑室附近弥散至皮层下，最终病变可以形成软化灶，亦有患儿不形成软化灶，而是表现为脑整体性的白质容积减少。

五、临床表现

PVL 在新生儿期无特异的临床症状和体征，所以，根据临床表现很难早期诊断。根据损伤部位的不同，以后可出现各种后遗症改变。位于侧脑室前角外上方的局灶性 PVL 主要引起痉挛性肢体瘫痪，以下肢多见。位于枕部三角区的局灶性 PVL 可引起视力障碍，如斜视、眼球震颤等。弥散性 PVL 主要引起认知功能障碍、学习困难和行

为异常等。

六、诊断

对于胎龄小于早产儿，有围产期或新生儿期任何缺氧、缺血或感染的高危因素的患儿均需警惕 PVL 的发生。因 PVL 在新生儿期无特异的症状和体征，故很难根据临床表现做出早期诊断。脑白质软化的诊断需要行神经影像学检查，包括头颅超声、MRI 检查。

颅脑超声检查方便易行，便携、无辐射及低成本，可连续动态观察新生儿颅内病变，可对早产儿行常规颅脑超声检查，包括早期的脑水肿期、典型的囊性变期以及后遗症期的表现。美国神经病学学会建议对小于 30 周早产儿常规行头颅超声检查：对出生体重小于 1000 g 的早产儿在生后 3～5 天进行首次超声筛查早期的白质回声增强，如"光晕征"或"高回声"，生后 10～14 天监测第 2 次超声时可以囊肿形成，第 3 次超声（28 天）检测可发现所早期脑室扩大，建议出院前完成最后一次超声筛查。除囊性 PVL 之外，连续超声还可以检测到与神经发育落后相关的脑萎缩，包括蛛网膜下腔扩大、纵裂增宽和皮层沟回的减少。但头颅超声对弥漫性 PVL 不敏感。MRI 对脑室周围白质软化及弥漫性白质软化的诊断均较有价值。

（一）不同阶段的影像学检查重点 [6, 7]

1. 损伤早期　多在损伤后 1～2 周内，需注意脑室周围白质水肿的发生，是否伴随皮层下白质损伤，同时注意灰质其他深部神经核团的损伤。

2. 白质软化期　一般在损伤后 2～4 周最为明显，软化灶集中于双侧脑室周围及背侧。

3. 损伤后期　以脑容积减少为突出特点，由于损伤后灰白质丢失、萎缩和脑发育障碍所致。在损伤 1～2 个月后逐渐明显，影像检查所示为侧脑室、第 3 脑室增宽，脑裂、脑外间隙增宽，丘脑变小，脑皮层变薄，脑沟回形态改变等。

（二）影像检查方法的选择

1．颅脑超声　无创、便捷，可床边检查。对高危早产儿应在生后 1 周内常规筛查，存在白质损伤者在 1 个月内每周复查，后期酌情复查，原则是观察到病变的发生、严重程度及结局。

2．MRI　分辨率高，观察视野清晰、完整，对有脑白质损伤高危因素、颅脑超声异常的早产儿，尤其严重脑白质损伤者，建议行 MRI 检查，包括 T_1、T_2 加权相，弥散加权磁共振（diffusion weighted magnetic resonance imaging, DW-MRI），评价损伤的广泛程度及严重程度。

3．其他影像技术的应用

（1）脑容积定量分析：对严重、广泛的脑灰质、白质损伤患儿，后期可采用 3D 超声行脑容积测量，也可应用 MRI 行脑白质容积和皮层厚度测量。

（2）脑白质纤维束发育的评价：对于严重脑白质损伤患儿，可在后期行弥散张量磁共振（diffusion tensor magnetic resonance）检查，了解白质纤维束发育及走形。

4．脑功能检查　在高危因素影响下，早产儿脑白质损伤前及损伤急性期，可发生脑功能改变。尽管脑功能检查存在非特异性，但在预测脑损伤发生、评价损伤严重程度及预后方面，仍有积极的参考价值。目前已用于临床和正在研究探索中的方法如下：

（1）脑电生理检查：脑电图（EEG）是评价神经元电活动的传统方法，近年被我国学术界所接受的振幅整合脑电图（amplitude integrated electroencephalography, aEEG）技术更适于早产儿的脑功能临床监测。早产儿脑白质损伤时最常见的细胞电活动改变是自身脑成熟度基础上的低电压和电活动迟滞。

（2）脑代谢检查：应用磁共振波谱（magnetic resonance spectroscopy, MRS）检测脑内神经化学成分，了解神经发育与损伤状况。应用近红外光谱技术（near-infrared spectroscopy, NIRS）了解脑损伤时脑血容量、细胞氧代谢变化。

七、治疗

目前尚无可推荐于临床使用的针对早产儿脑白质损伤的特异性治疗药物。避免脑缺血、及时治疗母亲绒毛膜羊膜炎很重要。抗凋亡剂（自由基清除剂、谷氨酸受体拮抗剂、米诺环素、促红细胞生成素 [8] 和托吡酯）值得进一步研究。动物实验提示，少突胶质细胞前体细胞移植可以起到组织保护的作用。

八、对高危早产儿的综合管理

（一）产科

产科水平的提高及孕产妇保健的广泛开展是减少围生期窒息、预防母 / 胎感染、早产发生的最为重要措施。治疗母亲合并症，防治母子间感染的传播，尽量延长孕周，减少小胎龄早产。

（二）儿科

提高 NICU 救治水平，出生时规范复苏，转运过程中适宜温度管理及呼吸管理，维持稳定的血压，特别重要的是维持脑灌注压，保证适宜和稳定的脑血流及氧合，避免低碳酸血症，积极控制感染。合理的肠内肠外营养，避免和减少宫外发育迟滞。

1．生后常规影像筛查、检查　早期及时发现脑白质损伤。

2．定期随访

（1）体格发育；

（2）神经发育：发现神经异常症状体征如运动障碍、惊厥、认知障碍、癫痫等；

（3）视听障碍；

（4）行为心理异常。

3．对后期发育中存在问题的小儿，需要多学

科间的联系与协作，包括物理康复科、小儿神经科、小儿神经外科、五官科、儿童保健科、精神科等。建议建立早产儿神经重症监护团队（多学科），进行个体化干预。

九、神经发育预后

囊性 PVL 容易导致更加深层的损伤，破坏控制下肢功能的更内侧的神经纤维，导致痉挛性瘫痪，上肢功能障碍可能与更多的外侧神经纤维损伤相关。开始时，受影响的婴儿可能有音调低和头部控制减弱。几个星期后，如果未实施早期适应性定位锻炼，特异的痉挛性双瘫（即音调高尖、深肌腱反射活跃、大运动异常、精细动作协调、下肢剪刀样改变和挛缩）将出现。广泛的白质受累可能会导致四肢瘫痪。对于弥散性 PVL，预示着可能有运动障碍，或者更微小的神经发育异常及神经精神疾病。白质间联合的纤维损伤可能会导致智力障碍和学习困难。

（侯新琳）

参考文献

[1] Bass WT. Periventricular leukomalacia. Neo Reviews, 2011, 12: e76-84.

[2] Volpe JJ. Neurology of the Newborn, 4th ed, WB Saunders. Philadelphia. 2001.

[3] Ramel SE, Georgieff MK. Preterm Nutrition and the Brain. World Rev Nutr Diet, 2014, 110: 190-200.

[4] Back SA, Han BH, Luo NL, Chricton CA, Xanthoudakis S, Tam J, Arvin KL, Holtzman DM. Selective vulnerability of late oligodendrocyte progenitors to hypoxia-ischemia. J Neurosci. 2002; 22(2): 455.

[5] Härtel C, König I, Köster S, Kattner E, Kuhls E, Küster H, Möller J, Müller D, Kribs A, Segerer H, Wieg C, Herting E, Göpel W. Genetic polymorphisms of hemostasis genes and primary outcome of very low birth weight infants. Pediatrics. 2006; 118(2): 683.

[6] 周丛乐，汤泽中，侯新琳. 新生儿神经病学. 北京：人民卫生出版社，2012: 376-382.

[7] Ferriero DM, Miller SP. Imaging selective vulnerability in the developing nervous system. J Anat, 2010, 217: 429-435.

[8] Leuchter RH, Gui L, Poncet A, Hagmann C, Lodygensky GA, Martin E, Koller B, Darque A, Bucher HU, Huppo PS. Association between early administration of high-dose erythropoietin in preterm infants and brain MRI abnormality at term-equivalent age. JAMA, 2014, 312: 812-824.

第二节 早产儿脑室旁白质损伤的超声诊断

脑白质损伤（white matter injury, WMI），是早产儿特征性的脑损伤形式之一。早产儿脑白质损伤被分为脑室旁白质损伤和弥散性脑白质损伤两种类型，可由此可引发小儿远期多方面神经缺陷，故近年将之统称为早产儿脑病（encephalopathy of prematurity），但这仅是组织病理学概念，并不作为确定的临床诊断名称[1]。

脑室旁白质软化（periventricular leucumalacia, PVL）是早产儿脑室旁白质损伤最严重的结局，是人们最早认识的白质损伤类型，可追溯到一百多年前，1867 年 Virchow 首先对早产儿白质损伤作了描述。早期尸体解剖报告早产儿脑室旁白质软化的发生率为 20% 左右，之后影像学检查广泛应用，发现存活的早产儿不同程度脑白质影像改变者高达 25%～75%，损伤较轻者，病变可逆，少部分形成 PVL，近年 PVL 发生率已降为 5% 左右。发病集中在低于 32～34 周的早产儿。损伤的基本原因在于：①脑血管发育不成熟，在功能上维持"压力被动性血流"的特点，疾病状态下脑室周围白质发生缺血性损伤；②感染后炎症因子造成脑白质炎症性损伤。这些高危因素共同作用于组成神经轴突髓鞘的少突胶质细胞，在小胎龄早产儿少突胶质细胞前体（pre-oligodendrocytes）对缺血和炎症损伤的易感性很高。当缺血和炎症侵袭后，兴奋性氨基酸、自由基、一氧化氮等参与了全部损伤过程。

发生脑白质损伤的早产儿在临床上多无神经系统症状体征，影像学检查就成了确诊的关键性手段。鉴于颅脑 B 超无创、便捷、可床边操作的优势，成为对脑室旁白质损伤筛查、动态观察、诊断的首选方法，其敏感性、特异性得到充分肯定。依据早产儿脑室旁白质损伤的发生、发展过程，超声注重 3 个阶段的影像变化。

一、脑室旁白质软化

如前所述，PVL 是早产儿脑白质损伤最常见的严重结局[2]，因此也被人们称之为"经典型 PVL"（classic PVL）或直白地称为"囊性 PVL"（cystic PVL），超声对 PVL 诊断敏感性很高，以无回声暗区为特点（图 6-1）。

（一）软化灶出现时间

一般在白质损伤后轴突断裂，并不断融合，3～4 周左右在超声影像上软化灶显示已十分清晰，当软化灶达到直径 2 mm 以上时，超声可确诊软化灶形成。如出生后 1～2 周内即检出软化灶，提示在宫内脑白质损伤已经发生。

（二）软化灶分布部位

软化灶分布在在脑室周围，由此冠名"脑室旁白质软化"。常见软化灶出现的部位是：

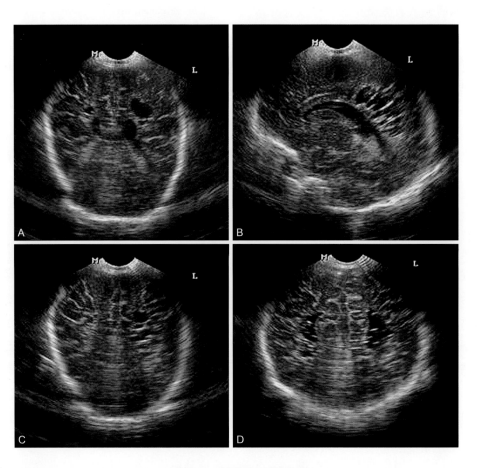

图 6-1　脑室旁白质软化

A.半卵圆中心软化灶；B.侧脑室背部软化灶；C.枕叶软化灶出现早期；D.枕叶软化灶融合形成大灶

1．侧脑室前角附近；

2．侧脑室中央部附近　多发生在侧脑室的外侧方和背侧，影像学将之称为半卵圆中心区域，此处白质软化的发生率很高；

3．侧脑室后角附近　称为后角三角区附近白质，涉及枕叶。

发生 PVL 的早产儿突出的后遗症是脑瘫和视听功能障碍，正是由于在上述部位支配躯体运动的神经纤维和视听投射纤维受波及之故。

（三）软化灶的形态与数量

在超声影像上刚刚出现的软化灶一般很小，无包膜，甚至小到不好确定，在显微镜下才可看清。之后小软化灶逐渐融合，就此，可以认为软化灶是无计其数的。软化灶越大、越多，说明局部组织丢失越严重。融合后的软化灶可以单灶形式存在，也可多个软化灶聚集，严重者大小不等的多个软化灶可由侧脑室前角附近一直延续到后角附近[3-4]。小于 1 mm 的软化灶，B 超难以识别，仅在病理检查时显微镜下可见。

（四）感染后白质软化

当新生儿患感染性疾病时，机体产生的炎症因子经过血脑屏障进入脑，激活小胶质细胞，并产生活性氧、活性氮，引发炎症性损伤，选择少突胶质细胞前体。因此，感染后炎症性白质损伤不同于前述单纯缺血所致的脑室旁白质软化，病变更广泛，不拘泥于脑室周围。病变早期可见脑实质内多处分布的高回声团，后逐渐聚集，变为强回声团，并逐渐液化，形成较大软化灶，在深部白质和皮层下白质区域广泛分布（图 6-2）[5]。

（五）脑室旁非囊性白质病变

脑室旁非囊性白质病变是发生在脑室周围更微小的白质损伤类型，病灶直径＜1 mm，病理检查可见病灶及其周围胶质增生及瘢痕，但未形成软化灶，因此被称为"非囊性 PVL"（noncystic PVL）（图 6-3）。对如此小的病灶，早期影像学检查是难以发现的，但不可能仅发生单灶病变，故有时在病变后期 MRI 可显示局部异常信号。可见，后期 B 超检查对局灶性回声异常也不应忽视。

这种脑室旁非囊性白质病变发生率并不低，有研究报告，在存活的早产儿中，约为 25%～35%。尽管未形成软化灶，但在病理上同样是少突胶质细胞前体的损伤，并伴随后期髓鞘化异常，与不良的神经预后有关联的，因此是值

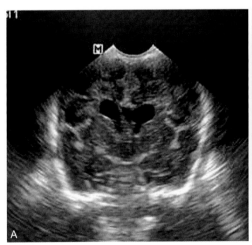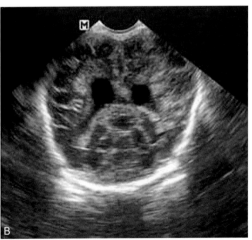

图 6-2　炎症性脑白质损伤

早产儿，生后患败血症，细菌性脑膜炎。A,B.两图显示双侧脑半球脑白质严重破坏，多灶性囊腔形成

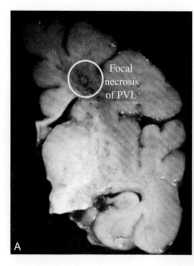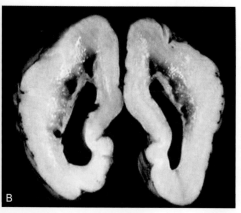

图 6-3　早产儿脑室旁白质损伤病理切片 [1]
A.非囊性脑室旁白质损伤；B.脑室旁白质软化

得重视的。

二、脑白质损伤早期

白质缺血或炎症因子侵袭 6～12 小时后，显微镜下可见轴突水肿，严重时轴突髓鞘上的少突胶质细胞不同程度地发生凝固性坏死，随之严重损伤的轴突开始断裂，同时小胶质细胞反应性增生。

这些病理改变在生后 1 周内的超声影像上会有相应体现，特征是病变部位回声增强。早期超声观察的要点是脑室旁白质是否发生了损伤及程度，即发展成为 PVL 的可能性 [6-7]。

（一）白质损伤的发生

脑室旁白质损伤病变区回声增强，且粗糙、不均匀。形成不规则条带、点片，有较明显的边界（图 6-4）。

早产儿脑发育不成熟，脑组织含水量多，胎龄越小，含水量越多，在超声影像上可以显示回声较强，但这种生理性状态的超声影像特点是回声均匀、细腻。与周围组织无界限，自然融合为一体。

（二）白质损伤程度

1. 脑室周围超声回声增强程度越重，发展为 PVL 的可能性就越大。定性评价常以脑室内脉络丛的回声强度作参照，当脑室周围回声强度等同于或高于脉络丛，病变往往不可复，可能逐渐出现 PVL。

2. 脑室周围回声增强的范围越大，提示损害越重，如范围局限，可复性大。

（三）损伤的演变

轻度的脑室旁白质损伤在生后 2 周左右原回声增强区域逐渐在影像上恢复正常，且不再进一步变化，这些小儿预后多是好的（图 6-5）。而上述严重白质损伤病例，有可能此时也经历一过性回声减低过程，但之后病变区却进行性向低回声、无回声发展，最终成为软化灶。

对于早期脑室旁白质损伤，MRI 有很好的诊断效果，尤其是弥散加权核磁成像（diffusion-weighted magnetic resonance，DW-MRI）对组织水肿诊断十分敏感，但由于生后早期的早产儿多有严重疾病，作 MRI 检查受限，故常规的 B 超筛查和细致的动态观察很重要。

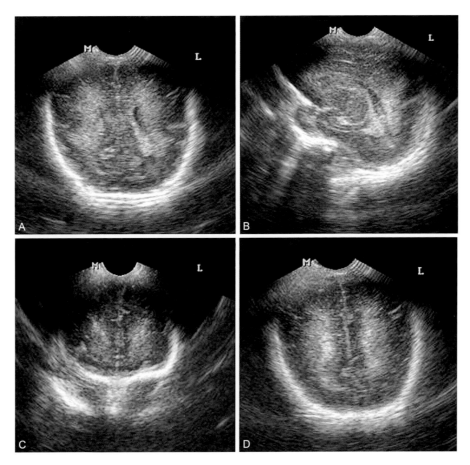

图 6-4　脑室旁白质损伤早期

A, B. 双侧脑室旁白质形成高回声宽带，部分等同于脉络丛，高回声区域存在边界，几乎包绕侧脑室；C. 双侧额叶白质回声不均，其上存在强回声点片；D. 枕叶白质区，回声不均匀

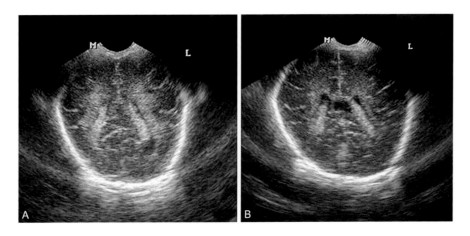

图 6-5　轻度脑室旁白质损伤

A. 脑室旁白质回声增强，回声强度低于脉络丛；B. 2 周后脑室旁白质回声恢复正常，病变呈一过性

三、脑室旁白质损伤后期

从病理学研究结果可以看出，早产儿脑室旁白质损伤后即有小胶质细胞和星形胶质细胞的增生，后期在损伤区域形成不同程度的胶质瘢痕，另外存活的白质纤维在继续发育过程中髓鞘化障碍、延迟，其共同的结果是脑白质容积减少，功能异常，成为小儿神经系统后遗症的病理基础，由此形成了脑室旁白质损伤后期的超声影像特点[8,9]。

（一）软化灶的变化

脑室旁白质软化灶形成后，小胶质细胞增生并填充其中，因此，2~3个月后较小的软化灶在影像上逐渐变小并消失，但局部回声可以稍强，轻度不均匀，是胶质瘢痕形成的结果。然而，在较大的白质软化灶，却难以被胶质细胞完全填充，

囊腔是长时间存在的。

（二）脑白质容积减少

1. 脑室增宽　是 B 超最易是别的影像特征：

（1）脑室呈现轻—中度增宽，张力不高，有时伴脑室变形，原因是脑室周围白质丢失、萎缩、发育障碍致使脑室被动型增宽，有别于脑积水时的脑室扩张；

（2）以侧脑室中央部—后角更为突出，原因是半卵圆中心、后角三角区附近白质最易损伤，损伤程度最重之故（图 6-6）。

2. 脑裂、脑外间隙增宽　B 超最易见的是脑纵裂增宽，有时也可见脑外间隙增宽。

脑白质容积减少是早产儿脑白质损伤的最终结局，也是影响白质继续发育的体现。B 超对脑室增宽显示清晰，故对出院后的早产儿随访中，定期 B 超复查，观察脑白质容积大小，是必检内容。

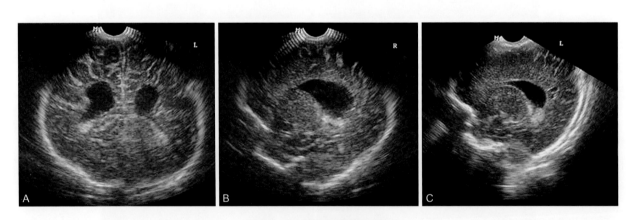

图 6-6　脑白质损伤后期
三幅图均显示双侧脑室中央部—后角增宽。　A.冠状面扫描，原有软化灶已在影像上消失；B.旁矢状面扫描，侧脑室中央部—后角明显增宽；C.在增宽的侧脑室旁隐约可见残存的软化灶

（周丛乐）

参考文献

[1] Volpe JJ. Neurology of the Newborn: 6th ed. Saunders, Philadelphia, 2016, 1453-1674.

[2] Volpe JJ. Brain injury in premature infants: a complex amalgam of destructive and developmental disturbances. Lancet Neurol. 2009; 8: 110-124.

[3] Billiards SS, Haynes RL, Folkerth RD, et al. Myelin abnormalities without oligodendrocyte loss in periventricular leukomalacia. Brain Pathol. 2008; 18: 153-163.

[4] Resch B, Resch E, Maurer-Fellbaum U, et al. The whole spectrum of cystic periventricular leukomalacia of the preterm infant: results from a large consecutive case series. Childs Nerv Syst. 2015; 31: 1527-1532.

[5] Dammann O, Leviton A. Intermittent or sustained systemic inflammation and the preterm brain. Pediatr Res. 2014; 75: 376-380.

[6] Inder TE, Anderson NJ, Spencer C, Wells S, Volpe JJ. White matter injury in the premature infant: a comparison between serial cranial sonographic and MR findings at term. AJNR Am J Neuroradiol. 2003; 24: 805-809.

[7] Haynes RL, Sleeper LA, Volpe JJ, et al. Neuropathologic studies of the encephalopathy of prematurity in the late preterm infant. Clin Perinatol. 2013; 40: 707-722.

[8] Kidokoro H, Anderson PJ, Doyle LW, et al. Brain injury and altered brain growth in preterm infants: predictors and prognosis. Pediatrics. 2014; 134: e444-e453.

[9] De Vries LS, Van Haastert IL, Rademaker KJ, et al. Ultrasound abnormalities preceding cerebral palsy in high-risk preterm infants. J Pediatr. 2004; 144: 815-820.

第三节　弥散性脑白质损伤

弥散性脑白质损伤是早产儿最常见的脑损伤形式，也是造成认知障碍和神经发育异常的主要原因[1]，白质损伤比较广泛、弥散，脑室周围白质和皮质下白质均受累。病变范围较大，可以在侧脑室附近，也可以从侧脑室附近弥散至皮层下，最终病变可以形成软化灶；亦有患儿不形成软化灶，而是表现为脑整体性的白质容积减少。其病因、发病机制等与早产儿脑室周围白质软化有共同之处（见本章第 1 节）。

2005 年 Volpe 提出“早产儿脑病”的概念[2, 3]，强调白质损伤同时伴有灰质神经元、丘脑、基底核等多部位的广泛性损伤，是早产儿发生脑性瘫痪、认知落后、视听功能障碍、癫痫等多种后遗症的基础[4]。

“早产儿脑病”这一观点为学术界重视，得到我国新生儿学界认同，部分单位已将其列为临床诊断，但是存在诊断范围过宽倾向。“早产儿脑病”涉及不同阶段的多重病理和病理生理问题，包括脑白质损伤的早期病理改变过程、损伤对早产儿生后早期脑发育的影响以及后期神经系统后遗症。表现为在新生儿期有白质损伤，同时伴有灰质神经元、丘脑、基底节等损伤，最终遗留神经系统后遗症。

从病理的角度看，“早产儿脑病”既有少突胶质前体细胞损伤，亦有神经元及轴突的变性及体积丢失，板下层神经元凋亡（大脑白质中的主要神经元，对皮层和丘脑的发育有重要意义），病变可以累积脑干、基底神经节、丘脑、大脑皮质及小脑，表现为受累部位体积减小。

早产儿弥散性脑白质损伤早期缺乏特异性神经系统症状和体征，脑内的病理改变需在随访过程中的影像学复查进行深入诊断，而后期的神经系统异常在发育过程中逐渐出现。因此不建议在早期将“早产儿脑病”作为独立的临床诊断，建议对早产儿脑白质损伤在不同疾病阶段“分层次”作出客观诊断：

1. 损伤早期（生后 1~2 周内），MRI 检查显示脑室周围及皮层下白质广泛严重损伤，同时伴有丘脑、基底核、脑干等多部位损伤，足以预见损伤后期脑内病理改变及临床神经系统后遗症时，可考虑作出“早产儿脑病”之诊断。

2. 损伤后 3~4 周，影像学检查显示脑室周围、皮层下液化灶形成，可维持原有诊断名称“脑室周围白质软化、弥散性脑白质软化”（图 6-7~图 6-9）。

3. 损伤后期（1~2 个月后），若头颅影像学检查在原有白质损伤基础上显示灰、白质容积减少，且有神经系统后遗症，可回顾性分析新生儿期曾发生过“早产儿脑病”。

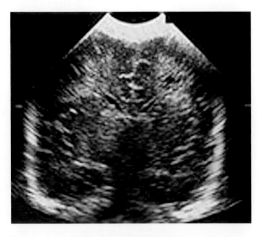

图 6-7   脑白质损伤

胎龄 29 周的早产儿,在纠正胎龄 36 周时出现难治性惊厥。鼻咽部肠道病毒培养阳性。右侧丘脑强回声,左侧脑室周围白质软化

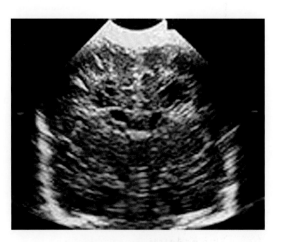

图 6-8   脑白质损伤

双侧侧脑室周围白质软化弥散至皮下

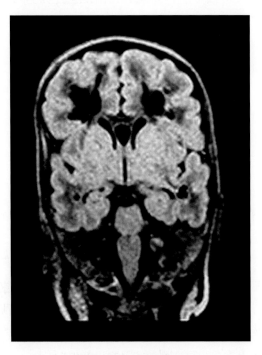

图 6-9   脑白质损伤

脑室周围白质软化,弥散性白质软化,颞叶白质软化

（侯新琳）

参考文献

[1]   Bass WT. Periventricular leukomalacia. Neo Reviews, 2011, 12: e76-84.

[2]   Volpe JJ. Encephalopathy of prematurity includes neuronal abnormalities. Pediatrics, 2005, 116: 221-225.

[3]   Volpe JJ. Brain injury in premature infants: a complex amalgam of destructive and developmental disturbances. Lancet Neurol, 2009, 8: 110-124.

[4]   Kostovie I, Kostovie-Srzentic M, Benjak V, Jovanov-Milosevic N, Rados M. Developmental dynamics of radial vulnerability in the cerebral compartments in preterm infants and neonates. Frontiers in Neorology, 2014, 5: 1-11.

第四节　超声在弥散性脑白质损伤诊断中的作用

弥散性脑白质损伤（diffuse white matter injury）是另一种早产儿脑白质损伤类型，顾名思义，此类脑白质损伤不局限于脑室旁，波及范围广，对小儿可造成多方面神经发育缺陷。

近十余年来人们对弥散性脑白质损伤高度重视，基于神经病理和影像学、脑科学研究，强调了在高危因素的作用下，不但会造成高危早产儿脑室旁白质损伤、还会发生皮层下脑白质广泛损伤，同时皮层灰质和丘脑、基底核等深部灰质损伤也会同步损伤，并阻碍了此后的脑发育过程，小儿后期会因此而出现严重的认知障碍等多重后遗症。Volpe 在 2005 年针对早产儿弥散性脑白质损伤提出了早产儿脑病（encephalopathy of prematurity）的新概念[1]，近年的病理学研究发现，脑室旁白质损伤的早产儿也存在后期白质髓鞘化延迟，皮层锥体细胞数减少，丘脑体积变小等多重发育问题，因此现将不同类型的白质损伤统归于早产儿脑病（参见本章第 2 节）。"早产儿脑病"拓宽了对早产儿脑白质损伤（white matter injury, WMI）的认识，特别是脑白质损伤时，连带灰质损伤，从这一高度重新认识早产儿脑损伤及其长远危害[2,3]。但需强调，早产儿有别于足月儿，早产儿脑病的内涵是一个病理学概念，并不提倡将其作为一个临床诊断名称。

早产儿弥散性脑白质损伤同样主要发生在胎龄 <34 周的早产儿，尤其是有孕产期高危因素和生后患有严重疾病，经历抢救的早产儿。此类损伤涉及范围广，因此对其诊断包括不同层面：①对白质损伤早期的诊断；②损伤后期的脑结构改变；③损伤对脑发育的阻碍。早产儿白质损伤时缺乏临床症状体征，毫无疑问，影像检查是关键性诊断手段，对一些更微观的组织结构变化，只能是病理学检查、研究的结果。

一、弥散性白质损伤早期的影像学诊断

（一）MRI 诊断

由于弥散性白质损伤波及范围广，故诊断效果最好的当属 MRI，分辨率高，视野完整，能够发现更微细的损伤病灶，很好地显示脑室周围、皮层下白质损伤时的异常信号，并可检出皮层、丘脑、基底核区灰质的损伤，是早期诊断弥散性脑白质损伤的唯一手段[4]，尤其是弥散加权成像（diffusion-weighted magnetic resonance, DWI），对损伤早期白质水肿性改变诊断效果最佳，利于早期诊断。有作者应用 DWI 对一组孕周 27 周的早产儿作了系列研究，发现生后 1 周内异常信号发生率为 21%，在随后的数周增至 53%，到矫正胎龄足月时，异常信号就增至 79%。MRI 所示的异常信号越广泛，提示脑组织受累范围越大，后期对脑发育的影响就越大（图 6-10）。

（二）超声诊断

颅脑超声扇形扫描的盲区难以发现处于脑边缘部位的皮层下白质损伤，对弥散性白质损伤的效果不及 MRI，尤其对皮层灰质的损伤不能诊断。但由于 B 超可床边检查，可在不便 MRI 检查不变的情况下起到一些弥补作用。

当生后早期 B 超检查时有以下影像改变，应警惕弥散性脑白质损伤的发生（图 6-11）：

1. 冠状面检查时，发现脑室周围异常的高回声向外周放散；

2. 旁矢状面检查时，脑室旁高回声继续蔓延，直至脑岛层面；

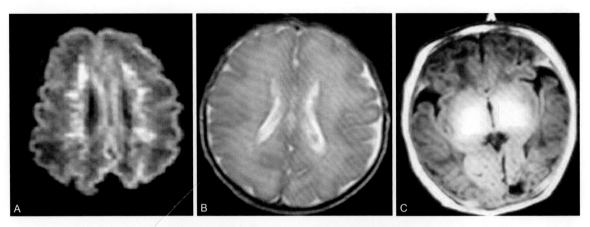

图 6-10　弥散性脑白质损伤早期 MRI 影像
A. DWI 影像；B. T2WI；C. T1WI，在广泛的白质损伤同时，显示双侧基底核区损伤

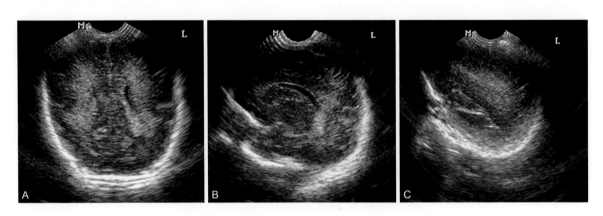

图 6-11　弥散性脑白质损伤早期超声影像
A. 侧脑室中央部—后角层面，双侧脑室旁显示较大范围且明显的高回声；B. 旁矢状面，可见高回声由脑室旁向脑边缘扩散；C. 脑岛层面，在脑岛上方显示大片不均匀的高回声

3. 当脑室旁白质损伤异常严重，回声增强明显，提示高危因素所致的脑损伤很重，重度脑室旁白质损伤必然伴随广泛的白质损伤。

二、弥散性白质损伤后期的影像诊断

弥散性白质损伤不一定发展为液化灶，但可以与脑室旁白质软化并存，极其严重时发展为脑室周围、皮层下白质区多灶性囊腔。弥散性白质损伤后主要的病理变化趋势是轴突减少，髓鞘化障碍，致使脑灰白质容积减少，超声与 MRI 可从不同的角度反映这些弥散性白质损伤后的脑内病理改变。

1. 脑白质容积变小　脑白质容积变小的主要影像特征是侧脑室增宽，脑裂及脑外间隙增宽，B 超与 MRI 均能很好地显示。

二维超声冠矢状面检查可形象地显示增宽的脑室形态，旁矢状面扣带回与脑室边缘贴近（图 6-12 ）。三维超声可定量测量脑白质体积 [5]。MRI 对弥散性脑白质损伤后期脑外间隙、脑裂增宽显示更全面（图 6-13 ），对这种非囊性白质损伤后期具有更敏感的诊断效果，甚至早期 B 超检查并未发现异常，这是其他影像方法所不及的，有的作者还作过脑灰质体积 3D 定量评价 [6, 7]。损伤后的白质容积变小在生后 1 ~ 2 个月后在影像上表现日益明显，以后多数无好转趋势。

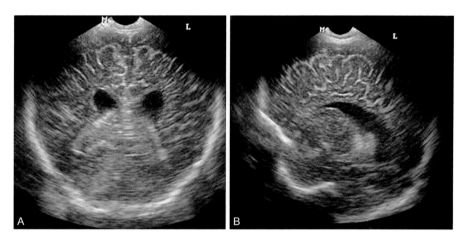

图 6-12 弥散性脑白质损伤后期超声影像

A.冠状面，双侧脑室增宽，脑纵裂及顶叶脑外间隙增宽；B.旁矢状面，显示侧脑室中央部—后角增宽，额顶叶脑外间隙增宽

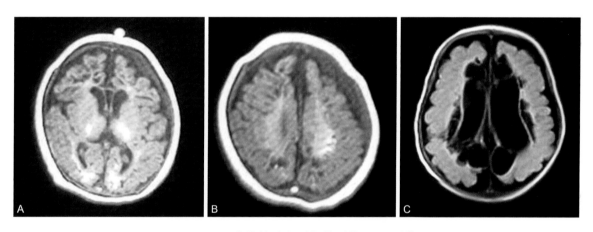

图 6-13 弥散性脑白质损伤后期 MRI 影像

A、B.显示白质损伤后期侧脑室增宽，脑外间隙增宽，皮层沟回变形；C.显示脑室增宽及脑外间隙增宽，脑实质极度减少，同时存在脑室旁软化灶

2．白质发育障碍 损伤后的脑白质发育障碍，往往在小儿 4～6 个月后出现明显的发育落后，只能通过不同的 MRI 检查获得信息。常规的 MRI 检查可显示脑白质髓鞘化落后于同龄正常儿（图 6-14）[8]。MRI 序列中弥散张量成像（diffusion tensor imaging, DTI）技术，可直观地显示脑白质纤维束的走行、方向、完整性，FA 值变化可以量化评价白质功能（图 6-15）。因此可作为后期评价白质神经纤维功能投射系的手段，解释临床运动功能障碍[9]。此项检查一般在小儿 6 个月后进行。

三、弥散性白质损伤时的灰质损伤

灰质由 6 层细胞构成，早产儿的灰质皮层很薄，早期损伤时影像学检查不易诊断。对丘脑、基底核深部灰质损伤有时影像学检查可发现，MRI 诊断敏感性高于 B 超。损伤后期，受损的灰质胶质化，形成不同程度的瘢痕，影像检查可显现更清晰（图 6-16），有些研究用三维技术作灰质容积的测量。灰质的损伤与小儿后期认知落后有密切的关系。

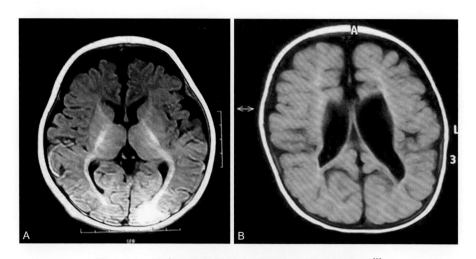

图 6-14 早产儿弥散性脑白质损伤后期髓鞘化延[8]

早产儿弥散性脑白质损伤，生后 6 个月 MRI 检查，A、B. 两图均显示髓鞘发育延迟，临床表现为发育落后

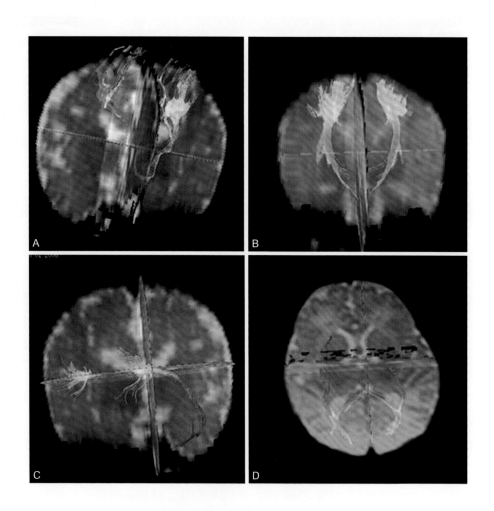

图 6-15 DTI 显示脑白质损伤后期白质纤维发育[8]

早期弥散性脑白质损伤小儿，后期发展为脑瘫，发育落后。6 个月行 DTI 检查。A. 皮质脊髓束残缺不全，右侧更著，走行中断；B. 为同月龄正常小儿的完整的皮质脊髓束影像；C. 视辐射，同样右侧走行中断；D. 为同月龄正常小儿完整的视辐射影像

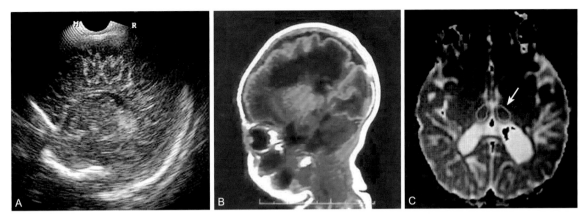

图 6-16　弥散性白质损伤时灰质损伤
A. 白质损伤 4 周后，超声检查显示不规则的脑沟回影像；B. MRI 检查，早产儿早期白质损伤后，皮层灰质发育不良；C. 白质损伤后期 MRI 检查，显示双侧丘脑体积明显变小

四、弥散性脑白质损伤对早产阶段脑发育的影响

胎儿脑发育过程大致可分为 3 个阶段：①妊娠 12 周前是脑的基本解剖结构形成期；②妊娠 13～27 周是神经细胞、胶质细胞增殖、迁移、定位期；③ 28～40 周在原有基础上脑继续发育期，仍有神经元生发、生长现象，并初步建立神经功能。因此，弥散性白质损伤会使早产儿脑的发育偏离正常轨迹，但对这个阶段脑发育的干扰，包括轴突、神经元的损伤，常规的影像学检查不易诊断脑内微结构变化，应用进展的 MRI 可能可从不同的侧面反映脑发育的异常，如：容量 MRI（volumetric MRI），纤维示踪成像（diffusion tractography），脑皮层表面测量（cerebral cortical surface-based measures），功能 MRI（functional MRI, fMRI）等。在此我们先从病理学研究的脑发育层面理解一下弥散性脑白质损伤可能对脑发育带来的干扰[10-11]。

早产儿自出生后至矫正胎龄达足月，脑的发育进程主要表现为以下几个方面：

（一）神经细胞的后期增殖与迁移

室管膜下神经细胞的增殖与迁移主要发生于妊娠 12～20 周，近年研究发现，此后仍有神经细胞的增殖、迁移现象，主要分布在脑室背侧脑管膜下区域（subventricular zone, SVZ）和脑室腹侧神经节隆起处的生发上皮（germinative epithelium, GE），尤其是 GABA 能神经元（GABAergic Neurons），65％ 起源于背侧室管膜下区域，约 35％ 源于脑室腹侧的神经节突起处的生发上皮。增殖的神经细胞首先迁移至皮层板（cortical plate）下区域（subplate zone），然后移入皮层，是建立皮层的基础，如 GABA 能神经元占脑皮层神经元的 20％ ～30％，集中于皮层的表层部位，介导神经系统快速抑制作用。故当板下神经元损伤及丢失，会影响皮层、丘脑的发育，减少神经轴突数量，与小儿后期的认识、运动缺陷是有关联的。

（二）少突胶质细胞、轴突与突触的发育

少突胶质细胞（oligodendrocytes, Ols）是构成神经轴突髓鞘的主要成分，在 24～40 周，少突胶质细胞处于分化与发育阶段，以未分化的少突胶质细胞前体形式存在于上行和下行的神经轴突上。所有未髓鞘化的少突胶质细胞前体全部转化为成熟的少突胶质细胞，形成具有髓鞘的神经轴突，需到足月以后。早产儿脑白质损伤时，胶质细胞分化与成熟的全过程会受到全面影响。

神经轴突（axons）是神经细胞发出的最长的突起，即神经纤维，走行与功能相同的神经纤维集结成束，组成了脑内神经投射系，诸多的神经纤维构成了脑白质。轴突的发育在妊娠 20 周后逐渐丰富，在妊娠后期发育完善并进入皮层，包括：①投射纤维：在此阶段从丘脑发出，先到达皮层板下区，然后在 24～32 周进入皮层；②联合纤维：连接双侧脑半球的胼胝体，并最终进入皮层；③连接纤：构成皮层间的轴突连接，在 24～32 周进入皮层板下，33～35 周进入皮层；④下行纤维：从皮层发出向下走行，如皮质脊髓束及皮质脑桥束等。早产儿白质损伤无疑对轴突发育是有干扰的。

突触（synapse）的发育起始于板下神经发育时期，当神经纤维向皮层延伸，皮层内神经元达到充分的分化与发育后，突触才能行使神经连接位点功能，这一发育现象也是在妊娠后期进行。

（三）皮层与深部灰质的发育

构成脑皮层的大多数神经细胞发源于 24 周前脑室管膜下区域，并迁移至皮层。在妊娠 24～32 周，脑皮层在原有基础上处于继续发育状态，伴随后期神经元增殖，树突轴突，突触等各种神经组织结构的发育，表层灰质形成，皮层厚度增加，皮层表面积不断增加，自 28～40 周，脑表面积和脑回快速增加，皮层容量较前增加 4 倍之多。

丘脑的主体发育在妊娠 20 周前，在妊娠后期仍有发育现象，后期迁移神经细胞与迁入皮层的细胞相似，主要是 GABA 能细胞，约占丘脑神经细胞的 30%，丘脑的良好发育，是人脑完成多种高级认知功能的重要保障。在发生白质损伤的早产儿丘脑部位神经元不同程度丢失，并有胶质细胞增生。

综上所述，早产儿发生弥散性脑白质损伤时，其危害非局限于"损伤"，同时干扰多方面脑的自正常发育进程，危害是广泛的，长远的。病理研究有助于我们对早产儿脑病的全面理解。

（周丛乐）

参考文献

[1] Volpe JJ: Encephalopathy of prematurity includes neuronal abnormalities. Pediatrics, 2005, 116: 221-225.

[2] Hannah C. Kinney. The Encephalopathy of Prematurity: One Pediatric Neuropathologist's Perspective. Semin Pediatr Neurol. 2009, 16: 179-190.

[3] Joseph J. Volpe . The Encephalopathy of Prematurity—Brain Injury and Impaired Brain Development Inextricably Intertwined. Semin Pediatr Neurol . 2009, 16: 167-178.

[4] Lili He, Nehal A. Parikh. Automated detection of white matter signal abnormality using T2 relaxometry: Application to brain segmentation on term MRI in very preterm infants. NeuroImage, 2013, 64: 328–340.

[5] 樊曦涌 , 周丛乐 , 肖江喜 , 等 . 新生儿脑白质损伤后神经纤维发育的研究 . 中华围产杂志 , 2009, 12(5): 350-354.

[6] Guo T, Duerden EG, Adams E, et al. Quantitativeassessment of white matter injury in preterm neonates: association with outcomes. Neurology. 2017; 88: 614-622.

[7] Beatrice Skicold, Brigitte Vollmer, Birgitta Bcohm, et al. Neonatal Magnetic Resonance Imaging and Outcome at Age 30 Months in Extremely Preterm Infants. J Pediatr 2012; 160: 559-66.

[8] Ling Xueyinga, Tang Wena, Liu Guoshengb, et al. Assessment of brain maturation in the preterm infants using diffusiontensor imaging (DTI) and enhanced T2 star weighted angiography (ESWAN). European Journal of Radiology, 2013, 82: e476–e483.

[9] Eman M. Abdelsalam, Mohamed Gomaa, Lamiaa Elsorougy. Diffusion tensor imaging of periventricular leukomalacia–Initial experience. The Egyptian Journal of Radiology and Nuclear Medicine, 2014, 45: 1241-1247.

[10] John P. Phillips, Erica Q. Montague, Miranda Aragon et al. Prematurity Affects Cortical Maturation in Early Childhood. Pediatric Neurology 45 (2011) 213-219

[11] Emma G. Duerden, Margot J. Taylor, StevenP. Miller. Brain Development in Infants Born Preterm: Looking Beyond Injury. Semin PediatrNeurol. 2013, 20: 65-74.

第七章

新生儿脑病及超声诊断

第一节　新生儿脑病概论

新生儿脑病（neonatal encephalopathy, NE）作为一个学术用语，近年出现在人们的视野中，常被人提起或引用。"新生儿脑病"指多种原因导致的新生儿神经系统急性病变过程，临床可表现为意识障碍，原始反射减低，肌张力异常，中枢性呼吸衰竭，常伴有惊厥，该病多发生在足月新生儿[1]。

由于新生儿涉及面广，病因各异，重症脑病均有可能使小儿终生残疾，临床及时、恰当诊治十分重要。

一、新生儿脑病的由来

新生儿脑病在 20 世纪 70 年代就有人提起，并逐渐清晰，首先认识了新生儿缺氧缺血性脑病（hypoxic ischaemic encephalopathy, HIE），现成为儿科医师最熟悉的临床诊断名称，已广泛沿用多年，我国自 1989 年制定该病的诊断标准，又分别在 1996 年、2004 年两次修订，应用至今。诊断新生儿缺氧缺血性脑病有明确的病因，即产前、产时缺氧。Volpe 明确指出，低氧血症（hypoxaemia）意指血液中含氧量减少，缺血（ischaemia）为脑的血液灌注量减低，在缺氧缺血后脑内葡萄糖减少，能量代谢衰竭，从而造成脑损伤（参见第 2 节）。总体估计，HIE 的发生率在 1.3‰ ~ 1.7‰活产婴儿。新生儿缺氧缺血性脑病引人注目的原因是由此引起的神经系统后遗症，如脑瘫、癫痫、智力低下等，严重影响小儿生命质量，成为家庭和社会的沉重负担。

基于这些原因，引发了一系列医学及社会问题，一方面是儿科医师对患儿的尽力救治，挽救生命，长时间的后期干预与随访，尽可能低减少、减轻神经系统后遗症，同时作了大量的临床与基础研究，揭示新生儿缺氧缺血性脑病发病机制，探寻有效的治疗方法。患儿家长也在漫长的医治中付出了巨大的精神和经济代价。另一方面是随之而频繁出现的医疗纠纷，患方对小儿围产期缺氧的原因提出质疑，问责并索赔损失，产科成为矛盾的焦点，往往因为纠纷长时间不得平复，严重影响正常医疗秩序，威胁到医务人员的人身安全。

进入 21 世纪后，在许许多多医疗案例深入处理过程中，人们发现，有一部分小儿在生后确实存在严重的脑病表现，但在分娩前和分娩时并无缺氧证据；也有些小儿出生时发生临床未能预料的缺氧，无法解释缺氧的起因，还有些小儿后期发展为脑瘫，早期并无脑病过程。这些问题，是国内外围产新生儿医学领域遇到的共同现象，矛盾十分突出。形形色色的案例诱发人们深思：新生儿生后发生脑病，并非单一缺氧为因，后期脑瘫的小儿，可由多因所致，很多案例常以新生儿"缺氧缺血性脑病"为由，误入医疗鉴定。对这些病因的澄清，不但是产儿两科医务人员的渴求，也是司法部门在取证过程中的强烈呼声。

在深入认识的基础上，临床应结合病史和相关实验室、辅助检查，尽可能作出明确的脑病病因诊断。然而，在很多情况下，患儿存在典型的脑病表现，但现有的常规医疗检查方法难以确定复杂的病因，或短时内不能确定病因，此时只能暂时作出"新生儿脑病"的诊断，也是一种客观的结论。

二、新生儿脑病的临床表现

近年在国际新生儿学术界对"新生儿脑病"具有很多的关注，有明确的诊断定义，将其描述为：①新生儿出生后中枢神经系统功能障碍的一种征象；②临床表现为意识障碍，肌张力、反射异常，常伴惊厥、呼吸暂停、喂养困难等；③是一种急性病变过程；④主要发生在足月或近足月新生儿[2]。虽有"早产儿脑病"的提法，但其发病机制与足月儿脑病截然不同。按照目前文献报道，新生儿脑病的发病率为2‰~9‰。对新生儿脑病严重程度的划分如下：

轻度：兴奋、易激惹，肌张力正常，无惊厥；
中度：肌张力低，运动减少，常伴惊厥；
重度：昏迷，松弛，原始反射消失，惊厥。

虽然有了"新生儿脑病"的诊断名称，但这些年来在世界范围内并未广泛采纳，原因是："新生儿脑病"是一个笼统、含混的诊断名称，它仅仅了涵盖了新生儿出生后短时内神经系统的异常表现，却不能提示发生脑病的病因，甚至有人将新生儿脑病视为一种"综合征"，然而病因与新生儿脑病的严重程度、治疗和预后有直接的关系，

故近十余年来，人们对新生儿脑病关注和研究的首位问题是病因的探讨，其次才是临床治疗和严重程度的评价等，而且病因明确更有利于针对性的治疗。对"新生儿脑病"这一诊断术语的应用也只是在不能明确病因或暂不能明确病因时采用，不推荐随意、简单地将"新生儿脑病"作为临床诊断。

三、新生儿脑病的病因

在新生儿脑病范畴中，新生儿缺氧缺血性脑病是最明确、应用最广泛的诊断，发病的核心是缺氧，由缺氧导致了脑缺血，脑代谢紊乱，脑损伤和神经系统后遗症。尽管在国际上早有诊断标准，美国妇产科学会和儿科学会在2004年又明确规定了新生儿缺氧缺血性脑病和小儿脑瘫的诊断标准，但其中仍有未尽之处，人们认为，此标准对缺氧的原因、更多的与缺氧无关的新生儿脑病病因缺少论述。

近年来诸多学者在新生儿脑病病因方面作了很多研究：①从病因发生的时间上可分为生前、生时和生后。多数学者认为，造成新生儿脑病的高危因素主要发生在产前，有研究结果显示，产前因素占69%，产前+产时占25%，单纯产时缺氧仅占4%，原因未明占2%，其他研究也有类似结果；②从发病的环节上可分为母亲因素和胎儿/新生儿因素[3]。Nelson等总结了4100例发生脑病的新生儿，分析致病高危因素，46%存在胎儿高危因素，27%存在母亲高危因素，这些高危因素预示分娩过程中会出现问题；③在临床上，既可以是单因素致病，又时常是多因素混杂交错，有时致病因素造成胎儿/新生儿宫内窘迫、生后窒息，有时又无缺氧表现，十分复杂。尽管已十分注意新生儿脑病病因的寻找，但很多情况下仍病因不明，在此仅将目前已认识到，又值得十分注意的原因作如下归纳：

（一）感染

感染是新生儿脑病的常见原因，中枢神经系统受损的途径大致分为两类，一是病原直接侵入脑组织，发生脑膜炎、脑炎及其合并症；二是病原激发机体的多种免疫反应，包括白细胞介素、肿瘤坏死因子、白细胞、单核巨噬系统、补体等，炎症因子进入血循环，再进入脑。炎症反应造成多脏器损害，脑是重要的受侵器官之一。损伤后脑组织广泛或多灶性水肿，细胞线粒体呼吸链功能受损，能量代谢衰竭，之后神经细胞、小胶质细胞、星形胶质细胞坏死，突触功能异常，最终发展为脑组织萎缩、瘢痕、液化灶。在成人和儿童，感染所致发病急性期的神经系统异常被归为炎症性脑病，有败血症相关性脑病（Sepsis associated encephalopathy, SAE）的诊断[4]，在新生儿，目前尚未成为常用的临床诊断名称，但感染所致的脑病表现已是公认的事实，而且在新生儿脑病病因中占有重要位置（图7-1～图7-3）。

新生儿生后早期感染绝大多数源于母亲感染。母亲可在产前、产时、产后表现为发热，外周血白细胞增高，尤其是绒毛膜羊膜炎（临床型及组织型），对胎儿和新生儿是极大的威胁。有时母亲仅仅是病原携带者，或体内细菌定植，临床并无发病，同样可导致胎儿和新生儿患病。宫内感染

的结果常致死胎、死产、早产，分娩前和分娩过程中胎儿宫内窘迫十分常见，延续到生后窒息，不但程度重，往往复苏困难。有作者作了大样本的病例对照研究，对1060例脑病新生儿可能的发病病因和5330例无脑病的新生儿作了对照，结论是脑病的发生的独立危险因素是母亲发热（RR 3.1，95% CI 2.3～4.2）和绒毛膜羊膜炎（RR 5.4，95% CI 3.6～7.8）。另一作者研究的结果是，暴露于母亲绒毛膜羊膜炎的新生儿，发生胎儿窘迫和新生儿窒息者增加3倍，因发热转入NICU治疗者增加4倍之多。

（二）胎盘、脐带异常致胎儿和新生儿脑血管病变

一些胎盘病理学研究显示，子宫胎盘血管病变与新生儿脑病的发生有关，无论急性或慢性病变，均可影响到新生儿中枢神经系统。在病理学上经常要注意三个部位的病变：子宫胎盘血管（uteroplacental vasculature），胎儿胎盘血管（fetoplacental vascular），及胎盘（placentas），当这些部位存在炎症、血栓等病变，势必影响胎儿供血，是脑病发生的潜在危险。另外在分娩前或分娩中的突然事件，如：脐带闭塞（umbilical cord occlusion），羊水栓塞（amniotic fluid embolism），也会影响胎儿循环和供血[5]。但在临床工作中的

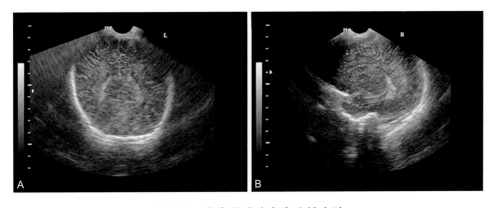

图7-1 感染所致脑内炎症性水肿

足月新生儿，胎膜早破20小时，宫内窘迫20分钟，羊水3度。母亲产前4小时发热。患儿生后兴奋、易激惹，肌张力高，血培养李斯特菌生长。生后3天脑B超显示双侧脑半球弥漫性水肿

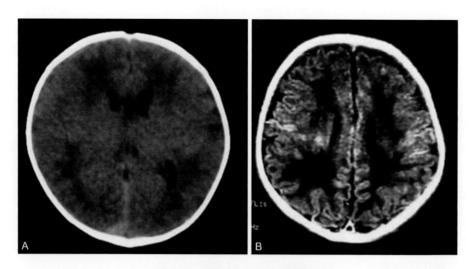

图 7-2 感染所致脑实质损害

足月新生儿，胎动减少 3 天，剖宫产娩出，生后肌张力异常，发热，体温最高达 39.9℃，诊断败血症，细菌性脑膜炎。3 周时 MRI 检查显示脑白质广泛性异常信号

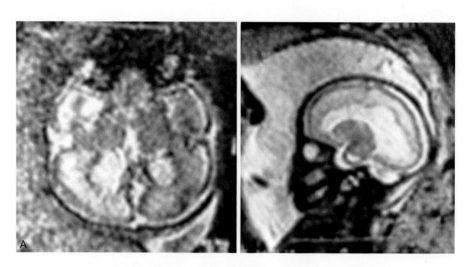

图 7-3 感染所致胎儿脑损伤

孕妇在孕 20 周发热后，孕 28 周 B 超发现双侧脑室宽，孕 31 周行 MRI 检查，显示脑室宽，皮层及皮层下异常信号

困难是，无有效、便捷的手段让我们实时监测到产前、产时胎儿脑组织供血状况及脑功能的受损状况，即血管病变的发生，发现时往往已是新生儿脑病的表现，或宫内脑损伤后期的脑影像学改变，急性脑病表现已消失。病理学研究足以提示我们要高度关注胎盘、脐带和胎儿血管病变。有一项研究观察了 83 例新生儿脑病，与 250 例无新生儿脑病病例作了对照，病理观察了胎盘、脐带，甚至胎儿血管病变，发现新生儿脑病组存在血管病变的例数是对照组的 5 倍，包括血栓性血管炎、

慢性脐带炎伴胎儿闭塞性血管炎、绒毛膜羊膜炎伴严重的胎儿血管炎等。

这些血管病变必有前因，有些是人们早已十分熟悉的，如：妊娠高血压疾病，特别是重度子痫，胎盘血管痉挛；过期产时胎盘血管老化；高凝状态致胎盘血栓；感染造成胎盘、脐带、胎儿血管内膜炎，细菌栓子等。也有研究显示，有些新生儿脑病病例是小于胎龄儿，存在胎儿生长受限（fetal growth restriction, FGR）病史，在统计学上与生后发生新生儿脑病高度相关（RR 38.2, 95%

CI 9.4～154.8），提示产前的高危因素影响胎儿供血和营养供应，也是新生儿脑病发生的高危因素（图 7-4，图 7-5）。

新生儿另一类与脑血管相关的严重疾病是脑梗死，也可在宫内胎儿期发病。大范围脑梗死可造成新生儿急性脑病，发生惊厥，并伴有其他脑病表现。缺血性脑梗死是动脉供血障碍所致的脑组织损伤，以大脑中动脉供血区缺血性梗死最为严重。该病与多种因素有关，其中包括胎盘血管病和绒毛膜羊膜炎等[6]。静脉性脑梗死多因出血等颅内占位性病变或静脉窦血栓使静脉回流障碍而致病。早年欧洲报告新生儿脑梗死的发病率约为 1/4000 活产婴儿，后随着影像学检查的广泛应用，发现确诊的病例明显增高，北美 2003 年报告，新生儿脑梗死发病率为 35/100 000 活产婴，即 1/2800；北京大学第一医院儿科 2010 年统计，该院新生儿脑梗死的发病率为 21/27352 活产婴，即 0.7‰。

（三）染色体、基因、代谢异常

在临床上常会遇到一些特殊病例，出生后表现为反应差、肌张力低、喂养困难、惊厥等，其中一部分存在宫内窘迫和严重的生后窒息，复苏困难，Apgar 低分值状态持续，临床第一诊断常是缺氧缺血性脑病。然而这些病例异常状态长久，甚至越来越差，预后不良，发展为脑瘫、癫痫、智力低下，最终成为医疗纠纷和司法鉴定案例[7,8]。

在人类和啮齿动物的研究已发现，各种基因突变，脑先天发育畸形，均可引起生后低通气、频繁呼吸停止、对低氧血症和高碳酸血症建立呼吸的反应。有一项回顾性对照研究显示，48 例普拉德－威利综合征（Prader-Willi syndrome）中 23% 存在出生时窒息，实际上，该病有特殊的表现，有别于一般新生儿脑病。代谢性酸中毒一贯被认为是缺氧后的生化指标，然而有些先天遗传代谢性疾病本身就表现为严重的、难以纠正的顽固性代谢性酸中毒。一些染色体疾病，基因突变，脑发育畸形患儿，可合并窒息，同样也会出现酸中毒。先天遗传代谢性疾病时出现脑病的直接原因多与异常的代谢产物沉积于脑组织有关，这些物质干扰细胞能量代谢等生理过程，从而造成脑损伤，脑功能障碍（图 7-6）。

以往对这些病例束手无策，随着医疗诊断技术的发展，可以通过血尿代谢产物筛查、染色体微缺失和有针对性的基因检查获得确切的病因诊断证据。脑病的原因涉及形形色色的先天遗传代谢性疾病、染色体疾病、基因病。尽管相关的检

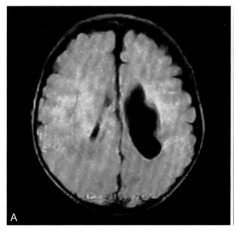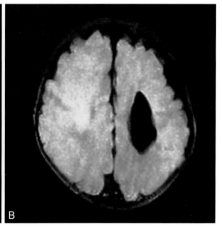

图 7-4　产前因素所致脑损伤

足月新生儿。母亲孕期感染，合并妊娠期糖尿病，高血压疾病，孕 7 个月发现左侧脑室宽，生后 MRI 检查示左侧脑室宽，左侧脑半球容积小于对侧，脑发育异常，后期右侧偏瘫

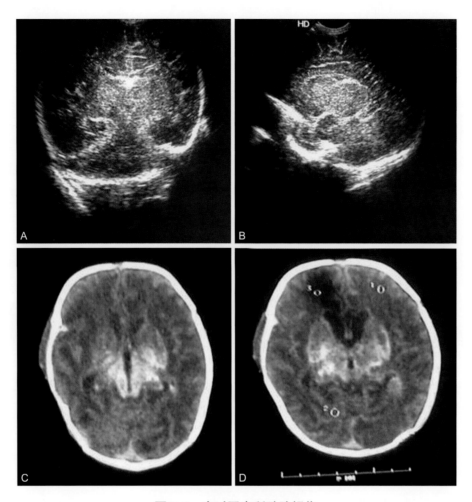

图 7-5　产时因素所致脑损伤

A. B. 足月巨大儿，分娩过程中胎盘早剥，出血 4000 ml，母 DIC，小儿娩出后重度窒息，重度缺氧缺血性脑病。A. B 超检查显示双侧脑半球弥散性脑水肿；B. 双侧丘脑基底核区损伤；C. D. 足月新生儿，母亲在分娩过程中突发羊水栓塞，急行剖宫产。小儿生后重度窒息，重度 HIE；C. 8 天 CT 检查显示双侧脑半球广泛低密度；D. 右侧额叶已开始液化

测方法需时较长，但遇到无法用常见病因解释的急性"脑病"，或与 HIE 自然病程不符的"脑病"，应选择性地作血尿代谢病筛查，染色体核型和微缺失，基因突变、检查等。相关家族史、不良产史等具有重要的诊断参考价值。

（四）新生儿生后疾病

新生儿出生后多种疾病可以造成脑损伤，出现新生儿脑病，除前面提到的炎症性脑病，脑梗死外，代谢性脑病外，还有多年来已很熟悉的新生儿胆红素脑病，低血糖脑病和惊厥性脑病，这些疾病发生的病因、机制各不同，但都会造成脑

损害，发生急性新生儿脑病。

1. 胆红素脑病　高胆红素血症是新生儿期的常见病症，当血中非结合胆红素水平过高，通过血脑屏障，即可产生神经毒性，发展为胆红素脑病（bilirubin encephalopathy）。

胆红素进入神经细胞后的毒性作用是破坏了细胞线粒体内的氧化磷酸化过程，使其解耦联，阻碍 ATP 生成，从而使细胞损伤坏死，并通过激活半胱氨酸水解酶 -3 的途径诱导了细胞的凋亡过程。非结合胆红素抑制星形胶质细胞对谷氨酸盐的摄取，抑制海马神经元的突触传递，降低蛋白激酶 C 和钙调蛋白的活性，诱导迟发型神经细胞

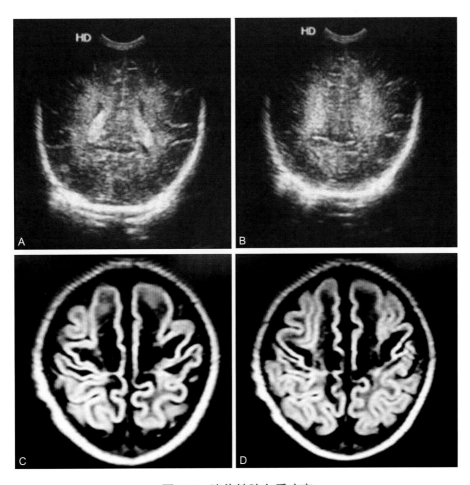

图 7-6　遗传性脑白质病变
孕 35 周早产儿，因宫内窘迫剖宫产娩出，生后重度窒息。小儿出生后反应差，肌张力异常，喂养困难，症状持续。基因检测，发现 c.13C>T 杂合核苷酸变异，确诊亚历山大病。　A，B. 颅脑 B 超示脑实质回声增强；C，D. 1 个月后 MRI 示双侧大脑半球白质广泛对称性长 T1、长 T2 信号，双侧脑室扩大

的死亡。胆红素的神经毒性选择性地主要发生在脑基底核区，特别是苍白球损害明显，同时还有其他部位脑组织的黄染与损伤，包括海马 CA2、CA3 区，黑质，小脑的齿状核、浦肯野细胞。另外动眼神经核、前庭神经核、耳蜗神经、面神经核、脑干网状结构、下橄榄核，甚至脊髓前角细胞也会受累。这些神经核团受损过程，临床即出现一系列脑病表现，故称为"胆红素脑病"，并将其归为化学性脑损伤。

2. 低血糖脑病　低血糖脑病（hypoglycemic encephalopathy，HE）也是新生儿期的常见病症，与孕期及新生儿期多种高危因素有关，包括葡萄糖摄入减少，体内储备不足，消耗过多或糖代谢

异常。有统计资料显示足月新生儿低血糖的发生率为 1% ～ 5%。葡萄糖为脑细胞代谢的能源，与氧的摄取具有同等重要的作用。低血糖影响细胞的能量代谢，新生儿脑内无其他能量储备，因此对低血糖损伤更具易感性。低血糖脑损伤以枕叶、顶叶皮层损害为重，白质也可受损，甚至出现脱髓鞘变化。基底神经核，特别是尾状核、豆状核以及海马、黑质等对低血糖损伤也具敏感性。病变早期细胞线粒体肿胀，神经突起丢失，细胞变性甚至坏死，星形胶质细胞增生，是出现新生儿脑病的病理基础，也是病变后期后期脑容积减少，白质髓鞘发育不良，以及神经系统后遗症的原因。

新生儿低血糖分为无症状性及有症状性，早期症状表现为反应差，运动减少，出汗等非特异性表现，进一步发展，神经系统症状开始出现，肢体震颤，眼球运动异常，惊厥、呼吸暂停，甚至嗜睡、反应差、不吃奶等表现。凡出现临床症状，脑损伤就有可能潜在发生，至神经系统症状出现，低血糖脑病即已发生。由于高胰岛素血症或细胞内葡萄糖代谢异常等先天遗传性疾病更容易引发低血糖性脑病，造成的脑损害和预后也更重。

3. 惊厥性脑病　新生儿是惊厥发生最高的人群，在活产婴中的发生率为 0.13%。新生儿惊厥病因复杂，且形式多样，惊厥本身又可造成新的脑损伤。

频繁、持续发作性惊厥造成脑损伤的原因是影响了机体的通气、换气，全身及脑血流动力学改变，导致脑内出血、缺氧缺血性损伤，多种脑损伤机制参与其中，如细胞内能量代谢障碍，组织酸中毒，兴奋性神经毒性增加，细胞内钙离子超负荷等。

惊厥引起脑损伤多见于惊厥持续状态（status epilepticus），指惊厥持续 30 分钟以上，或反复惊厥发作，但在 2 次惊厥发作期间不能恢复基础的神智状态。此时，在临床上常有明显的急性脑病的异常神经系统表现，称之为"癫痫脑病（epileptic encephalopathy）"，在成人与儿童均有此诊断名称，人们将其定义为：在严重疾病的基础上，由于长时间惊厥（癫痫）发作所致的脑功能障碍，包括临床神经系统表现和脑电图异常，并由此造成后期不同程度的精神、行为、认知障碍。在新生儿临床，对严重的惊厥病例，也时常提到此诊断，又将其称为"顽固性惊厥"或"难治性惊厥"，通常指应用三种以上的抗惊厥药物，惊厥仍持续发作，并且常遗留严重的神经系统异常，如癫痫、脑瘫等。在惊厥的新生儿有 20%～50% 发展为癫痫，反复的惊厥发作会引起此后的神经发育异常。造成如此严重惊厥的病因，常与严重的脑损伤、先天脑发育异常、脑细胞代谢异常及染色体病、离子通道病、基因异常有关。但仍有一些病例目前医学手段尚不能明确病因。

四、新生儿脑病的诊断与评价

对新生儿脑病的临床诊断包括几个层面的诊断：①确定脑病，即有急性脑病的临床表现；②尽可能寻找脑病病因，利于有针对性的治疗；③评价严重程度，作为估价预后的参考。前两项已如前述，在评价严重程度方面，目前广泛采用影像学和电生理方法，尽管这些检查在病因方面不一定有特异性诊断价值，但能够从脑结构变化和脑功能变化角度，对评价脑病的严重程度和估价预后具有十分重要的作用。

（一）新生儿脑病时影像学检查

影像学检查相当于在活体上做病理检查，直观辨认。各种原因所致的新生儿脑病影像学表现与我们已熟知的 HIE 有类似之处，但又存在某些特殊性。影像学检查应提供以下信息供临床诊断分析。

1. 脑损伤发生的时间及病程变化　急性脑病早期，应是水肿为主的病理改变阶段，无论采用 B 超、CT、MRI 中任何方法，均有水肿的特异性改变，B 超显示回声增强，结构模糊；CT 显示密度增高；MRI 信号改变，特别是弥散加权磁共振成像（diffusion-weighted MRI），显示脑组织水肿效果甚佳，因水肿使水分子弥散受限。这些影像特征提示，脑损伤处于早期，发生在分娩前或分娩中，结合临床表现，支持新生儿脑病诊断。当影像学显示脑结构清晰，伴有某种类型的结构异常，是非近期病变，有可能脑损伤在宫内早已发生，即使临床存在肌张力异常等神经系统表现，但意识状态正常，不属于急性脑病范畴，这些小儿也少有生后窒息。

2. 不同原因脑病脑损伤的特殊性　首先，各种病因所引起的重度脑病，在发病早期时均可以表现为双侧脑半球弥漫性水肿。部分脑病常存在特殊的影像学改变，如在 HIE，早期轻度水肿往往发生于侧脑室的周边；炎症性脑病时，可见双侧脑半球脑实质大小不等的团块状水肿病灶；低血糖脑病时，脑组织易损伤区是枕叶，其次是额叶、顶叶；高胆红素脑病时尽管可造成广泛性神经损伤，但特征性的损伤部位仍是双侧基底核区的苍白球；脑梗死患儿的脑内病变部位，与血管走行有关；在代谢性脑病的患儿，基底核损伤占相当大的比例。

上述脑病的特殊性改变，有时在疾病早期影像学变化不甚明显，随病情进展，会日益显著。

3. 预测预后　影像学通过脑病早期脑损伤的严重程度、损伤恢复情况，以及最终遗留的病理性脑结构异常，为临床提供预测预后的参考信息。

在各类新生儿脑病的早期，主要的病理改变是脑水肿，不同的影像学可对脑水肿的广泛性和严重程度作出定性、定量评价[9]。动态观察脑水肿的转归，如 2 周以上未恢复正常脑组织结构影像，预示预后不佳，3~4 周时在影像上显示脑萎缩、脑组织液化等后期病理改变，神经后遗症难以避免。

如上所述，不同类型的脑病脑损伤具有一定的选择性、特异性，根据影像学检查所见，可对后期一些特殊的神经残疾有所估计。如半卵圆中心大范围损伤，后期易发生脑瘫等锥体系运动障碍；基底核区损伤容易导致锥体外系运动异常；皮层损伤会发生认知障碍、癫痫；感觉功能区损伤会发生相应的感觉功能异常。

（二）新生儿脑病时的电生理检查

临床广泛用的脑电生理检查方法是脑电图（electroencephalogram, EEG），近年在新生儿临床日益被接受的方法是振幅整合脑电图（amplitude-integrated electroencephalogram, aEEG）。aEEG 是传统 EEG 的简约形式，二者检查的结果是一致的，与影像学检查也是相符的。脑电图是针对多种中枢神经系统疾病的非特异性检查方法，通过脑电活动强度、变化规律，以及异常放电状况，可以了解脑的功能状态，因此，可用于成人、儿童、新生儿各类脑病的监护，评价脑病严重程度和预测预后，已在学术界得到肯定。

1. 监测时间　在临床上出现新生儿脑病表现即可以实施脑电监测，可根据病情酌情设置检测时程或择期复查。每次监测时间应 2 小时以上，至少存在 1 个以上的可识别的睡眠周期，以评价真实的电活动状况。对重症脑病，可在疾病高峰时复查，了解脑病严重程度，1~2 周时复查，目的是观察脑病患儿脑功能恢复情况。

2. 观察指标　在新生儿脑病时，重点观察指标如下：

（1）电活动强度：注意是否存在电活动抑制，主要是不同程度的低电压，aEEG 以波谱带上下边界的高度和波的连续性作为评价电压强度指标，足月儿脑病急性期，暴发抑制是严重的脑电活动抑制表现。EEG 除分析背景电压活动外，还需对脑电波类型作具体分析。

（2）睡眠周期：足月儿均应存在脑电图上的睡眠周期，约 20 分钟为一个周期。在各类脑病时，因电活动减弱并紊乱，睡眠周期不易辨认或完全消失，是脑功能受损害的表现。

（3）高波幅电活动：即痫样放电。aEEG 对持续性和阵发性电活动显示敏感性高。EEG 对痫样放电的诊断更具优越性，因导联多，更能显示异常放电的起源、泛化过程及分布。在临床上，患儿表现出相应的惊厥发作，表现为持续状态或间歇性惊厥。另外，还可监测到临床发作，即临床并无惊厥发作表现，但脑电活动异常。

3. 估价预后　原则上，脑病急性期脑电活动异常程度及持续时间与远期预后是相关的。有研究显示，aEEG 对预后估价的敏感度和特异度分别是 0.93 和 0.90，提示预后不良的指标是：

（1）严重低电压，下边界 <3 μV；

（2）存在暴发抑制现象；

（3）睡眠周期至 3 天仍无恢复迹象；

（4）持续高波幅电活动（图 7-7）。EEG 与之类似，表现为重度异常，仅仅是评价指标不同

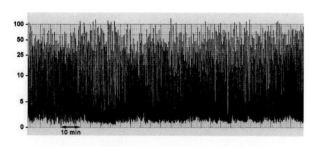

图 7-7　缺氧缺血性脑病新生儿 aEEG
足月新生儿，重度窒息，HIE aEEG 监测长时间处于暴发抑制状态，睡眠周期消失

而已。

五、新生儿脑病的治疗

对于各类新生儿脑病，尚无特异性的治疗药物，目前在国际上提倡的治疗原则是：稳定内环境，对症治疗，减少继发性脑损伤。与近年提倡的 HIE 治疗是一致的。关于特殊的治疗方法，在学术界肯定了亚低温治疗的效果，以及红细胞生成素的临床使用前景。

2012 年有作者对 7 个病例对照研究的 1214 例中重度脑病新生儿，作了 Meta 分析，这些小儿在生后 6 小时内接受亚低温治疗，持续 72 小时，增进了 18 个月时的预后，结果治疗组与对照组发生死亡和神经系统后遗症分别为 48% 和 63%，（RR：0.76，95% CI 0.69～0.84）；增加 18 个月的存活及神经系统正常率，两组分别为 40% 和 24%（RR 1.63，95% CI 1.36～1.95）[10]。

在神经保护剂方面，很多动物实验显示，红细胞生成素（erythropoietin）具有神经保护作用。有一项初步的临床病例对照研究，应用重组人红细胞生成素（recombinant human erythropoietin），对 167 例 HIE 新生儿在生后 48 小时始治疗，持续 2 周，在 18 个月时显示有改善神经预后的效果。

该药有很好的临床应用发展前景，但尚需要更多的研究证实其有效性，因此暂不推广临床应用。

（周丛乐）

参考文献

[1] Cheryl McCracken, MSN, RN, LNCC. Neonatal Encephalopathy, Cerebral Palsy, and Causation: A Look at the Evidence From the Perspective of a Defense Legal Nurse Consultant. NEWBORN & INFANT NURSING REVIEWS, SEPTEMBER 2010 VOLUME 10, NUMBER 3, 125-128.

[2] Nelson KB, Bingham P, Edwards EM, et al. Antecedents of neonatal encephalopathy in the Vermont Oxford Network Encephalopathy Registry. Pediatrics 2012; 130: 878.

[3] Locatelli A, Incerti M, Paterlini G, et al. Antepartum and intrapartum risk factors for neonatal encephalopathy at term. Am J Perinatol 2010; 27: 649.

[4] C. Chelazzi, G. Consales, A. R. De Gaudio. Sepsis associated encephalopathy Current Anaesthesia & Critical Care (2008) 19, 15-21

[5] Redline RW. Severe fetal placental vascular lesions in term infants with neurologic impairment. Am J Obstet Gynecol 2005; 192: 452.

[6] Wu YW, Lynch JK, Nelson KB. Perinatal arterial stroke: understanding mechanisms and outcomes. Semin Neurol 2005; 25: 424.

[7] Alan Leviton. Why the term neonatal encephalopathy should be preferred over neonatal hypoxic-ischemic encephalopathy. American Journal of Obstetrics & Gynecology MARCH. 2013, 176-180.

[8] Schaefer GB. Genetics considerations in cerebral palsy. Semin Pediatr Neurol. 2008; 15: 21-26.

[9] van Laerhoven H, de Haan TR, Offringa M, et al. Prognostic tests in term neonates with hypoxic-ischemic encephalopathy: a systematic review. Pediatrics 2013; 131: 88.

[10] Tagin MA, Woolcott CG, Vincer MJ, et al. Hypothermia for neonatal hypoxic ischemic encephalopathy: an updated systematic review and meta-analysis. Arch Pediatr Adolesc Med 2012; 166: 558.

第二节　新生儿缺氧缺血性脑病

一、概述

缺氧缺血脑病（hypoxic-ischemic encephalopathy，HIE）是由围产期缺氧所致的颅脑损伤，是新生儿死亡和婴幼儿神经系统功能障碍的主要原因，发生率约为活产儿的 6/1000 活产儿，其中 15%～20% 在新生儿期死亡，存活者中 25%～30% 可能留有某种类型的远期后遗症，如智力损害、脑瘫、惊厥和认知缺陷等，给家庭及社会带来巨大影响，因此该病一直是近年来国内外研究的热点。

二、病因及发病机理

（一）病因

HIE 的病因学是多因素的，在患 HIE 的足月儿中，出生前因素（如与严重宫内失血有关的母亲低血压）约占总数的 20%；出生时因素（如各种原因所致的难产；胎盘破裂或脐带脱垂等）约占总数的 35%；≤10% 的患儿由出生后的因素（如反复的呼吸暂停、严重的肺部疾病等）所致；还有 35% 的患儿既有出生时因素又有出生前因素。

（二）发病机制

1. 血流动力学变化　缺氧缺血时为了保证重要生命器官（脑、心）的血供，非重要生命器官血管收缩（潜水反射），胎儿或新生儿凭着这种自动调节功能可使大脑在轻度缺氧时不受损伤，这也是人类长期进化形成的自身保护性反应。随着缺氧的进展，脑血管自主调节功能破坏，脑的小动脉失去对灌注压和 CO_2 浓度变化的反应能力，形成压力被动性脑血流，当血压降低时就可造成动脉边缘带的缺血性损害，足月儿最易累及的部位是矢状旁区，早产儿主要发生在脑室周围的白质。在缺氧缺血后的再灌注期间，脑血流又有明显的增加，一般开始于缺氧缺血后 12～24 小时，持续数小时或数天，这种"迟发性"的脑血流增加往往同时伴有线粒体氧化受损、"继发性"能量衰竭和神经元及脑白质损伤的神经病理学证据。因此，在窒息缺氧期间，脑循环血流动力学会发生一系列的变化，窒息早期的"高灌注"是机体的代偿性变化，窒息晚期的"低灌注"和窒息后的第二次"高灌注"是机体的失代偿变化，是脑血管处于麻痹状态的反映。

2. 细胞和分子生物学变化

（1）脑的能量衰竭和细胞膜去极化：缺氧时细胞内氧化代谢障碍，只能依靠葡萄糖无氧酵解产生能量，同时产生大量乳酸堆积在细胞内，可致细胞内酸中毒和脑水肿。由于无氧酵解产生的能量远远少于有氧代谢，必须通过增加糖原分解和葡萄糖摄取来代偿，从而引起继发性的能量衰竭，致使细胞膜离子泵功能受损，细胞内 Na^+ 增多和细胞外 K^+ 堆积。细胞内 Na^+ 增多后 Cl^- 和 H_2O 也被动进入，造成细胞肿胀和溶解；细胞外 K^+ 的堆积又可造成细胞膜持续的去极化。

（2）兴奋性神经递质释放增加和神经元损伤：当细胞膜持续去极化时，突触前神经元释放大量的兴奋性氨基酸—谷氨酸，同时伴突触后谷氨酸的回摄受损，致使突触间隙内谷氨酸增多，过度激活突触后的谷氨酸受体。非 N- 甲基 -D- 门冬氨酸（NMDA）受体激活时，Na^+ 内流，Cl^- 和 H_2O 也被动进入细胞内，引起神经元的快速死亡；

NMDA 受体激活时，Ca^{2+} 内流，又可导致一系列生化连锁反应，引起迟发性神经元死亡。

（3）细胞内钙超载与再灌注损伤：缺氧缺血时出现的细胞内钙超载与以下几个因素有关：①缺氧缺血期间代谢性酸中毒致线粒体和内质网储存的 Ca^{2+} 释放增加；②能量衰竭钙泵（Ca^{2+}-Mg^{2+}-ATP 酶）功能障碍而致 Ca^{2+} 通过细胞膜的外流减少；③谷氨酸 NMDA 受体激活介导的 Ca^{2+} 内流增加。当细胞内 Ca^{2+} 浓度过高时，受 Ca^{2+} 调节的酶被激活。磷脂酶激活，可分解膜磷脂，产生大量花生四烯酸，后者可在恢复氧供和血流（再灌注）的情况下，在环氧化酶和脂氧化酶作用下，形成前列环素、血栓素及白三烯，同时产生自由基。核酸酶激活，可引起核酸分解破坏。蛋白酶激活，可催化黄嘌呤脱氢酶变成黄嘌呤氧化酶，后者在再灌注期间可催化次黄嘌呤变成黄嘌呤，同时产生自由基。大量的氧自由基在体内积聚，损伤细胞膜、蛋白质和核酸，最终导致细胞死亡。

（4）不可逆细胞死亡的最终阶段—凋亡与坏死：脑缺氧缺血损伤（hypoxic-ischemic brain damage, HIBD）引起细胞死亡有坏死和凋亡两种形式，过去认为 HIBD 早期是细胞坏死而晚期是凋亡，最新的研究表明两种死亡形式在发病机制上很难区分开来，通常在缺血梗死区的中心以坏死为主，周边地区则以凋亡为主，同时还存在"凋亡—坏死连续体"即具有凋亡和坏死两种细胞特征的中间型细胞。由于发育中的未成熟脑存在程序性的细胞死亡，新生儿 HIBD 时发生的细胞凋亡比成年人更加明显。HIBD 细胞凋亡过程一般经过启动—调控和执行—效应三个阶段。启动阶段主要事件是一些跨膜信号转道通路的活化和凋亡相关基因被缺氧缺血性事件所激活；线粒体在凋亡调控和执行阶段起关键作用，缺氧缺血后继发性能量衰竭可使线粒体的结构和功能障碍，释放线粒体内的凋亡促进因子细胞色素 c，从而启动 caspase 的级联反应最终导致细胞凋亡。由于凋亡的发生时程比坏死慢，从而提供了比较延长的治疗时间窗。

综上所述，HIE 的发生是多种机制综合作用的结果，其中最关键的环节是二次能量衰竭的发生，特别是迟发性能量衰竭，后者可启动一系列生化级联反应"瀑布"式的发生，引起或加重了最终的神经元的死亡。二次能量衰竭之间的间期亦就是所谓的治疗的"时间窗"，是减轻脑损伤的神经保护措施能被成功应用的最佳时期。此间期在动物模型约为 6～15 小时，在人类新生儿中可能更短（6 小时左右）。

三、病理

缺氧缺血性脑损伤有四种类型：①二侧大脑半球损伤，如选择性神经元坏死和（或）矢状旁区皮质损伤，伴或不伴脑水肿；②基底核、丘脑和脑干损伤，可有大理石纹样改变，不伴脑水肿；③脑室周围白质软化（PVL）；④脑室周室管膜下/脑室内出血。前二者主要见于足月儿，后二者则发生于早产儿。本文主要讨论足月儿的病理类型。

（一）选择性神经元坏死

选择性神经元坏死是足月新生儿 HIE 中最常见的损伤，神经元坏死有特征性分布，取决于缺氧缺血事件的严重性和持续时间。若缺氧是逐渐发生的，首先发生器官间的分流（潜水反射）以保证心、脑血供，随着缺氧持续，血压下降，血流第二次重新分布（脑内分流），即大脑半球的血供由于前脑循环血管收缩而减少，而丘脑、脑干和小脑的血供则由于后脑循环血管扩张而增加。因此，大脑半球较易受损，常伴脑水肿。若缺氧为突然发生的急性事件，二次血流重新分布的代偿机制失效，脑部损害以丘脑和脑干为主，而脑外器官和大脑半球的损害可不严重，也不发生脑水肿。因此，选择性神经元坏死有 4 种基本类型：弥漫型、皮层—深部神经核型、深部神经核—脑干型和脑桥下脚型。弥漫型主要发生于极严重的长期缺氧时，累及脑的所有区域包括皮层、丘脑、脑干、小脑或海马；皮层—深部神经核型主要发生于中到重度的相对长期的缺氧，以大脑新皮质、海马、和基底核—丘脑的累及为主；深部神经核—脑干型主要发生在严重的突然的缺氧事件时，主要累及基底核、丘脑、脑干，部分患儿可进一步演变成以神经元丢失、神经胶质增生和过度髓鞘化为特征的"大理石纹样改变"；脑桥下脚型的病因尚不清楚，以脑桥下脚和海马回的神经元累及为特征。

(二)矢状旁区损伤

矢状旁区损伤又称"分水岭梗死"，是指大脑皮层和皮层下白质的坏死，特征性的分布于矢状旁区，多为双侧性和对称性。特别严重的病例坏死可以伸展到侧脑室的凸面，特别是大脑后部的顶枕区。矢状旁区是足月儿大脑动脉血供的末梢带和边缘带，是对脑的灌注压降低的最敏感区域。所以此种损伤是足月儿重要的缺血性损伤。

四、临床表现

(一)神经系统症状

HIE 典型的神经系统症状出现于生后 6~12 小时，72 小时达高峰，随后症状逐渐改善。严重者患儿可在此期死亡。

1. 出生到 12 小时　在出生后的头 12 小时期间，部分患儿表现为先兴奋后抑制，损伤较重者开始就表现抑制症状，主要的症状和体征继发于大脑半球的抑制，患儿不容易被唤醒，呈周期性呼吸；瞳孔反应完整，可有自发性眼动；50% 的患儿在出生后 6~12 小时表现为肌张力低下、颤动或惊厥；特别严重的患儿惊厥也可发生于出生后 2~3 小时之内；原始反射抑制或消失。

2. 12~24 小时　在损伤后 12~24 小时期间，患儿激惹，哭声尖而单调；15%~20% 的患儿在此期开始惊厥；50% 有呼吸暂停发作；和

35%~50% 有颤动和近端肢体（上肢>下肢）软弱无力；拥抱反射亢进，深腱反射增强。

3. 24~72 小时　在 24~72 小时之间，严重受累的患儿意识水平进一步恶化，呈深度昏睡或昏迷状态；脑干功能障碍在此期比较常见，如呼吸不规则或呼吸停止、眼球运动障碍、瞳孔固定和扩大。严重受累的患儿常在此期死亡。

4. 72 小时以后　此期若能存活，患儿通常在以后的几天到几周中逐渐改善，然而某些神经学异常的体征可能持续存在，如轻到中度昏睡、喂养障碍等，主要见于深部神经核累及的患儿中。四肢肌张力低下是普遍一致的特征。

(二)其他器官系统的损害

缺氧缺血时，与缺血有关的其他器官系统（如心、肾、消化、呼吸等）的损害也常伴随新生儿 HIE 而发生，这些问题在 HIE 的处理中也应同时兼顾。

五、辅助检查

(一)脑电生理

1. 脑电图（EEG）与振幅整合脑电图（aEEG）　HIE 患儿生后 1 周内的脑电图异常程度基本与临床分度一致，其表现以背景活动异常为主，以低电压、等电位和爆发抑制最为多见，后二者往往是预后不佳的预兆，特别是足月儿。因此，首次 EEG 记录应在出生后 24 小时内进行，至少在 3~7 天内复查，若 2~3 周后脑电图仍无显著好转，对判断预后有一定意义。

aEEG（又称为脑功能监测仪）是脑电图连续记录的简化形式，脑电信号来自双顶骨电极，通过放大、频率滤过、振幅压缩和整合，描记在半对数热敏感纸上，纸速为 6 cm/h。由于走纸速度慢，相邻波形得以叠加、整合，临床上观察到的是叠加的部分，表现为宽窄相间的波谱带。因此与常规脑电图相比，aEEG 操作方便、图形直观、

容易分析。同时 aEEG 由于电极少，便于长时间记录脑电功能，尤其适用于 NICU 中高危新生儿的床旁脑功能监测。

2. 诱发电位   各种诱发电位可从不同角度评价新生儿的脑功能、判断特异性感觉通路的发育成熟水平和损伤程度，并有助于判断脑损伤的预后。脑干听觉诱发电位（BAEP）可反映听觉通路皮层下结构的完整性和脑干不同水平的损伤情况。在缺氧缺血性脑损伤时，中枢段异常如 V 波潜伏期、I ~ V、Ⅲ ~ Ⅴ峰间期延长和 V 波波幅降低是脑干功能损伤的敏感指标。视觉诱发电位（VEP）和躯体感觉诱发电位（SEP）对各种病因脑损伤的评估和预后也有一定帮助。

（二）脑影像学

1. CT、B 超和 MRI   影像学检查可在活体上直观的了解病变的类型、部位、程度、范围及演变过程，最常用的诊断方法是 B 超、CT、和 MRI，由于三者的工作原理不同，检查结果各有侧重。B 超对识别基底核和丘脑的坏死、局灶型 PVL、局灶性和多灶性缺血性坏死等病变类型特别有价值，但对选择性皮层或脑干的神经元损伤、矢状旁区的损害不敏感。CT 对选择性神经元坏死

的弥漫型皮层损伤、基底核和丘脑损伤以及局灶性及多灶性脑坏死等能提供重要的诊断信息，然而对矢状旁区的损害和脑室周白质损伤诊断价值有限。MRI 是诊断新生儿 HIE 最敏感的影像学方法，所有类型的脑损伤都能清楚的显示，尤其是弥散成像（DWI）技术，比传统 MRI 能更早的显示异常（图 7-8 ~ 图 7-11）。

各种影像学的诊断都是事后性的诊断，对于及时或实时发现和纠正处理窒息脑损伤是没有多大帮助的，要纠正基层单位 HIE 诊断过度的现象，如何明确是否存在重度窒息是关键。现行标准中重度窒息是指 Apgar 评分 1 分钟≤3 分，并延续至 5 分钟时仍≤5 分；和（或）出生时脐动脉血气 pH≤7.00。如何减少 Apgar 评分不规范的问题，必须要产科、儿科的通力合作，认真的评分和详细的纪录，此外有条件的单位要尽可能开展脐动脉血气测定，这样才有足够的依据做到 HIE 的诊断既不扩大又不漏诊。其次，应该强调头颅影像学检查的目的不是诊断 HIE，而是明确 HIE 的神经病理类型，确定有无合并颅内出血及出血的类型。对于足月儿来说，MRI 是识别 HIE 的最先进的方法，颅脑超声主要适用于早产儿脑损伤如脑室内出血、脑室周白质软化的监测。然而，由于

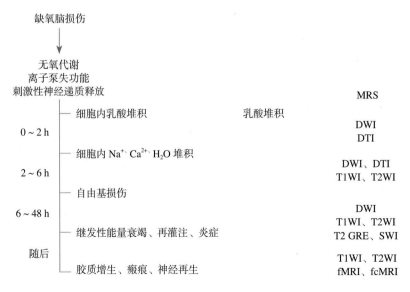

图 7-8   缺氧缺血脑损伤后的病理生理改变及对应的头颅 MRI 检查方法

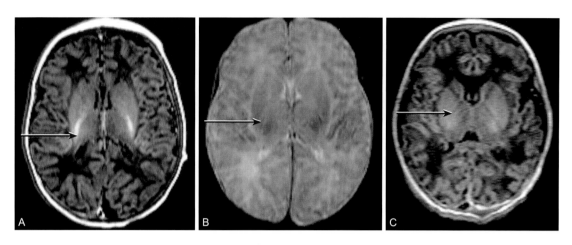

图 7-9　正常足月新生儿头颅 MRI
A 和 B 及 HIE 患儿头颅 MRI C 的比较

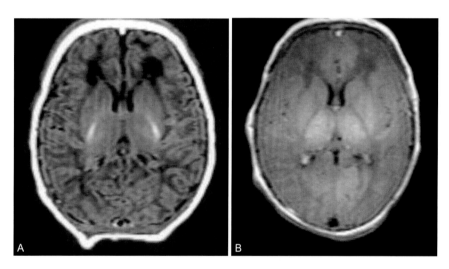

图 7-10　足月儿 HIE 后急性期改变
A. 2 天时脑水肿和灰白质分界丢失；B. 4 天后，内囊后肢低信号

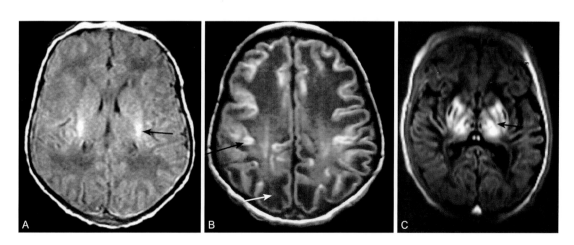

图 7-11　足月儿 HIE 后期 MRI 改变
A. 6 天，脑外间隙轻度变窄脑水肿，内囊后肢呈正常高信号；B. 12 天，皮层和白质区异常低信号；C. 24 天，基底节和丘脑高、低异常信号。内囊后肢异常低信号

MRI 检查受到诸多因素制约，如医院资源限制、价格昂贵、扫描需时长，对镇静要求高，国内多数新生儿病房不能应用。目前看来，基层在内的大多数医院，CT 扫描在 HIE 的辅助诊断中仍有一定地位，但仅就生后早期进行的 CT 扫描有局灶性低密度就确定 HIE 的诊断和预后判断是不恰当的，放射科医生尤其应注意这一点。

2. 磁共振波谱（MRS） MRS 可在活体观察脑不同部位的代谢状况，对了解 HIE 患儿脑的能量代谢具有重要意义。目前常用的是 ^{1}H 谱和 ^{31}P 谱。^{31}P-MRS 显示窒息新生儿生后第 2 天有高能磷酸盐的下降，2～4 天达到最低，这种迟发性能量衰竭与新生儿期 HIE 症状和远期神经学后遗症的严重程度密切相关。^{1}H-MRS 在 HIE 的急性期可检测到脑组织乳酸升高，以生后头 18 小时中最为明显，几天后出现乙酰天门冬氨酸（NAA，神经元的标志物）下降，乳酸升高的持续时间与 NAA 下降的程度与 HIE 的严重程度及以后的后遗症也有很好的相关。

（三）脑血流监测

近年来，近红外光谱仪（NIRS）和经颅多普勒（TCD）超声脑血流监测仪已被临床作为脑血流动力学的床旁监测手段。NIRS 是利用波长 700～1100 nm 的可吸收光线测定组织中氧合血红蛋白（ΔHbO_2）、还原血红蛋白（ΔHb）以及脑组织氧饱和度（ScO_2）的动态变化，实时地了解脑内氧合情况，间接反映脑血流动力学状况及细胞内生物氧化过程。TCD 是应用多普勒超声技术检测脑血管的血流速率，并计算搏动指数和阻力指数，从而反映颅内血管的灌注状态。二者都可检测到窒息缺氧后的脑血管麻痹状态，与脑损伤的程度有很好的相关。

（四）HIE 的血或脑脊液的生化标志物

神经烯醇化酶（NSE）、S-100 蛋白（S-100）和脑型肌酸磷酸激酶（CK-BB）存在于神经组织的不同部位，缺氧缺血后 6～72 小时它们在血液和脑脊液中的升高和脑损害程度呈正相关，但遗憾的是这些生化指标只能在少数大医院的实验室中测定。尿乳酸 / 肌酐比值或许是比较适合于临床应用的生化指标，研究显示窒息儿生后 6 小时之内的尿乳酸 / 肌酐比值在以后发生 HIE 的患儿中显著高于不发生脑病者，而且此比值与 1 岁时的远期神经学预后也有较好的相关性。

六、诊断

（一）新生儿缺氧缺血性脑病诊断的临床标准

临床表现是诊断 HIE 的主要依据，同时具备以下 4 条者可确诊，第 4 条暂时不能确定者可作为拟诊病例。

1. 有明确的可导致胎儿宫内窘迫的异常产科病史，以及严重的胎儿宫内窘迫表现（胎心＜100 次 / 分，持续 5 分钟以上；和（或）羊水Ⅲ度污染）或者在分娩过程中有明显窒息史；

2. 出生时有重度窒息，指 Apgar 评分 1 分钟≤3 分，并延续至 5 分钟时仍≤5 分；和（或）出生时脐动脉血气 pH≤7.00；

3. 出生后不久出现神经系统症状，并持续至 24 小时以上，如意识改变（过度兴奋、嗜睡、昏迷），肌张力改变（增高或减弱），原始反射异常（吸吮、拥抱反射减弱或消失），病重时可有惊厥，脑干症状（呼吸节律改变、瞳孔改变、对光反应迟钝或消失）和前囟张力增高；

4. 排除电解质紊乱、颅内出血和产伤等原因引起的抽搐，以及宫内感染、遗传代谢性疾病和其他先天性疾病所引起的脑损伤。

（二）临床分度

临床应对出生 3 天内的新生儿神经症状进行仔细的动态观察，并给予分度。HIE 的临床分度见表 7-1。

表 7-1 HIE 的临床分度

项目	轻度	中度	重度
意识	兴奋、抑制交替	嗜睡	昏迷
肌张力	正常或稍增高	减低	松软或间歇性肌张力增高
原始反射			
拥抱反射	活跃	减弱	消失
吸吮反射	正常	减弱	消失
惊厥	可有肌阵挛	常有	有，可呈持续状态
中枢性呼吸衰竭	无	有	明显
瞳孔改变	正常或扩大	常缩小	不对称或扩大，对光反射迟钝
EEG	正常	低电压，可有痫样放电	爆发抑制，等电线
病程及预后	症状在 72 h 内消失，预后好	症状在 14 d 内消失，可能有后遗症	症状可持续数周。病死率高。存活者多有后遗症

七、治疗

HIE 治疗原则为：①尽早识别处于中重度 HIE 的高危新生儿；②支持疗法维持脑足够的灌注和营养；③对抗缺氧缺血性瀑布，改善正在进行的脑损伤过程。对于 HIE 的治疗重点应当放在中重度 HIE 上，轻度 HIE 仅需适当的支持疗法。

（一）尽早识别处于中重度 HIE 危险的高危婴儿

HIE 的治疗时间窗很短，仅 6 小时左右，因此尽早的识别那些处于中重度 HIE 危险的患儿十分重要。但是，若仅根据临床病史及体征，要在 6 小时之内早期诊断 HIE 并对其严重程度进行判断有一定难度。aEEG 是近年来发展起来的适用于危重新生儿的床旁脑功能监测手段，可纪录到早于形态学变化的脑电生理变化，因此可作为 HIE 的早期辅助诊断手段。我们的结果也显示应用 aEEG 监测在生后 6 小时内就能检测到中重度 HIE 患儿明显的脑电抑制或等电位。

（二）HIE 的支持疗法

1. 维持适当的通气和氧合 维持适当的通气和避免氧的耗竭是预防神经元进一步损伤的基础，然而过度的高氧也是有害的，除可能导致脑桥下脚坏死外，还可能引起脑血管收缩继而导致脑血流降低。动脉 CO_2 含量对代谢和血管张力也有明显的影响，因此仔细的监测 $PaCO_2$ 也很重要，对要改善通气，又要防止 $PaCO_2$ 过低而致脑血流减少。

2. 维持适当的灌流，避免血压的剧烈波动 鉴于重度窒息的新生儿处于压力被动性脑循环状态，避免全身低血压是必要的。严重缺氧时低血压的主要原因是心肌功能障碍和心输出量减少，可给予小～中剂量多巴胺和多巴酚丁胺，维持收缩压在 50 mmHg 以上。但由于缺氧后脑血流自主调节功能障碍，应尽量避免血压的剧烈波动。

3. 维持适当的血糖水平 关于血糖水平与脑损害的关系仍有争议。成年动物实验证实高血糖能加重 HIE，而轻度低血糖能降低脑损害的程度。然而未成熟动物实验未能证实此点，相反轻度的高血糖有一定的神经保护作用，因此在缺氧缺血的新生儿应维持血糖水平在正常水平的上限（70～120 mg/dl）。

4. 适量限制入液量和控制脑水肿 新生儿 HIE 的脑水肿不是脑损伤的原因而是脑损伤的结果，可发生于出生后第 2 天或第 3 天，与组织坏死的程度成正比，但是罕见发生脑疝。对脑水肿的处理应以预防为主（控制液体量），若有明显颅高压症状可予甘露醇治疗。

5. 及时控制惊厥 惊厥常伴有明显的脑代谢率增加、呼吸暂停、血压增高，从而引起脑的进一步损伤，因此对于 HIE 患儿必须仔细观察惊厥活动，但由于新生儿惊厥的发作多为亚临床型，最好能够应用 EEG 或 aEEG 床旁监护。苯巴比妥是治疗新生儿惊厥的首选药物，但是治疗的时间略有争议，近年来的 Meta 分析结果未证实早期应用苯巴比妥有益，所以目前仍推荐在症状出现后才开始抗惊厥治疗。若苯巴比妥无效可改用苯妥因钠。

（三）寻求对抗缺氧缺血性瀑布的神经保护措施

1. 寻找阻断缺氧缺血性瀑布的神经保护药物 针对 HIBD 的发病机制，多种药物在动物实验中经历了广泛的研究（表 7-2），但由于种种原因，都停留于实验阶段，距离临床应用还十分遥远。

2. 亚低温疗法 亚低温是指采用人工诱导方法将体温下降 2~6 ℃，以达到治疗目的。与其他治疗方法相比亚低温治疗具有简捷、实用、有效等优点，是最有可能向临床推广的神经保护措施。我们的实验研究已经证实：

表 7-2 HIE 的可能保护途径

损伤机理	保护途径	药物
氧自由基	黄嘌呤氧化酶抑制剂	别嘌呤醇
	抗氧化剂	VitE、SOD
	自由基清除剂	21-氨基类固醇
	前列腺素合成酶磷脂酶抑制剂	吲哚美辛
	铁螯合剂	去铁铵
钙离子内流	阻滞剂	氟桂利嗪尼莫地平
兴奋性氨基酸	抑制释放	氯苯氨
	受体阻滞剂	$MgSO_4$、MK-801、氯氨酮、右美沙芬
NO	NOS 抑制剂	L-NANE、L-NMMA
PAF*	受体拮抗剂	银杏叶制剂

*PAF：platelet active factor，血小板活化因子

（1）亚低温可以改善 HIE 的低灌注，使脑组织氧代谢率增加，葡萄糖的消耗减少，乳酸产生减少，从而改善脑血流和代谢的失调；

（2）亚低温能够促进 HIE 新生鼠脑线粒体 ATP 合成能力的恢复及线粒体酶活性的恢复，缩短继发性能量衰竭的时间，从而进一步降低细胞毒素的大量聚集，保护脑组织；

（3）亚低温能够通过多个途经抑制或延迟细胞凋亡的发生，从而延长治疗的时间窗。因此，亚低温的神经保护机制可能是多路径、多靶点的，这亦是亚低温与其他神经保护措施的不同于之处。目前，国外的临床多中心研究结果及国内的临床多中心研究初步结果均证实亚低温治疗新生儿 HIE 是安全和有效的，亚低温能够降低中重度 HIE 的病死率和伤残率。

3. 神经营养/生长因子 实验证实在 HIE 的高兴奋阶段后，有内源性神经营养、生长因子的表达增加，这可能是一种内源性的神经保护机制。因此应用外源性神经营养/生长因子改善神经细胞周围环境，抑制细胞凋亡、维持细胞成活、促进受损细胞的修复和再生的研究已日益受到重视。其中研究较多的是碱性成纤维细胞生长因子（bFGF）和胰岛素样生长因子（IGF-1），然而由于此类药物分子量很大，就其能否通过血脑屏障到达病变部位存在较大的争议。

4. 干细胞移植 干细胞是一类具有自我更新、高度增殖和多向分化潜能的尚未成熟的细胞，如果将其定向诱导，就可以使它们分化成为我们所需要的各种组织细胞。长期以来人们一直认为脑损伤后神经元不能再生，然而近年的研究发现具有多向分化潜能的神经干细胞（neural stem cells, NSCs）终身存在于哺乳动物的脑内，主要在室管膜下、纹状体、海马齿状回和脊髓等部位，只是随着年龄的增长 NSCs 越来越少，它们逐渐分化为成熟的神经元和胶质细胞。NSCs 在体内的分化受各种内、外环境的调控，尤其是神经生长/营养因子，在胚胎及出生后早期脑内以促细胞分裂、

生长的因子表达为主，而随着生后脑的发育成熟，抑制分裂及生长的因子逐渐占优势。因此，与成年动物相比较，新生动物脑组织具有更有利于NSCs增殖、分化、迁移与整合的兼容环境，这种独特的优势为人类新生儿NSCs移植治疗HIE带来了希望。但在推向临床之前，还有许多问题诸如伦理学、NSCs的增殖分化的调控、致瘤性等都需要逐个进行解决。

5. 高压氧　新生动物的实验研究证实高压氧（HBO）治疗能够通过增加氧在脑中弥散，从而减轻脑水肿、调节脑代谢及抑制细胞凋亡的发生。然而就高压氧的临床应用存在着相当大的分歧，其中有两个关键的问题限制了HBO在临床中应用的可能性：①氧毒性：特别是高压（>3 ATA）和长期应用时，HBO可通过脂质过氧化物的产生和脑血管收缩对CNS产生不利的影响；尽管迄今尚未发现高压氧治疗后的眼底改变，然而不能排除长期治疗时高氧引起视网膜病变的可能性；②治疗的时间窗：同样，高压氧也存在治疗的"时间窗"。HBO疗法的目标不是缺血灶中心而是周围半影区可存活的无功能的神经细胞，因此应用HBO的治疗窗也应与其他神经保护措施一样，在缺氧缺血/再灌注后的6小时之内。

综上所述，在诸多的神经保护措施中，亚低温是最有可能在近期向临床推广的神经保护措施。但是，HIE是一个多环节、多因素综合造成的病理生理过程，任何单一的神经保护措施都不可能完全有效的阻断神经元死亡的缺氧缺血性瀑布的发生，联合治疗是今后必然的治疗方向。

八、预后

（一）缺氧缺血事件的持续时间及严重程度

1分钟Apgar评分不是预后的预测指标，但是低Apga评分的预测价值随着其持续时间的延长而增加，特别是在15～20分钟之后。同样，胎儿酸中毒的严重性、新生儿对正压通气和积极心肺复苏措施的需要、延迟开始呼吸的时间等，也都与预后相关，因为这些都是初始宫内缺氧事件严重性的反映。

（二）新生儿期HIE的严重程度

HIE的预后与疾病的严重性相关，轻度HIE患儿基本上没有后遗症，中度HIE的患儿可能正常或有不同程度的后遗症（20%～40%），重度HIE患儿或是死亡或是有中-重度的后遗症（如痉挛性四肢瘫、智力低下、皮层视觉损伤和惊厥等）。惊厥的存在尤其是发生在生后头12小时内的难以控制的惊厥活动可能是预后不良的最好的临床指征。

（三）新生儿期神经学异常的恢复速度

新生儿期神经学异常的持续时间对预测以后的神经学伤残的发生也是有帮助的，在生后1周或2周时神经学检查正常的婴儿伴有较好的预后。

（四）EEG异常的严重程度和持续时间

EEG异常的严重性和持续的时间也是预后判断的重要指标。就如新生儿期神经学症状一样，到生后1周时EEG恢复正常的背景活动伴有正常的预后。相反，在窒息的新生儿中，任何时候的暴发抑制或等电位都是预后不佳的指标。

（五）MRI显示的神经元损伤的部位

弥漫性选择性神经原坏死的患儿肯定有智力低下，也可能伴有痉挛性的运动缺陷，10%～30%的患儿可发生惊厥性疾病，特别严重受累的患儿也可发生皮层视觉功能障碍。伴有脑干损伤的存活的婴儿尽管都有长期的喂养困难，50%的患儿可有正常的认知发育。基底核和丘脑累及的患儿以后常有锥体外系的异常。

矢状旁区损伤的远期后遗症主要为运动和认知功能异常，严重者可引起痉挛性四肢瘫，特别是近侧肢体的累及，上肢重于下肢。尽管严重受累者可有多发性的认知缺陷，大脑后部顶—枕—颞区的损伤可能有语言或视觉—空间能力障碍。

（王来栓）

参考文献

[1] 中华医学会围产医学分会新生儿复苏学组. 新生儿窒息诊断的专家共识. 中华围产医学杂志, 2016, 19 (1): 3-6.

[2] Volpe JJ. Neurology of the newborn. 5th. Philadelphia: Saunders (Elsevier). 2008; 247-480.

[3] 中华医学会儿科学分会新生儿学组. 新生儿缺氧缺血性脑病诊断标准. 中国当代儿科杂志, 2005, 7(2): 97.

[4] Gluckman PD, Wyatt JS, Azzopardi D, et al. Selective head cooling with mild systemic hypothermia after neonatal encephalopathy: multicenter randomized trial. Lancet, 2005, 365: 663.

[5] Shankaran S, Laptook AR, Ehrenkranz RA, et al. Whole-body hypothermia for neonates with hypoxic-ischemic encephalopathy. N Engl J Med, 2005, 353: 1574.

[6] 栾佐, 尹国才, 胡晓红, 等. 人神经干细胞移植治疗重度新生儿缺氧缺血性脑病一例. 中华儿科杂志, 2005, 43: 580.

[7] 林碧云, 龙莎莎, 王来栓. 新生儿窒息后多器官损害诊断标准的研究进展. 中华围产医学杂志, 2014, 17(9), 639-643.

[8] 卫生部新生儿疾病重点实验室, 复旦大学附属儿科医院. 亚低温治疗新生儿缺氧缺血性脑病方案 (2011). 中国循证儿科杂志 2011, 6(5)337-339.

[9] 王来栓, 程国强, 张鹏, 周文浩. 亚低温治疗新生儿缺氧缺血性脑病面临的临床问题及研究进展. 中华围产杂志杂志, 2013, 16(12): 731-735.

[10] 林碧云, 顾秋芳, 张鹏, 等. 亚低温联合促红细胞生成素治疗足月儿缺氧缺血性脑病的安全性观察. 中国循证儿科杂志, 2015, 10(2): 85-89.

[11] 卫生部新生儿疾病重点实验室, 复旦大学附属儿科医院《中国循证儿科杂志》编辑部 GRADE 工作组中国中心. 足月儿缺氧缺血性脑病循证治疗指南 (2011-标准版). 中国循证儿科杂志 2011, 6(5)327-335.

第三节　新生儿缺氧缺血性脑病的超声诊断

新生儿缺氧缺血性脑病（hypoxic-ischemia encephalopathy, HIE）是各类新生儿脑病中最早发现，且发生率最高的疾病。据统计，新生儿脑病总发生率是 2~5/1000 活产婴儿，其中主要是缺氧缺血性脑病，中重度 HIE 的发生率为 1.64/1000 活产婴儿。

新生儿缺氧缺血性脑病发病的核心是围产期缺氧，缺氧的原因与母亲孕期疾病、分娩过程的异常，以及新生儿自身某些严重疾病有关。缺氧后多种机制交互作用，导致不可逆的脑损伤。起始心输出量减少，全身系统血压降低，脑血管自主调节失常，导致脑灌注减少。脑细胞因缺氧缺血不能维持正常的代谢，发生细胞能量衰竭。在此基础上，兴奋性氨基酸的神经毒性、自由基损伤、一氧化氮和各种炎性因子参与，在损伤48h后细胞又产生继发性能量衰竭。继之线粒体的氧化代谢过程崩溃，细胞内外离子紊乱，最终神经细胞发生急性坏死（necrosis），或迟发性凋亡（apoptosis），并由此引发小儿后期神经系统后遗症[1]。

一、新生儿缺氧缺血性脑病的病理改变

新生儿缺氧缺血性脑病的病理特征主要体现在三个方面，包括细胞损伤过程，损伤部位及特殊的损伤类型[2]：

（一）缺氧缺血后细胞的损伤过程

当脑缺氧缺血发生后，由于供给神经元的氧和葡萄糖减少，能量代谢首先受到威胁，线粒体

结构与功能损害，ATP 生成减少，使细胞内外离子紊乱，大量水分伴随着 Na^+、Ga^{2+} 进入到细胞内，致细胞内水肿，继而细胞内外水肿并存，被称为"细胞毒性水肿"。脑水肿为缺氧缺血后早期主要的细胞病理改变。由神经细胞肿胀，脑容积增大，脑结构紊乱，脑水肿最长可持续 7 ~ 10 天左右。

部分轻度缺氧缺血性脑病患儿经自身的调节或治疗，脑水肿消失，细胞的形态与功能基本恢复正常。但在严重缺氧缺血性脑病患儿，由于细胞能量代谢系统完全破坏，细胞膜上的离子泵丧失功能，细胞损伤则不可逆，进入神经元坏死阶段，病理所见，细胞胞浆膜破坏，尼氏小体丢失、细胞核核缩、破碎，被称为神经元急性坏死（necrosis），持续数日。坏死的神经元崩解、丢失、液化，逐渐聚集成为大小不等的囊腔。损伤过程有巨噬细胞吞噬活动，缺氧后 3 ~ 5 天开始有胶质增生，由此形成脑的瘢痕和脑萎缩。

缺氧后神经细胞凋亡（apoptosis）几乎与细胞急性坏死同步发生，并加速进行，可持续数周，称为迟发性神经元损伤。凋亡的细胞的病理特征是细胞皱缩，胞浆浓缩，内质网扩张，细胞核染色质浓缩，紧靠核膜周边，凋亡小体形成，同时细胞核核仁裂解，最终被巨噬细胞吞噬。

（二）缺氧缺血性脑损伤易发生的部位

新生儿缺氧缺血性脑病时脑损伤部位有其特殊之处，称为"选择性神经元坏死（selective neuronal necrosis）"，脑损伤部位的选择性与围产期缺氧发生过程、严重程度和新生儿脑组织自身血液供应特点、发育中的谷氨酸受体分布特点有关。这种选择性损伤在缺氧缺血后易感性高，相对发生早，许多改变是在显微镜下或特殊检查所见，其他部位脑损伤也会随即发生[3-4]。

常见的选择性神经元坏死分布如下述，多种类型选择性神经元坏死并存：

1. 脑皮层神经元损伤　主要发生在前脑和后脑皮层神经元，包括大血管分支交汇处的分水岭区皮层，视觉皮层等。皮层神经元损伤的易感性很高，常呈层状坏死，在皮质 3 层和 5 层神经元坏死更为突出。损伤后神经元的电活动首先变化，之后显示细胞病理改变，细胞发生明显水肿同时，细胞质内细胞器、细胞核发生病变。

早产儿皮层神经元尚未发育完善，因此，选择性皮层神经元损伤发生相对少。

2. 深部神经元损伤　指基底核、丘脑神经元损伤。在足月儿缺氧后基底核区的壳核、尾状核更易损伤，基底核神经细胞急性坏死主要表现为核的裂解和嗜酸性变。丘脑、海马损伤也很多见。深部神经元损伤发生在足月儿长时间中重度缺氧后，MRI 研究显示，足月窒息儿深部神经元损伤率约 35% ~ 85%。在中重度 HIE 病例几乎均有这些部位损伤。

深部神经元损伤后期同样发生神经元丢失，胶质化。基底核损伤后轴突易发生过度髓鞘化，使基底核区域形成大理石样变，特别是在尾状核和壳核，这种过度的髓鞘反应，不同于一般的胶质增生。

早产儿也可发生此类损伤，有研究报告，41 例尸解的早产儿丘脑、基底核损伤发生分别为 40% ~ 50%，但早产儿缺氧后苍白球损伤更易发生。

3. 脑干神经元损伤　在足月儿和早产儿均可发生脑干损伤，由突然发生的完全缺氧所致，甚至不伴脑水肿发生。脑干损伤的部位包括中脑、脑桥和延髓。中脑、脑桥受损时，影响到动眼神经核、滑车神经核、黑质、网状结构、背侧耳蜗神经核、脑桥腹侧神经核等。延髓损伤可累及生命中枢，并可波及背侧迷走神经核、副神经核、下橄榄核、楔状核和薄束核等。脑干损伤损伤更弥散时，可波及脊髓，使前角细胞损伤，后期临床表现无力，肌张力低，常诊断迟缓性脑瘫。

4. 小脑损伤　在足月儿缺氧缺血后易感性也很高，短暂的缺氧后即可发生。损伤使小脑神经元坏死，小脑蚓部、浦肯野纤维、颗粒层细胞均可损伤，并有小脑白质坏死，继发胶质化。双侧小脑半球常对称性损伤，因此后期表现为小脑体积变小。

（三）特殊的病理损伤类型

1. 旁矢状区损伤 是由于缺氧后脑内血液灌注减少，造成脑内大血管分支交汇区域脑组织供血不足，而发生的缺血性损伤。根据血管分布及损伤部位，又称为分水岭损伤（watershed injury），实质是这些区域的脑动脉缺血性梗死（infarct）。

旁矢状区损伤（parasagittal cerebral injury）的组织包括相应部位的脑皮层及皮层下白质。早期神经元水肿、坏死可以很重，后期脑回萎缩，瘢痕，局部液化。有时双侧发病，但双侧严重程度可不同。在顶枕区（parieto-occipital regions）更易发生。重度窒息缺氧后发生率可高达40%～60%，救治存活小儿可遗留脑瘫。

类似机制的缺氧缺血后脑梗死，也可发生在脑的其他部位小血管，形成局灶、多灶性缺血性坏死、液化。

2. 脑室旁白质损伤 脑室旁白质损伤是早产儿特有的脑损伤类型，但在足月儿缺氧后，尸解病理检查确见有约15%患儿存在脑室旁白质损伤，主要是仍存在的少突胶质细胞前体损伤，甚至发展为脑室旁白质软化（PVL）。白质损伤的高危因素是：晚期早产儿，临床有严重的低血糖症，持续血流动力学不稳定等。

二、新生儿缺氧缺血性脑病的超声诊断

新生儿缺氧缺血性脑病的基本诊断条件，是具有明确的围产期严重缺氧病史，脑的血液灌注减少，并具备典型的神经系统症状体征，辅助检查是从不同的角度为脑损伤诊断提供更确切的依据。

影像学检查的作用是在活体上观察脑整体结构的病理变化，而非显微镜下的细胞层面病理诊断，一些影像变化征象反映了缺氧缺血性脑病的病程发展和病理类型。B超的优势是在发病早期危重患儿不能搬动时完成床边检查，通过动态观察回声改变，发现脑损伤进程中不同阶段的异常，如：神经元损伤早期脑组织水肿，神经损伤后不可逆的坏死征象，组织液化、萎缩、钙化等后期病理改变。但颅脑超声的局限性，包括扇形扫描的盲区，对有些病理变化诊断分辨率不尽如人意等，因此有时需在可能的条件下下结合MRI检查，以作出更精准的诊断[5-6]。

（一）神经元损伤过程的超声诊断

1. 脑水肿的超声诊断 脑水肿为缺氧缺血后最早发生的细胞病理改变，超声影像变化先于临床常前囟隆起，颅缝分裂等颅压高体征（图7-12）。

（1）脑组织清晰度减低：是脑水肿基本的影像特征，组织结构模糊，水肿十分严重时脑组织解剖结构在影像上消失，难以辨认，实时检查时可见血管搏动减弱。脑组织水肿时超声影像改变的原因，与不规则的神经元损伤后形态结构紊乱有关。

（2）脑实质回声增强：在结构模糊的基础上，脑实质回声增强。脑室周围最早出现，与脑血液灌注减少，脑室周围白质最容易缺血损伤有关。损伤加重的影像表现为：范围弥散，回声强度进一步增加，接近、等同，甚至超过脉络丛，脑组织水肿的超声影像改变与机体其他组织器官水肿有所不同，可能的原因是伴随脑组织水肿，神经细胞结构紊乱、破坏随即发生，因此回声增强，回声增强程度越高，神经元损伤越重，可逆性越低。

（3）脑容积增大：早产儿脑与颅骨间的间隙较宽，因此，当脑水肿发生时，较其他年龄组儿童及成人相比，具有一定的空间缓冲余地。脑水肿继续发展，超声便可探及脑容积的变化，最突出的变化是侧脑室受压变窄，侧脑室内脉络丛周围无回声带部分或完全消失，侧脑室窄如缝隙，

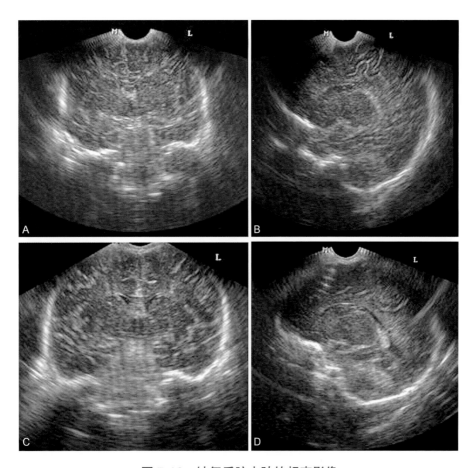

图 7-12 缺氧后脑水肿的超声影像
A. 冠状面，脑结构模糊，侧脑室前角难以辨认；B. 旁矢状面，侧脑室中央部至后角边界消失；C. 治疗后，冠状面可见侧脑室前角显现；D. 治疗后，旁矢状面显示侧脑室中央部及后角影像恢复

有压抑感。当脑室旁回声异常增强，则脑室边界模糊不清。

（4）脑水肿发生时间：缺氧后数小时，超声影像变化即可显现，显现时间越早，提示缺氧程度越重，缺氧发生的时间越早，可起始于宫内。

脑水肿持续时间与缺氧程度有关。轻度缺氧，脑水肿超声影像在 3 天内消失。病理学研究，细胞急性损伤后组织水肿可持续 1 周左右。超声检查所见，重度缺氧后的影像变化可达 7～10 天左右，与 HIE 临床分度标准相吻合。

2. 神经细胞不可逆的坏死征象 如前所述，神经细胞的破坏伴随脑水肿而发生，超声不可能观察到细胞微结构的变化，大范围不可逆的神经细胞坏死在超声影像上有所体现：

（1）发生在在中度偏重和重度缺氧缺血性脑

病的患儿；

（2）脑水肿消退，脑室边界重现，恢复至正常大小，或不规则轻度增宽。故超声影像的变化是在发病 7～10 天后；

（3）双侧脑半球异常高回声持续不退，且很不均匀，甚至形成散在分布的粗大强回声点片、颗粒，应视为不可逆的脑水肿后神经元广泛坏死。其病理基础是神经细胞急性坏死后崩解，并伴有凋亡细胞及胶质增生（图 7-13）。

3. 脑组织液化与萎缩 当大范围的神经细胞完全坏死、崩解、丢失，并融合，则形成脑组织的液化灶。如坏死的神经元间尚有存活的神经元，其间还有凋亡细胞，则脑组织体积变小，萎缩。

（1）缺氧缺血性脑损伤后液化灶影像特点

1）形态与分布：广泛分布，大小不等，形态各异，无计其数。液化灶大小决定于病灶融合程度，直径 1~2 mm 以上，超声影像可清晰辨认，呈无回声暗区，较大液化灶存在包膜（图 7-14）。

2）出现时间：在病程 3~4 周，超声检查可清楚显示，之后液化灶仍可继续变大。

3）结局：很小的囊腔可在 2~4 个月后因受

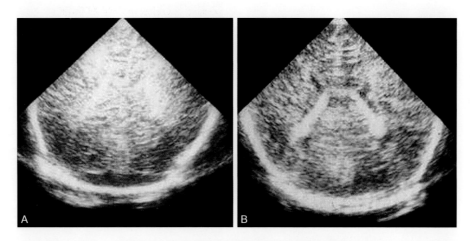

图 7-13　严重脑水肿及其以后超声影像

A. 病变早期严重脑水肿，同时有神经细胞结构破坏，脑实质弥漫性回声增强，强度与脉络丛等同，脑解剖结构在影像上几乎消失；B. 10 天后，脑室及其他结构重现，但脑实质呈现不均匀强回声，提示发生了不可逆的神经细胞坏死

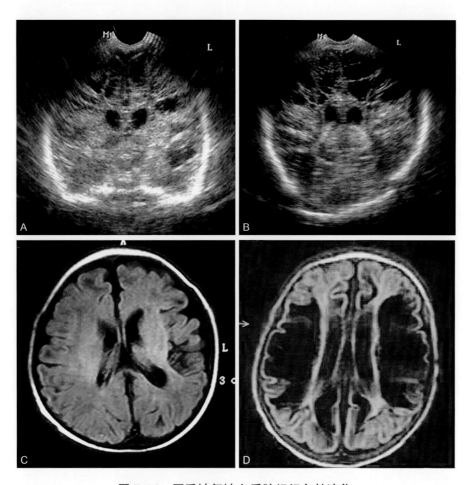

图 7-14　严重缺氧缺血后脑组织多灶液化

A，B. 超声图像，脑实质多灶液化，液化灶广泛分布，大小不等；C. MRI 图像，显示皮层下小液化灶，左侧颞叶组织丢失明显；D. MRI 图像，显示脑实质巨大液化灶，脑组织严重丢失

周围脑组织的挤压及胶质细胞增生、充填，原有小囊腔在超声影像上消失。但较大的液化灶，则永存于脑中，无特殊情况，也不会再变大，不增加张力。

（2）脑组织萎缩的超声影像：较重的缺氧缺血性脑损伤后，脑组织会发生不同程度的萎缩，发生时间同样在病程的3～4周，与脑组织液化并行。脑萎缩小儿临床表现为头围小，前额小，前囟早闭，颅缝重叠，尤其冠状缝、人字缝重叠明显，一般在出生50天后逐渐出现。超声影像则先于临床表现，特点如下：

1）侧脑室轻～中度增宽，形态不规则变形，双侧不对称。由于脑室周围神经组织损伤后丢失、萎缩所致，脑室被动性增宽。由于萎缩性病变发生在脑的中央部位，故又有"中央性脑萎缩"之

称。局限性的中央性脑萎缩在临床上难以察觉，但超声检查的敏感性很高。脑萎缩所致的脑室增宽不同于梗阻性脑积水，后者为脑室扩张，有张力感，双侧脑室多呈对称性。

2）脑回影像密集，脑沟加深，扣带回与脑室间距离缩短，贴近脑室。

3）脑外间隙及脑裂变宽。脑前纵裂增宽和额、颞、顶叶脑外间隙增宽超声易探及。

如脑回、脑裂、脑外间隙均发生上述改变，提示脑损伤范围广泛，涉及全脑，因此被称为"全脑性脑萎缩"，提示整体脑容积变小。

对全脑性脑萎缩的 影像诊断并非B超的优势，因检查盲区所在，不能观察到脑的全部，不及CT与MRI（图7-15）。

在此需注意鉴别诊断：①正常婴儿在3～6个

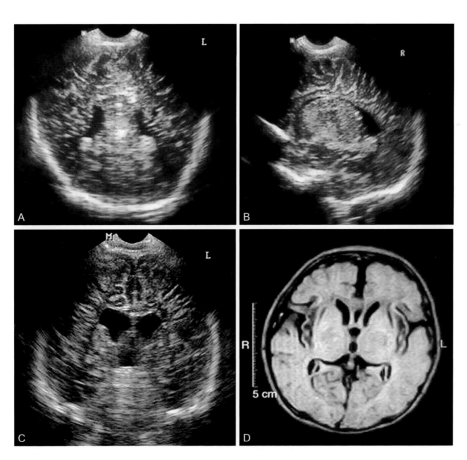

图 7-15　缺氧缺血性脑病后脑萎缩
A.冠状面，侧脑室增宽，脑沟向脑中央部加深；B.旁矢状面，扣带回贴近侧脑室，丘脑基底核部分区域回声减低；C.冠状面，脑沟深陷，侧脑室增宽，丘脑基底核体积变小，与相邻脑组织间界限形成；D.MRI图像，双侧额叶体积变小，外侧裂增宽，丘脑基底核异常信号

月时，常有一过性脑外间隙增宽，是脑和颅骨发育不完全匹配所致。这些小儿无脑损伤病史，神经发育正常；②早产儿在追赶性生长的婴儿早期，常存在脑外间隙增宽，同时脑回较宽，脑沟浅，也是发育中的现象；③在严重脱水，营养不良等一些疾病状态的小儿，超声检查有时也会发现脑沟回密集，随临床病症好转，超声影像恢复正常，非损伤后脑萎缩[7,8]。

（二）超声在选择性神经损伤诊断中的作用

如前所述，由于缺氧发生过程、程度不同及新生儿脑组织自身组织解剖特点，缺氧缺血后的易损伤脑区具有选择性，包括大脑皮层神经元、脑深部基底核、丘脑、海马神经元、脑干神经元、小脑神经元。显而易见，超声分辨率不能识别微观

的细胞损伤，对脑周边部位损伤的诊断也会受到限制，故"选择性神经元坏死"的诊断更多地要依赖MRI[9]。B超只能对部分"选择性"损伤作出诊断。

1. 深部神经元损伤   在中重度缺氧时丘脑、基底核区的神经元多有损伤，这些区域恰在脑的中央部位，B超检查可以作出诊断。由于新生儿期丘脑、基底核，特别是组成基底核的苍白球、尾状核、壳核等结构在影像上不能显示明确的解剖学标志，故常统称"丘脑基底核区"损伤，或根据解剖概念大致分析出某一部位损伤。其影像特点是：

（1）损伤早期：损伤轻者丘脑基底核区结构粗糙，点片状回声增强，常呈双侧对称性损伤。损伤严重时，该区域成为两大高回声团（图7-16）。

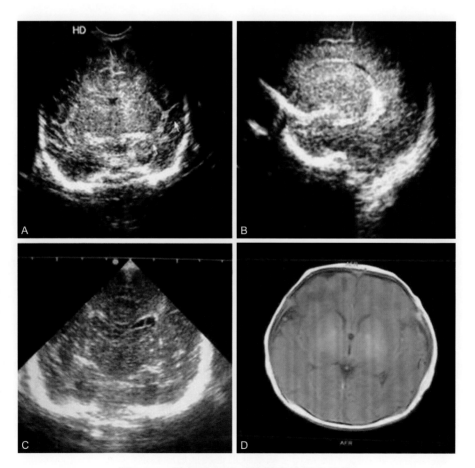

图 7-16 缺氧缺血后丘脑基底核损伤早期

A, B. 缺氧缺血早期，超声冠矢状面检查分别显示丘脑基底核区域不均匀性回声增强；C. 缺氧缺血后丘脑基底核区点状高回声；D. 缺氧缺血早期 MRI 检查，显示双侧丘脑基底核区异常信号

（2）损伤后期：突出的表现是双侧丘脑基底核体积变小，回声较高，与相邻部位的脑组织间形成明显的界限，此时的病理变化基础是神经元坏死后胶质增生，及过度髓鞘化形成的大理石样变。偶见最终发展为液化的病例（图7-17）。

（3）血管病变：损伤早期难以发现，损伤后期常见丘脑基底核区上下走形的条状强回声，长短、数量不等，基本按豆纹动脉走行分布，是血管壁损伤的后期表现。这种血管的变化非缺氧缺血后特异性的损害形式，在感染等其他高危因素存在时也可发生。

2. 大脑皮层神经元损伤　在缺氧缺血性脑损伤早期，B超难以探查到选择性皮层神经元损伤，但有时可发现部分损伤后的脑沟回回声增强现象

（图7-18）。在脑损伤后期，脑体积萎缩变小，B超可探及变形的脑沟回影像，多体现在脑萎缩病例。

由于脑干、海马、小脑神经元深在，且病灶局限，B超检查难以诊断。

（三）超声对特殊病理类型脑损伤的诊断

特殊病理类型是针对损伤机制而言，特指旁矢状区损伤和脑室旁白质损伤，B超有较高的诊断敏感性。

1. 旁矢状区损伤　由于脑内大血管分支交汇区域脑组织供血不足，而发生的缺血性损伤（图7-19）。

（1）损伤部位：多发生在大脑前动脉—中动脉交界区，以及大脑中动脉—后动脉交界区，位

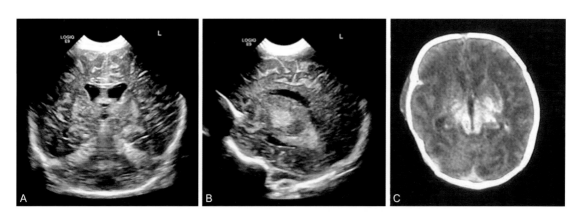

图 7-17　丘脑基底核损伤后期影像

A. 双侧基底核区高回声，壳核损伤可能性大。同时可见脑室增宽；B. 丘脑基底核区域性高回声，边界清楚；C. 生后 2 周 MRI 检查，双侧基底核极度高信号，与病理的过度髓鞘化相吻合。双侧脑半球广泛低信号，处于液化前期。该患儿母亲产程中羊水栓塞，胎儿严重缺氧，生后重度窒息，重度 HIE

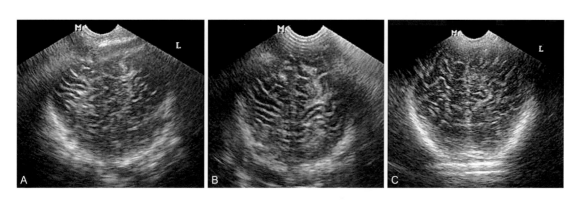

图 7-18　损伤后的异常脑沟回影像

三幅 B 超图分别显示不同部位异常脑沟回影像，表现为区段性沟回影像紊乱，回声增强

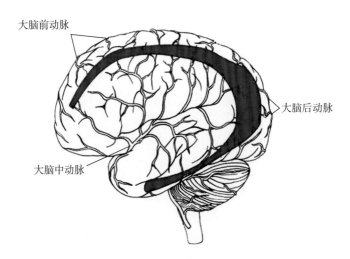

大脑前动脉

大脑后动脉

大脑中动脉

图 7-19　旁矢状区缺血性脑损伤示意图
蓝色弧形条带表示大血管交汇区，即旁矢状区缺血性损伤发生部位

于旁矢状区。双侧可同时发生，但损伤范围不一定对称。损伤部位包括相应部位脑皮层及皮层下白质。当超声标准层面不易显示病灶时，可酌情偏转探头，尽可能获得最佳诊断效果。是否能够探查到损伤区全貌，与声窗条件等因素有关。

（2）损伤早期：在缺氧后 24 小时即可发生。损伤部位神经元水肿，超声影像特点是损伤区域回声增强，但边界不清。尽管此类损伤常与广泛的白质损伤并存，但超声检查时仍可识别出旁矢状区损伤的界限。

（3）损伤后期：与缺氧后细胞的损伤规律相一致，7 ～ 10 天后水肿消失，此时病灶边界逐渐清晰，显示出典型的楔形，尖端伸向脑的中心部，宽底部直达颅骨内板。原因是病灶周边较轻的损伤性水肿部分在影像上消失，损伤重的部分依旧存在。之后，进一步向萎缩或液化方向发展（图 7-20）。

2. 脑室旁白质损伤的超声诊断　在足月儿缺氧后可发生脑室旁白质损伤，与此处血液供应和存留的少突胶质细胞前体有关，在超声影像上几乎与早产儿特有的脑室旁白质损伤无异，特殊之处在于脑室旁回声增强程度与缺氧程度呈正相关[10]。严重的脑室旁白质回声增强，多伴随双侧脑半球弥散性损伤及前述的其他脑损伤类型，提示缺氧缺血性脑损伤严重（图 7-21）。

（四）脑血流动力学检查在缺氧缺血性脑损伤诊断中的作用

缺氧后全身和脑血流动力学的变化在脑损伤的发生、发展中起着重要作用，故对脑血流的检测应是缺氧缺血性脑病时的超声必检内容（参见第十一章）。

可实时了解缺氧缺血性脑病新生儿脑血流动力学的状况，有益于临床治疗。检查多选用前囟和侧囟分别作为探测大脑前动脉和中动脉血流变化的声窗。

在新生儿缺氧缺血性脑病时，多应用彩色多普勒超声（Doppler ultrasonography）检测大脑前动脉、中动脉血流，常见以下脑血流动力学改变类型：

1. 发病 24 小时内　主要是收缩期血流速度变化　在缺氧早期，为维持颅内压，血管会代偿性收缩，故首先的变化是收缩期流速（Vs）一定程度的增高，阻力指数增高。在血流频谱图上显示收缩峰陡直、高尖，提示缺氧后血管处于痉挛状态。此代偿期时间甚短即过，错过时机难以发现。

代偿期过后，心功能受损逐渐明显，心动过缓，心音低钝，心输出量减少，脑血流灌注不足。此时脑内的血流改变是收缩期流速减低，频谱图

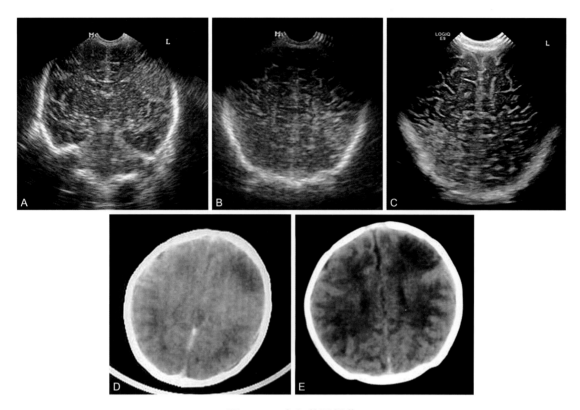

图 7-20　旁矢状区损伤

A. 缺氧缺血性脑病早期，左侧大脑前动脉与中动脉交界区损伤；B、C. 生后 20 余天，分别显示左侧和右侧大脑中动脉与后动脉交界区损伤，病灶已显示明显的楔形；D、E. CT 检查，显示左侧大脑前动脉与中动脉交界区损伤。D 为生后 3 天检查，梗死灶无特殊形状，伴弥漫性脑水肿。E 为生后 14 天检查，脑水肿消退，梗死灶更清晰，边界清楚，呈楔形

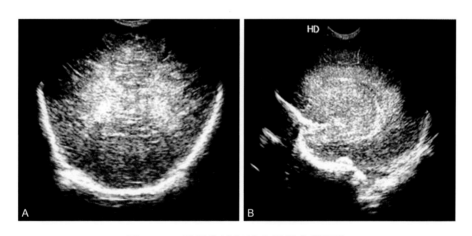

图 7-21　足月儿缺氧缺血后脑白质损伤

A、B. 分别为冠状面和矢状面 B 超检查，均显示脑室旁白质回声增强，强度接近或等同于脉络丛，脑室边界不易辨认

显示收缩峰低矮、圆顿。此状态随心功能好转才能恢复，故持续时间不等。

　2. 发病 24 小时后　舒张期血流速度变化开始出现，发生在中重度缺氧缺血性脑病病例，这些患儿脑水肿逐渐加重，直至 72 小时左右。

舒张期血流速度会伴随脑水肿的加重而升高，收缩期与舒张期流速比值（S/D）降低，阻力指数（RI）降低，最严重时，收缩峰与舒张峰呈"锯齿"形。这种现象提示脑血管自主舒缩调节功能减弱，组织水肿对血管的压力增加，缺血再灌注机制也

参与了这一病理过程。1周左右水肿逐渐减轻，消失，舒张期血流渐恢复正常，具有明显的规律性（图7-22，图7-23）。

3.极重度的脑血流改变　部分重度的缺氧缺血性脑病病例，至1周左右意识状态及其他神经体征无明显恢复，脑血流检测时会发现，不但收缩期血流速度不恢复，舒张期血流发生了明显的变化，即舒张期流速明显降低，血流频谱图显示，舒张峰地平，甚至反向。由此提示，脑血管的舒缩功能已极度减弱或完全消失，结合脑电图检查，

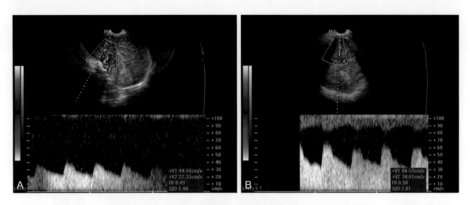

图7-22　中度缺氧缺血性脑病时脑血流改变

中度缺氧缺血性脑病患儿，生后2天。A，B分别为大脑前动脉和大脑中动脉血流频谱图，显示舒张期抬高，*S/D*比值随之降低

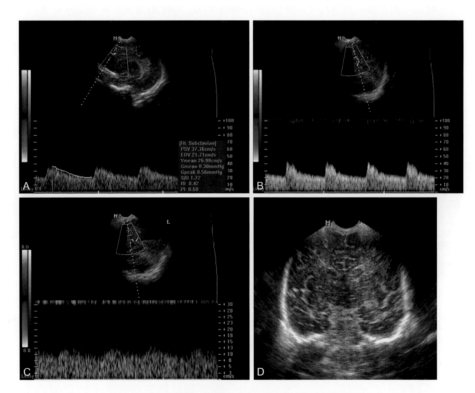

图7-23　重度缺氧缺血性脑病时脑血流改变

A，B.生后第2天。两图分别为显示大脑前动脉和中动脉血流改变，可见收缩峰降低，舒张峰抬高；C.生后第4天，大脑中动脉血流频谱图，显示舒张峰在原有基础上进一步抬高，与收缩峰共同形成"锯齿样"图形；D.生后2天冠状面第3脑室层面超声图像，显示脑结构模糊，同时左侧大脑半球大片回声增强，以中线为界，覆盖丘脑基底核区域，并向皮层方向弥散，提示继发左侧大脑中动脉供血障碍，形成脑梗死，4周时MRI检查，病灶液化

可能会确认已进入脑死亡期。

（周丛乐）

参考文献

[1] Volpe JJ. Neonatal encephalopathy: an inadequate term for hypoxic-ischemic encephalopathy. Ann Neurol. 2012; 72(2): 156-166.

[2] Volpe JJ. Neurology of the Newborn: 6th ed. Saunders, Philadelphia, 2016, 1826-2117.

[3] Jantzie LL, Talos DM, Jackson MC, et al. Developmental expression of N-methyl-D-aspartate (NMDA) receptor subunits in human white and gray matter: potential mechanism of increased vulnerability in the immature brain. Cereb Cortex. 2015; 25: 482-495.

[4] Gano D, Chau V, Poskitt KJ, et al. Evolution of pattern of injury and quantitative MRI on days 1 and 3 in term newborns with hypoxic–ischemic encephalopathy. Pediatr Res. 2013; 74: 82-87.

[5] Eveline Himpens, Ann Oostra, Inge Franki, et al. Predict ability of cerebral palsy and its characteristics through neonatal cranial ultrasound in a high-risk NICU population. Eur J Pediatr. 2010; 169: 1213-1219.

[6] Guo L, Wang D, Bo G, et al. Early identification of hypoxic–ischemic encephalopathy by combination of magnetic resonance (MR) imaging and proton MR spectroscopy. Exp Ther Med. 2016; 12: 2835-2842.

[7] Shankaran S, McDonald SA, Laptook AR, et al. Neonatal magnetic resonance imaging pattern of brain injury as a biomarker of childhood outcomes following a trial of hypothermia for neonatal hypoxic-ischemic encephalopathy. J Pediatr. 2015; 167: 987-993.

[8] Perez JM, Golombek SG, Sola A. Clinical hypoxic–ischemic encephalopathy Score of the Iberoamerican Society of Neonatology (SIBEN): a new proposal for diagnosis and management. Rev Assoc Med Bras. 2017; 63: 64-69.

[9] Groenendaal F, de Vries LS. Fifty years of brain imaging in neonatal encephalopathy following perinatal asphyxia. Pediatr Res. 2017; 81: 150-155.

[10] Martinez-Biarge M, Bregant T, Wusthoff CJ, et al. White matter and cortical injury in hypoxic-ischemic encephalopathy: antecedent factors and 2-year outcome. J Pediatr. 2012; 161: 799-807.

第四节　超声在新生儿脑病诊断中的作用

超声是新生儿临床最便捷的检查方法，可显示出血、水肿、液化、钙化等病理改变[1]，因此对前述大部分类型的新生儿急性脑病的诊断是有积极作用的。有时需结合 MRI 等其他影像学检查，力求其互补性，可对各类脑病作出更全面的检查与评价，最大限度地指导临床诊治。

一、脑病时超声影像改变的基本规律

新生儿脑病是各种原因所致的脑内神经细胞损伤，与我们已熟知的 HIE 在病理改变上有许多相似之处，遵循水肿，水肿恢复，或神经元坏死、凋亡，组织脑萎缩、液化的基本规律。动态超声检查可了解病变过程及其结局，有助于评价脑病的严重程度、指导治疗和估价预后。

（一）脑病早期

各类脑病早期，主要病理改变是细胞毒性水肿，超声检查的作用是发现不同部位的脑组织水肿。

1. 脑水肿的影像特征　脑组织水肿的超声影像改变特征是回声增强，与机体其他器官组织水肿的超声影像有所不同。推测其原因，可能与脑的组织结构特点有一定的关系。脑内神经元、胶质细胞等排列不及其他组织整齐，损伤水肿时有可能形成更特殊的超声界面，也正因为此，脑水肿部位在回声增强同时，会表现为结构模糊。

2. 脑组织水肿的范围　不同类型、程度的脑病，水肿的范围、部位各异。但严重的脑病在发病急性期，往往都是双侧脑半球广泛、弥散性水肿，超声检查很难显示出不同脑病的特异性（图7-24）。

对脑组织水肿显示最佳的影像方法是弥散加权核磁成像（diffusion-weighted MRI），反映脑组织水肿时水分子弥散受限的程度，其敏感性优于常规的 T1WI 和 T2WI，与 B 超相比，除敏感性高之外，其显示脑水肿范围，特别是脑周边部位水肿和脑深部微小部位的早期病变，是 B 超不可比拟的，但便捷性不及 B 超。因此对新生儿急性脑病仍首选 B 超检查，对病变范围广，或涉及特殊部位病变的脑病，如：低血糖脑病、胆红素脑病等，应同时作 MRI 检查。

3. 脑组织水肿的持续时间　就细胞损伤的一般规律而言，急性损伤后水肿持续时间是 7～10 天左右，最多至 2 周。水肿之后的转归，一是恢复，超声所见脑组织结构完全正常，而且，恢复时间越早，提示脑组织损伤越轻。二是超声影像不恢复，病变部位回声仍强，提示存在不可逆的

神经损伤。此时的超声影像特点是：回声增强的范围较前缩小，且不均匀、粗糙。

4. 脑水肿时脑血流检查　在各类脑病脑水肿阶段，最好同时实施脑彩色多普勒检查，有益于了解病情。严重脑病脑水肿时脑血流频谱图特征性改变是舒张峰抬高，伴阻力指数（RI）和收缩期流速/舒张期流速比值（S/D）降低，反映了脑血管功能异常。这些变化的出现、恢复过程与脑水肿的变化相符，因此有很重要的诊断参考价值。

（二）脑病后期

随着严重脑水肿后神经细胞不可逆的损伤，渐进入损伤后晚期病理改变，即脑萎缩和脑组织液化。这些病理改变在发病 3～4 周时，超声影像上开始显示（图7-25）。

1. 脑萎缩　严重脑病后的脑萎缩是部分神经细胞死亡、凋亡的结果，可以是全脑性萎缩，也可以是局部性萎缩。

（1）全脑性萎缩：是严重广泛性脑损伤的结果，脑整体体积变小。超声检查可见脑外间隙和

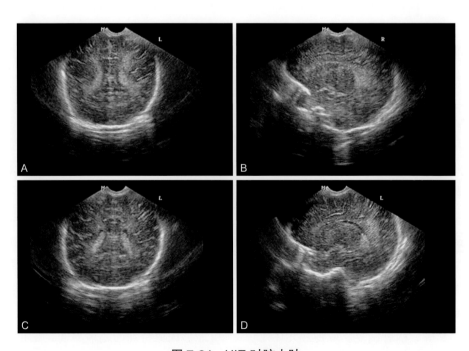

图 7-24　HIE 时脑水肿

足月新生儿，宫内窘迫，胎心减慢至 60 次/分，生后窒息。临床症状体征符合中度缺氧缺血性脑病。A、B.生后 1 天，脑 B 超影像显示脑室变窄；C、D.生后 3 天，脑室仍窄，脑结构轻度模糊

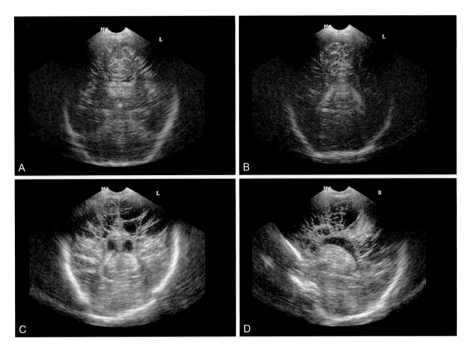

图 7-25　HIE 后期改变

A，B．足月新生儿，宫内窘迫，生后重度窒息，诊断重度 HIE。生后 2 个月 B 超检查显示广泛性脑萎缩，整体脑容积减少，丘脑基底核变小；C，D．足月儿，生后重度窒息，重度 HIE，aEEG 检查：重度低电压。生后 2 个月 B 超：脑组织多灶液化。查体：对外界无反应，前额小，颅缝重叠，肌张力异常

脑裂普遍增宽，脑室同时增宽，脑沟深陷，脑回弯曲度增大，有时脑沟回影像呈现"花瓣形"，旁矢状面见扣带回与侧脑室距离拉近，冠状面显示基底核区域与其外方的白质间似形成了斜行的裂隙。此类小儿临床会有相应的表现，如头围小，头顶尖，颅缝重叠，前囟早闭，智力运动发育异常等。

（2）局部性脑萎缩：是脑某一局部严重损伤的结果，也称为"中央性脑萎缩"，超声常见的部位是脑室旁组织萎缩，继发脑室增宽。因此时脑室增宽是被动性的，因此不同于脑积水时的脑室扩张，脑室仅是轻度增宽，但不规则，有时可伴发脑室旁组织损伤后形成的钙化灶。超声显示不规则的点状、条状强回声。超声对此类脑萎缩很容易诊断。如早期脑病时病变范围广，但很快恢复，仅遗留很局限的脑室旁萎缩，临床不一定有明显异常，不作影像学检查也很难发现。

另一类局限性脑萎缩发生在脑的皮层，即脑灰质损伤后的结局，表现为局部脑沟回变形、皱缩，可部分丢失，脑沟变深，又称"瘢痕脑回"。此类病变发生在脑的边缘部位，超声不易诊断，常是 MRI 或 CT 检查时发现。此类病变易成为癫痫病灶，或位于脑皮层某一功能区，引发相应症状。

有时也能见到脑病后期丘脑、基底核区域的萎缩，体积变小。由于该部位距脑室较近，因此，发生萎缩后，在丘脑、基底核体积异常同时，同样可表现出脑室增宽、变形。

全脑性萎缩和局部性萎缩不能截然分开，时常二者同时存在，局部性脑萎缩是全脑性萎缩的一部分。因此，超声检查发现有脑萎缩征象时，必须全面扫查，避免漏诊。

2．脑组织液化　是脑病损伤最严重的结局，即病变部位神经细胞完全坏死、崩解。

（1）液化灶的超声影像特点：液化灶在超声上较脑萎缩更易于识别。液化灶内容物是水，超声显示无回声暗区，其周边可以有完整的高回声包膜，形态不规则。液化灶直径在 2 mm 以上，

超声可确定无误。大的液化灶常由小灶融合而来，范围越大，说明脑损伤越重，脑组织丢失越多，最严重的脑病患儿，最终脑内仅留残缺不全的丘脑、基底核、脑干，其他脑组织所剩无几，颅腔内几乎完全被水所占据。

（2）液化灶的分布：不同类型、不同程度的脑病最终形成的液化灶数量、大小不等，分布也不同。早期脑病全脑性脑水肿，未全恢复时，液化灶可各处分布。有些类型的脑病脑严重损伤的部位具有选择性，故相应部位更容易出现液化灶。如：炎症性脑病，液化灶可存在于各部位脑白质；低血糖脑病时，首位易损伤区是枕叶，故液化灶在枕叶更明显。

需注意，有些脑病在宫内发生，如胎儿脑梗死，临床无从发现急性脑病过程，产前胎儿超声也不一定能够检出脑结构异常。当患儿出生后超声检查显示脑内已是上述损伤后期改变。这些小儿可以无意识障碍等异常神经系统症状体征，也常不伴窒息，部分病例存在肌张力异常，此类病例不属于急性脑病范畴，神经系统异常持续存在，应视为后遗症。

二、不同原因脑病脑损伤的特殊性

各种病因所引起的重度脑病，在发病早期时均可以表现为双侧脑半球弥漫性水肿，与此同时，部分脑病存在特殊的影像学改变，在影像检查时

应予以注意，以便鉴别诊断和相关神经功能的后期随诊及有针对性的治疗。

（一）新生儿缺氧缺血性脑病

由于缺氧缺血源于脑血管供血供氧不足，因此，发病后的脑损伤多是弥漫性的，但就血管的供血分布而言，脑室周围的小血管是距心脏最远的部位，此部位的脑组织是最早、最容易缺血的部位，因此，在超声影像上，窒息缺氧后脑损伤的回声改变最先出现在脑室周围，继之逐渐弥散。轻度 HIE 时脑损伤，异常回声局限在此，短时间内消失。

同样道理，HIE 合并分水岭损伤时，是由于缺氧后血管痉挛等因素，使大脑前动脉与大脑中动脉，大脑中动脉与大脑后动脉的分支交汇处，也是小血管的终端部位缺血导致损伤，因此，异常回声发生在旁矢状区血管交汇区。在病变早期呈现高回声团，后期渐显现小"楔形"（图 7-26）。血管交汇并非局限于一点、一面，而是很长的一条带，故对小儿的危害是可想而知的。

足月儿中重度 HIE 时的另一合并症——丘脑基底核区损伤，尤其是苍白球、壳核与背侧丘脑，与该部位神经细胞的代谢率高有关，易感性更强，故在关注弥漫性脑水肿同时，要注意该区域的病变，轻时超声影像表现为散在的高回声小点片，病情重时成为大片高回声。如损伤不可逆，则转化为该部位整体强回声，伴体积小、萎缩，脑室

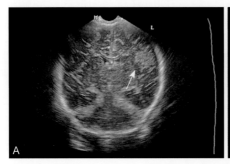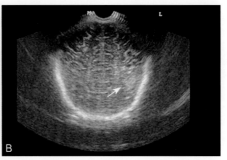

图 7-26　HIE 时交界区损伤
2 例 HIE 患儿。A. 大脑前动脉与中动脉交交界区损伤；B. 大脑中动脉与后动脉交界区损伤

相应增宽。从病理学角度理解这一改变，在病变数月后，在基底核区形成典型的"大理石样变"，即神经元坏死、丢失，胶质细胞增生，和过度髓鞘化，指壳核内髓鞘化的纤维明显增多，且分布异常。

对丘脑基底核区的损伤，MRI 诊断更为深入。在脑病急性期，T1WI 相显示 双侧基底核、丘脑腹外侧不均匀高信号，苍白球边界模糊，病情更严重者呈均匀高信号，其病理学基础是神经元死亡、出血，毛细血管、胶质细胞开始增生。然而，足月儿已髓鞘化的内囊后支信号却减低，且模糊，原因是髓鞘水肿、脱失。此时 DWI 在基底核区表现为明显的可高信号，因为脑病时细胞毒性水肿和毛细血管通透性增加，影响了水分子的扩散。在脑病急性期，T2WI 改变却不明显。对脑病后期基底核区的大理石样变，MRI 的信号改变也是明显的（图 7-27）。

（二）炎症性脑病

炎症因子透过血脑屏障进入脑内，可引起任何部位脑实质炎症性损害，病灶各处分布。

脑白质部位的损害在超声上最易发现，在病变早期，可见双侧脑半球弥漫性水肿，并显示大小不等的水肿病灶，成团成片（图 7-28）。水肿期过后，轻度水肿病灶可在影像上完全恢复，但严重损害部位无恢复，病灶范围较前变小，但回声更强，其中一部分逐渐向液化发展，形成脑内多灶性液化。经历这一严重病理改变过程的患儿，

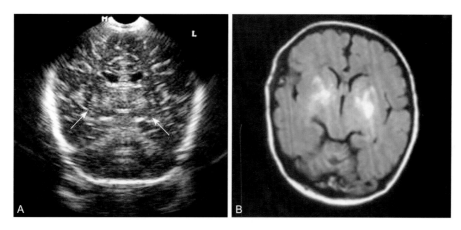

图 7-27　重度 HIE 后丘脑基底核区损伤
A. B 超检查，可见丘脑基底核区异常高回声；B. MRI 检查：丘脑基底核区异常高信号

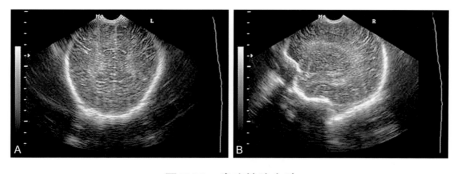

图 7-28　炎症性脑水肿
足月新生儿，生后诊断败血症，DIC，生后 3 天前囟张力稍高，颅缝分离，反应差，发作性惊厥。脑 B 超检查显示弥漫性脑水肿。A. 冠状面，脑整体结构模糊，脑室边界难以辨认；B. 旁矢状面，结构模糊，闹事边界消失

在临床都会表现出典型的急性脑病过程，多灶性液化对脑是摧毁性的结局，患儿会遗留严重的神经系统后遗症。

对于脑内炎症性病灶，MRI 较 B 超有更好的组织对比功能，特别是 MRI 增强检查，对脑内各部位的炎症有更佳的诊断效果，不但可见脑白质内较大的炎症病灶，更可显示脑表面沟回及深部脑实质很小的炎症性改变。这一诊断效果是 B 超不可比拟的。有助于临床对炎症性脑病的诊断和掌握治疗疗程。但 MRI 增强检查是通过静脉注入造影剂，广泛分布于脑的各部位，从而增加了脑病变组织与正常组织的对比性，故在新生儿临床非必需时少有应用。B 超对绝大部分炎症性脑病患儿急性期弥漫性水肿和对脑实质损害最重的较大炎症性病灶的诊断是准确无误的，且能动态观察病程进展[2]。

（三）低血糖脑病

新生儿低血糖性脑损伤与低血糖的严重程度和持续时间密切相关，严重、持续的低血糖使脑细胞能量代谢的能源不足或中断，从而发生脑损伤。

低血糖脑损伤区域具有选择性，损伤最重的部位是脑的枕叶、顶叶，严重时额叶、皮层、丘脑基底核、广泛的白质区域均会受累，后期在枕顶叶会形成液化灶，脑组织丢失，并有不同程度的脑萎缩。

新生儿低血糖脑损伤时枕顶叶易损的机制与脑的发育特点有关。有研究发现，新生儿期枕叶视觉皮层厚度高于其他部位皮层，有更多的神经元和突触，新生儿期枕顶叶的轴突和突触形成过程中对葡萄糖的需要明显增加，因此易感性高，当低血糖（1 mmol/L）持续 2 小时时，大脑皮层磷酸肌酐（PCr）水平即降低 50%，严重低血糖时脑枕叶的乳酸明显增高。这种代谢异常导致了细胞损伤和细胞毒性脑水肿的发生，自由基和兴奋性氨基酸的神经毒性参与了细胞损伤过程[3]。

鉴于上述病理生理特点，B 超检查时应注意以下影像特征：

1. 病变早期 脑组织水肿，尤其关注顶枕叶回声增强和结构的模糊程度。当水肿弥漫，脑室变窄或界线消失，提示病情严重（图 7-29）。

2. 病变后期 需注意脑枕顶部是否发展为液化灶，同时观察脑室有否不规则增宽和脑整体容积大小，脑实质丢失越多，神经后遗症越重（图 7-30）。

对严重低血糖脑损伤的病例，应借助 MRI 检查。其优势在于，病变早期 DWI 检查与 B 超相比，可更完整、清晰地观察到枕顶叶易损伤区的异常改变（图 7-31），如加做 MRS 检查，可显示损伤部位脑组织代谢异常情况，如乳酸增加，NAA/Cr 减低等。

（四）胆红素脑病

病理学研究发现，未结合胆红素可造成广泛性神经损伤，但选择性的损伤部位仍是双侧基底核区，尤其是苍白球，是胆红素浸润沉积于脑组织的结果。由于新生儿期基底核神经细胞代谢旺盛，耗氧量大，因此对胆红素化学性损伤易感性较高。神经细胞、胶质细胞均可遭受损害，使线粒体呼吸链功能异常，凋亡是细胞损伤的主要形式，细胞毒性水肿、急性坏死较轻。

鉴于胆红素脑病急性期细胞毒性水肿较轻，B 超检查很难探查到其他急性脑病所共有的脑水肿现象，甚至对组织水肿显示最为敏感的 DWI，信号也无特殊变化，因为水分子运动变化强度较弱，不足以使信号变化。MRI 在胆红素脑病急性期特征性的改变是 T1WI，双侧苍白球对称性高信号，可伴丘脑腹外侧稍高信号（图 7-32）。信号改变的病理基础，是胆红素沉积对细胞质、细胞膜的破坏，以及星形胶质细胞的反应。T1WI 信号的变化在 1～3 周后消失。

在胆红素脑病后期，损伤的基底核区域主要的病理改变是神经胶质增生和脱髓鞘，此时 MRI 的 T2WI 显示双侧苍白球对称性高信号，是预示

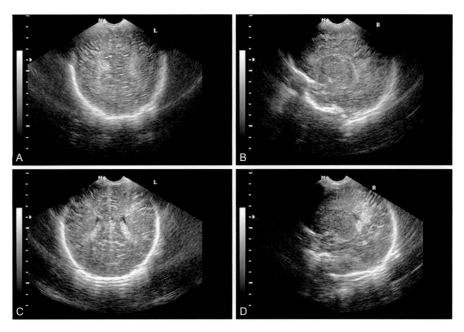

图 7-29 低血糖脑病

胎龄 39 周新生儿，出生体重 2350 g，小于胎龄儿，无窒息。胎盘小，生前羊水少，宫内窘迫，脐带绕颈。生后血糖测不出，惊厥，阵发性青紫，双眼凝视。A,B.生后 1 天，脑 B 超显示弥漫性脑水肿，脑结构模糊，脑室变窄；C,D.生后 4 天。治疗后脑水肿减轻，脑室重现，但区域性白质回声增强明显

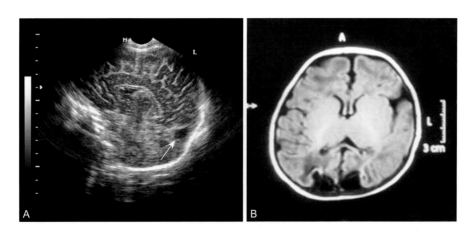

图 7-30 低血糖脑损伤后期

胎龄 37⁺⁶ 周，出生体重 2200 g，SGA。生后低血糖脑病，发作性惊厥 3 天。生后 1 个月查体：前额小 冠状缝重叠，视听反应差。 A.生后 1 个月，B 超旁矢状面显示枕叶液化灶；B.30 天 MRI 检查，同样显示枕叶液化灶

预后不良的象征。B 超有时可探及到双侧基底核区回声增强、粗糙，或体积变小，对微小的苍白球病变不易识别。此类小儿后期多发展为手足徐动性脑瘫。

由此可见，对胆红素脑病的影像诊断中，MRI 具有优势，B 超诊断效果次之。

（五）脑梗死

脑梗死患儿的脑内病变部位，与血管走行有关，因该病主要是动脉血管结构或功能异常导致的局部脑组织缺血性损伤，因此细胞损伤后经历了细胞毒性水肿和坏死，病理改变过程与 HIE 相

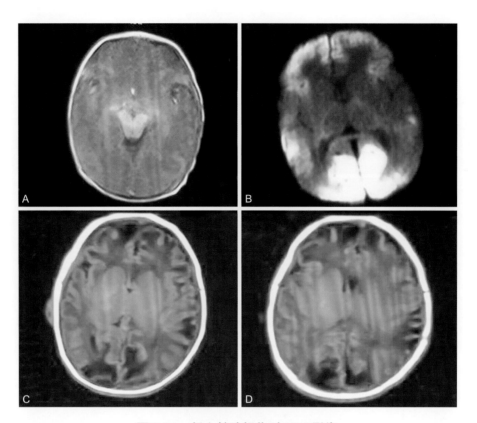

图 7-31　低血糖脑损伤时 MRI 影像

37^{+2} 周足月儿，出生体重 2500 g。母亲孕期合并妊娠高血压疾病，分娩前保胎 10 天。生后 2 天惊厥，测血糖 0.3 μmol/L。2 个月查体，头 38 cm，前囟几乎闭合，四肢肌张力高。A,B. 为 2 个月时 MRI 检查，枕叶存在较大液化灶

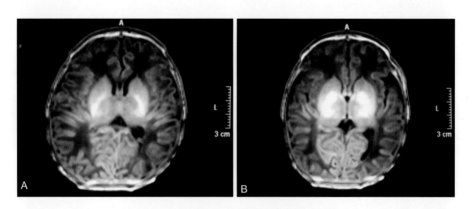

图 7-32　高胆红素血症所致基底核损伤

足月顺产新生儿，患 RH 血型不合溶血病，直接 coombs 试验（＋）。生后 48 小时外院经皮胆红素 18 mg/dl，因拒乳，反应低下，于 4 天转入本院，TBIL 706.9 μmol/L，诊断胆红素脑病。A,B. 为 MRI 显示的基底核损伤

仿，较大范围的急性脑梗死常与脑病相伴，超声检查可见到不同阶段的脑组织病变，在脑病病因的诊断中是有积极作用的。关于静脉性脑梗死，病理机制不同，另当别论。超声在脑梗死诊断过程中有以下特点：

1. 优势诊断类型　脑任何部位均可发生脑梗死，病变源于大脑前动脉、中动脉、后动脉三对大血管的主干及其分支供血异常，病变部位越近血管起始段，梗死的面积越大。在不同的脑梗死类型中，超声对大脑中动脉供血区梗死在诊断上

更具优势（图7-33，图7-34）。原因是：

（1）病变范围大：大脑中动脉是脑内供血范围最大的血管，如血管起始部位或血管水平段狭窄，则患侧脑半球的大部分脑组织受累，包括丘脑、基底核区，颞叶，部分额叶和枕叶。超声所见，患侧脑半球绝大部分范围的脑组织回声增强，直至脑的边缘。如此大范围脑损伤所致的临床典

型脑病表现是不言而喻的，在足月儿基本都是以突发惊厥起病，初始发生脑病变对侧肢体抽动的定位体征，很快惊厥泛化，发展到另一侧肢体或全身，同时伴有意识障碍等神经系统异常表现。

（2）影像改变的对比性：脑梗死多是单侧发病，极少有双侧大脑中动脉同时病变而至的双侧对称性脑梗死，在新生儿大脑中动脉梗死90%以

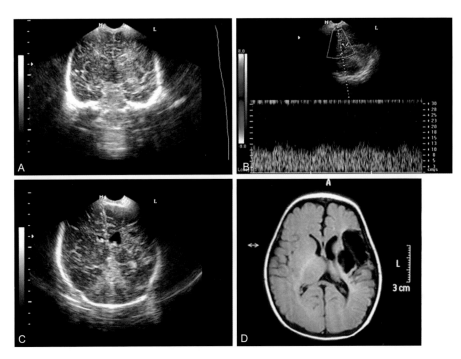

图7-33　HIE并发脑梗死

足月新生儿，宫内窘迫，剖宫产娩出，重度窒息。生后反应差，心动过缓，心音低钝，惊厥3次，四肢肌张力增高，原始反射减弱，诊断缺氧缺血性脑病，影像学检查发现并发左侧大脑中动脉供血区脑梗死。A.B超检查显示左侧脑半球大范围回声增强；B.彩色多普勒超声显示脑血流速度严重异常，舒张期流速极度升高，与收缩期流速接近；D.生后1个月，B超与MRI均显示原脑梗死病灶萎缩、液化

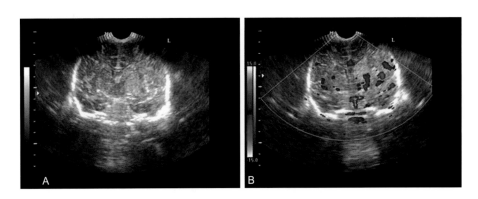

图7-34　大脑中动脉供血区梗死时脑血流影像

足月新生儿，产程中胎心过缓持续1小时，生后惊厥，影像学确诊大脑中动脉供血区脑梗死。A.常规B超所示左侧脑半球回声异常；B.彩色多普勒超声显示患侧血流影像明显增多

上发生于左侧。这一发病规律使超声诊断形成了另一特点，即大脑中动脉供血区发生梗死时，以脑中线为界，患侧脑组织异常回声增强与健侧形成了鲜明的对比，也是脑血管病变的特征。

2．梗死灶的边缘与形态　在脑梗死引起的脑病急性期，超声影像所见的回声增强病变区域，边界是模糊的，或无明显的边界，其原因是梗死灶外缘与相邻组织水肿的结果。随时间推移，病灶边缘轻度水肿的细胞逆转，重度水肿的细胞坏死，加之胶质增生，梗死灶边缘逐渐形成清晰界线。由于动脉血管走行中不断分支，二维超声平面扫描显示尖端朝向脑中心部位的典型"楔形"，或"三角形"，三维超声或不同角度超声观察，可显示梗死灶的立体形态，实际上是"锥形"。

根据缺血性脑损伤的病理变化规律，后期超声检查可显示病灶部位萎缩或液化结局，此类病例后期难免偏瘫，并易继发惊厥。极轻度的短暂血管性脑局部缺血性病变，在影像上完全恢复，可以不留后遗症。

3．其他类型脑梗死　大脑前动脉和大脑后动脉供血区梗死，分别位于脑的额叶和枕叶的一部分，由于靠近脑边缘，有时超声检查难以完整地看到梗死灶的全貌。分支动脉的梗死可在脑实质任何部位出现，范围较小，超声发现异常回声后，重点是和其他原因所致的脑损伤鉴别诊断，需结合临床和颅内情况综合分析。小范围的脑梗死在临床可表现为惊厥，不一定有意识障碍等表现，故不是典型的急性脑病。

胎儿脑梗死在宫内发生，出生后影像检查已处于损伤后期病理阶段，可无急性脑病表现。

静脉性脑梗死是各种病因所致的静脉回流障碍所引发的脑损伤，其病理改变包括病变静脉的淤血、出血及周边脑组织的坏死。静脉性脑梗死的常见原因是严重颅内出血等占位性病变，故超声检查时在脑实质出血灶周围存在大范围组织水肿时，应警惕此病，MRV 有助确诊。静脉性梗死也见于分娩困难导致的静脉压增高，血液高凝状态等。静脉窦血栓静止时可无症状，一旦使静脉回流障碍，引起脑组织损伤，临床可发生急性脑病。

4．影像学的互补诊断

（1）对脑梗死发生后脑组织缺血性损伤的水肿、神经细胞坏死过程，常用影像方法均可显示，B 超的优势是便捷，对突发惊厥的患儿即刻可检查，但对病变组织的分辨率不及 MRI，加之有时不能观察到梗死灶全貌，故常起到"疑诊"的警示作用，促使进一步检查。对组织水肿显示的清晰度，DWI 当属首位，检查后可即刻确诊，利于治疗。

（2）大范围脑梗死后，如大脑中动脉供血区脑梗死，会发生脑血流动力学改变。对新生儿脑血流动力学的监测首选超声，经颅多普勒超声或彩色多普勒超声，常表现为患侧大脑中动脉血流阻力增加，血流速度异常增高。偶见舒张期血流速降低或反向，有可能是病变后血流改向的"窃血"现象。

（3）病变血管的检查：在新生儿期能够应用的血管检查方法是磁共振动脉血管造影（magnetic resonance angiography, MRA）和磁共振静脉血管造影（magnetic resonance venography, MRV），可根据前述的影像学检查结果和临床资料，酌情选择。

（六）代谢性脑病

代谢性脑病（metabolic encephalopathy）是在先天遗传代谢性疾病的基础上发生，故首先是原发病的诊断，包括病史、神经系统异常表现、家族史、实验室检查等。新生儿期起病的病例多有急性脑病发生，不同的代谢性脑病发病机制不尽相同，细胞损伤坏死的主要原因是代谢毒物在脑内的沉积，及细胞能量代谢的衰竭，有时伴有脑血流改变、神经递质异常、细胞去极化等 [4~6]。细胞急性坏死呈现脑水肿过程，频繁、持续的惊厥发作，会加重脑损伤，临床有典型的急性脑病表现。有时异常的代谢产物在脑组织沉积是慢性过程，并非出现急性水肿坏死，临床以神经功能异常和发育倒退为主要表现。鉴于这些病理生理改变，代谢性脑病的超声影像常见下述改变：

1. 在急性代谢性脑病状态下，双侧脑半球广泛受累，弥漫性结构模糊，特别是当惊厥很重时，会继发脑缺氧缺血，出现脑室变窄，超声影像与HIE 类似。

在代谢性脑病的患儿中，部分病例脑室不窄，甚至轻度增宽，但脑组织结构模糊依然突出。推测脑室不窄的原因可能是急性脑病发生前异常的代谢产物已经影响到脑的发育，使脑室增宽，在水肿时脑室变窄就不突出了。因此，在超声诊断代谢性脑病脑水肿时，不应将脑室的变化作为唯一的标准，要综合分析，恰当结论。

2. 基底核损伤　在先天遗传代谢病的患儿，基底核损伤占相当大的比例，很多影像学检查已发现，在尿素循环障碍、甲基丙二酸尿症、戊二酸辅酶 A 脱氢酶缺乏症等遗传代谢病的儿童中，双侧基底核区出现对称性异常，尤其是苍白球区。超声所见异常，多是在急性脑病以后，与原发病进展有关，表现为双侧对称性基底核回声增强，体积变小。MRI 检查对基底核损伤可有更清楚的显示（图 7-35）。

三、预示预后不良的超声影像标志

新生儿脑病的预后与多因素有关，对预测预后超声检查最关注的指标包括脑病急性期脑损伤的严重程度，脑结构变化的恢复状况，最终留下的脑病理改变，以及损伤的部位等[7]。

1. 脑损伤严重程度　在各类新生儿脑病的早期，脑内主要的病理改变是脑水肿，重症病例的高峰期在发病后 72 小时左右，极严重者死亡发生在此阶段。严重脑损伤的 B 超影像特征是：

（1）脑结构模糊，解剖结构难以辨认，脑血管搏动减弱或消失。水肿范围广泛，弥散于双侧脑半球；

（2）双侧脑室极度变窄，边界消失；

（3）脑白质回声增强，尤其是脑室周围白质，回声强度接近或等同于脉络丛；

（4）72 小时内影像改变不断进展。彩色多普勒超声显示舒张期血流速度增高，*S/D* 和 *RI* 降低。

2. 脑损伤恢复情况　急性脑病时脑水肿有不同转归，水肿持续时间一般在 7～10 天左右，水肿持续时间越短，预后越好，3 天内恢复者多无后遗症，如 2 周以上未恢复正常脑组织结构影像，预示预后不佳，特别是 3～4 周时超声检查显示脑萎缩、脑组织液化等后期病理改变，神经后遗症

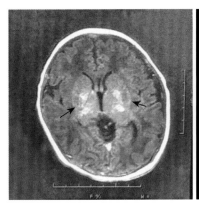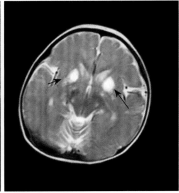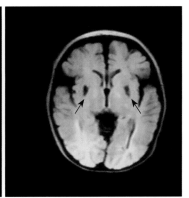

图 7-35　不同先天遗传代谢病时基底核影像改变

难以避免。

3. 特殊部位的脑损伤 新生儿脑处于发育过程中，既可以生后早期发生脑损伤，又有损伤修复和发育中脑功能在一定程度上代偿的可能性，故很难对预后作出准确、精确的预测，但影像学检查发现一些特定部位的损伤，对估价远期特殊的神经残疾仍是有益的。脑 B 超常在以下方面有所提示：

（1）椎体运动区损伤：指位于脑皮层中央前后回运动中枢，及其发出的神经传导束，即皮质脊髓束受累，也就是这些区域的皮层和皮层下白质受到严重损伤，后期会发生双侧肢体痉挛性瘫痪或单侧肢体偏瘫[8-9]。如 HIE 时，发生明显的分水岭（watershed）损伤，容易发展为不同程度的运动缺陷[10]。大脑中动脉供血区脑梗死特征性的后遗症是对侧肢体偏瘫，瘫痪程度与早期病变累及部位、范围有关。炎症性脑病如累及此区域，后期可发生同样的运动障碍。

（2）基底核区损伤：HIE、胆红素脑病、代谢性脑病等常会造成基底核区的损伤，其严重后果是后期出现锥体外系运动异常表现，徐动性脑瘫，姿势、体态异常，随意运动困难等。

（3）感觉中枢损伤：最典型的疾病是低血糖脑病枕叶损伤。枕叶是视觉中枢，如双侧枕叶区域发生明显的液化、萎缩，小儿后期常出现不同类型和程度的视觉障碍。

MRI 分辨率高，能发现一些脑内微小的变化，能够对临床诊治提供更多的有益信息。如在脑病急性期发现脑干严重损伤，是早期死亡的标志。也有作者发现，生后 1 周内，如 MRI 显示丘脑、基底核区域明显的异常信号，不但存在死亡的风险，远期预后也是不好的。在急性脑损伤后 2 周内，显示内囊后支异常信号，后期脑瘫的可能是很大的。在急性脑病后形成瘢痕脑沟回，其结局不但会发生认知障碍，还可能成为癫痫病灶。

（周丛乐）

参考文献

[1] Gerda van Wezel-Meijler: Neonatal cranial ultrasonography. Springer, 2007. Neuroradiology 2008, 50: 987.

[2] Lara M. Leijser, Lishya Liauw, Sylvia Veen, Inge P. de Boer &Frans J. Walther, Gerda van Wezel-Meijler. Comparing brain white matter on sequential cranial ultrasound and MRI in very preterm infants. Neuroradiology. 2008, 50: 799-811.

[3] Tam EW, Haeusslein LA, Bonifacio SL, et al. Hypoglycemia is associated with increased risk for brain injury and adverse neurodevelopmental outcome in neonates at risk for encephalopathy. J Pediatr, 2012, 161(1): 88-93.

[4] Kunze K. Metabolic encephalopathies. J Neurol, 2002, 249(9): 1150-1159.

[5] Leonard JV. Acute metabolic encephalopathy: an introduction[J]. J Inherit Metab Dis, 2005, 28(3): 403-406.

[6] Angel MJ, Young GB. Metabolic encephalopathies. Neurol Clin, 2011, 29: 837-882.

[7] Eveline Himpens, Ann Oostra, Inge Franki, Georges Van Maele, Piet Vanhaesebrouck, Christine Van den Broeck. Eur J Pediatr, 2010, 169: 1213-1219.

[8] Martinez-Biarge M, Diez-Sebastian J, Kapellou O, et al. Predicting motor outcome and death in term hypoxic-ischemic encephalopathy. Neurology 2011; 76: 2055.

[9] Steinman KJ, Gorno-Tempini ML, Glidden DV, et al. Neonatal watershed brain injury on magnetic resonance imaging correlates with verbal IQ at 4 years. Pediatrics 2009; 123: 1025.

[10] Perez A, Ritter S, Brotschi B, et al. Long-term neurodevelopmental outcome with hypoxic-ischemic encephalopathy. J Pediatr 2013; 163: 454.

第八章

新生儿脑梗死的超声诊断

第一节　新生儿脑梗死

一、概述

新生儿脑卒中（neonatal stroke）也称为新生儿脑梗死（neonatal cerebral infarction, NCI）。临床上有时又将新生儿脑卒中与围产期脑卒中这两词相互通用。围产期脑卒中是指发生在围产期由于各种原因导致脑动脉或静脉血栓形成或栓塞，造成经神经影像或神经病理证实的局灶性或多灶性脑损伤。新生儿脑卒中包括由动脉缺血性脑卒中（80%）、脑静脉血栓形成和颅内出血（20%）。可表现为惊厥发作、意识状态改变和感觉运动障碍等急性脑病表现。它可以导致严重的神经系统后遗症，包括脑瘫、视听障碍、认知及行为异常、癫痫等。本章节重点讨论新生儿缺血性脑卒中。

在发达国家脑卒中是引起成人死亡的第3位原因，通常人们较多关注成人脑卒中，而对新生儿脑认识的认识比较少。由于医学影像技术的发展和广泛应用，新生儿脑卒中的诊断病例也逐渐增多。事实上新生儿脑卒中在临床中并不罕见，而且是儿科发病风险最高的年龄段。由于以往的报告在病例定义、诊断和确诊方法均存在差异，围产期脑卒中的确切发病率难以确定。预计发病率仅次于老年人缺血性脑卒中的发病率。据国内、外的调查资料表明，大约在 1/1600～1/4000。

在北美的回顾性队列研究，显示围生期动脉缺血性脑卒中和脑内出血每年的复合发病率约为45例/100 000活产儿（1/2200），加上部分无症状病例和大脑静脉窦血栓形成（cerebral sinovenous thrombosis, CSVT）病例，实际上发病率可能还要高一些。

二、分类

目前可以根据围产期脑卒中的定义，将其进行按发病时间、累及血管和临床表现进行分类（表8-1）。但是在临床工作中确认准确的血管机制比较困难。还有学者认为出血性脑卒中和脑室周围静脉性卒中是否归类到围产期脑卒中仍然存在争议。

1. 胎儿脑卒中　出生前发病，可由神经影像学证据证实，临床表现为新生儿期就开始的慢性静止性神经功能缺损。

2. 新生儿脑卒中　出生时至生后28日发病，可由临床和神经影像学证据证实；临床表现为新生儿期急性脑病，通常表现为惊厥发作和意识改变，少数时候体格检查可见局灶性神经功能障碍。

3. 推测的围生期缺血性脑卒中　根据临床和影像学表现推测围生期缺血性脑卒中（presumed

perinatal ischemic stroke, PPIS）发病的确切时间为围生期（出生至生后 28 日）；临床表现包括：在没有急性新生儿脑病的情况下，出生后 1 年内（＞28 日）出现慢性静止性局灶性神经功能障碍；影像学检查可能显示动脉供血区域卒中或脑室周围静脉卒中。

表 8-1　围产期脑卒中分类

围产期动脉缺血性脑卒中（arterial ischemical stroke, AIS）
产前 / 胎儿缺血性脑卒中
新生儿缺血性脑卒中（早产儿、足月儿）
推测围产期缺血性脑卒中
围产期脑静脉窦血栓形成
出血性脑卒中
脑室周围静脉性卒中（periventricular venous infarction, PVI）

三、病因及发病机制

鉴于围产期脑卒中的病因复杂性，本节重点讨论围产期缺血性脑卒中的病因，虽然动脉源性和静脉源性缺血在病因方面有所不同，但是这两类病因之间有相当大的重叠，而且许多病例被确定是由于多重因素引起。到目前为止已经发现围产期缺血性脑卒中与母亲疾病和胎盘异常、围产窒息、血管异常、血液异常，心脏异常、感染、创伤和药物等因素有关，见表 8-2。下面从胎儿缺血性脑卒中和新生儿缺血性脑卒中两个方面讨论。

（一）胎儿缺血性脑卒中

血管异常、栓子栓塞、胎 - 胎输血综合征和血管扭曲是目前认为与胎儿缺血性脑卒中的主要原因。

胎儿影像（FMRI）研究证实许多胎儿脑卒中与脑血管病和发育不良密切相关。MCA 的豆纹动脉和前脉络丛动脉发育不良可造成胎儿脑实质局灶性缺陷伴脑穿通畸形，并在相应区域的发现皮层多小脑回畸形。已有病例研究脑卒中与遗传性疾病相关的血管病有关，如家族性增生性血管病

可引起多灶性血管损伤，导致脑积水。Ⅳ型胶原 A1 突变所致的微血管病也与脑穿通畸形有关。胎儿期发病的同族免疫性血小板减少症，可引起脑实质多发囊腔样改变，通常认为是颅内出血所致，但是其明显的血流分布特点证实为缺血性损伤。母亲吸食可卡因，导致儿茶酚胺分泌激增，引起母亲血压增高和胎儿脑血管严重痉挛，引发胎儿缺血性脑卒中。

胎儿期的栓子来源于胎盘碎片或凝块，以及胎儿血管内血栓，因此在病理状态下胎盘可能成为导致胎儿脑动脉栓塞的来源，胎盘病变主要涉及母亲绒毛膜羊膜炎、胎儿血管炎和胎儿血栓性血管病、母亲和（或）胎儿凝血病等。胎儿静脉栓子可以通过卵圆孔进入动脉系统。

由于新生儿椎基底动脉系统比较脆弱，容易受局部解剖位置改变而扭曲，胎儿上部颈椎的韧带发育尚不成熟，容易出现寰枢和寰枕关节滑动或滑脱，异常胎位头部过伸导致枕骨大孔解剖位置倒置而影响椎动脉血流。研究报道头部过伸和头部扭转均可造成脑动脉压迫。

近年有较多的研究描述胎—胎输血综合征（twin-twin transfusion syndrome, TTTS）与胎儿脑卒中之间的密切关系，双胎妊娠是引起胎儿局灶性和多灶性缺血性脑损伤的特殊原因，主要的致病机制是血栓栓塞现象。双胎妊娠中 35% 为单卵双胎，其中的 70% 为单绒双羊膜腔，双胎共用一个胎盘，这种情况下脑损伤的风险大大增加。

（二）新生儿缺血性脑卒中

涉及新生儿发病的缺血性脑卒中的危险因素主要是栓子栓塞、血栓形成或系统性低血供，造成脑动脉闭塞。但是仍然有相当多的病例病因不清，通常有母亲、新生儿和胎盘多因素共同参与新生儿脑卒中发病（表 8-2）。

1. 母亲方面的高危因素　妊娠本身就是母亲形成血栓的一个重要危险因素，在妊娠时总体趋势是促进血栓形成，蛋白 S 和活性蛋白 C 的比

表 8-2　围产期脑卒中的高危因素

一、局灶或多灶性血管闭塞 - 供血不足	
心脏异常	体外膜肺（ECMO）
先天性心脏病（右向左分流）	家族性增生性血管病
心房黏液瘤	Ⅳ型胶原 A1 突变
横纹肌瘤（结节性硬化）	创伤
血液高凝、同型半光氨酸、脂质异常	
红细胞增多症	
弥散性血管内凝血（脓毒症、胎-胎输血综合征）	
	母亲异常
凝血因子Ⅴ莱顿突变	自体免疫异常
蛋白 C 缺乏	子痫前期
蛋白 S 缺乏	糖尿病
凝血酶突变	凝血异常
抗凝血酶Ⅲ缺乏	抗心磷脂抗体
因子Ⅷc 增高	毒品（可卡因）
MTHFR 突变	妊娠期吸烟
高同型半胱氨酸血症	感染
脂蛋白 a 增高	胎盘异常
感染	胎盘栓子
伴动脉炎或静脉炎的脑膜炎	胎盘早剥
脓毒症	胎盘感染
血管病变	脱水和（或）高钠血症
血管畸形	低血糖
血管发育不良	某些遗传性代谢性病
血管痉挛（可卡因）	
导管置入术（血栓或空气）	
二、全身性循环功能不全	
产前	新生儿
母亲低血压	围产期窒息
心搏骤停	全身性低血压
胎母输血	心搏骤停
母体创伤	先心合并心衰

例是低的，而凝血酶形成、冯·威勒布兰特因子（von Willebrand factor）、Ⅷ因子、Ⅴ因子和纤维蛋白原的血浓度处于相对较高水平。

　　母亲伴有遗传性或获得性易栓症疾病时可能导致在胎盘的母体侧形成血栓，此处正是母亲子宫螺旋动脉向压力较低的胎儿绒毛血管灌注的部位。胎儿从父母的任何一方遗传来的凝血异常时可能在胎盘的胎儿侧形成血栓，可能成为栓子的来源，这些栓子旁经肝循环和肺循环，并通过卵圆孔，进入胎儿大脑。获得性凝血异常，例如抗磷脂抗体，也容易导致围产期缺血性脑卒中。磷脂参与蛋白 C 的激活和凝血过程，而狼疮抗凝物、抗心磷脂抗体、2- 糖蛋白 -1 抗体能直接拮抗抗凝蛋白，影响正常的凝血。已经有数个关于围产期缺血性脑卒中与母亲和婴儿的磷脂抗体滴度增高有关的病例报道和在婴儿脑卒中发生数年之后，母亲被诊断抗磷脂综合征的报道。

　　一些病例系列研究和病例对照研究表明产前状况和产时产科事件，如初产、不孕不育、吸烟、可卡因滥用、宫内是在发育迟缓、先兆子痫，以及围分娩期发热、感染、胎膜早破和分娩并发症等可能触发新生儿缺血性脑卒中。

2．胎盘危险因素　胎盘是一个富含血管的并有低血流区域器官，它有自己特有的调节止血的机制。在病理状态下胎盘可能成为导致胎儿大脑栓塞的来源。影响胎盘功能的母子因素均能导致妊娠合并症和新生儿缺血性脑卒中。胎盘的低血流和绒毛膜羊膜炎可能是胎盘形成血栓的主要成因。尤其是慢性绒毛膜炎症伴胎儿闭塞性血管炎和胎儿血栓性血管炎者。

3．新生儿危险因素　在多项病例系列研究和病例对照研究中，与动脉缺血性脑卒中有关的新生儿因素包括如下：男性，早发型脓毒症或脑膜炎，先天性心脏病，缺氧—缺血事件需要较长时间复苏（5分钟 Apga 评分较低），脱水和（或）高钠血症，低血糖，红细胞增多症，弥散性血管内凝血，血管畸形和体外膜肺氧合（ECMO）等。

血栓形成和栓子栓塞这两种致病原因从影像诊断来区分是非常困难的，因此更多的是要根据患儿存在的上述三个方面的高危因素进行综合分析。引起新生儿缺血性脑卒中的栓子主要有三个来源，即胎盘卒中造成碎片或凝块；胎儿血管（脐静脉和动脉导管）里的血栓；因穿刺或置管所致的血栓或空气栓子。这些栓子可以通过卵圆孔进入动脉系统，有研究发现有 60% 的健康足月新生儿在生后 24 小时证实卵圆孔存在右向左血流。此外也有来自于颈内动脉、门静脉和心源性的栓子。虽然右向左分流先心有脑动脉血栓形成现象，但在新生儿期还是比较少。心源性栓子往往与特定的心脏畸形、其诊断方法中是否用心导管和外科手术的应用以及同时伴有遗传性或获得性易栓倾向有关。心源性栓子更容易见于大动脉转位和单心室患儿，由于心内存在右向左分流，术前进行球囊导管房间隔造口术，为了桥联 ECOM 而应用心室辅助装置等大大增加了血栓形成的风险。

血栓形成在很大程度与血管损伤有关，其中临床容易见到 B 组链球菌脑膜炎合并动脉炎或静脉炎时，继发血栓形成，造成缺血性脑卒中。有报道缺血性脑卒中与颈部过度伸展或颅骨创伤伤及血管形成血栓有关。与 ECMO 相关的缺血性和出血性脑损伤有多种发病机制，发现缺血性损伤主要发生在右侧（同侧颈动脉结扎），其中部分原因与结扎侧的前脑循环内血栓形成有关。还有其他相对少见的病因，比如因脱水 / 高钠血症导致的血栓形成，与低血容量、血液黏稠有关，容易导致静脉性缺血卒中。既往有较多研究证实了脓毒症伴有 DIC 与血栓形成的关系，感染导致高凝状态，在严重感染期间蛋白 C 和抗凝血酶Ⅲ受到快速破坏，此两者在正常情况下是抑制凝血的物质。感染还可导致血管内皮损伤和释放炎症细胞因子，可导致血栓调节素的下调和组织因子的上调。虽然红细胞增多症也可以引起动、静脉血栓形成，国外病例研究认为即使有神经系统症状的红细胞增多症患儿中血栓形成所致缺血性脑卒中也比较少，在我院的病例系列也仅有 1 例明确因红细胞增多症导致右侧 MCA 卒中（图 8-1）。

在新生儿缺血性脑卒中的病因研究中，发现与一些促进血栓形成的内源性因子和一些其他遗传因子与 NIS 发病有密切关系，同样也是新生儿静脉血栓形成的常见病因。因子 V Leiden 突变是白人中最常见的遗传性易栓症病因之一，其他还有先天性蛋白 C、蛋白 S 或抗凝血酶缺陷，抗磷脂抗体 / 狼疮抗凝物，脂蛋白（a）增加，凝血酶原基因突变以及亚甲基四氢叶酸还原酶 T677T（methylenetetrahydrofolate T677T，MTHFR TT）基因型。大约有 30% ~ 70% 的新生儿缺血性脑卒中存在至少一项上述异常，而且经常（50% ~ 80%）与其他的促进血栓形成的因素，如先兆子痫、妊娠糖尿病、胎盘血管病变、窒息缺氧、脓毒症和先天性心脏病共同致病。根据国内针对易栓症的研究发现与欧美的情况有一些不同，在我国因子 VLeiden 突变并不常见，蛋白 S 缺乏比蛋白 C 缺乏相对常见。

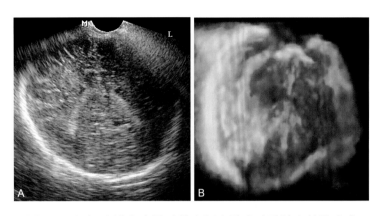

图 8-1　红细胞增多症导致的右侧大脑中动脉缺血性脑卒中

女，36⁺²周，出生体重 3100 g，Apgar 评分 10-10-10。母孕 33 周妊高征，BP 160/110 mmHg。生后即发现红细胞增多症，Hb 244g/L，HCT 71%。7 天头颅 B 超检查：A. 冠状面显示右侧大脑中动脉供血区大片状高回声；B. 超声 3D 成像右侧大脑中动脉的异常回声

四、病理生理和病理解剖

供应大脑的各血管均可发生卒中。虽然在儿童及成人，先天的椎基底血管异常易导致卒中，但是，新生儿涉及脑干的卒中非常少见，涉及垂体及基底节的卒中也比较少见，如果一旦发生则后果严重。新生儿脑卒中一般发生在大脑前动脉、中动脉和后动脉。而其中以大脑中动脉卒中最为常见，国外报道约 95% 新生儿局灶或多灶缺血性脑卒中发生在大脑中动脉供血区，左侧较右侧常见，这可能是由于存在动脉导管造成两侧的血流动力学不同引起的。另有文献报道大脑中、前和后动脉分布区卒中分别占 51%、19% 和 18%，小脑卒中占 9%。大脑以上各动脉卒中又可分为主干卒中及分支卒中，一般分支卒中较主干卒中常见。大脑中动脉可分为皮质支和中央支，其中皮质支又分成额前支、额支、顶支和颞支，主要供应大脑半球背外侧面的大部分皮质；中央支又称为豆纹动脉，分成数支，主要供应尾状核、豆状核以及内囊后 3/5。因此，大脑中动脉的卒中又分为主干卒中（全部大脑中动脉卒中）、皮质支卒中（分水岭区卒中，图 8-2）以及中央支卒中（豆纹动脉卒中）三种类型。

脑卒中的分布在一定程度上还与胎龄有关，早产儿倾向发生在大脑中动脉的皮层支或豆状核纹状体分支的多灶性损伤，然而足月儿倾向发生在大脑中动脉的主干。

一旦脑动脉卒中发生，其组织细胞可能经历三个阶段的变化：在早期，脑血管闭塞引起支配区域的脑血流减少或中断，组织进入缺氧缺血状态而发生的一系列病理生理及生化反应，如乳酸堆积、自由基释放、兴奋性氨基酸毒性、细胞内钙超载等，细胞膜的钠-钾通道发生异常，故水分子从细胞外进入细胞内，从而产生了细胞毒性脑水肿（急性期），范围较大时可同时累及灰质和白质，缺血发生后 18 ~ 23 小时，在光镜下即可见神经轴突变化；病情继续进展，24 ~ 48 小时左右，局部微循环持续恶化，缺血区域血脑屏障破坏，血管内血浆成分渗出，又产生了血管源性脑水肿（亚急性期），显现出单核、巨噬细胞、小胶质细胞的渗出等细胞反应；继之，数周以后，肿胀细胞坏死、崩解，局部组织溶解，卒中范围扩大，最终形成广泛的、多灶或单灶的囊腔或出现钙化（慢性期），胎儿期或新生儿早期发生的脑卒中，发展成大小不等的囊腔后，常被称为"空洞脑"或"多灶性脑软化"。

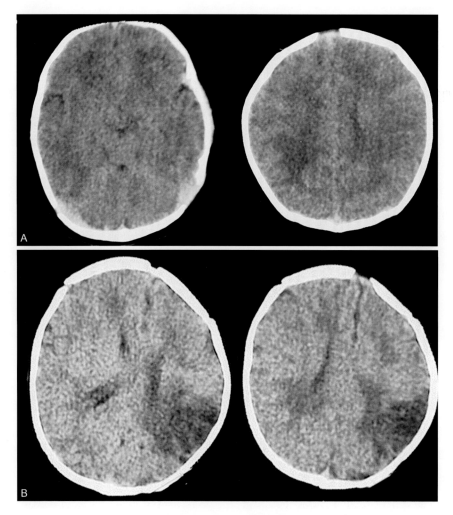

图 8-2 HIE 合并左 MCA 分支动脉缺血性脑卒中

38^{+5} 周，宫内窘迫，胎心减慢，生后重度窒息，5 分钟 Apgar 评分 3 分，生后很快出现兴奋激惹，第 2 天出现嗜睡，肌张力减低和原始反射减弱等 HIE 表现。于生后 18 小时出现频繁右侧面部和右上肢抽动。A. 生后 20 小时 CT 显示广泛白质低密度，符合 HIE 改变，未发现明显局灶性缺血性病灶；B. 复查 CT 显示生后 14 天左侧 MCA 分支缺血性卒中病灶。因此推测生后出现的局灶性惊厥发作为脑卒中的症状，而非 HIE 的惊厥发作

五、临床表现

（一）在新生儿期被观察到的围产期脑卒中

由于围产期脑卒中的症状具有非特异性，因此一些病例因为其他原因行影像检查，而查出存在围产期脑卒中。总体而言，新生惊厥是最常见的临床表现，在尸体解剖研究中发现有缺血性脑卒中的患儿中有 25%～40% 的患儿临床上有惊厥发作。另有报道在 48%～88% 的病例中，惊厥发作是主诉症状或主要症状就诊。同时经常缺乏如肌张力异常、喂养异常或意识抑制等新生儿脑病的其他体征，所以这些患儿在惊厥发作间期可能无明显异常表现。如果出现全身性的体征，往往也是非特异性的、很轻微的，如肌张力低下、嗜睡或呼吸暂停等。

新生儿脑卒中的惊厥发作通常有两个特点，即局灶性发作和迟发性发作。单侧脑梗死新生儿通常出现对侧局灶性惊厥发作，由于临床上明显的脑卒中大多累及大脑中动脉，因此相较于腿部，手臂和面部受累的可能性更大，随着惊厥发

作时间延长有可能很快泛化为全面性发作，而观察不到局灶性发作。惊厥发作通常出现在出生后12~72小时，以≥12小时多见，相对于缺氧缺血性脑病的惊厥通常发生在生后12小时内而言，具有迟发性特征，一个79例的队列研究表明NAIS的惊厥发病中位年龄为生后19小时。关于惊厥发作新生儿的回顾性研究认为，迟发性惊厥发作（≥出生后12小时）和局灶性运动性惊厥发作是新生儿脑卒中的独立预测指标。

早产儿动脉缺血性脑卒中的临床表型不同于足月儿，往往是症状不明显，而是通过常规头颅B超检查发现。Golomb等通过仔细观察发现大多数早产儿NAIS表现为呼吸困难或呼吸暂停，只有30%患儿出现惊厥发作。

（二）回顾性诊断的围产期脑卒中

部分婴儿之前未发现有新生儿、围产期脑卒中，而在随后的几个月由于出现伸手抓握动作不对称，或达不到预期的发育动作，或者出现新生儿期后惊厥而被诊断。由于婴儿早期的自主运动发育不完善，对1岁之内患儿的轻偏瘫可能很难以被察觉到的，在新生儿期发现偏瘫就更困难了。曾有报道曾作为围产期脑卒中研究的对照组的一位新生儿行MRI检查后发现有脑卒中，因此围产期脑卒中完全有可能被漏诊。

围产期脑卒中的回顾性诊断有赖于神经影像学检查，在头颅平片发现头颅容积的不对称或增厚，或在体检时发现患侧的拇指甲床的宽度变窄可能会提供一点线索。在新生儿期就被诊断的围产期脑卒中患儿神经系统预后不一定都很差。相反，而回顾性诊断的围产期脑卒中的预后常常有神经系统异常，并会持续存在。

六、诊断

（一）初步诊断

在新生儿早期出现惊厥，尤其是单侧的局灶性发作时，需要常规除外新生儿脑卒中，据统计新生儿惊厥的病因中新生儿缺血性脑卒中排在第4位。一旦疑诊新生儿脑卒中，就应该详细了解下列病史：母亲疾病史、妊娠疾病史（先兆子痫、流产史、胎盘早剥史、出血史）、患儿出生史、胎盘病理、家族中神经系统疾病史和较小年龄时发生血管疾病史（如心肌卒中或脑卒中、深静脉血栓史）以及血液系统性疾病史（表8-3）。

（二）影像诊断

新生儿脑卒中病灶的确诊依赖于颅脑影像检查，包括颅脑超声、CT和MRI。通常先选B超结合多普勒血流进行筛查，而MRI结合弥散加权成像（DW-MRI）是目前首选的早期确诊方法，尤其对那些难以确定的脑卒中早期病变有独特的敏感性，缺血性脑卒中在MRI上的早期病变表现为边界清晰的、沿血管分布的T1低信号、T2高信号，DW-MRI高信号；中、晚期病变T1信号进一步降低、T2信号进一步增高，而接近脑脊液信号，DW-MRI高信号逐渐消失（图8-3~图8-5）。DWI能超早期探测细胞毒性脑水肿，而细胞毒脑水肿是脑缺血性卒中的一个早期病理改变。新生儿急性缺血性脑卒中发病后第一天内DWI是最快速和敏感的检查方法，对于成人和儿童的研究发现在梗死发生后6小时，甚至早在30分钟DWI即可发现病灶呈高信号，8~32小时最明显，2~4周逐渐变成等信号、低信号，因此，DWI适用于脑梗死的早期探查，1周左右敏感性降低，要用传统MRI来补充（图8-5）。

MRA是目前对脑梗死患儿确定脑动脉异常诊断最理想的技术。它能证明是否存在动脉狭窄或阻塞，能进一步证明潜在的梗死机制，如解剖结构病变、栓塞、血管炎或其他病变。MRA还可对1mm宽的血管进行无创血管造影检查。然而MRA检查也有其局限性，对几小时或几天内的动脉缺血性梗死脑动脉血栓阻塞可造成漏诊（图8-6）。

表 8-3　围产期脑卒中的诊断程序

一、详细询问病史	磷脂抗体
母亲疾病史	心磷脂抗体
妊娠疾病史	同型半胱氨酸
出生史（分娩史、并发症）	脂蛋白（a）
家族神经系统疾病史	纤维蛋白溶解酶原
家族血栓病史	纤维蛋白原
二、合理选用影像检查	2. 遗传检查
MRI（DWI, T1 和 T2, MRA）	凝血因子 V 莱顿（fVL）突变
超声（二维灰阶，3D 和多普勒）	凝血酶 G20210 A 突变
CT（如果不能做 MRI）	*MTHFR* 突变
心动超声	3. 尿液检查
三、深入调查病因	毒理学筛查
1. 血液检查	有机酸和氨基酸
血细胞计数	4. 另外检查
PT、APTT 以及比例	EEG
蛋白 C 活性	胎盘病理
蛋白 S 活性	母亲凝血功能
抗凝血酶Ⅲ活性	

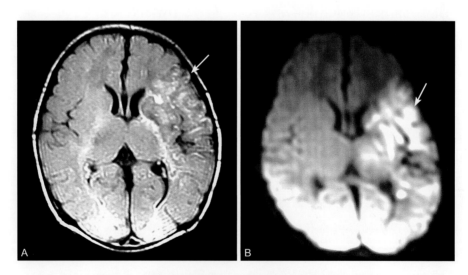

图 8-3　左侧大脑中动脉分支梗死的早期 MRI 改变

孕 41^{+1} 周，BW3050 g 宫内窘迫，剖宫产，Apgar 1 分钟 2 分。生后 36 小时出现抽搐，四肢肌张力增高，前囟张力稍高，原始反射减弱。MRI 检查示左侧大脑中动脉供血区梗死。A. MR T1；B. DWI

如果无 MRI 检查或患儿病情不允许进行 MRI 检查时，可考虑选用 CT，但是由于 CT 对小病灶以及早期病灶的敏感性不高，往往会低估了卒中病灶的大小和表现（图 8-2、图 8-7）。而且存在辐射，在新生儿脑卒中的应用受到限制。相对而言对颅内出血的诊断有优势。

虽然 B 超对于深部如脑干、大脑后动脉供血区和前囟附近病变不是十分敏感，但是据大样本

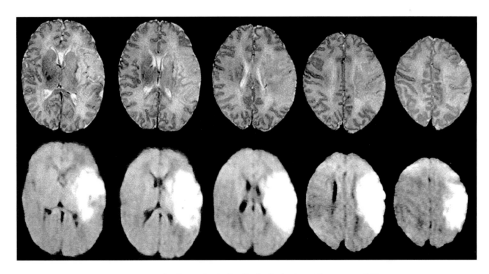

图 8-4　新生儿大脑中动脉脑卒中早期 MRI 成像

生后 5 天，足月新生儿，轴位 MRI T2（上排）显示左侧大脑中动脉（主干）供血区高信号，伴有脑组织肿胀、结构模糊。
DWI（下排）显示高信号更明显，伴有同侧基底节区异常信号
（引自：Nelson K B, Lynch J K. THE LANCET Neurology. 2004, 3:150-158）

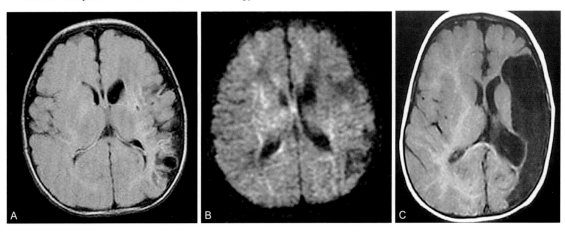

图 8-5　新生儿脑卒中中、晚期 MRI 改变

病例 1，新生儿早期左大脑中动脉缺血性脑卒中，于生后 1 个月复查，A. MRI-T1W 显示病灶部位多发囊腔样改变和萎缩，
伴同侧侧脑室增宽；B. 此时 DWI 的诊断敏感性下降
病例 2，C. 9 个月时的轴位 MRI-T$_1$W 显示头颅变形而不对称，左侧出现脑穿通畸形

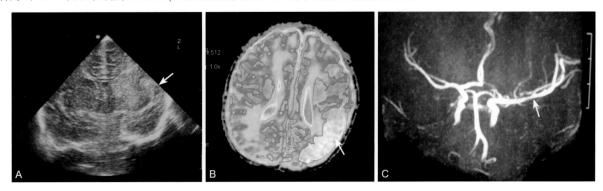

图 8-6　左侧大脑中动脉主干梗死

A. 颅脑 B 超左侧大脑中动脉供血区大范围强回声；B. DWI-MRI（ACD 伪彩图）相同区域 DWI 异常信号；C. MRA：左侧
大脑中动脉狭窄，左侧大脑前动脉水平段细小、狭窄
［引自：汤泽中 . 中华儿科杂志 , 2004, 42(6):429-432］

资料分析，95% 新生儿局灶或多灶缺血性脑卒中发生在大脑中动脉供血区，因此在新生儿脑卒中的诊断中，头颅 B 超仍然是非常有效、方便、经济的筛查手段（图 8-6A）。而且随着 B 超仪器的分辨率的提高，尤其是结合多普勒血流和 3D 成像的应用，颅脑超声在新生儿脑卒中的诊断中是不可或缺的手段，详见下一节讨论。大脑中动脉卒中时作 Doppler 脑血流测定有一定临床意义，

急性期表现为累及血管的搏动消失，如果血管狭窄或痉挛可表现为两侧的脑血流速度不对称，患侧血流速度和阻力指数明显异常（图 8-8B）。

（三）功能诊断

大部分新生儿脑卒中在生后 12～72 小时出现惊厥，应该在第一个 24 小时内完成 EEG 检查。EEG 可以早期显示病变部位，一般会表现局灶性

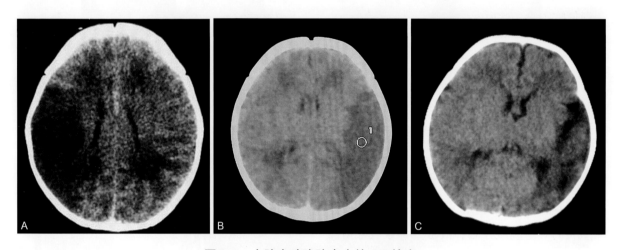

图 8-7 大脑中动脉脑卒中的 CT 检查

A. 病例 1，39^{+2}，生后 2 天，右侧大脑中动脉供血区楔形低密度病灶；B. 病例 2，孕 40W，BW 3700 g，无窒息，生后 4 天发现抽搐，随即 CT 检查，示左侧颞、枕叶大脑中动脉供血区梗死；C. 6 天时复查低密度梗死灶更清楚，但同侧丘脑基底节是否存在损伤，CT 显示不清

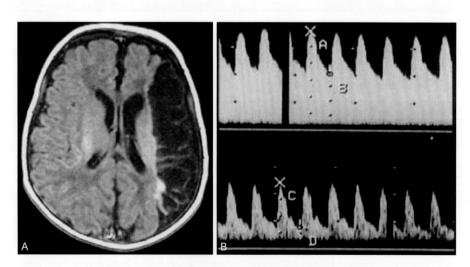

图 8-8 右侧 MCA 脑卒中的超声多普勒血流检查

A. 生后 1 个月患儿 MRI(T₁W) 轴位显示左侧大脑中动脉供血区的囊性病变，临床上表现为右侧偏瘫；B. 该患儿在生后 11 天 Doppler 检查发现左侧大脑中动脉的收缩期峰和舒张末期（图上）的血流速度比右侧大脑中动脉（图下）高，相反左侧的阻力指数比右侧低

（引自：Nishimaki S, Seki K, Yokota S. Pediatric neurology, 2001, 41(4)320-323）

或单侧脑功能异常，常见周期性单侧癫痫样放电。EEG 异常的部位一般与梗死的部位一致，但是，有时 EEG 出现异常而无对应的临床表现。在出生第 1 周 EEG 异常表现可能是一过性的，随着急性期脑损伤恢复而消失，但生后 1 岁以内会再次出现异常，那可能是出现继发性癫痫。当临床出现惊厥时，EEG 的检查是非常重要的，即使有时临床尚未发现发作，EEG 也会表现出异常。另外，EEG 检查有助于预后的判断，一般 EEG 背景异常，即使临床没有惊厥发作也提示预后不良。

（四）病因及高危因素分析

进一步的诊断应该集中于新生儿脑卒中的高危因素和病因分析，除了详细了解围产期母亲和新生儿的病史外，还需要进一步的影像检查如 MRA 和心脏超声，确定是否存在心脏和脑血管异常。凝血功能检查与血液高凝相关的生化指标和易栓症的遗传学检查（表 8-2、表 8-3）。母亲和新生儿感染的确定和腰穿脑脊液检查、尿液毒物筛查。母亲的凝血异常也需要考虑，因为母体内磷脂抗体滴度是随着时间而变化的，被动进入婴儿体内的抗体会很快消失，有必要尽早进行抗体检查，过后再次复查。胎盘病理检查都是对围产期脑卒中的病理生理认识的重要环节。有报道提示如果发现胎盘血栓合并存在炎症改变时，患儿的神经系统远期预后可能就不太乐观。

七、治疗

围产期脑卒中的治疗方案，在急性期主要采取支持和对症处理、病因治疗、增加脑血流灌注和防止病情进展等综合手段，恢复期要尽早进行多方面康复治疗。

1. 病因治疗　病因治疗是围产期脑卒中的基础治疗措施，如针对细菌性脑膜炎积极敏感抗生素治疗，密切监测和稳定血糖，纠正脱水，纠正红细胞增多症，改善缺氧酸中毒解除血管痉挛，

手术纠正心脏畸形等。

2. 对症处理　在脑卒中研究发现惊厥与不良预后有关，以及动物实验发现反复惊厥加重梗死体积，对发育中的脑来说惊厥反复发作和惊厥持续状态可以干扰脑发育，尤其是脑边缘系统的发育。因此密切监测和控制惊厥极为重要。国内抗惊厥首选苯巴比妥，负荷量 15 ~ 20 mg/kg，肌内注射或静脉注射，12 小时后按 3 ~ 5 mg/（kg·d）维持。如惊厥还未控制，可改用咪达唑仑，负荷量 0.1 ~ 0.3 mg/kg，之后予以 1 ~ 4 μg/（kg·min）持续静脉维持，根据惊厥控制情况适当增减。其他可选苯妥英钠、氯硝西泮等。国外报道劳拉西泮治疗新生儿惊厥效果优于苯巴比妥，托吡酯用于动物实验时可以有效控制惊厥。凭单纯临床观察发现新生儿惊厥发作有时候并不可靠，目前较多机构主张在脑卒中患儿进行持续的 EEG 监测，即能及时发现惊厥，又可以指导抗惊厥药治疗效果判定。

3. 抗凝治疗　抗凝治疗的目的是防止血栓进展和复发，据报道新生儿动脉缺血性脑卒中的复发率大约为 1% ~ 2%，因此大多数新生儿的血栓栓塞性脑卒中不是复发性或进展性的，抗凝治疗的应用仍存在争议，根据美国胸科医师学会（ACCP）和美国心脏协会（AHA）卒中委员会的指南推荐意见综合，抗凝治疗应该掌握以下原则：患有严重易栓症和多发脑或系统性栓子、有证据证明心源性栓子、卒中病情还在进展、有复发的可能。

（1）普通肝素作为初始治疗，其最大剂量为 75 ~ 100 U/kg，静脉注射时间 >10 分钟，当有明显出血风险时，应停止或减量。初始维持剂量：28 U/（kg·h）（<1 岁的婴儿），20 U/（kg·h）（>1 岁的儿童）。调整肝素，维持 APTT 60 ~ 85 秒（反映了抗 Xa 水平 0.35 ~ 0.70）。儿童避免长时间应用普通肝素，临床主要副作用包括出血、肝素诱导的血小板减少和骨质疏松症；

（2）低分子量肝素（low molecular weight

heparin, LMWH）是使用化学法或酶法从 UFH 中提取的，是 UFH 安全而有效的替代制剂，其优点主要有容易预测药物的代谢分布，需要药物监测的次数减少，可以皮下给药及较少发生出血和骨质疏松，皮下注射使用方便且相对安全，在新生儿可用依诺肝素、达肝素、瑞韦肝素和亭扎肝素等。依诺肝素是新生儿最常用的 LMWH，有临床研究报道新生儿和婴儿采用 1.5 mg/kg，2 次 / 天，治疗成功后减为预防量，足量治疗平均持续时间为 16.5 天，预防治疗平均持续时间超过 9.8 个月，所有患儿没有发生血栓复发或出现药物副作用。各种低分子肝素的使用剂量见表 8-4。使用 LMWH 应该同时监测抗 Xa 因子活性，皮下注射 4 ~ 6 小时后抗 Xa 因子活性的目标范围为 0.5 ~ 1.0 U/ml，而皮下注射 2 ~ 6 小时后抗 Xa 因子活性的目标范围为 0.5 ~ 0.8 U/ml。该药的副作用主要是出血，严重时可用硫酸鱼精蛋白逆转抗凝血酶的活性；

（3）口服抗凝剂：华法林是维生素 K 拮抗药，通过降低血浆维生素 K 依赖因子（因子 II、VII、IX、X）的浓度发挥抗凝作用。华法林只有片剂，治疗效果不稳定，新生儿使用华法林缺乏功效和安全性的基本资料，使用后会影响小儿骨密度；

（4）阿司匹林可预防脑卒中复发，推荐每日 1 ~ 5 mg/（kg·d），也有出血倾向问题，但未发现瑞氏综合征；

（5）AHA 指南指出，对亚甲基四氢叶酸还原酶（MTHFR）突变患者应该给予叶酸和 B 族维生素，以使同型半胱氨酸水平正常化，降低血栓形成机会；

（6）对于临床表现为纯合蛋白 C 缺乏的新生儿，建议应用 10 ~ 20 mL/kg 的新鲜冰冻血浆，每 12 小时 1 次。条件允许时，可应用蛋白 C 溶液 20 ~ 60 U/kg，直至临床症状消失。对于纯合蛋白 C 缺乏的新生儿，病情稳定后，建议应该长期应用维生素 K 拮抗剂（VKAs）、低分子肝素、蛋白 C 替代或肝移植。

4. 溶栓治疗 血栓溶解药物是通过把纤溶酶原转变为纤溶酶而起作用，纤溶酶依次分解纤维蛋白原和纤维蛋白导致纤维蛋白原 / 纤维蛋白降解产物的形成（FDPs）。在成人或儿童脑卒中超急性期（<6 小时）给予溶栓治疗，尽早恢复缺血区血液供应，恢复或增加脑组织灌注是缺血性脑卒中治疗的重要步骤。最常用的血栓溶解剂药物包括链激酶、尿激酶和组织纤溶酶原激活剂（tPA）。由于难以在超早发现血栓形成或栓塞，同时新生儿使用血栓溶解剂和出血风险的关系还不十分清楚，引起出血的可能性较高，因此 AHA 建议对新生儿动脉缺血性脑卒中不主张采用血栓溶解治疗。一般只应用于已经给予足够的抗凝剂而病

表 8-4　儿科低分子肝素用量

药物	体重	年龄	初始治疗剂量	初始维持剂量
瑞韦肝素	<5 kg		150 U/kg, q12 h	50 U/kg, q12 h
reviparin	>5 kg		100 U/kg, q12 h	30 U/kg, q12 h
依诺肝素		<2 m	1.5 mg/kg, q12 h	0.75 mg/kg, q12 h
enoxaparin		>2 m	1.0 mg/kg, q12 h	0.5 mg/kg, q12 h
达肝素钠	不限		129 ± 43 U/kg, q24 h	92 ± 52 U/kg, q24 h
dalteparin				
亭扎肝素		0 ~ 2 m	275 U/kg	
tinzaparin		2 ~ 12 m	250 U/kg	
		1 ~ 5 y	240 U/kg	
		5 ~ 10 y	200 U/kg	
		10 ~ 16 y	175 U/kg	

情继续恶化的静脉窦血栓的患儿。新生儿期主要选用 t2PA，因为它可增加对纤维蛋白特异性溶解，溶解血凝块效果更好。t2PA 治疗血栓首剂为 0.1 mg/kg，10 分钟滴入，然后 0.3 mg/（kg·h）维持 3 小时。用药前应先做头颅 B 超及凝血筛查，了解有无出血及凝血性疾病。继发性出血发生率为 20%。

5. 预防继发性脑损伤

（1）抗炎治疗：可有效缓解新生儿脑损伤。使用磷酸二酯酶抑制剂己酮可可碱、血小板活化因子抑制剂 WEB2170 或 BN52021 等作预处理，尤其存在新生儿缺血性脑卒中高危因素时作预处理效果更好，可抑制单核巨噬细胞、中性粒细胞、小胶质细胞的活化，阻断内皮 2 白细胞黏附，减少炎症介质和趋化因子产生，以及时阻断损伤级联反应；

（2）caspase 抑制剂：在发育脑急性损伤后抗凋亡治疗可以为细胞争取到足够的时间重建一个更好的营养环境维持细胞功能。这些治疗尚处于动物研究阶段，应用到临床尚有很长一段路要走。

6. 亚低温疗法 动物实验证明，损伤后立刻进行亚低温治疗可获得更好的神经保护作用，其中以海马复苏效果最好，其次是纹状体和皮质。无论在大脑中动脉阻塞时或随后的再灌注期进行持续适度的头部亚低温（32～34 ℃）治疗均能显著减少皮质卒中面积。亚低温时间在 72 小时可获得较好的保护效果。在一组新生儿缺氧缺血性脑病合并脑卒中的亚低温治疗的研究发现，低温治疗组惊厥发作明显减少。亚低温疗法的治疗机制是：

（1）降低氧耗，减少乳酸产生；

（2）保护血脑屏障，降低脑水肿；

（3）抑制小胶质细胞活化，抑制内源性有害因子生成；

（4）维持细胞功能结构完整性，减少细胞凋亡。

亚低温治疗的副作用有心率不齐、心功能下降、凝血异常等。国内外的研究表明在近足月和

足月儿应用选择性头部亚低温治疗新生儿缺氧缺血性脑病时是比较安全的治疗手段。

7. 神经营养因子 促红细胞生成素作为神经保护和神经营养药物，即使是延迟应用（非预防性）在新生儿脑卒中动物模型中证实可以减轻脑梗死体积和改善神经功能，新生儿使用 EPO 的安全性比较高。另外国内应用较多神经营养因子，如动物实验将神经源性神经营养因子直接脑室内给药，可减轻皮质卒中和脑水肿，神经节苷脂 GM1 可拮抗兴奋性氨基酸，增强内源性神经营养因子的作用。但是该类药物分子量较大，静脉用药时能否透过血脑屏障有待于进一步研究。

8. 干细胞治疗 近几年关于干细胞移植的脑损伤恢复性治疗研究有较多进展，其主要机制是减少细胞凋亡，抗炎作用，刺激局部神经营养因子的水平，促进内源性细胞增殖，刺激神经元和少突胶质细胞前体的成熟等。新生儿脑卒中动物模型研究证实了诱导性多能干细胞、神经干细胞和间充质干细胞等，在损伤发生后数小时 ～ 数天后给予干细胞治疗，显示出一定治疗效果。甚至还发现实验性脑卒中后延迟鼻内给予间充质干细胞，在卒中后 14、21、28 天躯体感觉功能明显增强，卒中后 28 天脑组织丢失减少、运动功能改善。目前已有自体脐血干细胞治疗新生儿缺血性脑卒中的 1 期临床研究（ClinicalTrials. gov reference NCT 01700166），研究结果值得期待。

9. 康复治疗 康复治疗成为围产期脑卒中后期治疗的核心，在病情稳定后即应开始。可以进行功能锻炼、被动运动、理疗和水疗，以及语言教育和特殊教育等，通过康复治疗使有肌张力、心理、行为异常的患儿能最大限度地得到恢复。有学者提出约束－诱发疗法（constraint-induced therapy），这是一种针对单侧脑缺血性梗死患儿的治疗方法，以限制健侧手，并重复、密集地训练患侧上肢约 2～3 周，以改善患侧上肢运动功能的疗法，有多种不同实验均证实这种治疗的有效性，它对于新生儿脑卒中的治疗作用大于成人。Basu

等于 2017 年开始设计一种家庭参与围产期脑卒中早期康复计划，最主要的是父母参与、基于家庭的复杂康复干预，以弥补当前临床实践的差距，来改善运动功能结局。此外临床已有无创神经调节在儿童脑卒中后偏瘫康复治疗的应用报道，如抑制性重复经颅磁刺激和经颅直流电刺激等，该项技术应该可以用于新生儿脑卒中的后期康复治疗。还有研究表明，肌肉注射肉毒杆菌毒素 A 可改善偏瘫患儿的肢体功能。

八、预后

由于存在功能检测方法、卒中类型、随访时间和临床样本的不同，已经报道的关于新生儿脑卒中的预后也不尽相同。围生期脑卒中发病率和死亡率在一定程度上取决于脑损伤的位置和程度、是否并存的其他医学问题以及是否得到及时合理的诊断和治疗，病死率大约为 3%～10%。围生期脑卒中可导致运动功能（包括脑瘫）、认知、语言、行为、情绪和视力的长期损害以及癫痫等。偏瘫发生率，在新生儿期诊断的患儿约为 37%，在新生儿期后诊断的患儿约为 82%。视力、认知、行为、语言的损害大约占存活者的 20%～60%，癫痫大约占存活者的 25%～50%。总体而言预后好于年长的儿童及成人。

1. 运动障碍 是围生期缺血性卒中最常见的后遗症，包括轻微运动障碍（30%）和偏瘫（25%～35%），偏瘫在 6 个月后逐渐明显，主要发生在单侧大脑中动脉（MCA）的主干梗死患儿，MCA 主干梗死会累及皮层—白质—基底节—内囊后支，损伤皮质脊髓束的多个环节而造成偏瘫，而皮层支和豆纹动脉分支梗死患儿较少（<10%）发生偏瘫。如果一侧 MCA 主干梗死伴有对侧同时受累，即使程度不重，几乎 100% 要发生偏瘫，是因为对侧同时受累时，在后续发育过程中神经功能重塑得不到对侧的代偿。我们曾发现 1 例左 MCA 主干梗死患儿，6 个月随访并没有偏瘫，

DTI 检查发现患侧皮质脊髓束发育明显落后，但也发现有对侧神经纤维束代偿性延伸到患侧，1 岁、1.5 岁随访均未发现偏瘫。

一组基于人群的回顾性研究显示，36 例围产期脑卒中，至少随访至 12 月，异常结果 29 例（81%），其中脑瘫 21 例（58%），癫痫 14 例（39%），语言延迟 9 例（25%），行为异常 8 例（22%）。其中脑性瘫痪与延迟表现有关（即新生儿期无明显表现，新生儿期后被诊断为动脉缺血性卒中），与脑卒中的体积大小和神经影像学定位有关，累及布罗卡氏区（Broca's area）、韦尼克区（Wernicke's area），内囊和基底神经节容易出现脑瘫。

由于婴幼儿神经功能具有很大的可塑性，因此对偏瘫的需要动态评估，Wulfeck 等报道 2 例患儿在 6～8 个月表现为中度偏瘫，2 岁随访时均没有偏瘫；另外有 3 例患儿早期为严重偏瘫，在后期的随访中仅有中度程度的肌无力。

有多位学者通过 MRI 研究梗死灶及下行投射系统（皮质脊髓束），3～10 天 DWI 的弥散限制程度和区域定位，和 3 个月的 DTI 皮质脊髓束的神经变性和发育，可以较好低早期预测偏瘫，早期 DWI 发现病变累及内囊后肢和同侧大脑脚，几乎 100% 发生偏瘫。其中 DWI 的阳性预测值 86%，而 3 个月 DTI 的阳性预测值为 100%，阴性预测值为 100%（图 8-9）。

2. 认知障碍 在早期的研究中，20%～25% 的单侧梗死婴儿发生认知障碍，如果双侧受累或较大病变增加了不良预后的风险。综合近来的多个报道认知障碍发生率为 25%～50%。从理论上说右侧半球受损可能影响空间认知，而左侧半球受累往往影响语言功能，但是在新生儿脑卒中患儿在以后的随访中发现这种差别并不明显。认知障碍与病变累及丘脑、基底节和后期出现癫痫有密切关系。

值得注意的是，与发育过程偏瘫得到功能代偿而缓解不同，认知障碍往往随时间推移到学龄期更加明显。这种现象在 Westmacot 等对 26 例早

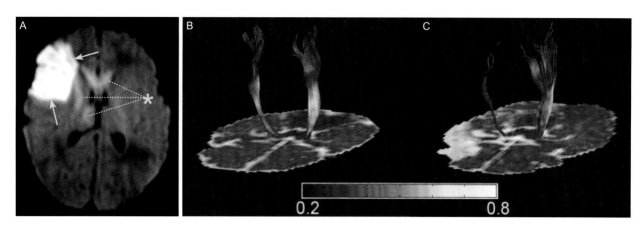

图 8-9　新生儿缺血性脑卒中 DWI 和 DTI 研究
A. 大脑中动脉皮质支梗死，QWI 显示伴有同侧丘脑、基底节、内囊和胼胝体受累，后期随访发现偏瘫；B. 38 周，足月，右侧大脑中动脉梗死，3 个月后 DTI 显示右侧皮质脊髓束发育较右侧稍差，随访至 1 岁未出现不对称运动缺陷；C. 足月，右侧大脑中动脉主干缺血性脑卒中，3 个月后 DTI 显示右侧皮质脊髓束发育较右侧明显差，自发运动不对称，1 岁随访左侧偏瘫

期出现惊厥的新生儿脑卒中患儿的动态纵向研究发现的，在学龄前期（平均年龄 4.8 岁）测试时，智力水平与测量标准的差异没有显著性。然而，在学龄期（平均年龄 8.9 岁）进行再测试时，全量 IQ 分数存在有统计学意义的轻度下降，存在非语言推理、工作记忆和处理速度方面的损害。单侧围产期脑卒中会不会损害儿童的社会行为，不同的临床系列有不一样的结论。

3. 癫痫　也是围产期脑卒中的常见后遗症，急性围产期脑卒中（单侧）的儿童中，继发性癫痫的患病率从 15% 到 40% 不等，以部分性发作多见，平均发病年龄在 4 岁左右，对药物的治疗反应不尽相同。在以迟发型偏瘫表现儿童中，癫痫的患病率从 19%～67%。可能引发继发性癫痫的危险因素有大的梗死灶、右侧或多灶性、早期出现新生儿惊厥等。

4. 脑卒中复发　围生期动脉缺血性卒中后的脑部或全身血栓栓塞事件的复发风险较低。在一项前瞻性病例对照研究中，包括 215 名婴儿的中位随访期为 3.5 年，复发性血栓栓塞发生率为 3%。在加利福尼亚的一项基于人群的研究中发现了 84 例围生期动脉缺血性卒中，脑卒中的五年累积复发率为 1%。

EEG 和神经影像检查为长期预后的判断提供重要信息，Mercuri 等报道 24 例围产期脑卒中的早期脑电图和 MRI 异常，与 15 个月后运动功能之间的相关性。如果第一周内脑电背景异常、或婴儿同时有内囊、基底节和皮质受累，将会发展成偏瘫。

（汤泽中　黄春玲）

参考文献

[1] 汤泽中，周丛乐，姜毅，等. 新生儿脑卒中的临床特征及其与预后关系的研究. 中华儿科杂志 2004, 42: 429-432.

[2] 周丛乐，汤泽中，姜毅，等. 新生儿出血性及卒中性脑血管病诊治探讨. 中国当代儿科杂志. 2005, 7(2): 119-122.

[3] 汤泽中，周丛乐. 新生儿脑梗死早期诊断方法的探讨. 中华围产医学杂志，2009, 12(4) 281: 284.

[4] 汤泽中，周丛乐，王红梅，等. 新生儿红细胞增多症与脑损伤的相关研究. 中华儿科杂志，2006, 44: 845-849.

[5] 周丛乐. 新生儿与胎儿脑梗死. 实用儿科临床杂志，2005, 20: 727-729.

[6] Lynch JK, Nelson KB. Epidemiology of perinatal stroke. Curr Opin Pediatr 2001; 13: 499-505.

[7] Miller V. Neonatal cerebral infarction. Semin Pediatr Neurol 2000; 7: 278-88.

[8] Mercuri E, Cowan F, Gupte G, Manning R, et al. Prothrombotic disorders and abnormal neurodevelopmental outcome in infants with neonatal cerebral infarction. Pediatrics 2001; 107: 1400-4.

[9] Sreenan C, Bhargava R, Robertson CM. Cerebral infarction in the term newborn: clinical presentation and long-term outcome. J Pediatr 2000; 137: 351-5.

[10] de Vries LS, Groenendaal F, Eken P, van Haastert IC, Rademaker KJ, Meiners LC. Infarcts in the vascular distribution of the middle cerebral artery in preterm and fulltern infants. Neuropediatrics 1997; 28: 88-96.

[11] Hague WM, Dekker GA. Risk factors for thrombosis in pregnancy. Best Pract Res Clin Haematol 2003; 16: 197-210.

[12] Akanli LF, Trasi SS, Thuraisamy K, et al. Neonatal middle cerebral artery infarction: association with elevated maternal anticardiolipin antibodies. Am J Perinatol 1998; 15: 399-402.

[13] Estan J, Hope P. Unilateral neonatal cerebral infarction in full term infants. Arch Dis Child Fetal Neonatal Ed 1997; 76: F88-93.

[14] Gunther G, Junker R, Strater R, et al. Symptomatic ischemic stroke in full-term neonates: role of acquired and genetic prothrombotic risk factors. Stroke 2000; 31: 2437-41.

[15] Lynch JK, Nelson KB, Curry CJ, Grether JK. Cerebrovascular disorders in children with the factor V Leiden mutation. J Child Neurol 2001; 16: 735-44.

[16] Ment LR, Ehrenkranz RA, Duncan CC. Bacterial meningitis as an etiology of perinatal cerebral infarction. Pediatr Neurol 1986; 2: 276-9.

[17] Lanska DJ, Kryscio RJ. Risk factors for peripartum and postpartum stroke and intracranial venous thrombosis. Stroke 2000; 31: 1274-82.

[18] Krishnamoorthy KS, Soman TB, Takeoka M, et al. Diffusion-weighted imaging in neonatal cerebral infarction : clinical utility and follow-up. J Child Neurol, 2000, 15: 592-602.

[19] Forbes KP, Pipe JG, Bird R. Neonatal hypoxic2ischemic encephalopathy: detection with diffusion-weighted MR imaging. Am J Neuroradiol, 2000, 21(8): 1490-1496.

[20] Takeoka M, Soman TB, Yoshii A, et al. Diffusion-weighted images in neonatal cerebral hypoxic2ischemic injury. Pediatr Neurol, 2002, 26(4): 274-281.

[21] Mercuri E, Rutherford M, Cowan F, et al. Early prognostic indicators of outcome in infants with neonatal cerebral infarction: a clinical, electroencephalogram, and magnetic resonance imaging study. Pediatrics, 1999, 103: 39-46.

[22] Strater R, Becker S, von Eckardstein A, et al. Prospective assessment of risk factors for recurrent stroke during childhood: a 5-year follow-up study. Lancet 2002; 360: 1540-5.

[23] Kuhle S, Ipsiroglu O, Puig S, et al. Diagnostic imaging in neonatal stroke. Radiologe, 2000, 40: 28-34.

[24] Caroline F, Odile C, Didier P, et al. Recombinant tissue-type plasminogen activator therapy of thrombosis in 16 neonates. Pediatrics, 1998, 133: 137-140.

[25] Wagner BP, Nedelcu J, Martin E. Delayed postischemic hypothermia improves long-term behavioral outcome after cerebral hypoxia-ischemia in neonatal rats. Pediatr Res, 2002, 51: 354-360.

[26] Fullerton HJ, Chetkovich DM, Wu YW, Smith WS, Johnston SC. Deaths from stroke in US children, 1979 to 1998. Neurology 2002; 59: 34-9.

[27] Trauner DA, Nass R, Ballantyne A. Behavioural profiles of children and adolescents after pre-or perinatal unilateral brain damage. Brain 2001; 124: 995-1002.

[28] Lynch JK, Hirtz DG, deVeber G, Nelson KB. Report of the National Institute of Neurological Disorders and Stroke workshop on perinatal and childhood stroke. Pediatrics 2002; 109: 116-23.

[29] Rafay MF, Cortez MA, de Veber GA, et al. Predictive value of clinical and EEG features in the diagnosis of stroke and hypoxic ischemic encephalopathy in neonates with seizures. Stroke 2009; 40: 2402.

[30] Martinez-Biarge M, Cheong JLY, Diez-Sebastian J, et al. Risk factors for neonatal arterial ischemic stroke: the importance of the intrapartum peeriod. J Pediatr. 2016; 173: 62-68.

[31] deVeber GA, Kirton A, Booth FA, et al. Epidemiology and Outcomes of Arterial Ischemic Stroke in Children: The Canadian Pediatric Ischemic Stroke Registry. Pediatr Neurol 2017; 69: 58.

[32] Lehman LL, Rivkin MJ. Perinatal arterial ischemic stroke: presentation, risk factors, evaluation, and outcome. Pediatr Neurol 2014; 51: 760.

[33] Lee J, Croen LA, Lindan C, et al. Predictors of outcome in perinatal arterial stroke: a population- based study. Ann Neurol 2005; 58: 303.

[34] Husson B, Hertz-Pannier L, Renaud C, et al. Motor outcomes after neonatal arterial ischemic stroke related to early MRI data in a prospective study. Pediatrics 2010; 126: 912.

[35] Kirton A, Shroff M, Visvanathan T, de Veber G.

Quantified corticospinal tract diffusion restriction predicts neonatal stroke outcome. Stroke 2007; 38: 974.

[36] deVeber GA, Kirton A, Booth FA, et al. Epidemiology and Outcomes of Arterial Ischemic Stroke in Children: The Canadian Pediatric Ischemic Stroke Registry. Pediatr Neurol 2017; 69: 58.

[37] van der Aa NE, Leemans A, Northington FJ, et al. Does diffusion tensor imaging-based tractography at 3 months of age contribute to the prediction of motor outcome after perinatal arterial ischemic stroke? Stroke 2011; 42: 3410.

[38] Westmacott R, MacGregor D, Askalan R, deVeber G. Late emergence of cognitive deficits after unilateral neonatal stroke. Stroke 2009; 40: 2012.

[39] Chabrier S, Peyric E, Drutel L, et al. Multimodal outcome at 7 years of age after neonatal arterial ischemic stroke. J Pediatr. 2016, 172: 156-161.

[40] Lee S, Mirsky DM, Beslow LA, et al. Pathways for Neuroimaging of Neonatal Stroke. Pediatr Neurol 2017; 69: 37.

第二节　新生儿脑梗死的超声诊断

新生儿动脉缺血性脑卒中（neonatal arterial ischemical stroke, NAIS）是指各种原因所致的脑主要动脉或分支动脉供血发生障碍，所导致的局灶或多灶神经组织因缺血而发生的坏死，也有新生儿脑梗死之称，一度曾被叫作"脑梗塞"。新生儿脑卒中属新生儿期严重的脑损伤类型，最显著的临床神经系统症状是突然发生的频繁惊厥，但由于新生儿神经系统发育尚不完善，惊厥很容易泛化发作，缺乏明显的定位体征。惊厥常发生于大脑前、中、后动脉主干血管供血区大面积严重卒中的病例。当卒中区域病变不十分严重时，惊厥也可不发生。脑分支血管供血区发生的卒中，临床常无特异性的症状、体征，尤其是早产儿，神经系统症状隐匿。胎儿期的脑卒中更无从及时发现，在临床上易与缺氧缺血性脑病、中枢神经系统感染、低血糖脑病、先天性遗传代谢病等相混淆，单纯凭临床表现及体征诊断十分困难。因此要从围产期相关的高危因素中意识到有脑卒中发生的可能性，同时如果出现以惊厥为主的神经系统表现，结合相应的影像学检查，明确诊断。超声和 CT、MRI 检查对新生儿、胎儿脑卒中均有较好的诊断价值。从检查方法选择的角度看，颅脑超声以其便捷易行、可床边操作的优势，常常成为发病后第一时间超早期诊断新生儿脑卒中的首选检查方法。

一、新生儿脑卒中的分布与范围

新生儿脑卒中可以发生在大脑前动脉、中动脉和后动脉，其中以大脑中动脉卒中最为常见，国外报道约 95% 新生儿局灶或多灶缺血性脑卒中发生在大脑中动脉供血区，左侧较右侧常见。也有颈内动脉异常，造成全脑供血障碍后更大面积卒中的报告。颅内分支动脉供血障碍所致的脑卒中较常见，常与疾病状态下血管痉挛，血栓形成，血液黏滞度增高以及循环衰竭有关。

超声最容易诊断的是大脑中动脉供血区的卒中。如果发生于 MAC 主干的脑卒中，冠状面第三脑室层面可最大范围地显示卒中病灶，异常回声往往起始于中线，可以覆盖整个丘脑、基底核区，沿着侧脑室前角边缘，向同侧脑半球放射形大面积地蔓延，直至皮层下白质和皮层，而对侧脑半球的回声却是正常的。矢状面探查时，可见从正中矢状面开始，不同的旁矢状层面，均有异常的强回声，向前后分别可达额叶和枕叶边缘，向外直到脑岛层面。超声所诊断的大脑前动脉卒中范围相对小，对大脑后动脉卒中显示欠佳，需借助于其他影像检查助诊。引起主干动脉供血区卒中最常见的疾病是脑血管畸形。

分支动脉供血区卒中发生的机会远多于主干动脉，因为多种疾病状态下脑血流动力学变化最易受累的是末梢血管。超声探及脑实质不同部位分支动脉供血区卒中灶，脑边缘以及主干动脉分支交界处更为多见，即缺氧后脑血管痉挛所致的旁矢状区"分水岭损伤"。分支动脉供血区卒中可多灶同时存在，大小有异（图 8-10 ～ 图 8-14 ）。

二、脑卒中早期的超声诊断

病理研究结果显示，卒中缺血早期，病变区域处于水肿阶段，范围较大时可累及白质与灰质。缺血发生后 18 ～ 23 小时，在光镜下即可见神经轴突变化；36 ～ 48 小时显现出单核、巨噬细胞游走，小胶质细胞的延伸等细胞反应。在超声影像上主要是强回声改变，与前述的缺氧缺血性脑病、早产儿脑室旁白质损伤早期十分相像。脑卒中发生 24 小时内，病变区域回声增轻程度并不很高，相对均匀。形状不固定，无典型的"楔形"，隐约可显现出靠近脑中心部位的病变范围小于周边部位。此时，卒中区域边界不甚清晰，强回声逐渐过渡到非病变区，是病变部位及其周边水肿的结果。在这种非典型性的早期病变阶段，超声作出脑卒中诊断的要点是：①存在可能发生脑卒中的基础疾病；②特征性的病变部位；③主干动脉供血区卒中多数是不对称性分布，双侧脑半球同一部位回声强度的反差；④分支动脉供血区卒中主要是在相应部位发现片状强回声，脑的边缘部位为多；⑤对于高度怀疑病例，第一次检查如果没

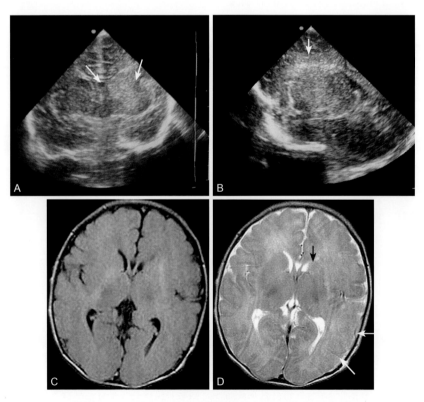

图 8-10　大脑中动脉血管畸形所致的缺血性脑卒中

孕 38 周新生儿，出生体重 3900 g，顺产。生后 15 小时始频繁惊厥　A，B. 即刻颅脑超声检查，显示左侧脑实质大片强回声，起自中线部位，覆盖丘脑、基底核区，呈放射形直达脑的边缘部位。彩色多普勒超声检测患侧大脑中动脉血流速度为 102 cm/s，明显高于对侧，提示左侧大脑中动脉供血区卒中；C，D. 随即做 MRI 检查，T_1W 无明显异常信号，T_2W 左侧中动脉供血区稍高信号（箭头）局部脑实质肿胀，灰白质界限不清，累及通常基底节和丘脑

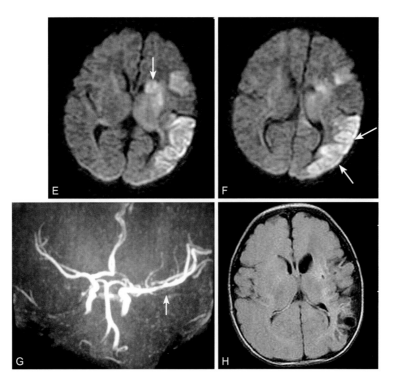

图 8-10　（续）

E, F. DW-MRI 检查，病变区域明显高信号；G. MRA 显示左侧大脑中动脉水平段狭窄。EEG 显示，左侧中央起源节律性尖波、尖慢波爆发伴频繁局部运动性发作。确诊后立即开始治疗，直至 35 天超声复查脑内无囊腔样变化，同期的 MRI（H）可见左侧脑实质萎缩，伴有皮层下囊腔形成，同侧脑室轻度扩大。3 个月时三维超声可见限局性脑实质萎缩，至 5 岁随访，神经发育在正常范围

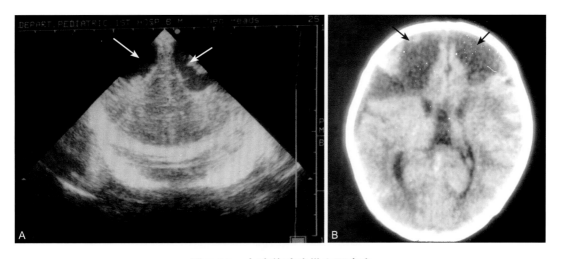

图 8-11　大脑前动脉供血区卒中

孕 34 周早产儿，出生体重 2000 g。母亲合并重度妊娠高血压，因胎心监护基线平直，剖宫产娩出。生后转院途中 2 次呼吸心跳停止，入院后予以呼吸机治疗。生后早期颅脑超声检查示双侧脑室内出血。A. 55 天超声复查，显示双侧额叶大片液化，提示双侧大脑前动脉供血区卒中后期改变；B. CT 更完整地显示了卒中的范围

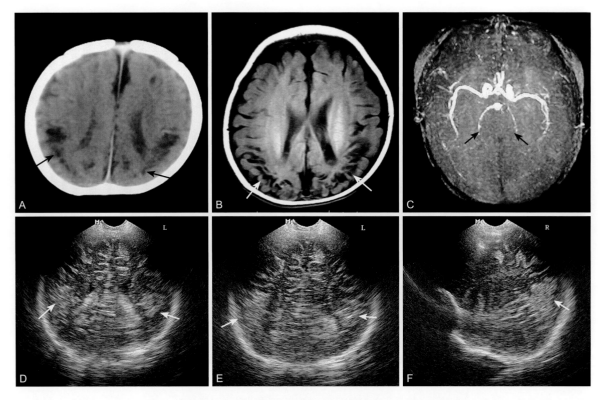

图 8-12　大脑后动脉供血区缺血性脑卒中

孕 39 周足月新生儿，顺产。生后 1 月始间断惊厥。A.（CT），B.（MRI-T1W）：示双侧枕叶萎缩，并散在多发小囊腔；C. MRA 证实病变原因是大脑后动脉发育不良；D，E，F. B 超显示双侧枕、颞叶高回声，其中有囊腔样低回声

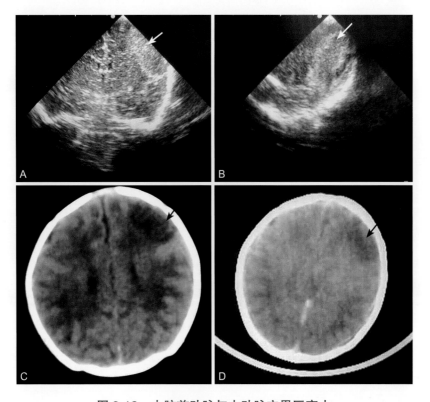

图 8-13　大脑前动脉与中动脉交界区卒中

孕 40[+2] 周新生儿，出生体重 3000 g，生后患中度缺氧缺血性脑病。A，B. 生后 14 天入院后超声检查发现左侧额颞叶交界处不规则强回声团，有明显的边界；C. 生后 14 天 CT 检查显示同一部位的低密度灶。诊断左侧大脑前动脉与中动脉交界区卒中；D. 生后 4 天在当地所作 CT 片符合缺氧缺血性脑病影像特征，同时在卒中部位已存在低密度灶

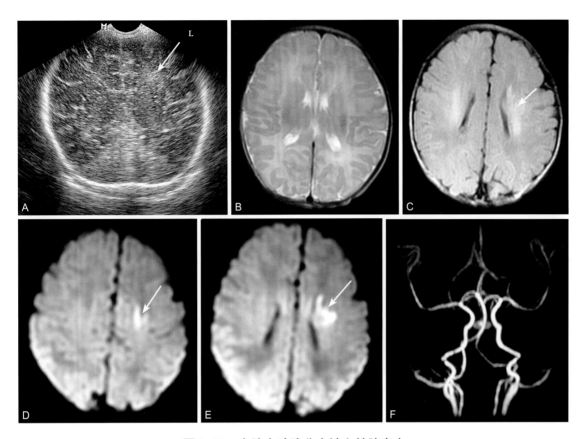

图 8-14　大脑中动脉分支缺血性脑卒中

41⁺²周，母亲高龄初产（42岁），羊水过少；羊水Ⅲ度，黄绿色；生后否认窒息。出生体重 3100 g，生后 50 小时左右出现右侧肢体和面部出现阵挛性发作。随访至 3 岁，发育正常。A. 生后 50 小时，B 超冠状面左侧侧脑室前角附近进近额顶小片状高回声；B. 同期 T₂W 未见明显异常；C. Flair 像该部位片状高信号；D, E. DWI 显示更加清晰。而 MRA（F）未发现异常

有阳性发现，建议 6 ～ 12 小时后复查，可提高阳性率。

常规的 MRI-T1W 和 T2W 序列在卒中极早期对组织水肿的分辨率并不优于超声与 CT（表 8-5），然而弥散加权磁共振技术（diffusion-weighted magnetic resonance imaging, DW-MRI）是以图像来显示水分子的布朗运动，水分子运动越快，则弥散系数（ADC）越大；反之，弥散系数下降。新生儿急性缺血性脑卒中时，由于细胞毒性水肿，水分子弥散运动受限，引起弥散系数下降，因而病变区在 DWI 上呈亮白色高信号。对组织早期水肿性改变显示极为敏感、清晰，缺血性卒中病灶出现高信号，可以早到发病后 6 小时即可做出诊断。在脑卒中的影像诊断中，在早期水肿阶段通过检查发现病变，对临床治疗具有至关重要的作用。相较于年龄较大的儿童和成人，新生儿 MRI 上所见的弥散异常时间演变有所不同。在病变发生的 24 小时内和 5 天后，弥散加权的 MRI 序列可能会低估梗死的程度，在足月新生儿中，从第 7 日开始，MRI T2W 和 FLAIR 序列比弥散成像更加可靠（图 8-15）。

表 8-5　三种影像检查对早期新生儿缺血性脑卒中诊断敏感性分析

检查方法	不同时间三种检查方法的累积阳性病例数／总例数（％）		
	～24h	～48h	～72h
B 超	5/7(71.4)	17/20(85.0)	20/22(90.9)
CT	1/2(50.0)	2/4(50.0)	5/9(55.5)
常规 MRI(T₁、T₂)	1/2(50.0)	5/7(71.4)	7/9(77.8)
常规 MRI+DWI	2/2(100)	7/7(100)	9/9(100)
	P=1.0	P=0.125	P=0.034#

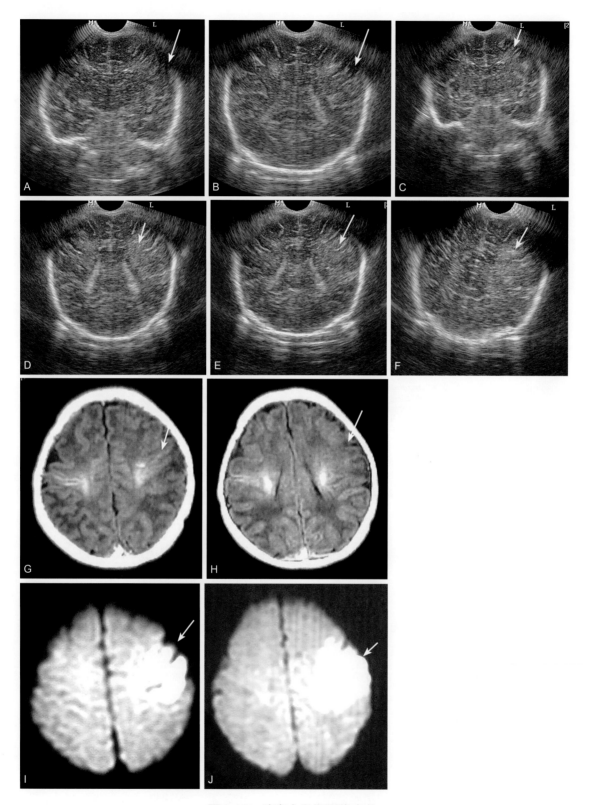

图 8-15　脑卒中早期影像变化

孕39⁺⁶周出生体重4200 g。因产程进展不顺利，剖宫产。生后16小时无诱因惊厥，从右上肢起始，泛化至全身，频繁发作。
A,B. 生后16小时颅脑超声检查，发现左侧大脑中动脉供血区脑实质回声开始增强；C,D. 22小时病变区域回声强度增加、范围扩大，符合左侧大脑中动脉供血区卒中；G,H. 此时 MRI-T1W 出现稍高信号；I,J. DW-MRI 清晰地显示病灶部位信号增强；E,F. 第2天超声影像改变更加清楚，病灶上散在强回声点

三、脑卒中后期的超声诊断

与其他类型的缺氧缺血性脑损伤病变过程相同，在经历了动脉供血障碍，组织损伤后，轻者水肿可逆，1周左右影像上完全恢复正常，或基本恢复正常，在原有病灶范围内正常的回声上，仅散在数量不等的强回声点。重者则不同程度遗留永久性病理结构的改变。病变48小时后卒中灶开始坏死，当神经组织未完全坏死，7～10天后，会发生局部性萎缩、瘢痕形成。在此以后，超声对脑卒中极易作出诊断，因脑卒中的影像特征显示越来越清晰。首先，病变部位呈现典型的"楔形"，窄的一端总是指向脑的中心部位，边界十分清楚。病灶回声强度明显高于周围正常脑组织，甚至病灶里有极强回声的钙化点片。更严重的类型是卒中灶组织溶解后形成广泛的、多灶或单灶的囊腔。在病变后3～4周，超声影像出现显而易见的无回声软化灶，有完整的包膜，大小、部位与原发病灶相符。软化灶可在脑实质中独立存在，也可与脑室相通。胎儿期发生的脑卒中往往是在生后影像检查发现时，已是后期改变。胎儿或新生儿早期发生的脑卒中，发展成这种大小不等的软化灶后，常被称为"孔洞脑（porencephaly）""多灶性脑软化（multicystic encephalomalacia）""积水性无脑（hydranencephaly）"等。发生脑卒中的新生儿预后的影响因素，首先是卒中灶的大小、程度与部位，大面积的脑卒中小儿如未经及时治疗，脑内遗留结构上的异常，几乎无一例外地出现偏瘫，范围更大时可伴视觉功能异常、认知障碍等（图8-16～图8-19）。

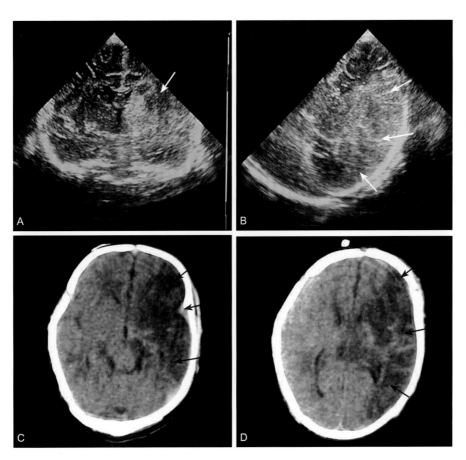

图 8-16 大脑中动脉供血区卒中后期超声影像

孕40周新生儿，出生体重2900 g。因宫内窘迫，胎心减慢，剖宫产娩出，羊水Ⅲ度粪染，生后Apgar评分1分钟7分，5分钟5分，10分钟10分，入院后发现患儿惊厥。A，B. 生后10天颅脑超声检查显示左侧大脑中动脉供血区大范围回声明显增强，边界清楚；C，D. 生后10天CT显示病变区域低密度

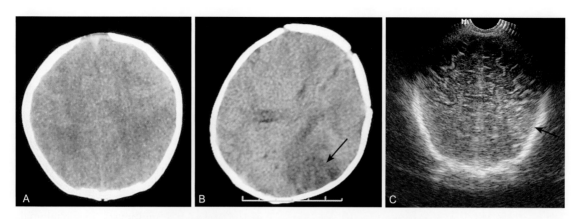

图 8-17 大脑中动脉与后动脉交界区卒中后期影像特点

孕 41⁺⁶ 周新生儿，出生体重 3500 g。宫内窘迫，胎心快，间歇用催产素，4 天后剖宫产，生后皮肤青紫，Apgar 评分 1 分钟 4 分，5 分钟 9 分，10 分钟 10 分。生后 18 小时始频繁惊厥。A. 20 小时 CT 检查后，诊断缺氧缺血性脑病；B. 生后 14 天 CT 再次检查，即存在明显的左侧大脑中动脉与后动脉交界区的卒中灶；C. 生后 27 天转入我院，超声显示十分清晰的楔形小卒中灶，边界清楚，局部回声增强，其中有点状更强的回声（钙化？）。因存在肌张力异常，进行物理康复治疗，至 13 个月会走，18 个月快走时有轻微跛行，3 岁时基本恢复正常

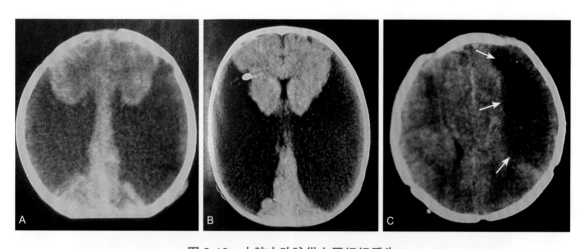

图 8-18 大脑中动脉供血区组织丢失

A，B. 双侧大脑中动脉分布区脑组织对称性丢失；C. 单侧大脑中动脉分布区脑组织丢失

（引自：Volpe JJ. Neurology of the newborn. 3th. Philadelphia: Saunders. 1995. 326）

四、关于脑动脉供血障碍所致的缺血性损伤

如前所述，在胎儿和新生儿阶段，造成脑卒中的疾病因素是很多的，我们常遇到一些存在可造成脑卒中相关疾病的新生儿，如严重的新生儿红细胞增多症，在颅脑超声检查时，可发现脑的边缘部位出现较大范围单灶或多灶性中强回声团，超声影像与脑卒中的早期表现无异，经临床积极治疗，损伤并未向钙化或液化方向发展，而是在 7~10 天左右，强回声范围逐渐缩小，甚至在影像上完全消失。我们体会：①此类损伤发生的原因同样是动脉供血障碍，因最终的结局未形成"卒中"，称之为"缺血性损伤"更为恰当；②此类因动脉供血障碍所致的"缺血性损伤"，较真正的"脑卒中"更为常见；③病变的部位一般在分支动脉供血区，往往是多灶性病变；④因缺血损伤部位较局限，患儿临床症状相对较轻，多无惊厥，

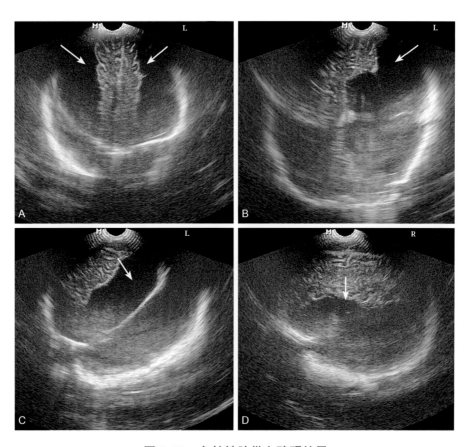

图 8-19　多灶性脑供血障碍结局

足月产新生儿，家中出生，生后即刻会哭。4 个月后家长发现患儿发育落后，此前病史不详。查体：四肢肌张力高，扶站时双腿交叉，巴氏征阳性。颅脑超声检查显示多处动脉供血区脑组织丢失，A，B. 双侧额叶对称性液化灶；C，D. 双侧颞枕叶大范围液化

仅有兴奋性增强，肌张力异常等一般神经系统表现，在早产儿甚至无明显的异常表现，预后相对是好的；⑤此类损伤结局相对好的原因与及时的治疗有密切的关系，如未经及时恰当的治疗，也有可能向不好的结局发展（图 8-20，图 8-21 ）。

五、室管膜下—脑室内出血性所致脑室周围静脉性缺血性脑卒中（periventricular hemorrhagic infarction）

　　这一部位卒中的患儿大约有 80% 存在严重脑室周围—脑室内出血，尤其是脑室周围的生发基质出血，由此得名，顾名思义，胎龄越低的早产儿越易发生。其发生的原因是扇形分布的髓静脉在此汇聚入端静脉，生发基质出血团块压迫，使

此处的髓静脉流动受阻，甚至出血而发生局部坏死，所以脑室旁出血性卒中是特殊部位静脉性白质卒中，不同于早产儿脑室旁白质软化。缺氧缺血性脑病时或炎症性白质损伤，虽然病理结局可以是相同的，但发生机制不同。超声检查不难确诊：①有明确的室管膜下或严重的脑室内出血的基础；②脑室旁出血性卒中与出血相继发生，出现的高峰时间是生后 4 天左右，因多数脑室周围—脑室内出血是在出生 3 天内发生，二者也可同时发生；③卒中部位常在侧脑室前角的侧面或背面；④卒中灶早期在超声影像上是回声增强的过程，边界由不清晰到清晰。范围一般不太大，呈扇形或半圆形，几乎半侧附于脑室壁上。最严重的结局是液化形成囊腔容易与脑室相通，使侧脑室前角形成局部膨出的特殊形态。新近发展

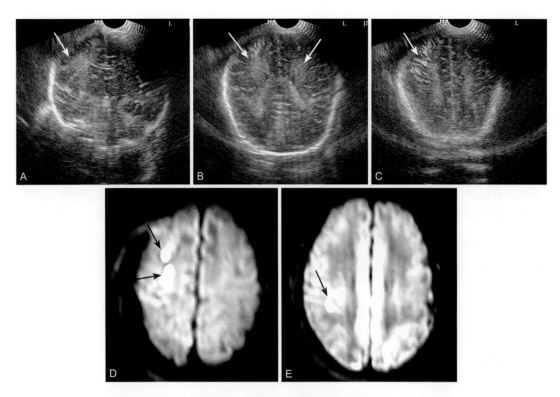

图 8-20　多灶性脑缺血性损伤

孕 36⁺⁶ 周早产儿，出生体重 3650 g。母亲合并妊娠高血压病，妊娠期糖尿病，脐带绕颈 3 周，宫内窘迫 25 分钟，产钳助产娩出。患儿无临床特殊异常表现。A～C. 生后 2 天在高危儿常规颅脑超声筛查中发现右侧脑实质较大范围损伤，符合脑卒中早期超声影像表现，并有皮层损伤痕迹（前囟小，左侧扫查不满意）；D，E. 经 DW-MRI 检查，证实双侧脑实质损伤存在，且存在多发病灶。经治疗，病变在超声影像上消失，随访至 10 个月，患儿发育正常

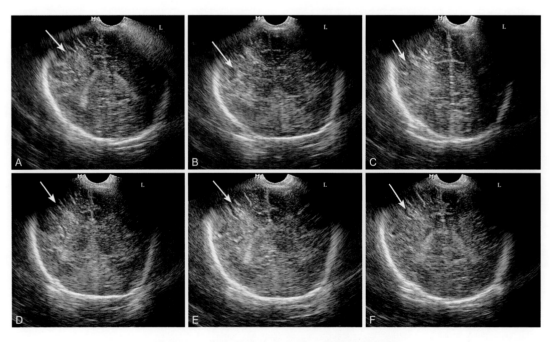

图 8-21　大脑中动脉分支供血区缺血性损伤

孕 36 周早产儿，出生体重 3100 g。生后无窒息。母孕 33 周合并妊娠高血压病，BP160/110 mmHg。患儿生后患红细胞增多症，Hb 24.39 g/L，HCT 71%。A，B. 生后 7 天颅脑超声检查发现右侧大脑中动脉供血区大范围回声轻度增强；C，D. 生后 9 天（2 日后）复查，强回声范围稍小，病变部位边界较前清晰，右上部位可见聚集的强回声点；E，F. 生后 21 天（2 周后），除原回声最强的部位尚有痕迹外，其他已恢复正常。在以后的随访中，未发现神经系统异常

的高帧频超高速多普勒技术更加直观地观察到室管膜下—脑室内出血对髓静脉血流的影响（图8-22～图8-26）。

六、彩色多普勒超声在脑卒中诊断中的作用

彩色多普勒超声是血流动力学的检查方法，从脑血流的速度，阻力及血管的分布等角度为我们提供脑卒中存在信息，有一定的参考价值。脑卒中是动脉供血障碍性疾病，从理论上讲，当动脉发生不完全性梗阻，血管内的血液必然要加快流速通过这一狭窄区段，如在一侧大脑中动脉狭窄时，可通过颞窗探及患侧血流速度异常高于健侧，甚至出现血管痉挛的血流频谱图形，结合脑组织回声变化，对脑卒中有重要的提示作用。但并不是所有部位的脑卒中均能得到血流异常信息，尤其是分支动脉供血区卒中，由于血管所处的位置，且管径小，血流速度偏低，是不能用多普勒血流方法检测的。在较大范围的脑卒中发生后，很快会出现患侧代偿性侧支循环开放的现象，是一种生理性的脑保护调节功能。采用彩色多普勒血流方法经前囟冠矢状面扫描可显示出增多的小血管血流影像，与健侧脑半球相比，数量差异显著。在脑卒中的后期，局灶性萎缩、瘢痕形成部位，彩色多普勒血流可显示其中的血流影像，意味这些区域虽然损伤严重，但仍有血管生长，未全坏死。关于确切的脑血管畸形的诊断，在新生儿尚需用MRA检查确诊（图8-27～图8-29）。

由于超声成像技术的进步，比如B-Flow或Colour B-Flow并非是利用多普勒效应，而是利用编码技术和声学放大技术，将原本是无回声的血管内血细胞进行成像，并且放大信号，同周围组织共同显影。因此对血管内的血流情况和血管壁情况有准确判断，对于微血管病变显像效果由于CDFI（图8-29）。

近年来更新的多普勒成像技术，即高帧频超高速多普勒的应用（图8-22）不仅可以直观地显示微血管血流信号，还可以进行血流参数定量分析和给予血流信号的脑功能研究，可以预见的时间内应用于新生儿脑卒中的临床研究中来，为临床医生提供非常有价值的脑血流资料。

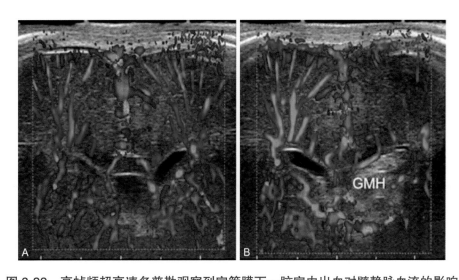

图8-22 高帧频超高速多普勒观察到室管膜下—脑室内出血对髓静脉血流的影响

冠状位，Monro水平，13 MHz探头，显示双侧半球与在脑室周围白质的微血管。A. 生发基质出血（GMH）前的影像，显示对称血流灌注；B. 1天后，GMH后的影像，由于GMH造成非对称血流灌注

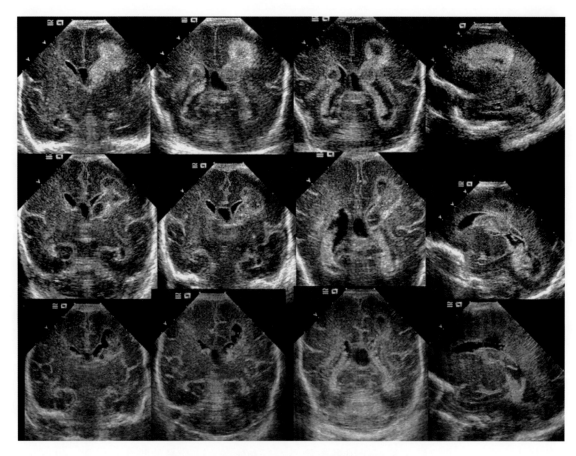

图 8-23 颅内出血和出血性后静脉性脑卒中

25 孕周出生的一对双胞胎，超声图像显示急性左基底节、脑室内出血和额叶白质静脉缺血性脑卒中，演变成与脑室连续的孔洞脑，上排：生后 3 天；中排生后 16 天，下排生后 54 天

（引自：Gunny Roxana S; Lin, Doris. Imaging of Perinatal Stroke. Magnetic Resonance Imaging Clinics of North America. 2012, 20(1): 1-33.）

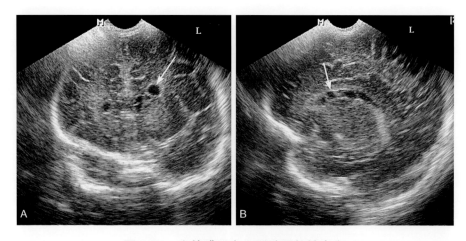

图 8-24 室管膜下出血所致局灶性卒中

32^{+5} 周早产儿，出生体重 2150 g，生后 3 天颅脑超声检查发现双侧室管膜下出血。A. 50 天复查，显示左侧脑室前角附近有局灶性小卒中灶；B. 为室管膜下出血后期改变，已在侧脑室前角与中央部交界处形成小囊腔

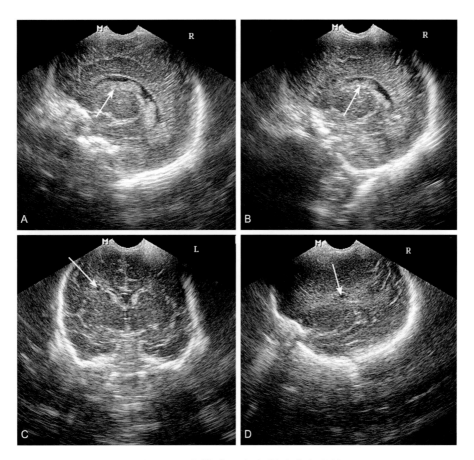

图 8-25　室管膜下出血所致小卒中灶

孕 31^{+5} 周早产儿，出生体重 1170 g。母亲合并妊娠高血压病。A, B. 生后 3 天常规颅脑超声检查，发现发生右侧室管膜下出血，经历了逐渐稳定、吸收的过程；C, D. 18 天复查，显示右侧脑室前角外侧出现一个极小卒中灶

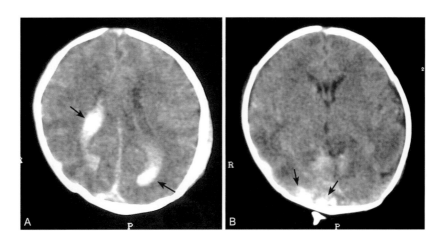

图 8-26　脑室内出血所致出血性卒中

孕 33^{+2} 周早产儿，出生体重 2200 g。Apgar 评分 1 分钟 6 分，5 分钟 6 分，10 分钟 9 分，因生后 3 天诊断颅内出血转入。A, B. CT 检查显示双侧侧脑室、后纵裂池、双侧颞、顶、枕区高密度

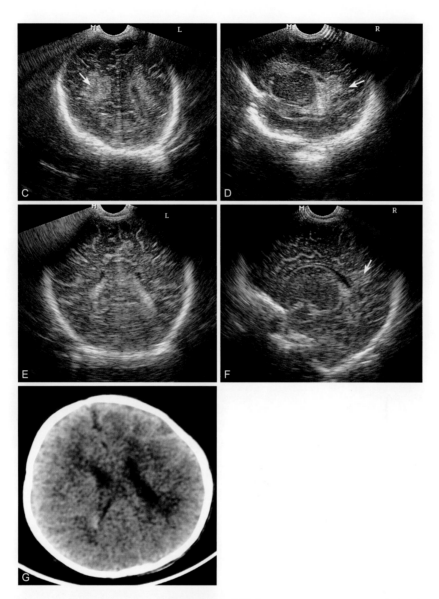

图 8-26　（续）

C,D. 生后 6 天颅脑超声检查，见双侧脑室内出血，伴脑室增宽，右侧脑室内中央部外侧半圆形强回声团，边缘清楚，诊断出血性卒中；E,F. 80 天复查，病灶影像改变依然存在，但回声强度较前减低，局部脑室略有增宽。患儿发育基本正常，肢体肌张力轻度增高，刺激后明显；G. 为 2 个月时 CT 检查图像，右侧脑室局部稍宽

七、超声诊断脑卒中存在的问题

　　有研究者认为颅脑超声新生儿脑卒中的诊断价值存在争议，Golomb MR 等研究表明颅脑超声对足月新生儿动脉缺血性脑卒中诊断的敏感性较低，大约只有 30%。但大多数报道认为颅脑超声诊断新生儿脑卒中的敏感性较高，尤其是在出现症状 2～5 天后进行检查，阳性率可达 87%。北京大学第一医院的研究显示发病后 2～3 天内颅脑超声检查的阳性率达 85%～91%，明显优于 CT。因此认为颅脑超声可以做到新生儿脑卒中的早期诊断。而对于晚期 NCI（>7 天）三种方法均能有效地做出诊断，阳性率分别为：颅脑超声 94.7%、头颅 CT 93.8%，MRI 100%，差异无统计学意义

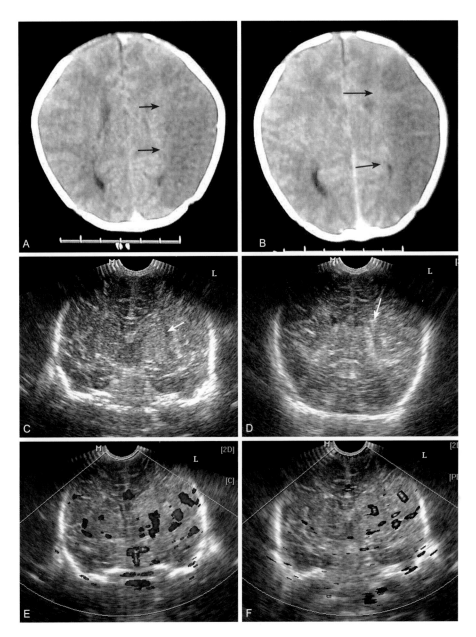

图 8-27　大脑中动脉供血区卒中时的脑血流影像

孕 38⁺⁶ 周新生儿，出生体重 g。Apgar 评分 10 分。生后 47 小时无诱因惊厥，哭声尖直，口角向左下歪斜，右鼻唇沟浅，每日发作 3~4 次，发生呼吸暂停 2 次，伴 SPO₂ 降低。A, B. CT 诊断大脑中动脉卒中，于生后 4 天转入；C, D. 入院后颅脑超声显示明确的左侧大脑中动脉供血区卒中。同时脑血流检查清楚地显示左侧血流影像多于右侧；E. 彩色多普勒血流检查；F. 能量血流检查。9 天 MRA 检查提示左顶枕、基底核区卒中，左侧大脑中动脉起始段狭窄，左侧大脑中动脉小分支显影较对侧多，符合缺血再灌注表现

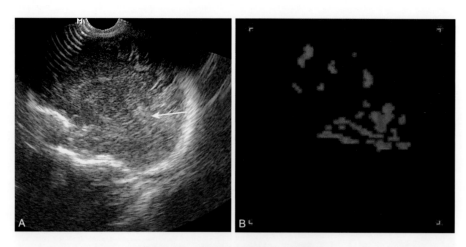

图 8-28　卒中灶后期的血流影像

左侧大脑中动脉与后动脉交界区卒中，A.为病变后期卒中灶超声影像；B.采用多普勒血流能量检查法显示的卒中部位血管

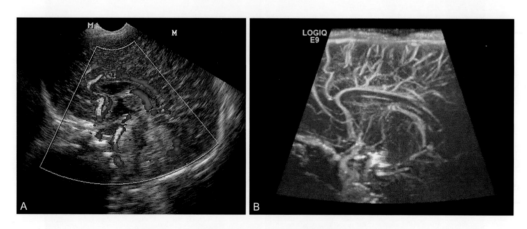

图 8-29　CDFI 与 B-Flow 对脑血流成像的比较

A.多普勒血流成像（CDFI）可以显示颅内大血管主干，有多普勒外溢现象，不能真实地显示血管，不能微血管血流；B.B-flow（高帧频血流、血管灰度成像）可以比较真实地显示血管壁及血流信息，同时对微血管显示良好

（P=0.59）。但是颅脑超声也存在一定的局限性，有研究认为虽然大多数患儿探查结果异常，但早期颅脑超声探查正常不能排除新生儿脑卒中的诊断。53％的患儿颅脑超声探查结果与 DW-MRI 符合，仍然 34％的患儿颅脑超声探查结果异常并提示脑卒中，但与 MRI 相比，定位并不很精确。超声经前囟探查，因此对大脑后动脉供血区（位置太深）和大脑前动脉供血区（太靠近前囟），即使是较大血管梗死也有可能漏诊。但是随着现代超声技术的发展，尤其是三维超声和高帧频超高速多普勒超声可以对二维超声的局限性给予弥补。

八、小结

1. 新生儿脑卒中并不罕见，主要是动脉供血障碍而致的相应区域缺血性脑组织坏死。临床缺乏特异症状体征，确诊依赖于影像检查。

2. 脑卒中可发生于大脑前、中、后动脉等主干动脉供血区，多见于血管畸形。也可发生在分支血管供血区，与新生儿疾病状态下脑及全身血流动力学变化有密切的关系。

3. 超声以其便捷、可床边检查的优势，可作为脑卒中发生后第一时间超早期诊断的首选检查方法，对指导临床治疗和改善预后极为重要。水肿阶段病灶呈较大范围强回声过程，局部逐渐萎缩形成瘢痕后显示典型"楔形"，最严重的结局是液化灶形成。

（汤泽中　周丛乐）

参考文献

[1] 周丛乐, 汤泽中, 姜毅, 等. 新生儿出血性及卒中性脑血管病诊治探讨. 中国当代儿科杂志. 2005, 7(2): 119-122.

[2] 汤泽中, 周丛乐, 姜毅, 等. 新生儿脑卒中的临床特征及其与预后关系的研究. 中华儿科杂志. 2004, 6, 42(6): 429-432.

[3] 汤泽中, 周丛乐, 王红梅, 等. 新生儿脑梗死早期诊断方法的探讨. 中华围产医学杂志. 2009, 12(4): 281-284.

[4] Roxana SG, Doris L. Imaging of Perinatal Stroke. Magnetic Resonance Imaging Clinics of North America. 2012, 20(1): 1-33.

[5] de Goederen R, Vos HJ, de Jong N, et al. Future applications of advanced neonatal cerebral ultrasound. Paediatrics and Child Health, 2018, 28(1): 28-33.

[6] Lee S, Mirsky DM, Beslow LA, et al. Pathways for Neuroimaging of Neonatal Stroke. Pediatr Neurol 2017; 69: 37.

[7] McKinstry RC, Miller JH, Snyder AZ, et al. A prospective, longitudinal diffusion tensor imaging study of brain injury in newborns. Neurology 2002; 59: 824.

[8] Castillo M. Fordham LA: MR of neurologically symptomatic newborns after vacuum extraction delivery. Ajnr: American Journal of Neuroradiology. 16(4 Suppl): 816-8, 1995 Apr.

[9] Kumar RK. Neonatal cerebral infarction: an under recognised/unreconised cause of neonatal seizures? Aust J Rural Health. 1999 Feb; 7(1): 2-4.

[10] Alexandra MH, Fenella J. K, Elizabeth BI: Intelligence after stroke in childhood: Review of the literature and suggestion for future research. Journal of Child Neurology. 2000, 15(5): 325-330.

[11] Marret S, Lardennois C, Mercier A et al: Fetal and neonatal cerebral infarction. Biol Neonate. 2001, 79(3-4): 236-240.

[12] Huppi PS, Amato M. : Advanced magnetic resonance imaging techniques in perinatal brain injury. Biology of the Neonate, 2001, 80(1): 7-14.

[13] Soul JS, Robertson RL, Tzika AA: Time course of changes in diffusion-weighted magnetic resonance imaging in a case of neonatal encephalopathy with defined onset and duration of hypoxic-ischemic insult. Pediatrics. 2001 Nov; 108(5): 1211-1214.

[14] Kurjak A, Kupesic S, Kos M: Three-dimensional sonography for assessment of morphology and vascularization of the fetus and placenta. Journal of the Society for Gynecologic Investigation. 2002, 9(4): 186-202.

[15] Scher MS, Wiznitzer M, Bangert BA Cerebral infarctions in the fetus and neonate: maternal-placental-fetal considerations. Clin Perinatol. 2002 Dec; 29(4): 693-724, vi-vii.

[16] Ozduman K, Pober BR, Barnes P: Fetal stoke. Pediatr Neurol. 2004 Mar, 30(3): 151-162.

[17] Mercuri E, Barnett A, Rutherford M, Guzzetta A, Haataja L, Cioni G, Cowan F, Dubowitz L. Neonatal cerebral infarction and neuromotor outcome at school age. Pediatrics. 2004 Jan; 113(1 Pt 1): 95-100.

[18] Messer J, Haddad J, Casanova R. Transcranial Doppler evaluation of cerebral infarction in the neonate. Neuropediatrics 1991; 22: 147.

[19] Nishimaki S, Seki K, Yokota S. Cerebral blood flow velocity in two patients with neonatal cerebral infarction. Pediatr Neurol 2001; 24: 320

[20] Golomb MR, Dick PT, MacGregor DL, et a1. Cranial ultrasonography has a low sensitivity for detecting arterial ischemic stroke in term neonates. J Child Neurol, 2003, 1 8: 98-103.

[21] Cowan F, Mercuri E, Groenendaal F, et a1. Does cranial ultrasound imaging identify arterial cerebral infarction in term neonates. Areh Dis Child Fetal Neonata Ed, 2005, 90: F252-F256.

第九章

中枢神经系统感染及颅脑超声诊断

第一节　先天性宫内感染与脑损伤

围产期缺氧缺血和产伤一直被认为是引起脑瘫、精神发育迟滞、语言障碍、视听及认知障碍等神经系统后遗症的主要因素，但针对窒息/产伤所采取的干预措施（如产时监护、新生儿监护）并未明显降低神经系统残疾的发生率，资料显示只有不到 10% 脑瘫和 15% 精神发育迟滞与窒息和产伤相关。Eastman 等早在 1955 年就发现临床分娩期感染可使胎儿发生脑瘫的风险增加 7 倍[1]。越来越多的资料显示宫内感染与新生儿脑损伤及以后神经系统功能障碍密切相关，且与窒息导致的脑损伤有协同作用。

一、病因

引起宫内感染并导致胎儿发育异常的病原体较多，包括细菌和非细菌两大类感染。TORCH 感染是一组围产期非细菌性病原体感染，1971年 Nahmias 将一组由母亲传染给胎儿引起相似临床特征的病原归纳为 TORCH 感染即：弓形虫（toxoplasma gondii）、其他病原体（other agent），包括梅毒、乙肝、HIV 等，风疹病毒（rubella virus）、巨细胞病毒（cytomegalovirus, CMV）、单纯疱疹病毒（herpes simplex virus）。TORCH 感染除弓形体外均为病毒感染，是与先天异常关系

最密切的感染，虽然大多数 TORCH 感染的母亲仅轻微发病，但可造成胎儿严重不良后果，引起远期神经发育异常。胎儿脑损伤程度和范围取决于感染时胎龄，孕前 6 个月感染主要引起脑发育畸形，孕后 3 个月感染可引起脑组织破坏性损伤，病程持续时间长者发育异常和破坏性损伤可以共存[2]。宫内感染特别是早产儿的无症状的感染是神经发育异常特别是脑瘫的重要原因。不同的病毒有各自的细胞亲和力，脑组织是 TORCH 感染的易损器官。近年很多研究发现孕期和新生儿期 TORCH 感染可致胎儿或新生儿脑发育不良，导致脑瘫和智力低下等。并可有头颅超声、CT 和 MRI 的脑形态学改变以及早产、窒息和低体重等。

（一）感染时间

先天性感染可发生于妊娠各个时期，主要包括：

1. 宫内感染　是最主要的感染方式，孕妇感染病毒后引起病毒血症，病毒通过胎盘屏障经过血流感染胎儿。病毒还可以引起胎盘炎症、子宫内膜炎和（或）附件感染。胎盘炎症时病毒在局部复制繁殖，而后经血液、淋巴循环或污染了的羊水感染胎儿。例如巨细胞病毒（CMV）可以进入孕妇的白细胞，再经过胎盘感染胎儿。

2．经产道感染　产道可长期排毒，产道病毒还可上行感染，尤其在早期破膜后。

3．生后感染　生后婴儿常与母亲密切接触，还可通过唾液、乳汁、护理等感染新生儿。

（二）与受累程度有关的因素有

1．感染次数　原发感染易引起宫内感染，如风疹只有原发感染会引起先天畸形，复发感染胎儿受累的机会极少。例如 CMV 原发感染 45%～50% 胎儿受累，复发感染 10% 胎儿被感染。

在怀孕前没有感染过弓形虫的孕妇，在怀孕期间发生初次原发性感染时才有可能传染给胎儿，如果孕妇在怀孕前感染过弓形虫，一般不再有传染的危险。另外，怀孕末 3 个月发生的感染，对胎儿有严重影响的不到 3%。

2．感染的时间　与是否侵犯胎儿及侵犯的程度密切相关。例如妇女在孕 1～4 周患风疹，则 61% 胎儿感染；孕 5～8 周患风疹，26% 胎儿感染，孕 9～12 周患风疹，仅 8% 胎儿感染。单纯疱疹感染如果发生在孕初 3 个月内，则可引起胎儿小头畸形；产时感染，胎儿出生后症状似败血症；孕初 3 个月内 CMV 感染可引起胎儿小头畸形、脑钙化；孕中期后感染可以发生胆道闭锁、婴儿肝炎综合征等；如果新生儿在产时及生后感染了 CMV，生后感染的症状可以很轻或者表现为无症状的隐性感染。

3． 妊娠期由于受内分泌的影响可使原有的潜伏感染激活。

二、宫内感染致脑损伤的可能机制[3-4]

宫内感染导致脑损伤可以发生在产前和产时，脑损伤可由于病原直接感染脑组织引起脑炎或者由于炎症反应引起脑损伤，如发热、各种细胞因子等。

（一）母亲发热

母亲在妊娠早期发热或暴露于热环境中（如桑拿浴、热水澡等）增加神经管畸形的发生率。胎盘作为胎儿的总调节器，能把胎儿产生的 85% 热量转运至母体，并使胎儿温度随母体温度变化进行调节，由于胎盘散热功能不足，中晚期妊娠时胎儿温度比母体高 0.5 ℃；当孕妇感染出现发热时，母胎之间温度梯度增高，可达 1 ℃；如果同时伴有窒息或胎盘循环障碍，可使胎儿温度明显增高。胎儿脑温轻度增高就会增加缺氧缺血所致的脑损伤作用。动物实验中诱导妊娠动物体温达 40℃时，常导致新生动物出现严重酸中毒、缺氧窒息等。产时发热母亲所分娩的新生儿生后更容易出现呼吸抑制而需要正压通气，还易出现肌张力低下、惊厥等。有研究显示，当母亲产前发热伴胎儿出生时酸中毒时，发生脑病的危险性 12.5%。

（二）细胞因子介导的炎症反应

细胞因子及其受体在生理情况下在中枢神经系统有表达，对于脑发育和功能有重要作用。受微生物产物／组织产物激活，小神经胶质细胞、血管内皮细胞、星形细胞、神经元也可以合成和分泌细胞因子，是与调节细胞功能有关的可溶性蛋白质，包括白细胞介素（interleukin, IL）、肿瘤坏死因子（tumor necrosis factor, TNF）、化学因子等。脐血 IL-6 水平常被用来判断有否胎儿炎症反应综合征。临床型绒毛膜羊膜炎的妇女所分娩的新生儿脐血 IL-6>11 pg/ml 比例为 62%，>18 pg/ml 比例为 54%。组织型绒毛膜羊膜炎与脐血 TNF-α、IL-1β、IL-6、IL-8、P55、P75、IL-1RA、CRP 等炎症介质水平增高高度相关。在发展为脑瘫的新生儿中，其血 IL-1、IL-9、IL-8、TNF、趋化因子水平较对照组显著增高。给成年大鼠第三脑室内注入细胞因子，以及用重组 TNF 注入，均可引起实验性变态反应性脑病，表现出行为学脑电图异常。

细胞因子致脑损伤的可能机制为：

1. 直接作用　有证据表明细菌内毒素和所释放的前炎症因子可以直接损伤胎儿脑，特别是脑室周围的白质。

2. 激活血管内皮细胞，刺激其凝血活性，抑制其抗凝血、纤溶作用；影响血管内细胞黏附、凝聚，血栓形成，进而通过多重反馈组成的级联反应引起一系列病理状态；

3. 刺激其他细胞因子和损伤介质如一氧化氮合成、相互协同作用，导致神经元坏死；

4. 促进兴奋性氨基酸释放，以（N-methyl-D-aspartic acid，NMDA）受体作中介，导致神经元坏死；

5. 诱导胶质细胞、星形细胞增生；

6. 引起发热。

（三）干扰胎盘血液循环

动物实验发现，用 LPS 处理孕羊后，可使血氧饱和度和 pH 明显下降，胎盘血流量减少，胎儿血流重新分布，流向胎儿躯体、肾、肾上腺的血流量增加，导致脑部氧供应减少约 70%。

（四）直接损伤和诱导神经细胞凋亡

近年来的研究发现病毒性脑病与凋亡有关。有研究发现 CMV 感染可明显诱导细胞凋亡的发生，其作用机制可能通过影响 bcl-2 和其基因的表达而实现的，中枢神经系统的小胶质细胞在细菌或病毒产物的诱导下能产生 IL-1、TNF-α，能够通过调节基因的表达引起小胶质细胞的凋亡，这可能与新生儿脑白质损伤关系密切。

三、各种感染与脑损伤的关系

（一）绒毛膜羊膜炎（chorioamnionitis）与脑损伤

宫内细菌感染主要表现为绒毛膜羊膜炎，可分为两种类型：

1. 临床型绒毛膜羊膜炎　指妊娠期子宫及其内容物出现感染；其诊断依据为母体发热（体温 ≥37.8 ℃）伴心动过速（脉搏 ≥100 次/分）；胎心率 >160 次/分；子宫体压痛阳性；羊水有臭味，发生率为 10% ~ 20%；

2. 组织学型绒毛膜羊膜炎　系指胎盘及胎膜出现多型核白细胞浸润，该型常常缺乏临床表现，而表现为慢性和亚临床型，占足月妊娠 20%，占早产 60% 以上。宫内感染的途径主要是上行性感染，毒力最强的病原体是沙眼衣原体，往往与解脲脲原体一起致病。国内报告 [5] 绒毛膜羊膜炎的主要致病菌为大肠埃希菌、B 族链球菌、金黄色葡萄球菌、粪肠球。宫内感染的母亲分娩的新生儿更易出现低 Apgar 评分、惊厥及神经系统抑制症状，往往被诊断为产时窒息、缺氧缺血性脑病。在无其他原因可解释的痉挛性脑瘫患儿中，其母亲 11.1% 存在产时发热，11.1% 存在临床型绒毛膜羊膜炎，6.7% 存在组织学型绒毛膜羊膜炎。国外学者发现母亲产时发热较心电监护更能预测新生儿脑病的发生，并认为宫内感染可以模拟产时窒息。而且母亲患绒毛膜炎可使新生儿以后发展为脑瘫的危险性增加 4 倍，且 12% 足月儿脑瘫的发生与此相关。

（二）宫内感染与新生儿脑白质损伤（white matter damage, WMD）

新生儿 WMD 的一个主要原因是围生期宫内感染，既往的注意力均集中在缺氧缺血，近年来的研究认为，除围生期缺氧缺血外，孕母围生期宫内感染也是导致 WMD 的重要因素。主要包括羊膜腔感染、胎盘炎症和绒毛膜羊膜炎等。流行病学资料研究表明存在宫内感染者发生 WMD 的危险性将增加 2.6 倍，动物实验也支持宫内感染导致 WMD 这一论点，人们通过怀孕大鼠注入脂多糖（lipo poly saccharide, LPS）建立的动物模型发现宫内感染能导致仔鼠 WMD；胎羊缺氧能导致 WMD 和皮层下灰质损伤，但胎羊的内毒素血症却选择性导致 WMD。我国的研究者通过怀孕大鼠注入大肠埃希杆菌建立宫内感染动物模型，同时应用 HE 染色和免疫组织化学方法研究新生大鼠脑白质组织病理特点和能反映脑白质星形胶质化的胶质纤维酸性蛋白（glial fibrillary acidic protein, GFAP）的表达变化，结果发现宫内感染后 7 日龄大鼠脑白质出现染色淡、结构疏松等病理变化。GFAP 阳性细胞数在脑室旁白质和海马区明显增多。由此证明孕母宫内感染确能导致新生大鼠 WMD。

1. 宫内感染后新生儿 WMD 的机制　目前宫内感染导致新生儿 WMD 的确切机制尚不清楚，炎症反应过程和细胞因子的作用和地位日益受到重视，但宫内感染导致的母体炎症反应和胎儿炎症反应在不同发育时期有不同的特点。研究发现在宫内细菌感染后的 24 小时内胎儿就能产生炎症反应如单核细胞浸润等，但炎症反应效应的放大和相关组织的损伤程度随胎龄的不同将产生不同的结果。如在孕 17～19 天胎鼠产生的炎症反应较孕早期明显加重，同样胎儿在孕 16～22 周对绒毛膜羊膜炎产生的炎症反应较孕 13 周明显，这些研究表明发育期是决定胎儿产生炎症反应的重要因素，也提示炎症导致的继发性组织损伤存在一个重要的易损期。细胞因子可能通过以下机制诱导 WMD 的发生：①影响少突胶质细胞、星形细胞和髓鞘；②诱导其他细胞因子产生细胞损害；③介导 NO 的神经毒性和兴奋性氨基酸的细胞毒性作用等。

2. 临床表现　WMD 常发生在胎龄 <32 周并存活 1 周以上的极不成熟儿。早期往往无症状或症状轻微而不易发现。新生儿期可有下肢肌张力降低、颈部伸肌张力增高、呼吸暂停和心率缓慢发作、激惹和喂养困难等，部分患儿可出现惊厥。婴儿期可逐渐出现智力发育迟缓和脑瘫，尤以下肢痉挛性瘫痪较多见，有典型 PVL 者脑瘫的发生率高达 60% 以上。病变累及近三角区、枕角视放射和颞角听放射时常表现为视觉和听觉功能障碍。

（三）先天性巨细胞病毒感染

先天性巨细胞病毒感染（congenital cytomegalovirus, cCMV）是人类最常见的先天性病毒感染，可以引起严重的先天畸形，神经发育迟缓，经发育迟缓，也是引起儿童非基因性感觉神经性耳聋的主要原因[6]。先天性感染是指由 CMV 感染的母亲所生的子女于出生 2～3 周内证实有 CMV 感染，是宫内感染所致，发病率占活产婴儿 0.18%～6.2%。脑组织是先天性 CMV 感染侵入的主要部位，先天性 CMV 感染是导致脑损伤的主要原因，是儿童非遗传性感觉神经性耳聋和神经发育迟滞的主要原因[7]。脑损伤主要表现感觉神经性耳聋、智力低下和脑瘫。

1. 脑损伤的机制　CMV 与中枢神经系统有特殊的亲和力，在动物实验中，发育中小鼠脑组织慢性感染 CMV 后中，感染后期小鼠脑组织神经元中仍保留有早期核抗原，而早期基因的神经元特异性表达可能与脑功能失调的发病机制有关，这些脑功能障碍可表现为神经元丢失或长期 CMV 感染后神经元功能障碍。在先天性 CMV 感染后的延长期里发生的亚临床感染或脑功能异常是由于脑组织中潜伏感染的持续存在或是间歇的再激活引起的，可能包括进行性溶细胞性病毒复制，病毒诱导的细胞功能异常及机体免疫应答对慢性感染细胞的破坏。潜伏感染的好发部位多为脑室下区的神经干细胞或祖细胞，而这正是脑发育的关键位置。在鼠巨细胞病毒（MCMV）感染小鼠胚胎诱导脑损伤的模型系统中，发现脑室下区和皮质边缘区域的细胞对 MCMV 敏感，是易感部位，并且这种敏感性随着脑组织的发育而逐渐衰退。脑室周围主要由一些未分化的神经上皮细胞组成，其中包括神经干细胞，神经祖细胞，MCMV 对易感的主要细胞是神经干细胞，未成熟神经胶质细胞和神经祖细胞。并且这种易感性与未成熟神经胶质细胞（其中包括神经祖细胞）的数量有关，随着成熟细胞的增加未成熟细胞数量逐渐减少，易感性随之下降。胎儿早期感染，可导致脑组织坏死，钙化，脑发育迟缓，常见弥漫性脑损害，包括脑实质灶状坏死，出血，星状细胞增生，血管周围炎性细胞浸润和室管膜肉芽形成，并见脑皮质沟回发育障碍和脑室周围钙化灶。脑室管膜下皮层及邻近的脑室周围有分散的钙化线，先天性CMV感染发生脑炎后，第四脑室及侧脑室亦有钙化，部分病人可有脑室扩大和阻塞性脑积水。Gabrielli等[8]研究发现在34例先天性CMV感染的胎儿中，脑组织受累占55%，病理检查33%发生脑坏死，轻微脑白质病变占22%。

2．临床表现 CMV感染是最常见的先天性病毒感染，小头畸形，脑室周围钙化（脑坏死结果）是胎儿早期感染的证据、而多小脑回提示轻微后期损伤。脑回正常损伤可能发生在孕最后3个月。先天性CMV感染90%出生时无临床症状，10%是有症状性感染，如小头畸形、脑水肿、颅内或腹腔内钙化，感觉神经性耳聋、视觉障碍、抽搐，肌肉瘫痪，肌张力异常等，2/3会产生神经系统后遗症，如癫痫、发育迟缓、脑瘫等，病死率30%～40%。无症状性感染多数在新生儿期发育正常，并且IQ正常，但有10%～15%将会产生远期神经系统后遗症，包括听力障碍、智力发育迟缓等。在听神经性耳聋患儿中20%～30%是由CMV感染所致，孕妇无论为原发感染还是再发感染，其所生新生儿都有发生先天性CMV感染的可能，有2/3先天性感染患儿来自于CMV再发感染的母亲。这些患儿将来都有发生耳聋的可能，其发生率约10%～11%，即母亲再发感染不能保护其新生儿以后不发生耳聋。

3．影像学检查 CMV感染新生儿头颅X线检查及CT检查可发现脑室周围钙化或脑发育不全改变，部分病例中可见皮质萎缩，脑室增大，硬脑膜下积液，脑穿通畸形及脑软化灶，CT有脑钙化的婴儿神经预后差。有些患儿头颅超声还可见脑室内粘连，脑室周围的假性囊肿，沟回异常，胼胝体发育不良，小脑及小脑延髓池异常，纹状血管病变。

4．预后 孕妇发生原发CMV感染者胎儿宫内感染率高，生后易出现神经系统异常。国外一项研究中，对存在原发CMV感染并证实有宫内传播（羊膜穿刺、反复超声）的孕妇，孕21周经羊膜穿刺做CMV病毒分离、脱落细胞和PCR诊断胎儿感染，生后通过尿CMV病毒分离来诊断新生儿感染。这些孕妇所分娩的新生儿生后通过脑超声、听力测定、精神运动发育测定进行随访，结果50个孕妇（51个胎儿）中33个选择性终止妊娠（66%），11个胎儿宫内超声显示有感染，其中2个足月分娩均为先天性感染，其中1例有神经异常。18／50胎儿足月分娩，4个神经异常，余14人正常。

5．诊断 对于先天性CMV感染的诊断国内外观点有所不同，2017年国际先天性巨细胞病毒感染专家建议组发表了最新的有关"孕妇及新生儿巨细胞病毒感染的预防、诊断和治疗共识"[9]，共识中建议通过实时荧光PCR对新生儿生后3周以内的唾液或尿液样本进行分析，或两种样本同时分析（其中唾液样本为最佳选择）来诊断新生儿先天性巨细胞病毒感染。

（四）单纯疱疹病毒（herpes simplex virus, HSV）

新生儿单纯疱疹病毒感染的发生率为1/2000～1/5000活产婴儿。单纯疱疹病毒（HSV）属DNA病毒，分1型和2型两个亚型，前者主要引起口腔和咽部感染；2型主要侵犯生殖道，是先天性宫内感染常见的感染病原之一。新生儿感染常发生在母亲有2型风疹病毒感染并且经阴道分娩时，因此本病不是严格意义上的先天性感染。经过生殖道上行感染或经过胎盘感染的先天感染比较少见，出生时可有非特异性表现，典型表现为惊厥、皮肤黏膜损害、脉络膜视网膜炎、小头畸形、脑积水或表现为其他严重疾病。HSV有很强的潜伏能力，在潜伏数月或数年后可重新活动，导致疾病发作。在过去30年中，新生儿单纯疱疹病毒感染的诊断和治疗得到了长足的发展，播散性感染的病死率已从85%下降到29%，中枢神经系统感染的病死率已从50%下降到15%。但在中存活的HSV脑炎患儿中发生神经系统后遗症如惊厥、智力落后、视觉和运动功能障碍的比率很高。

新生儿HSV感染临床主要分为三种：①皮肤、眼或口腔黏膜发生疱疹，不伴中枢神经系统受累；②全身播散性感染：常发生于出生后第1~2周，累及多个器官，如肝炎、肺炎、DIC、还可累及脑等重要器官；③中枢神经系统感染：起病时间多在出生后1~2周，主要为脑膜脑炎，常由HSV 2型所致，伴弥漫性脑水肿，可以导致局部或全部脑缺血性脑梗死、脑软化、萎缩、髓鞘脱失和胶体细胞增生。可有抽搐和肌张力降低，抽搐常由局部迅速转变为全身顽固性抽搐。极少数先天性HSV感染可出现小头畸形等。脑脊液有淋巴细胞增多和蛋白增高，糖含量正常或略下降。约50%的脑膜脑炎患儿从脑脊液中可分离出病毒。有学者总结了两家医院11年间49例新生儿HSV感染患者的临床和实验室资料[10]，结果45%为播散性感染，33%有中枢神经系统感染，20%表现为为皮肤黏膜、眼和口腔感染。16%没有特异性表现，但都是日龄小于14天且有脑脊液淋巴细胞增高。HSV感染患儿头颅超声可见脑实质异常回声，有脑室扩大、囊性变和钙化。CT扫描在疾病早期可以正常，数天后可出现脑膜增强、单侧或双侧颞叶改变、脑萎缩和灰白质分界消失，但罕见脑回钙化。

（五）先天性风疹病毒综合征

随着世界范围内风疹疫苗的广泛接种，先天性风疹病毒感染的发生率大大降低，小于百万分之一[2]。先天性风疹病毒感染可引起全身器官包括循环造血干细胞在内的感染[11]，也是导致是新生儿神经系统后遗症重要疾病。孕妇感染风疹或隐性感染后，病毒可通过胎盘感染胎儿，出生的新生儿可伴有畸形和（或）多脏器功能损害。据报

道，育龄妇女中约20%对风疹易感。孕妇感染风疹，在出疹前1周已有病毒血症，但母体的风疹感染是否能传递胎儿与母体发生感染的时间迟早有关，在孕前3个月和最后3个月是胎儿最易被感染的时间。不同时间感染所表现出的症状不同，据报道，妊娠第4~8周内感染风疹其婴儿先天性畸形的发病率最高可达100%，第2个月后约40%，第3个月以后约10%。6个月以后仍可有4%，胎龄越大，畸形发生越少，孕晚期感染可以没有临床症状。

1. 临床表现　先天性风疹综合征主要表现为：新生儿白内障/青光眼，先天性心脏病，听力缺损，色素性视网膜病，唇裂、腭裂，头小畸形，X线骨质异常。还可出现紫癜，脾大，黄疸，精神性弛缓，脑膜脑炎。一般认为孕早期感染风疹的胎儿易发生心脏畸形及眼、耳疾患；孕后期感染的胎儿易发生重听及中枢神经系统病变。由于先天性风疹综合征的婴儿在生后多年风疹病毒仍然存活于某些组织器官内，可致进行性风疹全脑炎，故有些婴儿生后不一定出现症状，而在数周、数月、数年后才逐渐表现出来，甚至十余年后还可有严重的进行性神经系统退行性变，并可从脑组织中分离出风疹病毒。先天性风疹综合征的神经系统症状有小头畸形、运动发育迟缓各型脑瘫、脑膜炎、脑炎。

2. 影像学检查　风疹病毒感染患儿的头部MRI表现不同于其他TORCH感染，可以表现为脑室扩大、室管膜不规则、脑室周围和皮层下白质异常信号，弥漫性钙化，有些患儿颞极异常类似于CMV感染。

3. 预后　一项对风疹病毒感染患儿的预后研究显示，出生时1/3无症状，多数5年内发展为严重后果，有人对患儿作了长期随访至8岁，结果26%患儿出现严重精神发育迟缓；18%有行为异常；12%神经行为轻微异常；6%孤独症。国外曾经对1963—1965年风疹流行时出生的患儿做了远期随访，结果发现出现眼部疾病78%，感觉神

经性听力丧失 66%，精神运动发育迟缓 62%，心脏异常 58%，智力障碍 42%。

（六）先天性弓形虫感染

弓形虫是一种寄生于细胞内的机会性致病寄生虫，可寄生于多种动物如：鱼类、鸟类、爬行类及哺乳类，侵犯任何有核细胞，在组织器官中分布广泛。

先天性弓形虫病是母亲体内病原体经胎盘传给胎儿，发生先天性感染对胎儿危害很大。弓形虫被认为是孕妇宫内感染导致胚胎畸形的五大病原体（TORCH）之首，动物实验发现弓形虫在胎盘组织内呈点状或簇状分布，被侵袭细胞崩解，留下细胞残迹或呈絮状物，导致局灶性组织缺损，周围炎症细胞增殖等现象。孕早期感染率低但危害重，如果怀孕头 3 个月发生先天性感染，大约 40% 的胎儿可能有严重损害，可能是胚胎早期滋养体细胞不利于弓形虫的生长发育。可出现流产、畸胎或死胎等不良妊娠结局，或新生儿疾病，或者出生后有眼、脑或肝的病变或畸形，如视网膜脉络膜炎、白内障、脑内钙化、脑积水、小头畸形、智力障碍、黄疸和肝脾大。孕晚期感染率高但危害不易显见，感染后能维持到足月分娩，以脑积水、大脑钙化灶、视网膜脉络膜炎和精神运动障碍为先天性弓形虫病典型症候。称为先天性弓形虫病四联症，其中三联是中枢神经系统（central nervous system，CNS）病变，可见中枢神经系统是最常受累部位。据此认为弓形虫有嗜 CNS 的特性，主要侵犯人的脑组织，在脑组织中有其生存的最适宜条件。出生后的婴儿多为无症状先天性弓形虫病。诊断主要通过孕妇感染史或新生儿抗体筛查，弓形虫 IgG 抗体持续阳性 ≥12 个月，或新生儿 IgM 抗体阳性诊断。Lago 等[12]研究发现，有近 18% 的先天性弓形虫感染可以 IgM 抗体阴性。据法国统计[13]先天性弓形虫感染 90% 出生没有症状，也可伴有全身表现，在新生儿期即有发热、皮疹、腹泻、黄疸、肝脾大、心

肌炎、癫痫等。获得性弓形虫病可因虫体侵袭部位和机体的反应性而呈现不同的临床表现，无特异性症状，可有脑炎、视网膜脉络膜炎。当各种原因免疫力下降时，原有病情恶化，可导致死亡。

（七）先天性梅毒

先天性梅毒又称胎传梅毒，是梅毒螺旋体由母体经过胎盘进入胎儿血循环所致的梅毒。发病可见于新生儿期、婴儿期和儿童期。早期梅毒指 2 岁以内发病；晚期梅毒指 2 岁以上发病。胎儿感染发生在怀孕 4 个月以后。妊早期由于绒毛膜郎汉细胞层阻断，母血中螺旋体不能进入胎儿。4 个月后此细胞层退化萎缩，故螺旋体可通过胎盘和脐静脉进入胎儿血循环。分娩过程中胎儿接触母外生殖器而感染，母早期梅毒较晚期更易使胎儿感染。孕期治疗者新生儿患病率明显下降。孕妇梅毒未经治疗或治疗过晚时胎儿先天梅毒的感染率约 40% ~ 50%[14]，可导致流产、死胎、新生儿或婴儿期死亡，存活者有内脏和神经系统受累。

先天梅毒患儿刚出生时症状不明显，2 ~ 3 周后逐渐出现。多为早产儿，营养障碍，消瘦，皮肤松弛，貌似老人，发热，贫血，体重不增。皮肤、黏膜损害、90% 有骨损害、肝脾及全身淋巴结肿大，可伴有黄疸，肝功损害。CNS 梅毒在新生儿期罕见，多出现在 3 个月以后，症状似脑膜炎。X 线改变出生时可以不明显，几个月后明显，可有骨骼变化，有骨软骨炎、骨膜炎，骨骼异常，6 个月后可以自然消退。浙江大学儿童医院对 10 例先天梅毒患儿的头颅 CT 研究发现，所有患儿都有不同程度的两侧大脑半球侧脑室旁弥漫性白质低密度影。其表现类似于重症 HIE。研究发现有症状的先天梅毒中其中 3 例合并蛛网膜下腔出血。而这些病人中有 6 例轻度窒息，4 例没有窒息，因此和缺氧病史不符。认为其改变可能与脑部直接感染有关。治疗后复查 CT 5 例有脑沟、裂增宽，部分伴侧脑室增大[15]。美国统计 1999—2013 年 6383 例先天梅毒患儿中病死率 6.5%；

33.6% 为有症状性梅毒，53.9% 为无症状先天梅毒。有症状患儿中 91.4% 有脑脊液异常（蛋白和白细胞增加，VDRL 试验阳性），61.1% 伴长骨骨骼 X 线异常。在无症状梅毒中 14.8% 同时存在脑脊液和长骨 X 线异常中。研究还发现未进行正规治疗、产前检查次数小于 10 次、梅毒非特异性抗体滴度＞ 1：8 是死亡增加的重要因素[14]。发展中国家孕妇梅毒血清学阳性率可高达 10%。

四、实验室检查

（一）病原学检查

弓形虫感染可做白细胞培养及动物接种；梅毒螺旋体可通过培养分离病原体；病毒感染也可进行病毒分离，可检查患者的血、尿、宫颈分泌物、乳汁及咽分泌物，常可分离到同一病毒，CMV 感染可通过在孕中期脐带穿刺取血或从新生儿的咽拭子、尿液、脑脊液、活检组织或分泌物中进行病毒分离和培养，找到 CMV 病毒。

也可应用 PCR 方法，从尿、脑脊液、血清中检测 CMV 的 DNA。PCR 可提高 CMV 感染诊断的特异性和敏感性。一项研究证实，母婴血中 CMV IgM 阳性率分别为 5.5% 和 1.4%，而 DNA 阳性率为 24% 和 18.5%。

皮肤疱疹基底组织、口腔溃疡或母体宫颈刮片巴帕尼科拉乌（Papanicolaou）染色检查发现核内包涵体和巨噬细胞有助于 HSV 感染的诊断；免疫荧光检查比电镜敏感度要高。检测血标本中的 HSV DNA 有助于早期诊断。病毒分离有确诊意义，对所有怀疑为 HSV 感染的患儿均应从鼻咽部、皮肤病变区、结膜处取标本做病毒分离，必要时行脑脊液病毒分离。

（二）血清学诊断

主要检测血清中特异性抗体如 IgG、IgM，主要方法有补体结合试验，放射免疫法，酶联免疫吸附试验等，检测到特异抗体 IgM 阳性时则可确诊。但胎儿后期感染或免疫功能低下时则不一定能检测到相应抗体。因此新生儿病毒特异性 IgM 阴性不能排除感染。

对梅毒母亲所生婴儿进行脐血 IgM 检查和梅毒血清学检查，有助于先天梅毒的诊断，包括非特异性试验如性病研究实验室试验（VDRL test）、快速血清学反应（rapid plasma reagin, RPR）。特异性试验包括螺旋体荧光抗体吸收试验（FTA-ABS test）和梅毒螺旋体间接血凝试验（TPHN）。神经梅毒患儿脑脊液检查可有细胞数中度增加，以淋巴细胞增加为主，蛋白质升高，糖正常，VDRL 阳性，可诊断神经梅毒。即使没有 CNS 受累的表现 CSF 也可能异常。

（三）其他检测方法

血清学诊断方法有一定局限性，因为这些患者抗体的产生可能不完全。20 世纪 90 年代中期，国外开始进行 CMV 抗原血症的检测（PP65），为 CMV 感染的诊断提供了敏感、简便、快速和高特异性的新方法。该方法的敏感性是病毒分离的 2 ~ 3 倍。

（四）影像学检查

B 超、CT、MRI 可以发现脑室周围白质软化、颅内出血、颅内钙化。颅内钙化形态分布各异，是 TORCH 感染的强有力证据。脑膜炎和脑膜脑炎也与病毒感染有关，也可以出现脑室周围钙化。

五、宫内感染的治疗

CMV 感染的婴儿可以排毒几个月甚至几年，要与孕妇隔离。本病治疗困难，抗 CMV 的化学疗法疗效未肯定。更昔洛韦（gancicloir）是目前国内外用的最多的治疗 CMV 感染的药物，它是一种广谱抗疱疹类病毒药物，也是第一个有效抗 CMV 药物，被美国 FDA 批准治疗 CMV 视网膜炎和预防器官移植后 CMV 感染。自从 20 世纪 80

年代以来已经成为免疫抑制患者对抗 CMV 感染的主要药物。静脉用药剂量 6 mg/kg，每日 2 次，连用 10～14 天，继而 10 mg/kg，每周 3 次，连用 3 个月。疗效 70%～80%；副作用有骨髓抑制，肝功损害，停药复发。口服更昔洛韦被批准用于 CMV 视网膜炎的维持治疗，但是生物利用度只有 6%。缬更昔洛是更昔洛韦的单缬氨酰酯前体药物，口服转化为更昔洛韦。其片剂已被美国 FDA 批准用于治疗 CMV 视网膜炎，和心脏、肾或肾 - 胰腺移植受者预防 CMV 疾病。其糖浆制剂的药代学研究已在新生儿中完成，证实静脉 GCV 和口服缬更昔洛韦 12 小时曲线下面积相近，口服缬更昔洛韦 16 mg/kg 时生物利用度为 41.1%。高病毒负荷者服药后病毒负荷迅速下降，但在治疗 42 天没有消失。副作用为 38% 出现中性粒细胞减少症。

先天风疹的治疗目前尚无特效疗法，一些抗病毒药物临床治疗效果不佳，不能改变病程和预后，因此预防其发生是最重要的。国内已有对易感人群婚前风疹疫苗注射有效减少孕期风疹感染的报告。

治疗弓形虫感染常用的化疗药物为乙胺嘧啶 + 磺胺类、复方新诺明。由于此类药物有致畸作用，孕妇忌用。乙酰螺旋霉素为孕妇首选用药。如果诊断 3 个月的胎儿感染还要加上乙胺嘧啶和氨苯磺胺治疗。对眼部弓形虫病，选用克林霉素。传统的中医中药也在弓形虫病的防治中发挥越来越重要的作用。

HSV 抗病毒治疗指征是：①病毒分离阳性；②有疱疹的病损表现；③有神经系统的改变或有严重感染的表现并能排除细菌感染者。药物可首先选择阿昔洛韦，剂量为 15～20 mg/（kg·d），分 5 次口服，疗程 5～7 天。对 CNS 或全身多脏器受累者可静脉给药，10～30 mg/（kg·d），每 8 小时 1 次，疗程 10～21 天。泛昔洛韦和伐昔洛韦的药动学参数和药效学优于阿昔洛韦，但对儿童的安全性和有效性尚未建立，故不推荐应用于新

生儿。更昔洛韦主要用于巨细胞病毒感染，HSV 感染时不宜应用。

先天梅毒的治疗包括隔离病人，避免接触传染病，母乳喂养，青霉素治疗。脑脊液正常者用苄星青霉素 G 5 万 U/kg，每日 2 次连用 10 天，或普鲁卡因青霉素 G 5 万 U/（kg·d）用 10 天。脑脊液异常者（神经梅毒）青霉素 G 5 万 U/（kg·d）肌注或静脉注射 15 天，也可以用或普鲁卡因青霉素 G 5 万 U/（kg·d）用 10 天。

（姜　毅）

参考文献

[1] Eastman NJ, Deleon M. The etiology of cerebral palsy. Am J OB Gyn, 1955, 69: 950.

[2] Triulzi. F, Doneda. C, Parazzini. C et al. Perinatal neuroradiology: from the fetus to the newborn. Italia. 2016.

[3] Yuji Inaba ,Motobayashi M, Nishioka M. Correlation between white matter lesions and intelligence quotient in patients with congenital cytomegalovirus infection. Pediatric Neurology. 2016, 55: 52-57.

[4] Zhao J, Chen Y, Xu Y, et al. Effect of intrauterine infection on brain development and injury. Int. J. Devl Neuroscience . 2013, 31: 543–549.

[5] 陈磊 刘朝晖 . 绒毛膜羊膜炎的致病菌及药敏分析 . 中国妇产科临床杂志 , 2016, 17(2): 140-142.

[6] Yinru Lim a, Hermione Lyall. Congenital cytomegalovirus-who, when, what-with and why to treat? Journal of Infection. 2017, 74: S89-S94.

[7] Joseph A, Mahida N, Irving W, et al. Congenital cytomegalovirus infection. Padiatrics and child health. 2013: 255-259.

[8] Gabrielli L, Bonasonib M.P, Lazzarotto T, et al. Histological findings in foetuses congenitally infected by cytomegalovirus.Journal of Clinical Virology. 2009,46S:S16–S21.

[9] Rawlinson W D, Boppana S B, Fowler K B,et al. Congenital cytomegalovirus infection in pregnancy and the neonate: consensus recommendations for prevention, diagnosis, and therapy. Lancet Infect Dis. 2017, 17: e177–88.

[10] Curfman L, Glissmeyer E. W, Ahmad F. A, et al. Initial

presentation of neonatal herpes simplex virus infection. J Pediatr. 2016, 172: 121-6.

[11] Thong Van Nguyen, Van Hung Pham, Kenji Abe. Pathogenesis of congenital rubella virus infection in human fetuses: viral infection in the ciliary body could play an important role in cataractogenesis in cataractogenesis. EBioMedicine. 2(2015): 59-63.

[12] Lago G., Oliveira A P, Bender A L et al. Presence and duration of anti-Toxoplasma gondii immunoglobulin M in infants with congenital toxoplasmosis. J Pediatr (Rio J). 2014, 90(4): 363-369.

[13] Villard O., Cimon b B, L'Ollivier C, et al. Serological diagnosis of toxoplasma gondii infection recommendations from the french national reference center for toxoplasmosis. Diagnostic Microbiology and Infectious Disease. 2016, 84 : 22-33.

[14] Su J. R, Brooks LC, Darlene W, et al. Congenital syphilis: trends in mortality and morbidity in the United States, 1999 through 2013. American Journal of Obstetrics & Gynecology. MARCH 2016.

[15] 杨诚，王曼，杨兴惠. 婴儿先天性梅毒中枢神经系统 CT 表现. 中华放射学杂志. 2005, 39: 524-526.

第二节　新生儿细菌性脑膜炎

新生儿细菌性脑膜炎（neonatal bacterial meningitis）是新生儿期细菌引起的脑膜炎症，是常见的危及新生儿生命的疾病。其临床症状常不典型（尤其早产儿），颅内压增高征出现较晚，又常缺乏脑膜刺激征，早期诊断困难，并发症多，病死率高，是危害新生儿生命的严重疾病。发达国家新生儿细菌性脑膜炎的发病率约为 0.03%，而发展中国家一直缺乏准确的发病率统计，最近一篇文献统计了亚洲不同国家的发生率为 0.048% ~ 0.24%。新生儿细菌性脑膜炎死亡率则从 20 世纪 70 年代的 50% 降至目前的 10% ~ 15%[1]。但致残率没有明显下降。一项对 1500 例新生儿细菌性脑膜炎患儿 5 年的跟踪调查结果显示，脑瘫的发生率约为 8.1%，智能障碍约 7.5%，癫痫约 7.3%，听力障碍约 25.8%。河北多中心临床研究显示在协作医院内出生活产婴中新生儿化脓性脑膜炎发病率为 0.5‰，男性及足月儿多见，总病死率为 5.0%，脑脊液培养阳性患儿病死率为 13.9%[2]。

一、病因及发病机理

病原学及感染途径

新生儿细菌性脑膜炎致病菌不同于其他年龄段的儿童，且在不同国家地区及不同年代会有所不同。由于新生儿免疫功能低下，易感染条件致病菌。欧美发达国家多以 B 族链球菌、大肠埃希菌及李斯特菌等常见，发展中国家报道差异较大，Gaschignard 等报道 B 型链球菌（Group B streptococcus）、大肠埃希菌的感染率分别为 59% 及 28%。根据发生细菌性脑膜炎的年龄将新生儿细菌性脑膜炎分为早发感染和晚发感染。早发感染多指在生后 1 周内发生（美国学者将其定义为：出生后 0 ~ 4 天发病的新生儿细菌性脑膜炎），与母亲的垂直传播相关，B 族溶血性链球菌、大肠埃希杆菌为主要致病菌，尤其早产儿更多见。晚发感染出生 1 周后出现，主要由院内获得或社区获得，常见的致病菌有肺炎克雷白杆菌、肠杆菌等。国外一项大样本病例研究（638 例）也显示早产儿细菌性脑膜炎中大肠埃希菌感染率更高，大肠埃希菌与 GBS 的感染率分别为 42% 和 37%，且病死率高达 15%。发展中国家以革兰阳性球菌及大肠埃希菌为主，在亚洲，我国台湾地区及韩国均报道 B 族链球菌及大肠埃希菌为最常见新生儿化脓性脑膜炎致病菌。在我国内地，新生儿化脓性脑膜炎病原菌多以凝固酶阴性葡萄球菌（CNS）及大肠埃希菌最为常见，但不同地区患儿病原构成也存在差异。张莉[1]等报道上海地区病原菌明确的小儿细菌性脑膜炎中新生儿组的病原菌革兰阳性球菌及大肠埃希杆菌的比例高达72.4%（42/58例）。林振浪[2]等研究显示温州地区新生儿化脓性脑膜炎病原菌前5位依次为大肠埃希杆菌、凝固酶阴性葡萄球菌、链球菌、肠球菌及金黄色葡萄球菌，共占80%以上，与南京邱玉芳[3]等及上海张莉等报道的相似，但与湖南省儿童医院报道的以凝固酶阴性葡萄球菌为主及昆明市儿童医院报道以大肠埃希菌及其他革兰阴性菌为主有所不同。河北多中心研究显示早发型患儿以肺炎克雷伯菌、凝固酶阴性葡萄球菌为主要致病菌，晚发型患儿常见致病菌为大肠埃希菌，其次为溶血葡萄球菌[5]。以往认为发展中国家GBS的感染率较低，但近年来GBS脑膜炎的发病率也在逐年提高，GBS已成为我国不少经济发达地区足月儿细菌性脑膜炎的重要致病菌。

细菌性脑膜炎感染途径有：①血流感染，多因母婴垂直转播、院内获得和社区获得感染所引起的败血症所致；②直接入侵，多由先天性发育缺陷如脊柱裂，脑脊膜膨出或皮肤交通性窦道等引起；③临近组织感染蔓延，如中耳炎，头颅血肿感染等。

二、临床表现

新生儿罹患细菌性脑膜炎起病隐匿，常缺乏特异性临床表现，且不出现或很少出现儿童及年长儿常表现典型神经系统症候如：颅高压所引起的喷射性呕吐、头痛、颈项强直等。其一般表现有反应差，哭声弱，面色、精神欠佳，皮肤黄染，吃奶减少甚至拒乳，肝脾大，呼吸暂停。发热是儿童及年长儿细菌性脑膜炎的首发症状，新生儿偶有发热，大多表现为体温不稳或体温不升。临床表现多与败血症相似，但往往病情较重且进展较快。临床特殊表现可有：易激惹、震颤或惊跳、眼球震颤，凝视，尖叫及惊厥发作。嗜睡、喂养困难、呼吸暂停、呼吸衰竭，皮肤发花、肌张力异常等，而呼吸暂停或呼吸衰竭常常是细菌性脑膜炎的最初表现。由于新生儿前囟、颅缝未闭合，颅高压表现往往出现较晚或不典型，早期可仅表现为前囟紧张，前囟饱满常出现较晚，极易误诊。若出现典型颅高压表现如呕吐、凝视、前囟饱满、颅缝增宽及头围增大等，常提示有重度脑水肿、硬膜下积液或脑脓肿。新生儿由于颈肌发育差，颈项强直少见。

三、辅助检查

（一）脑脊液检查

1.脑脊液常规检查　对血培养阳性或有症状、且临床拟诊败血症的患儿建议尽早行腰穿进行脑脊液相关检查。新生儿脑脊液正常值与胎龄和出生后日龄有关（表9-1）[6]。

新生儿脑膜炎时脑脊液外观混浊，压力升高，蛋白定性试验多呈阳性，蛋白定量升高；葡萄糖可低于血糖的50%；白细胞数明显升高，多形核

表9-1　新生儿脑脊液常规、生化正常值[6]

胎龄日龄及出生体重	白细胞[均值（范围或90 百分位）×10 L]	蛋白[均值(90 百分位或范围)，g/L]	葡萄糖[$\bar{\chi} \pm s$ 或均值（范围）mmol/L]
足月儿			
0～7 d	8.6（90th 百分位：26）		2.55±0.4206（90th 百分位：1.53）
8～28 d	4.4（90th 百分位：9）		2.90±0.8172(90th 百分位：0.96）
早产儿（出生体重1000～1500 g）			
0～7 d	3（范围：1～8）	1.62（范围：1.15～2.22）	3.5（范围：2.3～4.9）
8～28 d	4（范围：0～14）	1.49（范围：0.76～3.7）	3.3（范围：1.6～12）
早产儿（出生体重＜1000 g）			
0～7 d	4（范围：1～10）	1.36（范围：0.85～1.76）	4.11（范围：2.78～5.33）
8～28 d	7.4（范围：0～44）	1.30（范围：0.45～2.27）	2.98（范围：1.72～6.05）

细胞 >0.6（李斯特菌脑膜炎则以单核细胞为主）。

2．脑脊液涂片和培养　涂片和培养有助于明确病原菌，大肠埃希氏菌等革兰阴性杆菌和 GBS 脑膜炎时，脑脊液涂片镜检常可找到细菌，为简单易行的快速诊断方法之一。培养阳性可明确病原菌并可根据药敏合理选择抗生素。脑脊液培养阳性的持续时间常与并发症直接相关。一般来说，应用敏感抗生素治疗后脑脊液培养短期内会转阴，如 GBS 脑膜炎经抗生素治疗 24 小时后脑脊液已无菌；革兰阴性杆菌脑膜炎时，脑脊液细菌阳性可持续 3 天，因而建议治疗 48 ~ 72 小时后应复查脑脊液。

3．脑脊液特殊检查

（1）脑脊液乳酸脱氢酶（LDH）：新生儿脑膜炎时 LDH 值可 >1000 IU/L，同工酶 LDH4，LDH5 明显增高。

（2）脑脊液抗原：可采用对流免疫电泳、乳胶凝集试验、免疫荧光法及 PCR 等方法快速确定病原菌。

（3）脑脊液抗体 IgM 测定：正常脑脊液中免疫球蛋白含量很低，IgM 缺乏，脑膜炎患儿 IgM 明显增高，若 >30 mg/L，可基本排除病毒感染。

（4）脑脊液生物因子测定：见表 9-2[6]。

表 9-2　预测细菌性脑膜炎的脑脊液生物因子[6]

生物标志物	敏感度 %	特异度 %
TNF-α	50 ~ 100	81~100
IL-1β	60 ~ 97	92~100
IL-6	80 ~ 96	51~98
IL-8	50 ~ 100	50~92
IL-12	60 ~ 96	60~75
IL-17	50 ~ 60	50 ~ 60
降钙素原	88 ~ 100	84 ~ 96
乳酸	88 ~ 96	98 ~ 100
载脂蛋白 2	81	93
中性粒细胞	74	100
明胶酶相关载脂蛋白	91	82
肝素结合蛋白	100	99
骨髓细胞可溶性触发受体	73	77

IL= 白介素；TNF= 肿瘤坏死因子

4．常见干扰因素

（1）损伤：腰椎穿刺损伤者，脑脊液白细胞数经校正后，诊断细菌性脑膜炎敏感性降低，特异性尚可。建议有损伤者 24 小时后再次进行腰椎穿刺检查。

（2）抗生素：约 35% 的细菌性脑膜炎患儿在行腰椎穿刺前 72 小时已开始使用抗生素治疗。治疗 >12 小时与 <4 小时的患儿脑脊液结果相比，葡萄糖明显升高，蛋白降低，脑脊液培养阳性率明显降低。抗生素治疗 48 小时后脑脊液白细胞数可能恢复正常。

（3）脑脊液放置时间：脑脊液在常温中放置 4 小时后，白细胞数开始降低，葡萄糖亦降低；保存在 4 ℃冰箱 24 小时，对脑脊液检查结果影响不大。但仍建议留取脑脊液后立即送检。

（4）胎龄：脑脊液白细胞数与胎龄关系不大，但蛋白随着胎龄、日龄增加而明显降低；胎龄越小，脑脊液蛋白越高。

（5）腰椎穿刺检查时间：拟诊细菌性脑膜炎者，若腰穿太早，脑脊液可表现为假阴性；若临床高度怀疑细菌性脑膜炎，可在 24 ~ 48 小时内重复腰椎穿刺检查。

（二）血培养

阳性率约 10% ~ 30%，在病程早期及未用抗生素治疗前易获阳性结果，其阳性结果利于明确病原，合理选择抗生素。

（三）头颅影像学检查

1．检查目的　根据脑结构的改变，观察脑内炎症性损伤的类型及程度。

2．观察内容

（1）急性期：脑组织的炎症反应，各种并发症如脑室炎、脑脓肿、脑积水、脑梗死、脑出血、硬膜下积液等。

（2）后期：脑组织液化、脑积水、脑实质萎缩等。

3．影像方法的选择

（1）B超：便捷，可动态观察，对脑中心部位病变显示更佳。在感染初期，评估脑室大小和是否存在脑室内出血，亦可显示脑室炎、脑沟回声增强、异常实质性回声，还可动态监测并发症进展情况，一般建议治疗后1~2周进行评价。

（2）MRI：分辨率高，表现为脑膜表面的炎症性渗出性改变，并有助于发现脑脓肿、脑炎、脑梗死、皮质和白质的萎缩。弥散加权MRI早期观察组织水肿，增强MRI观察脑各部位炎症反应，即使无典型并发症表现的细菌性脑膜炎患儿，在疗程结束前48~72小时也应行MRI检查。对于所有具有形成颅内脓肿倾向的病原体，如枸橼酸杆菌属、黏质沙雷菌、奇异变形杆菌和阪崎肠杆菌（也称克罗诺杆菌）所致的脑膜炎，建议行增强MRI检查。

（3）CT：有辐射，且对细菌性脑膜炎诊断特异性和敏感性均差，但对颅内出血及钙化敏感。

四、诊断与鉴别诊断

CSF培养阳性为诊断细菌性脑膜炎诊断的重要指标，但其阳性率很低，惬意受各种因素影响。临床上对于具有以下3点的新生儿诊断为化脓性脑膜炎：①具有新生儿感染及神经系统的临床表现；②脑脊液常规化验结果符合化脓性脑膜炎改变，如白细胞升高、脑脊液蛋白增加、糖减少等；③脑脊液经培养及涂片培养出细菌。

鉴别诊断方面需要与病毒性脑炎、TORCH感染、遗传代谢性疾病等鉴别。

五、治疗

新生儿化脓性脑膜炎的治疗包括抗菌治疗、支持和对症治疗、并发症治疗及康复治疗等。

（一）抗菌治疗

1．治疗原则 [1]

（1）早期、联合、足量、保证疗程、个体化治疗，经验性抗生素治疗。

（2）抗生素治疗2~3天后，根据药敏试验结果调整抗生素治疗；若培养结果非阳性，则继续经验性抗生素治疗。

新生儿细菌性脑膜炎是一种医学急症，需要早期选择合适的治疗方案。抗生素必须在入院1小时以内用上，延迟3小时以上将有明显的不良预后。而抗生素治疗的延误与不良预后成正相关，每延迟一小时，不良预后的发生风险增30%。

2．抗生素治疗时机　几项临床研究已证实细菌性脑膜炎患者进行抗生素治疗的时机十分重要。一项包括119例成人急性细菌性脑膜炎患者的回顾性研究中发现，抗生素治疗时间延长超过6个小时，其死亡率增加8.4倍。另一项包含187名成人及儿童细菌性脑膜炎确诊患者的回顾性研究，结果显示预后较差的患者其接受治疗的时间平均延迟了4.2小时，而预后较好的患者多在入院1.5小时内接受治疗。在法国的一项前瞻性研究中，入院3小时后的抗生素使用是细菌性脑膜炎成人患者预后较差的独立危险因素。因此，EFNS推荐细菌性脑膜炎患者在入院60分钟内开始抗生素治疗。美国传染病协会建议一旦诊断可疑为细菌性脑膜炎就应给予抗生素治疗，且不论门诊还是住院。

3．抗生素的选择、剂量及疗程 [4, 6]　检测病原体的相关实验室检查需要一定时间，而早期应用抗生素是治疗细菌性脑膜炎的关键，因此，选择合适的经验治疗方案尤为重要。应根据地区流行病学资料、细菌谱及耐药情况选择抗生素。每例患者应先根据可疑的病原菌和耐药谱接受一个经验性的抗生素治疗。

（1）经验性抗生素治疗：氨苄西林＋三代头孢菌素，可覆盖李斯特菌；院内感染选择万古霉素＋美罗培南，万古霉素需进行血药浓度测定，需关注血药浓度的峰值及谷值（表9-3）[6]。

（2）调整治疗：一旦明确了致病菌及其体外的抗生素药敏模式，要对经验性抗生素治疗做出相应调整。

①GBS：对青霉素和氨苄西林敏感。青霉素或氨苄西林联合1种三代头孢菌素，疗程14～21天。

②革兰阴性肠道菌：氨苄西林联合广谱头孢菌素（头孢噻肟或者头孢他定），疗程至少21天或在脑脊液无菌后14天，以两者中时间较长者为准。

③肺炎克雷伯杆菌：美罗培南40 mg/kg，每8小时1次，疗程至少21天。

④李斯特菌：氨苄西林联合三代头孢菌素，疗程14～21天。

⑤凝固酶阴性葡萄球菌：万古霉素，每次20 mg/kg，给药间隔随胎龄不同而异，胎龄30周以下每18小时1次，胎龄30～37周每12小时1次，胎龄37周以上每8小时1次，疗程21天。

⑥特殊细菌：因鲍曼不动杆菌敏感抗生素如多粘菌素分子量大，不易通过血脑屏障，替加环素不能通过血脑屏障，舒巴坦不能保证在脑脊液中的浓度，故鲍曼不动杆菌脑膜炎预后差。

（二）其他辅助治疗 [7, 8]

1. 甘露醇及其他降颅压药物 渗透性利尿是利用渗透压差将细菌性脑膜炎脑组织的水排到血液中进而排出体外。渗透性利尿剂如甘露醇在细菌性脑膜炎中的作用是降颅压。动物实验研究表明，肺炎链球菌脑膜炎兔子应用甘露醇不能降低海马区的神经损伤；应用头孢曲松治疗肺炎链球菌脑膜炎的幼鼠及大鼠，甘露醇不能改善临床表现和海马区指标。总之动物实验未证实甘露醇对于细菌性脑膜炎有任何益处。

在细菌性脑膜炎人体研究中，甘露醇是唯一用于随机试验的。拉丁美洲对2个月到16岁的患儿进行前瞻性随机双盲研究，结果证实地塞米松联合甘露醇并不比单用甘露醇效果好。而马拉维一项对HIV感染成人的双盲安慰剂对照研究结果表明，每天4次，每次75 ml甘露醇的治疗方案并不能降低细菌性脑膜炎或脑膜炎球菌脑膜炎患者40天的死亡率和致残率，反使40天死亡率从49％升到63％。而一项1091名病人研究的meta分析表明甘露醇可以降低死亡率和神经损伤及听力损害。虽然大部分细菌性脑膜炎的颅内压都会增高，但当前并不推荐使用渗透性利尿剂如甘露醇在儿童或成人中应用。但是研究证实通过脑室内引流或腰穿减少脑脊液并不会真正降低颅内压，所以一定程度上渗透性药物治疗是必要的。

2. 地塞米松 系统分析的结果显示，地塞米松可减少发达国家肺炎链球菌及流感嗜血杆菌导致的脑膜炎患者的听力丧失及神经系统后遗症的发生。但对新生儿细菌性脑膜炎，目前尚无大规模的随机对照研究结果支持地塞米松使用的益处。因此欧洲临床微生物与感染性疾病学会（ESCMID）指定的指南并未对新生儿细菌性脑膜炎应用地塞米松进行推荐。

表9-3 新生儿细菌性脑膜炎常用抗生素剂量推荐 [7]

药品	<1周	1～4周
头孢噻肟	50 mg/kg，每8小时1次	50 mg/kg，每6~8小时1次
阿莫西林/氨苄西林	50 mg/kg，每8小时1次	50 mg/kg，每6小时1次
庆大霉素	2.5 mg/kg，每12小时1次	2.5 mg/kg，每8小时1次
阿米卡星	7.5~10 mg/kg，每12小时1次	10 mg/kg，每8小时1次

（三）并发症及处理[4]

新生儿细菌性脑膜炎发病率为 2.5%～3.2%，一般在感染 2～3 周出现并发症，包括脑室炎、脑炎、脑积水、脑脓肿、脑梗死、硬膜下积液或积脓等。细菌性脑膜炎并发症的治疗需要新生儿科和小儿神经外科联合治疗，并延长抗生素的使用时间。

1. 脑室炎 脑室炎（ventriculitis）是新生儿细菌性脑膜炎的常见并发症，革兰阴性菌脑膜炎中脑室炎发病率可达 20%。脑室炎无特异的临床表现，常见颅内压增高。若脑室炎导致脑脊液循环通路阻塞，则会影响抗生素疗效。脑室炎诊断可根据侧脑室穿刺和神经影像学检查。确诊后，抗生素疗程需延长至 6～8 周。

2. 脑积水 24% 新生儿细菌性脑膜炎会发生脑积水（hydrocephalus），其中革兰阴性菌脑膜炎达 44%。主要表现为颅内压增高和头围进行性增大，可通过神经影像学确诊。一旦发生脑积水，首先行侧脑室外引流，即由神经外科医生床边手术，直接把脑脊液引流到体外，以延缓脑室扩张；或头皮下放置储液囊（Omaya 囊）引流。若脑积水缓解、但停止引流后脑室依然进行性扩大，且脑脊液正常者，需考虑侧脑室腹腔分流的根治手术。

3. 脑脓肿 13% 的新生儿细菌性脑膜炎会发生脑脓肿（encephalopyosis），其中革兰阴性菌脑膜炎达 19%。脑脓肿的临床症状不典型，可表现为囟门隆起、头围增大、颅缝分离、偏瘫、局灶发作抽搐。腰椎穿刺脑脊液检查可表现为白细胞和蛋白质增多。若脓肿已破入侧脑室或蛛网膜下腔，与发病初期相比，脑脊液白细胞计数和蛋白质增加，脑脊液葡萄糖减少。脑脓肿可通过神经影像学确诊。超声显示强回声边缘和低回声中心。炎症控制后，MRI 或 CT 表现为明显强化，与预后不良有关。一旦确诊，需小儿神经外科医生穿

刺或者手术切除，每周或者隔周进行影像学检查来监测脓肿的变化。抗生素疗程 6～8 周。

4. 脑梗死 包括动脉缺血性卒中和脑静脉窦血栓形成，基底节区常见。脑梗死（cerebral infarction）表现为脑实质破坏，继发脑脓肿，大部分为基底节区、皮层下小梗死，很少大片皮层梗死。可通过 B 超、MRI、磁共振血管造影（magnetic resonance angiography, MRA）确诊。

5. 硬膜下积液 约 11% 新生儿细菌性脑膜炎发生硬膜下积液（subdural effusion），硬膜下积脓罕见。硬膜下积液的临床表现不典型，包括囟门隆起等颅内压增高的表现，大多可自行缓解。硬膜下积脓可进行手术引流。

（周晓玉）

参考文献

[1] 张莉，王传清，王艺. 病原菌明确的细菌性脑膜炎 146 例临床及病原学分析. 中国循证儿科杂志，2013，8(3): 161-166.

[2] 朱敏丽，黄向荣，朱将虎，等（含林振浪）. 新生儿化脓性脑膜炎 15 年病原菌变迁及临床特点分析. 第十三届江浙沪儿科学术会议暨 2016 年浙江省医学会儿科学学术年会论文汇编. 2016.

[3] 邱玉芳，晏路标，佘章斌. 新生儿化脓性脑膜炎临床特征和病原菌变迁及耐药性分析. 现代医学. 2008，36(5): 334-337.

[4] 曹云，程国强，侯新琳，等. 新生儿细菌性脑膜炎病因、诊断与治疗. 中华围产医学杂志，2016，19(12): 881-884.

[5] 河北省新生儿脑膜炎研究协作组. 河北省新生儿化脓性脑膜炎多中心流行病学研究. 中国当代儿科杂志，2015，17(5): 419-424.

[6] Kwang Sik Kim, MD Neonatal Bacterial Meningitis NeoReviews, 2015, 16(9): e535-541.

[7] 李珊，王颖. 新生儿细菌性脑膜炎的诊治及观点更新. 中国小儿急救医学杂志，2017，24(5): 326-329.

[8] Bianca Woehrl, Matthias Klein, Denis Grandgirard et al. Bacterial meningitis: current therapy and possible future treatment options. Anti Infect. Ther, 2011, 9(11): 1053-1065.

第三节 新生儿肠道病毒感染与脑损伤

一、病原学与流行病学特征

肠道病毒（enterovirus, EV）在分类上属于小核糖核酸（RNA）病毒科，是单链RNA病毒，有很多血清型，包括脊髓灰质炎病毒1-3；柯萨奇病毒A1-22、24，B1-6；埃可病毒1-9、11-27、29-33；和肠道病毒68～71，共67型。2000年国际病毒分类学委员会把除脊髓灰质炎病毒以外的大部分肠道病毒进行重新分类（表9-4）。

大部分新生儿肠道病毒感染是由柯萨奇B组病毒和埃可病毒引起的，柯萨奇A组病毒较少发生。柯萨奇病毒B2-5和埃可病毒6、11、19是严重新生儿肠道病毒感染的常见原因；该病易引起脓毒症，进而进展为脑炎、肝炎、凝血功能障碍等[2]。2013年Ahmad等报道24%的新生儿脓毒症系由肠道病毒所致[3]，因为血液肠道病毒RNA阳性而无细菌感染阳性指标。新生儿肠道病毒感染的临床表现和细菌性感染难以鉴别，且在新生儿群体中，肠道病毒感染与患病率及死亡率密切相关[1]。新生儿肠道病毒可侵犯中枢神经系统，引起脑损伤、中枢神经系统后遗症，如语言发育迟缓、运动障碍、痉挛状态、张力减低、智力发育迟缓、惊厥、小头畸形等[2, 4]。新生儿肠道病

毒感染并不少见，美国的一项研究表明[5]，在肠道病毒感染流行期间，其新生儿肠道病毒感染的发病率为12%（除外脊髓灰质炎病毒），Piralla A等[6]也表明，新生儿肠道病毒患病率为11.6%，与Khetsuriani N等报道大致相同[7]。在8～29天龄发生脑膜炎的婴儿，肠道病毒是检出率最高的病原体，占所有病例的1/3[8]。在既往报道中，Haddad等认为埃可病毒与脑白质损伤有关[9]。

二、发病机制

新生儿肠道病毒感染可发生在宫内、产时和生后，可暴发流行，亦可散发。孕妇、感染的母亲、生病的新生儿的咽拭子、肛拭子、宫颈拭子均可培养到肠道病毒[10]；围产期兄弟姐妹和父亲病毒感染性疾病高发，均提示新生儿可能通过这些家庭成员感染肠道病毒。医院肠道病毒感染高危因素包括早产、低出生体重、重症监护病房经鼻或经口插管、置管等。医院获得性感染相较垂直获得性感染，往往病情较轻和死亡率较低。感染患儿从咽部排毒时间为1～3周，粪便中排毒长达8周。肠道病毒入侵呼吸道、消化道，病初1～3天在局部定植并复制，产生一过性的轻微的

表9-4 人肠道病毒新分型[1]

分型	血清型组成	合计
A组	Cox A2、3、5、7、8、10、12、14、16、EV71	10
B组	Cox B1-6、A9、Echo 1-7、9、11-21、24-27、29-33、EV69	36
C组	Cox A1、11、13、15、17-22、24	11
D组	EV68、70	2
未定组	Cox A4、A6	2
副埃可病毒	Echo 8 即 Echo 1、Echo 22、23	3
合计		64

病毒血症,使病毒播散至远处的淋巴结、肝、脾、骨髓网状内皮组织。病毒在这些器官中进一步复制,3~4天后病毒进入血内引起持续(严重)的病毒血症,再播散至靶器官如心肌、脑、脑膜、肝、肺和皮肤,并出现临床症状。随着机体抗体的产生,病毒血症渐终止,临床表现渐消失。

三、临床表现

新生儿非脊髓灰质炎肠道病毒感染的临床表现无特异性,病情轻重不等,且多样化,从无症状到严重的、潜在的致死性疾病均可出现。其中多数患儿无症状或病情轻微,主要表现为发热、烦躁、少吃、嗜睡、腹泻等。发热平均3天,38℃左右,其他症状大约7天消退。少数患儿病情虽较重,但大多数妊娠史正常、足月分娩出生、在肠道病毒感染发病前有着正常的新生儿过程。严重疾病常发生在出生2周内[4],严重疾病包括脓毒症,脑膜脑炎,心肌炎,肺炎,肝炎,及凝血功能障碍等的任意组合。严重病例可出现肾、脑、肺、胃肠道及黏膜自发出血、贫血,凝血酶原时间及部分凝血活酶时间显著延长,血清转氨酶水平显著升高,即出血—肝炎综合征(hemorrhage—hepatitis syndrome),80%的患儿在1~3周内死亡,少数存活者可发展为肝硬化及慢性肝功能不全。其他不常见的并发症包括坏死性小肠结肠炎、肌炎、全血细胞减少、噬血细胞综合征、抗利尿激素异常分泌导致的低钠血症等。严重疾病相关的危险因素和临床特点包括没有所感染血清型的母源中和抗体或低滴度、母亲产前患病或分娩时患病,早产,出生早期发病,多器官受累,重症肝炎,血清病毒培养阳性,以及某些血清型感染(如B组柯萨奇病毒和埃可病毒11)。孕早期宫内感染可致先天畸形,如消化道畸形、泌尿生殖道畸形、心血管畸形(以法洛四联症多见)。埃可病毒感染以神经系统、消化道

及呼吸道症状多见;柯萨奇B组病毒感染以心血管及神经系统症状、肝功能损害多见。宫内感染者出生后数小时发病,产时感染者生后2~7天发病,生后感染潜伏期为2~35天。

尽管有很多关于新生儿中枢神经系统肠道病毒感染的报道,但关于中枢神经系统脑损伤的报道并不多见。新生儿中枢神经系统肠道病毒感染临床可表现为脑膜炎和(或)脑炎,急性迟缓性麻痹[11, 12]。新生儿肠道病毒脑膜炎的临床表现常无特异性,可无任何临床表现或仅仅表现为发热,颈项强直等常不明显,也可表现为易怒,食欲缺乏,皮疹或前囟隆起,脑炎可表现为惊厥,意识水平的改变或局部神经系统症候。

四、诊断与鉴别诊断

(一)临床诊断

夏秋季节,母婴室暴发流行或母亲、密切接触者不明原因发热,患儿有发热、脓毒症、上呼吸道及消化道症状、神经系统表现或心血管系统表现,需高度警惕肠道病毒感染。

(二)实验室检查

1. 外周血白细胞计数、C反应蛋白可正常或升高 心肌炎时血清心肌酶多有较明显的升高,以CK-MB及肌钙蛋白升高特异性强。肝炎时转氨酶及胆红素可升高。凝血功能障碍时凝血酶原时间及部分凝血活酶时间延长。脑脊液检查表现为压力增高,外观清亮或微浑浊,50%的脑膜炎患儿白细胞总数增多,多在500×10^6/L以下,以单核细胞增多为主,蛋白增高,糖、氯化物正常。胸片渗出性改变提示肺炎或心脏衰竭;心脏扩大提示心肌炎或心包炎。超声心动图可以测定心功能,心脏大小和心包积液的存在。心电图表现为心动过速、低电压、P-R间期延长、Q-T间期延长及各种心律失常,ST-T改变明显,严重者ST段抬高呈单项曲线

并伴有深 Q 波，酷似心肌梗死图形。

2. 中枢神经系统影像学表现　近年来报道新生儿肠道病毒感染可导致脑白质损伤；脑白质损伤可通过头颅 B 超和核磁共振确定，但是 DWI-MRI 获得的信息往往更加详细；头颅 B 超[13] 可提示脑室旁白质回声增强；强回声区可延伸到皮质下白质，甚至出现额叶区囊性病变和白质体积减小的迹象等（图 9-1）。MRI T1 加权显示白质弥漫性高信号和局灶性低信号，T2 加权显示高信号，DWI 显示在脑室周围白质、胼胝体压部、内囊后支与半球深部白质的异常高信号弥散受限。我们的一项回顾性研究表明，新生儿肠道病毒脑炎可引起严重的脑白质损伤和神经系统后遗症[14]，该研究中有 12 例被诊断为新生儿肠道病毒脑炎的患儿，核磁共振（MRI）影像学均存在脑白质损伤，有 9 个表现为 T1 序列上局部低信号强度，4 个在 T2 序列上表现为高信号，有 10 个在弥散加权像（DWI）上在以下部位表现为异常高信号：脑室周围白质、胼胝体压部、内囊后肢及深部大脑半球。脑白质损伤在核磁共振（MRI）上表现为局部性损害 / 异常、胼胝体变薄、高信号 T2 加权弥散过度等。在一项早产儿脑白质损伤的回顾性研究中，96 例早产儿中，共 38 例（40%）出现核磁共振影像学异常，其中 20 例表现为脑白质局灶性信号异常，14 例表现为脑白质广泛性信号异常，4 例表现为脑白质囊性病变，4 例囊性病变中有 2 例为双侧囊性脑室周围白质软化，1 例室周出血性梗死，1 例单侧脑白质囊性病变[15]。Verboon-Maciolek 等报道[16]，有 6 例新生儿发生肠道病毒脑膜脑炎，所有患儿在核磁共振影像学上均有轻到中度的脑白质损伤。此外，由埃可病毒引起的脑白质损伤，在核磁共振影像上表现靠近右侧额叶及半卵圆中心的脑室周围白质损伤 / 软化，后期可表现为脑室扩大。

3. 病原学检测

（1）病毒分离培养：粪便阳性率最高（91%~

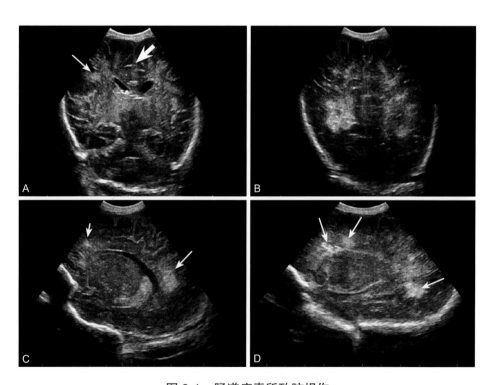

图 9-1　肠道病毒所致脑损伤

头颅冠状位（A 和 B）和旁矢状位（C 和 D）B 超扫描（生后第 15 天）：斑片状强回声区（长箭头）延伸到皮质下白质，额叶区囊性病变（短箭头）和白质体积减小的迹象（宽纵裂）（粗箭头）

93%阳性），其次为脑脊液（62%～83%阳性）和鼻咽或咽喉（52%～67%阳性）。血清和尿的培养阳性率较低（24%～47%）。由于病毒培养需要大量的时间，临床应用有限。

（2）RT-PCR法检测病毒RNA：所需的材料比较少，且灵敏度（94%～97%）、特异度（100%）及速度都非常高，目前广泛应用于临床 [1,17]。

（3）免疫荧光法检测特异性抗原：灵敏度不理想，因为缺乏大多数肠道病毒的共同抗原。

（4）ELIsA法测定特异性抗体：需感染极期与恢复期双份血清IgG抗体滴度4倍以上增加才有诊断价值，临床应用有限；母婴特异性IgM抗体均阳性可提示垂直传播感染。但由于血清中IgM抗体存在时间短，阳性率不高。

（三）鉴别诊断

在发热新生儿的鉴别诊断中应常规考虑肠道病毒感染 [18]。新生儿早期惊厥性疾病鉴别时除考虑缺氧缺血性脑病外，肠道病毒感染亦需排除。另外，需注意鉴别其他病毒感染（例如单纯性疱疹病毒，巨细胞病毒，腺病毒和风疹病毒），细菌感染（例如无乳链球菌和革兰阴性杆菌），及非感染性疾病（如代谢紊乱和先天性心脏病）。

五、治疗

新生儿肠道病毒感染目前尚无特殊有效的治疗方法，主要为对症支持治疗。

（一）对症治疗

加强护理，保证热卡摄入，维持水电解质平衡。心肌炎时可用营养心肌药物如大剂量维生素C，1、6二磷酸果糖、ATP、辅酶A等；心力衰竭时可用利尿剂、洋地黄制剂；心源性休克时抗休克治疗；中枢神经系统感染时可用甘露醇降颅压、苯巴比妥或地西泮止惊等。

（二）抗生素应用

疾病早期不能与细菌性脓毒症及细菌性脑膜炎鉴别时多主张使用抗生素，抗菌谱应覆盖早发感染的常见致病菌。

（三）支持治疗

静脉注射免疫球蛋白（intravenous immuno-globulin, IVIG）：免疫球蛋白包含常用循环血清型的中和抗体，有报道用于治疗新生严重肠道病毒感染 [19]，但是临床疗效尚未得到证实。在新生儿的唯一随机试验中，静注免疫球蛋白（750 mg/kg）与患者的病毒株血清中和抗体滴度的适度提升（≥1：800）相关，可以更快的清除病毒血症和病毒尿症 [20]，但是研究人数太少不能得出明确的结论。近年来报道，在疾病早期尤其是3天内使用Ⅳ IG可减少严重肠道病毒感染新生儿的死亡率 [21]。

（四）抗病毒治疗

Pleconaril为近年来研制的口服核糖核酸（ribonucleic acid, RNA）病毒制剂，具有抑制病毒附着到宿主细胞受体和使病毒核酸脱壳的作用，包括大多数肠道病毒和许多鼻病毒均有效。在体外试验中血清浓度＞70 ng/ml，可抑制＞90%最常见的分离的肠道病毒血清型的复制 [22]。临床前数据表明，它在脑膜、脑和脊髓中浓度达2～6倍。早期应用效果好，但不能逆转已经形成的器官损害，口服生物利用度70%，剂量5 mg/kg，1天3次，疗程7天。一些临床试验已经证明，在儿童和成人肠道病毒性脑膜炎，成人由小核糖核酸病毒（鼻病毒或肠道病毒）导致的上呼吸道感染均有益处；数据显示重症肠道病毒感染（包括新生儿脓毒症）亦有益处。美国国立卫生研究院资助的抗病毒协作组研究（CASG）进行了一项关于pleconaril治疗新生儿严重肠道病毒感染（重症肝炎，凝血功能障碍，和（或）心肌炎）的随机、双盲、安慰剂对照的相关病毒学、临床疗效、药物动力学和安全的研究。结果提示治疗组较安慰剂组培养和 PCR 更快转阴、有更高的生存率，提示 pleconaril 治疗肠道病毒感染潜力巨大，但尚需要进一步研究评估其疗效 [23]。

六、预后

预后取决于感染病毒的血清型、病毒数量、侵入途径、是否被动获得母亲抗体及是否合并多器官损害。新生儿肠道病毒感染大多为自限性病程，预后良好，无后遗症。仅少数、发展为合并多器官功能衰竭。男婴、低体重、低胎龄、低日龄、母亲抗体少与病死率高相关。肝炎合并凝血功能障碍或心肌炎死亡率分别高达 24%～83% 和 30%～50%。国外报道柯萨奇病毒性心肌炎暴发流行时病死率可达 50%；国内两次较大流行的病死率分别占全部感染患者 29.5% 和 5.7%，占心肌炎患者 57.1% 和 28.5%[24]。幸存者可能会遗留长期的肝功能障碍、心功能障碍、神经发育障碍。但是大多数心肌炎幸存新生儿不具有长期的心脏后遗症，尽管残存心肌功能障碍，慢性钙化性心肌炎，慢性心脏衰竭和心律失常，以及室壁瘤均有报道。肝炎后肝功能不全可能会持续到婴儿期，有明显的肝钙化；然而，大多数幸存者最终肝功能恢复正常。新生儿肠道病毒性脑炎的预后大多良好，但亦有死亡病例，有文献报道，其死亡的病例大多死于多脏器功能衰竭及感染性休克，其疾病的严重程度与病毒血症存在明显的相关性。肠道病毒脑膜脑炎发生脑白质损伤者，其预后多变，可发生运动及语言发育障碍、视力缺陷、痉挛发作和长期癫痫发作 [25]。影像学异常的严重程度与后期神经系统发育有关，我们发现 12 例发生新生儿肠道病毒脑炎的患儿中，随访至 18 月龄时，10 例未出现后遗症，有 2 例发展为脑性瘫痪，其中 1 例在核磁共振影像学上脑白质有广泛病变，另 1 例在核磁共振弥散加权像（DWI）出现脑室周围白质异常高信号，表明影像学病变越重，后期出现神经系统后遗症的概率可能越高 [14]。Verboon-Maciolek 等报道 [16]，6 例肠道病毒脑膜脑炎并发脑白质损伤的新生儿，其中 2 例出现脑性瘫痪、癫痫、不能独立行走、学习障碍。因此，新生儿肠道病毒脑损伤后，可伴有神经运动发育落后、脑瘫、癫痫等后遗症。

七、总结

肠道病毒在新生儿可引起严重脑膜脑炎，发生脑白质损伤，后期可出现各种神经系统后遗症。脑白质损伤可通过影像学检测，但神经影像学的改变与新生儿脑损伤预后之间的具体联系仍不明确，仍需大样本的研究来明确，建议发生新生儿肠道病毒中枢神经系统感染的患儿常规行头颅核磁共振检查，异常者需动态随访，且对发育相对落后的患儿给予相应的指导，以最大限度地降低脑损伤不良预后的发生率。此外，在新生儿严重肠道病毒感染时，关于使用丙种球蛋白这一做法，现有的临床试验结论还没有统一的说法，仍存在较多争议；对于 Pleconaril 抗病毒治疗，目前在新生儿仍缺乏多中心、对照、双盲试验研究。相信在不久的将来，随着更多大型临床研究的完善，新生儿肠道病毒感染伴脑损伤的诊治会得到进一步的提高。

（袁天明　俞惠民）

参考文献

[1] Tebruegge M, Curtis N. Enterovirus infections in neonates. Semin Fetal Neonatal Med 2009; 14: 222-227.

[2] Abzug MJ. Presentation, diagnosis, and management of enterovirus infections in neonates. Paediatr Drugs 2004; 6(1): 1-10.

[3] Ahmad S, Dalwai A, Al-Nakib W. Frequency of enterovirus detection in blood samples of neonates admitted to hospital with sepsis-like illness in Kuwait. J Med Virol 2013; 85(7): 1280-1285.

[4] Verboon-Maciolek MA, Krediet TG, van Loon AM, et al. Epidemiological survey of neonatal non-polio enterovirus infection in the Netherlands. J Med Virol 2002; 66: 241-245.

[5] Jenista JA, Powell KR, Menegus MA. Epidemiology of neonatal enterovirus infection. J Pediatr 1984; 104: 685-90.

[6] Piralla A, Mariani B, Stronati M, Marone P, Baldanti F. Human enterovirus and parechovirus infections in newborns with sepsis-like illness and neurological disorders. Early Hum Dev 2014; 90 Suppl 1: S75-77.

[7] Khetsuriani N, Lamonte A, Oberste MS, Pallansch M. Neonatal enterovirus infections reported to the national enterovirus surveillance system in the United States, 1983-2003. Pediatr Infect Dis J 2006; 25: 889-93.

[8] Shattuck KE, Chonmaitree T. The changing spectrum of neonatal meningitis over a fifteen-year period. Clin Pediatr 1992; 31: 130-136.

[9] Haddad J, Messer J, Gut JP, et al. Neonatal echovirus encephalitis with white matter necrosis. Neuropediatrics 1990; 21(4): 215-217.

[10] Amstey MS, Miller RK, Menegus MA, et al. Enterovirus in pregnant women and the perfused placenta. Am J Obstet Gynecol 1988; 158(4): 775-782.

[11] Sawyer MH. Enterovirus infections: diagnosis and treatment. Semin Pediatr Infect Dis 2002; 13(1): 40-47.

[12] Lin TY, Kao HT, Hsieh SH, et al. Neonatal enterovirus infections: emphasis on risk factors of severe and fatal infections. Pediatr Infect Dis J 2003; 22: 889-894.

[13] van den Berg-van de Glind GJ, de Vries JJ, Wolthers KC, Wiggers-de Bruine FT, Peeters-Scholte CM, van den Hende M, van Wezel-Meijler G. A fatal course of neonatal meningo-encephalitis. J Clin Virol. 2012; 55(2): 91-94.

[14] Wu T, Fan XP, Wang WY, Yuan TM. Enterovirus infections are associated with white matter damage in neonates. J Paediatr Child Health 2014; 50: 817–822.

[15] Inder TE, Anderson NJ, Spencer C, Wells S, Volpe JJ. White matter injury in the premature infant: a comparison between serial cranial sonographic and MR findings at term. AJNR Am J Neuroradiol 2003; 24: 805-809.

[16] Verboon-Maciolek MA, Croenendaal F, Cowan F, Govaert P, van Loon AM, de Vries LS. White matter damage in neonatal enterovirus meningoencephalitis. Neurology 2006; 66(8): 1267-1269.

[17] Petitjean J, Vabret A, Dina J, Gouarin S, Freymuth F. Development and evaluation of a real-time RT-PCR assay on the Light Cycler for the rapid detection of enterovirus in cerebrospinal fluid specimens. J Clin Virol 2006; 35(3): 278–284.

[18] Lv XQ, Qian LH, Wu T, Yuan TM. Enterovirus infection in febrile neonates: A hospital-based prospective cohort study. J Paediatr Child Health 2016; 52(8): 837-841.

[19] Kimura H, Minakami H, Harigaya A, et al. Treatment of neonatal infection caused by coxsackievirus B3. J Perinatol 1999; 19: 388-390.

[20] Abzug MJ, Keyserling HL, Lee ML, et al. Neonatal enterovirus infection: virology, serology, and effects of intravenous immune globulin. Clin Infect Dis 1995; 20(5): 1201-1206.

[21] Yen MH, Huang YC, Chen MC, Liu CC, Chiu NC, Lien R, Chang LY, Chiu CH, Tsao KC, Lin TY. Effect of intravenous immunoglobulin for neonates with severe enteroviral infections with emphasis on the timing of administration. J Clin Virol 2015; 64: 92-6.

[22] Kearns GL, Bradley JS, Jacobs RF, et al. Single dose pharmacokinetics of pleconaril in neonates. Pediatr Infect Dis J 2000; 19: 833-839.

[23] Abzug MJ, Michaels MG, Wald E, et al. A randomized, double-blind, placebo-controlled trial of pleconaril for the treatment of neonates with enterovirus sepsis. J Pediatric Infect Dis Soc 2016; 5(1): 53-62.

[24] 叶鸿瑁. 新生儿肠道病毒感染. 实用医院临床杂志 2005; 2(3): 4-5.

[25] Verboon-Maciolek M, Krediet TB, Gerards LJ. Severe neonatal parechovirus infection and similarity with enterovirus infection. Pediatr Infect Dis J 2008; 27(3): 241-5.

第四节 新生儿真菌感染与脑损伤

新生儿因早产、免疫功能发育不成熟、各种疾病引起继发性免疫功能低下等多种危险因素可引起新生儿全身真菌感染。当存在全身感染表现,正常无菌体腔液(包括尿液、脑脊液、腹水)真菌培养阳性,则为侵袭性真菌感染(invasive fungal infection, IFI)。真菌已成为NICU发生早产儿感染的重要病原菌IFI可累及中枢神经系统引起脑损伤。早产儿真菌感染死亡率较高,且神经系统后遗症发生率较高,应引起重视。

一、病原菌

在新生儿真菌感染病原菌中假丝酵母属亦称念珠菌属最常见,其感染占新生儿侵袭性真菌感染的90%~95%,包括白假丝酵母即白念珠菌和非白假丝酵母,其中白假丝酵母占首位,各种非白假丝酵母也可引起感染,以近平滑假丝酵母菌、季也蒙假丝酵母菌较常见。与非白假丝酵母相比,白假丝酵母毒力更强,感染更易累及重要器官,且死亡率更高。近年来研究显示:非白假丝酵母感染有增加趋势。上海韩俊彦[1]等报道单中心研究结果显示新生儿侵袭性假丝酵母感染中,非白假丝酵母比例近年来上升明显。

全身假丝酵母感染常见于早产极低出生体重儿,占极低出生体重儿深部真菌病中的50%,其中约40%发生真菌性脑膜炎。

二、流行病学

美国CDC国家医院内感染监测系统(National Nosocomial Infection Surveillance, NNIS)报道在1995—2004年132个NICU的出生体重小于1000 g早产儿中,50%的NICU真菌性血流感染率≥7.5%,25%的NICU真菌性血流感染率≥13.5%。随着NICU早产儿数量增加,国内近年来新生儿IFI报道增加,是目前NICU面临的重要问题。在发生IFI的病例中,10%~25%累及中枢神经系统。国内多中心研究结果显示:近年来国内NICU早产儿真菌感染也引起关注上海新华医院夏红萍等报道不同NICU中极低出生体重早产儿CIC发生率为0.47%~23.23%[2],其中22.4%发生中枢神经系统感染。国外研究显示:Aliaga[3]等对美国322个NICU在1997—2010年间念珠菌感染变迁进行分析,结果显示:在极低和超低出生体重早产儿,由于预防性使用氟康唑、经验性抗真菌治疗及减少广谱抗生素应用,近年来NICU侵袭性念珠菌感染发生率降低。

三、病理生理

新生儿中枢神经系统真菌感染主要通过血源感染途径,易引起脑膜脑炎。真菌可直接进入中枢神经系统引起感染,首先经血源感染进入脉络膜丛,随后进入脑室系统,最初渗出主要见于脉络膜基质,病程的2~3周,脑室内渗出引起室管膜炎,随后胶质细胞增生引起中脑导水管堵塞,导致脑积水。血管改变很常见,炎症浸润可引起蛛网膜和硬膜下静脉血栓形成,使脑组织发生充血或出血性脑病,导致神经细胞坏死和白质软化,引起脑梗死。此外,在早产儿全身感染及炎症反应,可使脑白质少突胶质细胞活化,通过兴奋性氨基酸毒性及氧自由基损伤,导致脑室周围白质损伤。另外,严重感染患儿可引起脑缺血及再灌注损伤,在早产儿与脑白质损伤有关。脑组织坏死伴发真菌感染可引起脑脓肿，为新生儿中枢神经系统真菌感染的重要表现，通常为多发弥漫性分布的微小脓肿，也可融合为较大脓肿。外科脑室引流术后也可发生中枢神经系统真菌感染，主要为脑膜炎。

四、神经病理

主要表现为脑膜炎（meningitis）、脑膜脑炎（meningoencephalitis）、脑室炎（ventriculitis）、脑脓肿（encephalopyosis）。

1. 脑膜炎 常继发于颅脑外科手术后，尤其是脑脊液脑室外引流术后。

2. 脑膜脑炎 主要由血行播散所致，常见于早产儿。常累及脑实质，呈弥漫性改变，包括皮层下、基底节、丘脑、脑室周围白质等，并伴有多发性微小脓肿形成。

3. 脑脓肿 可为脑微小脓肿或孤立性较大脓肿或肉芽肿形成。

五、临床表现

与细菌感染难以鉴别，早产儿 IFI 感染通常发生于出生后 2~4 周，起病多缓慢，也有急性起病者。可伴念珠菌尿、多发肾脓肿、真菌球，阻塞尿流等，40% 受感染者会发生真菌性脑膜炎。患儿可有全身真菌感染如肺、皮肤、骨骼、心脏、肝、脾等受累表现。

真菌性脑膜炎临床表现与其他新生儿脑膜炎类似，可表现为食欲缺乏、神萎、激惹、嗜睡、哭声异常、呼吸暂停增加、血小板减少等。部分患儿伴囟门紧张、饱满、肌张力异常、原始反射消失。病情逐渐发展，可出现抽搐、角弓反张。极低出生体重儿念珠菌病所致中枢感染可表现为脑膜炎、脑室炎、脑脓肿。毛霉菌中枢神经系统感染表现为脑膜脑炎或脑脓肿。隐球菌性脑膜炎易导致梗阻性脑积水，可发生脑内肉芽肿改变。

脑曲霉菌病可在脑部发生肉芽肿，症状类似脑膜炎或颅内占位性变，若不做腰穿及脑脊液真菌检查，常难在生前确诊。

六、辅助检查

（一）血常规

血常规检查无特异性。但真菌性败血症可有 84% 患儿发生血小板减少（$<100 \times 10^9$/L）。

（二）脑脊液检查

脑脊液常规和生化检查可正常或表现为外观微混，白细胞总数达数十到数百每立方毫米，细胞分类以淋巴细胞为主，蛋白明显升高，常在 2 g/L 以上，糖、氯化物降低，其中糖降低最常见。但有报道在脑脊液培养证实为念珠菌脑膜炎的新生儿中仅 25% 脑脊液检查异常，故需同时行脑脊液培养以免漏诊。在怀疑隐球菌感染时应行脑脊液涂片墨汁染色，可见到外观厚荚膜圆形发亮的隐球菌。

需要注意，在中枢神经系统念珠菌感染患儿，神经影像已出现明显脑膜炎改变时，脑脊液检查可无明显变化，此外，脑脓肿患儿脑脊液检查可正常。因此，脑脊液检查正常不能排除中枢神经系统真菌感染。

（三）真菌培养

念珠菌感染时，血液、无菌体腔液真菌培养阳性有诊断意义，真菌培养可确定念珠菌种类并进行体外药敏试验。念珠菌感染血培养阳性率为 40%~60%，仍然是新生儿感染的主要诊断方法。念珠菌培养比细菌培养耗时长，念珠菌生长需要 36 小时以上，一般需要 3~5 天，其引起的深部器官感染可能血培养阴性。

（四）血清学试验

其中最有价值的为半乳甘露糖（GM）

和（1，3）-b-D- 葡聚糖检测。（1，3）-b-D- 葡聚糖检测，也称 G 试验或 BG 试验，可用于深部真菌感染和真菌血症的诊断，除接合菌和隐球菌外，多种侵袭性真菌感染都可能阳性，可用于血液、脑脊液的检测，敏感度为 67%~100%，特异度为 90%，阴性预测值为 100%。但多种因素可引起假阳性，体液中的蛋白酶可干扰检测结果，输注白蛋白或球蛋白后可出现假阳性[4]，在评价结果时应注意。

（五）神经影像

由于在发生真菌性脑膜脑炎或脑脓肿的新生儿，脑脊液检查可无异常，故患侵袭性真菌感染的新生儿，应进行神经影像检查。B 超在新生儿中枢神经系统真菌感染中具有重要作用。B 超可发现微小的脓肿，表现为环状强回声，可对称性分布于皮层下、脑室周围、基底节等部位[5]（图9-2）；也可见微小脓肿融合及脑室炎表现[6]（图9-3，图 9-4）。MRI 在诊断微小脑脓肿和早产儿脑室周围白质病变中的敏感性更高，有助于早期诊断。感染后 MRI 可见脑内多发异常信号。图9-5 可见早产儿中枢神经系统真菌后侧脑室及半卵园区多发斑片状低信号，T1W1 为高信号，T2W1 低信号，DWI 高信号。国内毛健教授[7] 等的研究结果显示：MRI 表现为多发或弥漫的粟粒样结节，可见于皮层下、脑室周围白质、基底节、丘脑及小脑，MRI 表现随疾病病程而变化，在早中期DWI 为高信号，T1W1/T2W1 无明显改变。DWI异常信号在 3 周后消失。在病程 2~4 周 T1W1/T2W1 出现明显改变，呈现环形异常信号，T1W1为高信号（中央为低信号），严重病例表现为异常信号融合（微小脓肿融合），T2W1 信号改变与T1W1 相反（图 9-6）。4 周后 T1W1 异常信号逐渐减少，但呈持续高信号改变。

七、治疗

中枢神经系统及全身感染可选用以下抗真菌药物治疗，抗真菌药总疗程为培养阴性后继续应用至少 2~4 周。

1. 两性霉素 B（amphotericin B） 包括两性霉素 B 去氧胆酸盐（AmB-D）及 3 种含脂复合制剂（LFAmB），即两性霉素 B 脂质体（L-AmB）、两性霉素 B 脂质复合体（ABLC）和

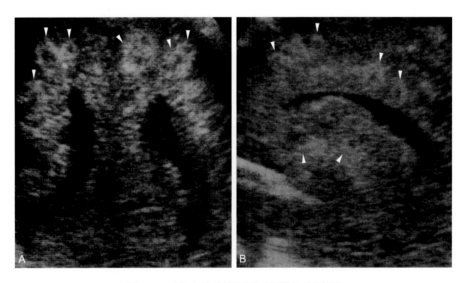

图 9-2　早产儿真菌感染头颅 B 超表现

A. 脑内弥漫性真菌微小脓肿，冠状面显示脑室周围及皮层下多发小的、边缘不规则的环状强回声（箭头）；B. 旁矢状面显示在脑室周围、皮层下及基底节多发小的、边缘不规则的环状强回声（箭头）

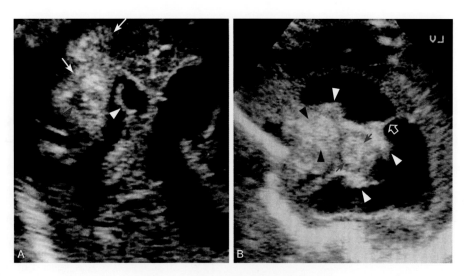

图 9-3 脑微小脓肿融合及脑室炎

A. 右侧顶部脑室周围白质可见不规则的团块样回声增强（箭头），伴边界不清的低回声区域（红三角）。侧脑室室管膜增厚，右侧侧脑室内见回声间隔（白色三角）；B. 头颅 B 超左侧旁矢状面显示，侧脑室增大，脉络膜呈团块状（白色三角），同样可见侧脑室内回声间隔，从脉络膜延伸到室管膜壁（空心箭头）。丘脑（红色箭头）和基底节（黑色三角）可见团块样强回声

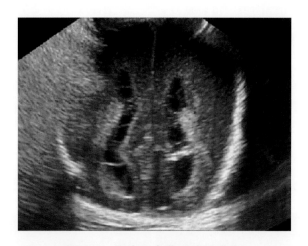

图 9-4 早产儿真菌感染脑室炎

冠状面可见在侧脑室前角、颞部及枕角内呈条状、絮状的强回声，脑室壁增厚，回声增强

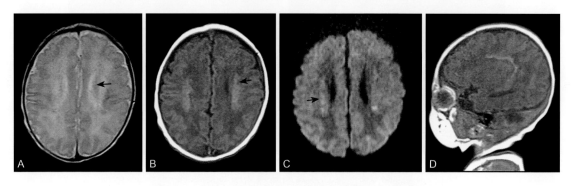

图 9-5 早产儿中枢神经系统真菌感染 MRI 表现

病程 12 天头颅 MRI 可见 T1W1（B）侧脑室旁及半卵圆区高信号，T2W1 低信号，DWI 高信号

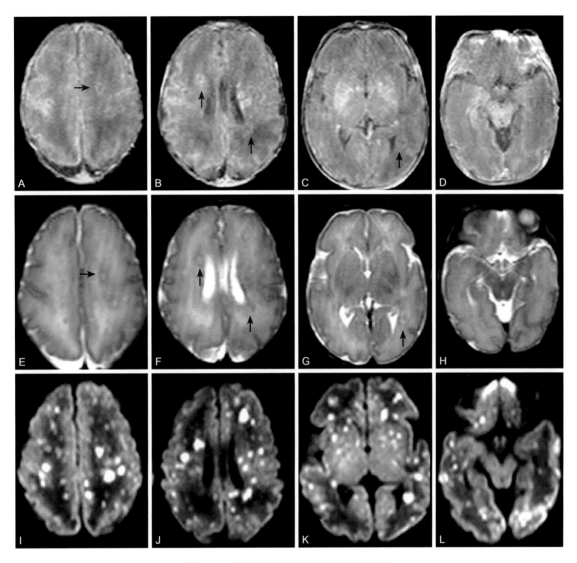

图 9-6 早产儿感染后 15 天头颅 MRI

A~D. T1W1 可见脑室周围白质、基底节、半卵圆区等部位多发结节样病灶，呈高信号，部分为环形，中央呈低信号（箭头）；E~H. T2W1 信号与 T1W1 相反；I~L. DWI 可见弥漫性高信号

两性霉素 B 胶质分散体（ABCD）。AmB-D 是广谱的抗真菌药物，对念珠菌具有高度快速杀菌作用，目前仍然是侵袭性念珠菌病等真菌感染的主要选用药物，可用于新生儿侵袭性念珠菌病治疗。起始剂量可从每次 1 mg/kg，或从每次 0.5 mg/kg 开始，每日增加 0.25 mg/kg，直至每次 1 mg/kg，每日 1 次，以后可逐渐增加到最大 1.5 mg/kg，每日 1 次，一般累计总量 30~35 mg/kg，对中枢神经系统感染，累计总量需要达到 25~30 mg/kg。药物需新鲜配制，只能用 5% 或 10% 葡萄糖溶解，

浓度一般不超过 0.1 mg/mL，对于需限液或有中心静脉置管的患儿最大浓度不超过 0.2 mg/mL。药物需避光，滴注时间大于 4~6 小时。在新生儿期副作用较少见，包括低血压、血栓性静脉炎、肾功能受损（氮质血症、低血钾、低渗尿）、贫血、血小板减少、白细胞减少等，因此用药期间需监测血常规、肾功能、电解质等。无论有否炎症，两性霉素均不易透过血脑屏障，在成人脑脊液中血药浓度仅为血浆中的 10%，但在临床观察中还是有效的。对早产儿的研究表明其在脑脊液中浓

度较高，可达到血浆浓度的 40%～90%，故可用于真菌性脑膜炎，但在新生儿的药代动力学有较大的个体差异。如泌尿系统未累及，可选用两性霉素 B 脂质体（LFAmB），其与两性霉素 B 作用相当，甚至有更好的血脑屏障穿透效果，而且副作用少，可用于肾功能受损或对两性霉素 B 不耐受者。最近更新的美国感染病学会（Infectious Disease Society of America, IDSA）[8] 指南中，推荐首先两性霉素 B 去氧胆酸盐治疗新生儿侵袭性念珠菌病。

2．三唑类（azoles）　氟康唑在新生儿真菌感染防治中研究报道最多见，其在脑脊液中浓度高，可用于治疗中枢神经系统感染[9]。

3．棘白菌素类（echinocandins）　包括卡泊芬净、米卡芬净等。可有效治疗侵袭性念珠菌病，对非白念珠菌抗菌效果好，但近平滑念珠菌有少数菌株耐药。本类药物在脑脊液和泌尿系统浓度低，不能进入玻璃体，但可进入脑组织。卡泊芬净是第一个用于儿科患儿的棘白菌素类药物，尽管对大多数念珠菌属有效，但对季也蒙假丝酵母菌和近平滑念珠菌等感染需要达到较高的最低抑菌浓度，副作用包括：血栓性静脉炎、低钾血症、肝酶升高。目前在小婴儿及新生儿的应用资料尚很少[10]。米卡芬净具有广泛的抗念珠菌活性，抗菌作用强，副作用较少，最近在新生儿的研究显示其安全性和有效性，已有动物实验和临床研究报道使用棘白菌素治疗新生儿期中枢神经系统真菌感染，但尚需要进一步研究。棘白菌素类在新生儿的理想剂量仍然需要进一步研究。IDSA 指南推荐棘白菌素用于新生儿真菌感染挽救性治疗，或因耐药或毒性反应而不能使用两性霉素 B 脱氧胆酸盐及氟康唑时。

另外，血流感染时需要拔出中心静脉或深静脉置管，以免加重感染。

八、预后

（一）死亡率

NICU 高危新生儿，尤其是早产儿真菌感染病死率较高，ELBW 早产儿发生侵袭性念珠菌感染病死率为 23%～66%，病死率与胎龄和出生体重成反比，出生体重 <1500 g 的早产儿念珠菌血症病死率为 10%～32%，出生体重 <1000 g 和胎龄 <26 周的早产儿可高达 50%[1]。近年来，随着诊疗水平提高，死亡率降低，早产儿真菌性脑膜炎存活率为 70%～85%。

（二）后遗症

真菌性脑膜炎患儿发生严重中枢神经系统后遗症、重度 ROP 者增多，且可增加发生脑室周围白质软化的风险。研究显示[11]：早产儿，尤其是极低和超低出生体重早产儿发生侵袭性真菌感染与远期神经系统发育不良结局有关。神经系统发育预后和抗真菌治疗起始时间相关，有研究显示中枢神经系统正常或轻度异常者治疗起始于血培养后（2.1±1.3）天，而有严重后遗症或死亡者起始治疗时间则为其后（5.1±3.0）天。

（曹　云）

参考文献

[1] 韩俊彦，曹云，蒋思远，等. 76 例新生儿侵袭性真菌感染回顾性分析：2004 年至 2014 年. 中华围产医学杂志，2016; 19(8): 586-591.

[2] Xia HP, Wu H, Xia S, et al. Invasive Candidiasis in preterm neonates in China: a retrospective study from 11 NICUS during 2009-2011. Pediatr Infect Dis J, 2014, 33(1): 106-109.

[3] Aliaga S, Clark RH, Laughon, M, et al. Changes in the incidence of candidiasis in Neonatal Intensive Care Units. Pediatrics, 2014, 133: 236–242.

[4] Goudjil S, Chazal C, Moreau F, et al. Blood product transfusions are associated with an increase in serum(1-3)-beta-D-glucan in infants during the initial hospitalization in neonatal intensive care unit(NICU). J

Matern Fetal Neobatal 2017; 30(8): 933-937.

[5] Huang CC, Chen CY, Yang SM. Central nervous system candidiasis in very low birth weight premature neonates and infants: US characteristics and histolopathologic and MRI imaging correlates in five patients. Radiology. 1998; 209(1): 49-56.

[6] Wong KK, Gruenewald SM, Larcos G, et al. Neonatal fungal ventriculitis. J Clin Ultrasound. 2006; 34: 402-406.

[7] 毛健，李娟，陈丹，等. 磁共振成像在早产儿白色念珠菌感染脑脓肿诊断中的意义. 中国当代儿科杂志，2011; 13(8): 621-626.

[8] Pappas PG, Kauffman CA, Andes DR, et al. Clinical practice guideline for the management of Canadidiasis: 2016 update by the Infectious Disease Society of America. Clin Infect Dis, 2016; 62(15): e1-e50.

[9] Greenberg RG and Benjamin DK Jr. Neonatal candidiasis: diagnosis, prevention, and treatment. J Infect, 2014, 69(1): S19-S22.

[10] Jans J, Brüggemann RJM, Christmann V, et al. Favorable outcome of neonatal cerebrospinal fluid shunt-associated candida meningitis with caspofungin. Antimicrobial Agents and Chemotherapy, 2013, 57(5): 2391–2393.

[11] Adams-Chapman I, Bann CM, Das A, et al. Neurodevelopmental outcome of extremely low birth weight infants with candida infection. J Pediatr, 2013, 163: 961-967.

第五节 新生儿中枢神经系统感染的超声诊断

新生儿中枢神经系统感染是人们认知多年的传统疾病，其发病率为各年龄组之首，在世界范围内，新生儿细菌性脑膜炎（bacterial meningitis）的发病率为 0.22/1000 ~ 2.66/1000 活产婴儿，在发展中国家更高。近 20 年来，由于围产医学、新生儿重症监护技术、诊治水平的进展，中枢神经系统感染的救治存活率明显提高，但发病率无明显减少，远期残疾率却居高不降，有统计，此类患儿 5 年随访，不同形式残疾率高达 50%[1-2]。另外也可发生病毒性脑炎，宫内感染多见。

新生儿中枢神经系统感染发病率高的基本原因是特异性、非特异性免疫功能均不完善，易患全身感染性疾病，并播散至中枢神经系统，在感染途径上，与其他年龄组患者最大的不同是存在母胎间的垂直传播，可在宫内胎儿期发病，或产程中感染，其次是环境中感染和有创性诊治过程中医源性感染。鉴于这些感染途径，多种病原可致病，宫内感染以各类病毒居多；分娩前和分娩中感染，大肠埃希杆菌、无乳链球菌常见；长时间住院易发生克雷白杆菌、铜绿假单胞菌、金黄色葡萄球菌、真菌等感染；另外也会受到李斯特假单胞菌、枸橼酸杆菌、粘质沙雷菌等条件致病菌和厌氧菌感染。

由于严重的中枢神经系统感染时，不同病原直接或因其合并症造成脑组织的广泛损害，救治存活的小儿可留有程度不等的远期神经系统后遗症，因此，对该病在传统诊治的基础上，进行影像学检查，直观脑组织损害程度和感染合并症发生情况，指导治疗，协助估价预后，是临床工作的进一步深化。

一、新生儿中枢神经系统感染的病理基础

中枢神经系统感染是神经组织对侵入的病原发生防御反应的过程，血管系统的变化全程参与其中。

病原多通过血循环、血脑屏障进入脑，侵犯脑实质和脑膜，在病变早期，局部血循环增加，组织充血，血管扩张，血管通透性增加，不断有液体、蛋白质和血细胞从血管内渗出或滤出到组织、细胞间隙，形成炎症性水肿，加之脑细胞受损后的水肿，造成颅压升高，白质水肿较灰质更

为明显。血管扩张、充血可导致颅内出血。当血管向周围组织的渗出物不断增多，血液开始黏稠，血流速度由快转慢，甚至血液淤滞。另外，炎症会累及脑内小动脉、小静脉内壁，这些都有可能成为动脉供血障碍缺血性脑梗死，或静脉回流障碍脑组织损伤的潜在危险。

病原在脑组织中不断繁殖，产生毒素，可直接杀伤神经细胞。同时，病原的抗原性使人体产生一系列的免疫反应，包括白细胞增加，补体激活，白细胞介素、肿瘤坏死因子等多种细胞因子生成，免疫反应过程可造成组织、细胞损伤。病原毒素和免疫反应的共同作用，使细胞急性损伤坏死，神经轴突髓鞘溃解，继之组织变性，形成炎症性脑损伤。在神经元急性坏死后，经酶的分解，细胞可溶解、消失，进一步则形成脑内液化灶。

当局部渗出的大量中性粒细胞变性成为脓细胞，并混杂坏死组织的碎屑、病原菌、浆液，形成脓液和化脓性病灶，即化脓性脑膜炎和脑实质中的脑脓肿。

脑组织炎症损伤后，脑内的星形胶质细胞和小胶质细胞增生活跃，对损伤病灶有填充，也可形成胶质小体。巨噬细胞吞噬作用是组织修复、愈合的过程，但难免有损伤后的瘢痕出现。

二、中枢神经系统感染时的超声检查

超声是新生儿颅内病变的一线检查手段，在中枢神经系统感染的诊治中具有重要作用，在活体上了解脑内病理变化过程，检查的重点是：发现病变早期不同程度的脑水肿，观察炎性病灶变化，了解颅内各类合并症，掌握可能遗留后遗症的脑病理变化结局。有时需要结合其他影像方法作出更确切的诊断。

（一）病变早期脑水肿

病变早期是脑血管充血、渗出，脑细胞和细胞外间隙水肿阶段，是临床发生急性脑病的病理基础，患儿的常见症状是意识障碍、惊厥、肌张力异常等，超声检查的作用是了解脑水肿的范围、程度，在积极抗感染同时，指导临床减轻脑水肿、降颅压治疗，尽可能逆转病情，减少细胞坏死，减轻后遗症。早期炎症性炎脑组织水肿在超声上主要有两类表现：

1. 广泛性脑水肿 水肿广泛地波及双侧脑半球，成为弥漫性脑水肿，病毒性脑炎最为突出，细菌性脑膜脑炎时也可伴有脑实质水肿，这些患儿急性脑病表现很重。超声影像改变与缺氧缺血等广泛的细胞毒性水肿无异，表现为脑结构模糊，脑白质回声增强，脑室受压变窄（图9-7）。病变1~2周内脑实质超声回声未恢复正常，提示脑细胞损伤坏死，发生后遗症的机会增多。

超声显示的广泛性脑实质水肿主要是脑白质水肿，新生儿皮层灰质很薄，并在边缘部位，当炎症性水肿时B超水肿不易识别。

2. 局部性脑水肿 水肿常局限于脑室周围，超声回声增强，脑室可受压变窄（图9-8），超声影像类似于轻型缺氧缺血或早产儿脑室周围脑白质损伤早期，治疗及时，水肿在超声影像上可以逆转消失。此类脑水肿患儿在临床上不一定有急性脑病表现，如病情无继续发展。预后也相对是好的。水肿病灶也可以出现在脑实质其他部位，多灶性分布，常是炎症免疫性损伤。

（二）炎症病灶

1. 脑膜炎 脑膜炎（meningitis）多是不同病原所致的脑膜弥漫性炎症，在新生儿以细菌感染为多，近年真菌性脑膜炎也不少见。脑膜的炎症可累及硬脑膜、蛛网膜、软脑膜，病变时脑膜发生不等量的浆液性或脓性渗出，很容易波及脑皮质，同时出现炎症反应。

B超检查难以分辨出硬脑膜、蛛网膜、软脑膜，及其与脑表面间的界限，当脑膜和脑皮质炎性反应较重时，特别是脑表面存在较多的脓性分

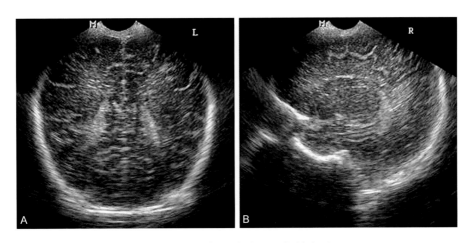

图 9-7 感染所致脑组织急性水肿

足月新生儿，顺产，生后无窒息，临床诊断 EB 病毒感染，合并血管内弥散性出血。A，B. 生后 1 天超声检查，冠状面和矢状面脑结构模糊，双侧脑室变窄如缝隙状，边界难以辨认。双侧脑室旁白质回声不均匀性轻度增强

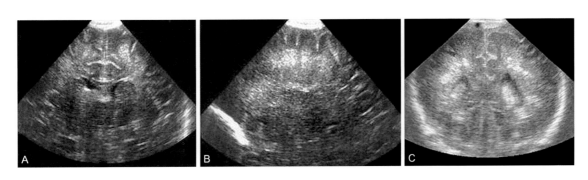

图 9-8 病毒感染所致的脑局灶性水肿

新生儿感染性疾病，B 超影像显示不同部位脑白质不均匀性回声增强 A，B. 为肠道病毒感染；C. 为李斯特菌脑膜炎

泌物，增加了超声声波界面，则脑沟回的超声影像变粗，回声增强，有时沟回的弯曲会显僵直，异常的沟回影像在超声视野中散在分布（图 9-9）。脑沟回影像改变越重，所见异常沟回数量越多，提示脑膜和脑皮质炎症反应越重。

2. 脑炎 脑炎（encephalitis）的病原多与病毒有关，宫内胎儿期感染较新生儿期更为多见，经母婴垂直传播发病，巨细胞病毒（cytomegalovirus，CMV）感染较多，其他也可见单纯疱疹病毒、水痘病毒等感染。病毒性脑炎时除脑实质广泛受到侵犯外，脑膜，甚至脊髓均可受累。病毒感染后的炎性细胞浸润以淋巴细胞、巨噬细胞、浆细胞为主，血管充血、淤血，造成脑实质弥漫性水肿，血管周围细胞浸润形成"血管套"，成为脑血管病。后期脑实质炎症性损害较重的部位脑组织坏死，形成液化灶或钙化。

病毒性脑炎早期，超声检查所见主要是脑实质水肿，程度轻重不等，弥漫于双侧脑半球，或局限于脑室周围，水肿之处结构模糊，回声增强，脑室变窄。

宫内感染的病例，胎儿的急性脑水肿不易诊断。生后超声所见是后期的病理改变，包括脑萎缩、脑实质液化、钙化等（图 9-10）[3]。

脑血管及其周围病变在病毒性脑炎时较为常见，但在发病早期超声上难以察觉，多在发病 1～2 个月后，血管壁硬化、周围组织钙化，超声影像改变显著，钙化点片易聚集在脑室周围、丘脑、基底核区域，尤其是大脑中动脉分支豆纹动

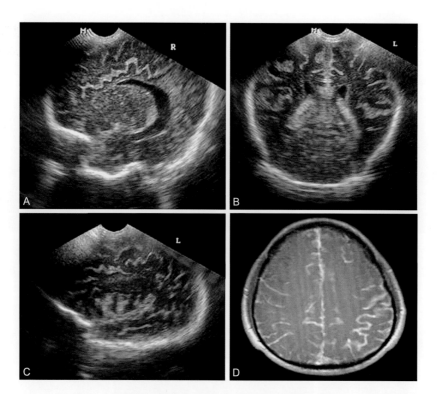

图 9-9 细菌性脑膜炎时脑膜的炎症反应

A~C. 为 B 超显示的脑膜炎症反应图像，脑沟回影像增粗；D. 为 MRI 显示的脑膜炎时沟回影像的变化

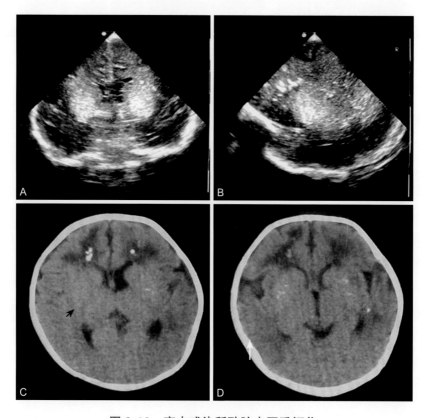

图 9-10 宫内感染所致脑内严重钙化

足月顺产新生儿，生后 2 个月已存在四肢及颈背肌张力极度增高，剪刀步态。在孕 2 个月时当地小范围流行风疹，患儿母亲患病 A, B. 颅脑超声显示双侧脑室周围散在或密集钙化点，丘脑、基底核区大片钙化；C, D. CT 显示侧脑室边缘高密度钙化点，丘脑、基底核区也可见高密度病灶

脉钙化更为显著，严重时可融合成片。当超声发现后期血管病变，应注意观察其内血流影像是否存在，如消失，提示血管闭塞。

（三）中枢神经系统感染的并发症

1. 硬膜下积液、积脓 硬膜下积液是人们早已认识的细菌性脑膜炎合并症，其发生的原因是感染波及不同层次的脑膜，产生大量炎性渗出液，聚集于硬脑膜下，有时是硬膜下积脓。发生此类合并症时，临床表现是发热，有时可通过颅透照检查发现光源周围透光带增宽。超声检查可显示局部脑外间隙液性增宽，沿颅骨内缘呈梭形，相邻脑组织可因此受挤压。如硬膜下积脓，可见其内容物回声不同程度增强，且不均匀。当积液量较少，加之处于脑的边缘部位，B超不易探及，最好借助 MRI 或 CT 诊断（图 9-11）。

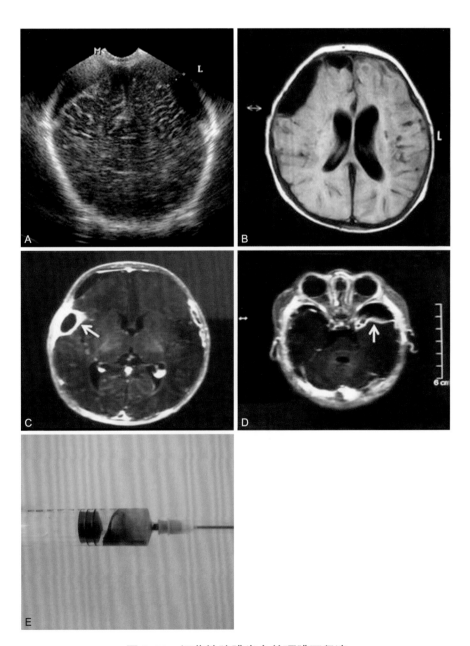

图 9-11 细菌性脑膜炎合并硬膜下积液

A、B. 分别为 B 超与 MRI 检查所示的细菌性脑膜炎时合并硬膜下积液；C、D. 为增强 MRI 检出的右侧颞叶硬膜下积脓和左侧深部颞极脓肿；E. 为从中抽吸出的脓液

因不断有新的炎性渗出，临床抽吸硬膜下积液、积脓治疗常需多次进行，在此过程中 B 超动态观察是十分有效便利的方法。

2. 脑室炎　脑室炎（ventriculitis）又称脑室管膜炎，是脑膜炎症经血和脑脊液循环播散的结果，在脑室系统及其周围脑组织发生了炎症。典型的脑室炎时常见脑脊液压力增高，白细胞计数增加，出现脓球，严重时在脑脊液中存在絮状脓性分泌物[4]。

脑室炎时相应的超声影像改变是：

（1）脑室壁变化：正常脑室壁很薄，超声不能显示室壁的特殊影像。但发生炎症时，在超声下室壁影像突出，回声增强、增厚，如同勾画一般，时而连续，时而呈点状或虚线。脑室壁超声影像的变化由脑室壁及其周围组织炎症所致（图 9-12）。

（2）脑室内脑脊液回声发生变化：正常情况下脑脊液水样透明，超声影像呈现无回声状态，然而严重感染时，脑脊液中混有程度不等的炎性分泌物，成为米汤样或脓性分泌物，则超声检查显示脑室内脑脊液回声不均，有小颗粒，甚至絮状物。最严重时，大量脓块和絮状物充斥，并因不同物质的比重不同，脑室内形成明显的界面，随患儿呼吸或体位变换而变动。

一旦脑室炎发生，增加了临床治疗的难度，抗生素的穿透力受到限制，常规抗感染治疗疗效不佳，甚至需要改变用药途径，脑室内给药，外科治疗介入。

3. 脑脓肿　脑脓肿是由细菌性脑膜炎、脑炎播散，引起的脑组织内白细胞浸润后化脓性病灶和局部组织破坏。可是单发或多发性脓肿，脓肿大小不等，1~2 周后在脓肿周围形成包膜，外周形成肉芽组织和纤维组织，并伴有神经胶质细胞增生。脑脓肿形成时，患儿多有持续不退的高热，有时较小的脓肿完全被包裹，也可无发热表现[5]。

对细菌性脑膜炎的患儿动态 B 超检查时，注意脑脓肿的发生是不可缺少的内容。脑脓肿可发

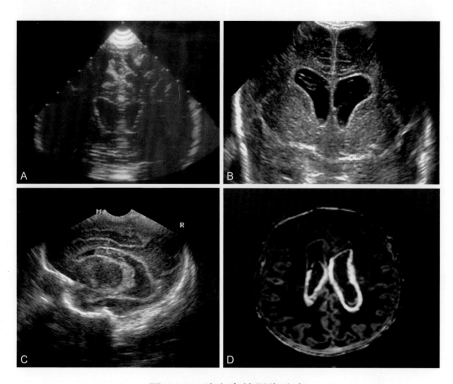

图 9-12　脑室炎的影像改变

A~C. 分别为 B 超检查显示的细菌性脑膜炎合并的脑室炎，脑室增宽，室壁增厚，回声增强；D. 为 MRI 图像，脑室壁呈现明显的高信号

生在脑实质的任何部位，最初超声可见局部形态不规则的回声增强区域，随病程进展，局部组织破坏形成囊性改变，其内回声不均，并有包膜，脓肿越大，包膜越厚，越完整，B超显示越清楚。往往在包膜形成后，脓肿内容物会有变化，部分细胞成分完全崩解、液化，也会见到不规则的颗粒、小团块，及条状纤维状物（图9-13，图9-14）。

对因脑脓肿而高热不退的患儿，临床需外科清除病灶，术中常需B超引导，术后B超动态观察病灶变化。过小和深部脓肿外科手术困难，只能内科保守治疗。

当脑脓肿很小，超声不易识别，比如真菌性脑膜炎，有时形成的脓肿极小，如小颗粒状强回声，很容易误诊为钙化点（图9-15）。故如脑深部

或较小脓肿B超诊断不满意时，需借助加强MRI确诊。

4. 炎症反应性脑实质损伤　在细菌性脑膜炎同时，可激发脑内一系列炎症免疫反应过程，产生白细胞介素、细胞坏死因子等多种炎性因子，这些炎性因子可直接造成脑实质损伤。在全身感染性疾病时所产生的炎症因子也可通过血脑屏障，发生同样的脑损伤过程[6-7]。

炎症反应性脑实质损伤的超声影像是（图9-16～图9-18）：

（1）损伤可发生在任何部位的脑实质，多在发病1周内发生；

（2）病变早期受损的脑组织处于水肿阶段，双侧脑半球出现不均匀的回声增强团块，大小不

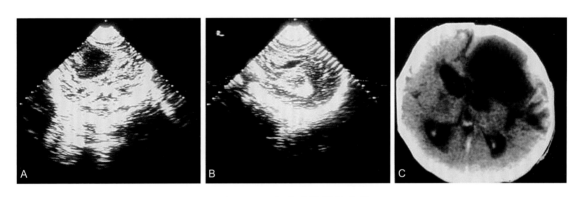

图9-13　脑脓肿的影像变化
化脓性脑膜炎病例，高热，抗感染治疗效果不佳。颅脑超声检查提示脑脓肿。A，B.左侧额叶存在较大液性暗区，包膜完整，内容物回声不均；C.CT显示同一部位的囊性低密度灶

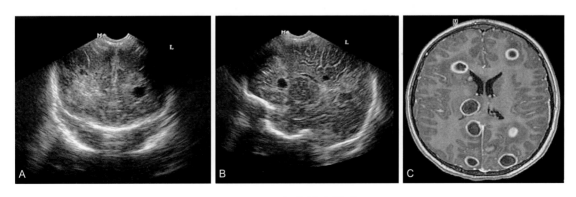

图9-14　多发性脑脓肿
足月新生儿，确诊细菌性脑膜炎　A，B.B超检查显示脑实质多发液性暗区，为脑脓肿，部分暗区周围白质回声增强；C.MRI显示的多发脑脓肿病灶

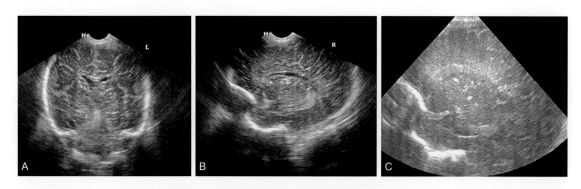

图 9-15   真菌感染时脑内多发微小脓肿

早产儿，白念珠菌感染后败血症、脑膜炎，B 超检查显示在脑室周围，丘脑基底核区存在较多强回声小点，为极小脓肿。经治疗，4 个月复查，脓肿在超声影像上消失

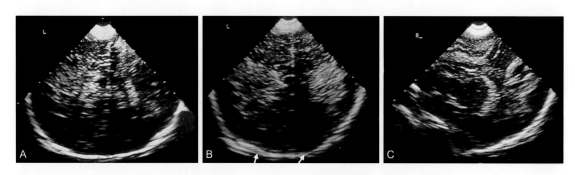

图 9-16   化脓性脑膜炎时脑组织炎症反应

足月新生儿，生后 6 天确诊为化脓性脑膜炎，病原为 K_1 抗原大肠埃希杆菌   A. 入院当日颅脑超声，显示脑实质不规则分布大片强回声；B. 1 周时超声复查显示强回声团聚集，成为边界清楚的强回声团块；C. 2 周后强回声团中间开始液化，形成囊腔，有较厚囊壁包裹

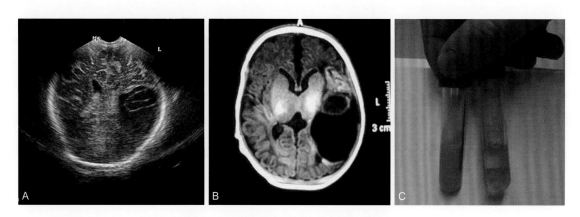

图 9-17   脑脓肿与脑组织炎症性损伤

足月儿，患细菌性脑膜炎，诊断脑脓肿转入   A, B. 分别为 B 超及 MRI 影像均显示脑实质内液化灶大小套叠；C. 针刺抽吸后，发现 2 个囊内容物不同，分别为脓液和黄色液体，证实脑脓肿与炎症性脑组织损伤是并存的

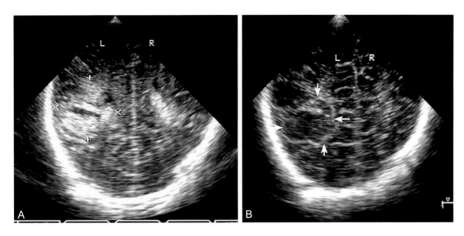

图 9-18　早产儿感染所致脑白质严重损害

34 周早产儿，生后 7 天发热，临床诊断败血症　A. 14 天颅脑超声发现脑白质大片异常强回声病灶，中间开始出现无回声带；B. 22 天复查，原强回声部位已完全液化成囊腔。病变过程为炎症反应性脑白质损伤

等。随炎症反应加剧，强回声团范围可逐渐扩大，病灶中心部位回声最强，而周边回声增强程度相对较弱；

（3）在病程 1 周左右，强回声团范围不再增大，并不断聚集，病灶中心部位回声进一步增强，提示受损伤的组织细胞难以逆转；

（4）约 2 周左右，脑组织中的强回声团回声强度逐渐减低，最终转为无回声的液性囊腔，受损的细胞已完全坏死、崩解。

炎症反应性脑实质损伤仅在少部分细菌性脑膜炎的患儿中发生，程度不等，曾见一些早产儿病例，脑组织损害十分广泛，且发展迅猛，最终脑组织所剩无几。这些患儿的易感机制以及早期免疫抑制性治疗等，均有待深入研究（图 9-19）。

5. 脑积水　脑积水是细菌性脑膜炎常见的合并症，最常见的是脓性分泌物粘连脑脊液循环通路发生的梗阻性脑积水，也可见炎性物质影响蛛网膜颗粒对脑脊液吸收而致的交通性脑积水。因脑积水时脑实质受压而引发急性颅压高，并因脑实质损伤遗留后遗症。

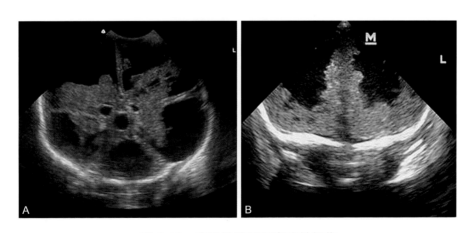

图 9-19　广泛性脑组织炎症性损伤

A、B. 为 2 个早产儿细菌性脑膜炎病例。发病 1 周内 B 超动态观察，显示多灶性大片脑组织回声增强，并在数日内进入液化，脑组织所剩无几

B 超最易诊断的是梗阻性脑积水，与出血后梗阻性脑积水不同之处在于（图 9-20）：

（1）双侧脑室扩张不一定对称，因室间孔可能会发生粘连；

（2）多部位可发生粘连、梗阻。因炎性分泌物黏滞度极高，故除狭细的中脑水管发生粘连外，在脑脊液循环的多部位均可发生粘连。如在原有脑积水基础上，宽大的侧脑室粘连，形成 2 个大囊；第 4 脑室侧孔粘连，致使第 4 脑室增宽。

（3）多变性：不同部位的脑积水、积液可以发生、消失，或再重复发生。由于炎症性脑积水的上述特点，临床治疗难度大大增加。

6. 感染性脑血管病　如前所述，病原通过血管、血流在脑内播散，极易造成小血管炎，血管内皮细胞及血管周围组织损伤。由于血管病变会进一步引发多种其他类型继发的脑损伤，如动脉供血不足形成缺血性脑梗死；由于静脉淤血、出血、血栓、血管闭塞而致的脑实质损伤等（图 9-21）。

感染性后单纯的血管病变在临床并不少见。在病变后期 B 超检查容易发现，沿血管走形显清晰的示条状强回声，数量不等，在丘脑基底核区域更为显而易见，数量少时，其内血流影像依然存在，且临床无特殊的神经系统异常表现。当血管钙化融合成片，提示病变严重，不但血流会受到影响，临床也会有锥体外系运动异常症状（图 9-22）。

（四）可能发生神经系统后遗症的超声影像改变

就临床经验而言，早期诊断、及时恰当治疗，仅局限于脑脊液常规、生化改变的新生儿中枢神经系统感染的病例，大多可顺利治愈，预后较好。出现脑内合并症的病例，不但治疗疗程延长，遗

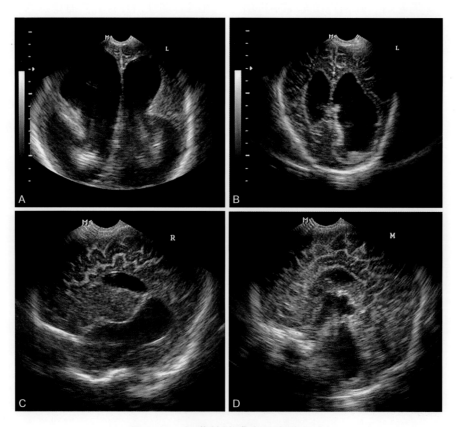

图 9-20　细菌性脑膜炎继发脑积水

A，B. 细菌性脑膜炎后继发出现的不同程度脑积水；C. 细菌性脑膜炎继发脑积水基础上侧脑室粘连；D. 同一病例，第 4 脑室侧孔粘连后第 4 脑室增宽

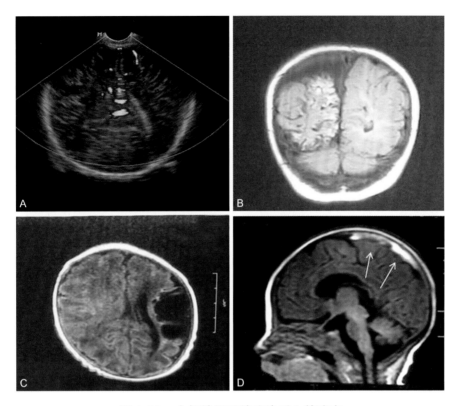

图 9-21　中枢神经系统感染后血管病变

A，B. 巨细胞病毒感染新生儿，脑血管病变引发的右侧大脑中动脉供血区脑梗死，B 超与 MRI 显示病变区域脑组织萎缩；C. 早产儿，患细菌性脑膜炎，因血管病变致左侧大脑中动脉供血区梗死，局部脑组织液化；D. 足月儿，细菌性脑膜炎后形成矢状窦静脉血栓

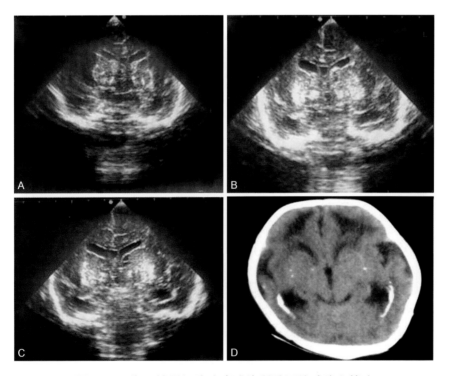

图 9-22　先天性巨细胞病毒感染所致豆纹动脉血管病

早产儿，宫内巨细胞病毒感染　A. 生后 3 天，B 超显示双侧丘脑基底核区域的豆纹动脉成为多条纵向走行的条状强回声影像；B. 生后 17 天复查，原有条状强回声已融合成片；C. 生后 30 天，丘脑基底核区强回声融合更为明显；D. 院外 CT 检查，显示丘脑基底核区及其他部位脑实质点状钙化

留后遗症的几率也随之增加[8]。因此，对中枢神经系统感染的新生儿，通过影像学检查，发现脑内合并症的发生，脑实质的损害，对估价预后是有益的，B超检查应注意以下特征：

1. 病变早期 弥漫性或区域性消退不佳的脑组织水肿，存在硬膜下积液、积脓，脑室炎，脑脓肿，脑积水等合并症，这些都有可能造成脑实质损伤遗留后遗症。

2. 病变后期 因中枢神经系统感染造成的脑组织结构形态异常，包括脑整体脑容积变小，广泛性或局灶性脑萎缩，疾病早期合并症造成的脑组织液化、钙化，脑实质丢失，均是神经系统后遗症的病理基础。但还需视病变大小、部位，结合临床实际综合评价。

（周丛乐）

参考文献

[1] Paul T Heath. Neonatal bacterialmeningitis: an update. Pediatrics and Child Health. 2010, 20: 11: 526-531.

[2] Janine Yasmin Khan. Neonatal Neurological Emergencies. Clin Ped Emerg Med. 2008, 9: 176-183.

[3] Gyanendra K. Malik, Richa Trivedi, Amit Gupta, Ritu Singh, Kashi N. Prasad, Rakesh K. Gupta. Quantitative DTI assessment of periventricular white matter changes in neonatal meningitis. Brain & Development. 2008, 30: 334-341.

[4] Jacob L. Jaremko, Anna S. Moon, Surekha Kumbla. Patterns of complications of neonatal and infant meningitis on MRI by organism: A 10 year review. European Journal of Radiology. 2011, (80): 821-827.

[5] K Ananth Ramakrishnan, Michael Levin, Saul N Faust. Bacterial meningitis and brain abscess. Nervous System Infections Medicine. 2013, 41: 12, 671-677.

[6] Sadie Namania, Zvonko Milenković, Bulëza Kocic, Doutora. A prospective study of risk factors for neurological complications in childhood bacterial meningitis. J Pediatr (Rio J). 2013; 89(3): 256-262.

[7] S. M. Chu, J. F. Hsu, M. H. Tsai. Neurological complications after neonatal bacteremia: The clinical characteristics, risk factors and outcomes. Journal of the Neurological Sciences. 2013, 333: e579-e628.

[8] Mu-Chun Lin, Hsin Chi, Nan-Chang Chiu, Fu-Yuan Huang, Che-Sheng Ho. Factors for poor prognosis of neonatal bacterial meningitis in a medical center in Northern Taiwan. Journal of Microbiology, Immunology and Infection. 2012, 45: 442-447.

第十章

脑发育异常及影像学诊断

第一节 脑发育过程及评价

人类神经系统的发育是个漫长的过程，从胎儿期延续至生后若干年。胎儿期主要完成神经系统结构的建立和初步的神经功能，为以后发展高级神经功能奠定基础。在进化过程中，人类脑的结构与功能远高于任何动物的脑，成为不断被人们探索的奥秘。每个个体从胚胎期、胎儿期、新生儿期，直至生后若干年，脑经历了无比复杂的结构形成与功能完善的过程。

神经系统分为中枢神经系统和周围神经系统，中枢神经系统又包括脑和脊髓两部分，脑是最核心的部分。早期脑的发育大致分为3个阶段，即神经管形成期、细胞增殖与迁移期及突触大量形成期。与此同时，出现了脑的基本结构，并逐步建立脑功能。了解脑的发育过程对认识脑发育畸形、脑功能障碍和相关疾病，以及更好地理解神经检查技术，都是十分重要的。

一、脑的发育过程

（一）神经管（nerviduct）形成期

神经系统起源于外胚层，由最早形成的神经管和神经嵴分化而成。神经管继续分化形成中枢神经系统的脑和脊髓，神经嵴则发展为周围神经系统。

在胚胎第3周初，外胚层首先生成神经板，神经板逐渐长大，在中间纵形凹陷，形成神经沟。在体节部位的神经沟先愈合成管，愈合过程分别向头尾两端进展，使愈合的部分逐渐变长，约在23～27天左右，完整的神经管最后形成，神经管的头段衍化为脑，后段生成脊髓（图10-1）。

由外胚层生成的神经板，中间纵形凹陷，形成神经沟，在枕部体节部位的神经沟愈合成管。

（二）细胞的增殖与迁移期

在神经管形成初始，外胚层生成的神经板上存在着活跃的上皮细胞，可分化为成神经细胞和

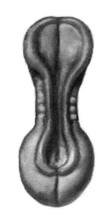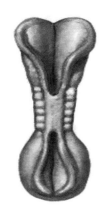

图 10-1 神经管形成模式图

成神经胶质细胞,这些细胞是神经元和胶质细胞增殖、分化的基础。这些细胞迁移至神经上皮外周,形成"套层",以后形成生发带,定位于脑室管膜下,被称为生发基质。

在生发基质的成神经细胞不断分裂、增殖,生成神经元,并发出突起,成为神经元原始的轴突和原始树突。自妊娠 12 周始出现神经细胞的快速增殖,增殖数量最多的时期一直延续至妊娠 20 周左右,至 32 周,增殖现象减少。在神经元发生过程中,最初形成的神经元数目远比存留的数目多,未能与靶细胞或靶组织建立联系的神经元都在一定时间内凋亡,存留的神经元是有功能的神经元(图 10-2)。

胶质细胞的发生稍晚于神经细胞。成神经胶质细胞首先分化为胶质细胞的前体,包括成星形胶质细胞和成少突胶质细胞,后发展为成熟的星形胶质细胞和少突胶质细胞。目前对小胶质细胞起源在学术上尚有争议。

神经元的迁移与增殖相伴,妊娠 4 个月进入迁移高峰。迁移过程存在复杂的细胞内外信号转导、诱导机制和细胞外各种调控因子的相互作用,使神经细胞向靶目标位置准确无误地移动。神经细胞移动并达终点过程,借助了星形胶质细胞。至 20 周,脑的主体部位形成,因此,神经细胞、

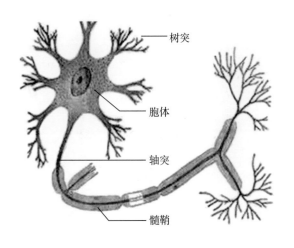

图 10-2　神经元结构模式图

树突

胞体

轴突

髓鞘

胶质细胞的增殖、迁移是脑生成的细胞学基础。

（三）突触形成期

突触(synapse)是神经元之间相互接触的结构,行使神经信息传递,是建立神经功能的重要基础。

突触连接是在神经元发育基本完善的基础上逐步建立的。在一个神经元轴突末端膨大,呈杯状或球状,与多个神经元的胞体或突起相接触,形成突触。每一个突触由突触前膜、突触间隙和突触后膜三部分构成。突触前膜将神经元分泌的各类神经递质转化为化学信号和电信号,将信息转送到突触后细胞产生神经生理效应(图 10-3)。突触建立是神经功能所必需的程序,没有突触,就不能完成神经信息的传递,也就没有神经功能。

突触大量形成期是妊娠期最后 3 个月,持续时间较长,直至出生后 2~3 岁。初始神经元间随机建立的突触联系,并非一成不变,在脑功能发展过程中会按照"用则留","不用则失"的原则进行相应"修剪",即有功能的突触保留,无功能的突触自然消亡,故后天的环境和社会活动对突触的建立、存留有很大的影响。

（四）脑基本结构的形成

1. 脑的生成　在胚胎第 4 周末,神经管头段开始膨大,由前向后形成 3 个脑泡(brain vesicle),分别称为前脑泡,中脑泡和菱脑泡(图 10-4)。

前脑泡是发育最快的部位。第 5 周时,前脑泡的头端向两侧膨出,形成左右两部分端脑(telencephalon),以后发展为双侧大脑半球。大脑半球继续分化,前极形成额叶,后极形成枕叶,向上形成顶叶,向前下形成颞叶。大脑半球底部增厚,形成纹状体,背侧部灰质弯曲形成尾状核,腹外侧灰质形成豆状核,以后再分为苍白球和壳核。

前脑泡中间尾端部位形成间脑。从间脑的侧

壁和底部后又生成了上丘脑、丘脑和下丘脑。

中脑泡变为中脑，中脑是发育最慢的部位。

菱脑泡变为后脑和尾侧末脑，其中的后脑衍变为脑桥和小脑，末脑衍变为延髓。

2. 脑室的形成　神经管管腔发展为各个脑室，不同脑室的形状与其周围脑的发育相关联[1]。

前脑泡的腔变为双侧脑室和间脑中的第 3 脑室，双侧脑室间经室间孔相通。伴随着端脑脑叶的分化，其间的侧脑室形成了前角、后角和下角。中脑泡的腔形成狭长的中脑水管，成为第 3、4 脑室间的唯一通道。菱脑泡的腔成为第 4 脑室，在胎儿 4 个月时，顶盖部变薄，形成第 4 脑室的正中孔和 2 个侧孔（图 10-5）。

在孕早期，侧脑室壁由生发基质组成，成为胎儿大脑半球的最内层。随孕周的进展，侧脑室

外脑实质体积不断增加，脑室形态不断定型，容积呈现规律性的由大变小过程，妊娠 20～24 周，双侧脑室近圆球形，接近足月时，呈狭长裂隙状。

由于脑室大小反映了脑实质，包括丘脑、基底核的发育等脑组织的发育，故在妊娠中后期十分关注胎儿各脑室的大小和变化，采用影像学测量径长。在妊娠中晚期，超声测量侧脑室直径平均值为 7～8.2 mm，上限值为 10 mm。冠状面第三脑室在 2～3 mm 之间。当脑室异常增宽，需注意是否存在脑发育异常或畸形[2-3]。

3. 大脑皮质的发育　大脑皮质（cortex）是神经元的胞体和树突在大脑的表面配布的层状结构，新生儿出生时已完成 6 层细胞的组建。皮质颜色灰暗，故也称灰质（gray matter）。皮质的形成是神经元增殖、迁移、神经元数量增加和结构

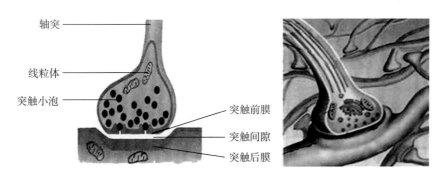

图 10-3　突触结构与突出连接模式图

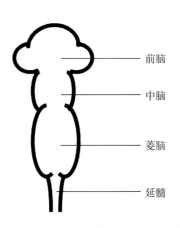

图 10-4　由 3 个脑泡生成的前脑、中脑和菱脑

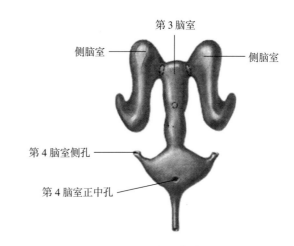

图 10-5　脑室模式图

完善的结果。

随着脑发育，脑的表面积增加，在颅腔有限的空间内，脑表面从原有的平滑逐渐变成多重皮质折叠，即脑沟回。脑沟最初为一个平滑、浅显、开口较宽的凹陷，随孕周的增加渐加深、变窄。胎儿脑沟形成遵循有组织的时空模式，主要脑沟先出现，随后出现更为复杂的二、三级脑沟。在妊娠 15 周时，仅存在脑深部的脑岛，大脑表面光滑；到 20 周，最早出现大脑外侧裂；28 周时，除枕叶外所有主要的脑沟均已存在，此时脑沟开始加深，脑回发育更明显；40 周后，次级和三级脑回发育基本完成，由于皮层细胞排列密度的变化和皮层下纤维系统的发育，使得脑沟回更加复杂化。脑沟回形成是皮质自身发育的结果，是胎脑皮层发育的标志之一。从妊娠 30 周到 40 周，皮层灰质体积增加了 4 倍之多[4-5]（图 10-6）。

在端脑的大脑皮质发生之初，已有皮质种系发生现象。最早期形成的胼胝体上回、海马、齿状回，属古皮质。在胼胝体形成过程中，环绕其周围的边缘叶，即海马旁回、海马沟，被称为旧皮质。形成最晚，但面积最大的皮质被称为新皮质，在人的神经功能中起到绝对的主体作用。

4. 脑白质的发育　脑白质（white matter）是指神经纤维的聚集地。早在生发基质细胞增殖阶段，神经元即已发出了突起，其中唯一细长的突起为轴突，即神经纤维。轴突外包绕少突胶质细胞，称髓鞘，由于颜色白亮，故称白质。在白质中，功能、起止、形成基本相同的神经纤维集合成束，形成特定神经传递功能的神经纤维束。髓鞘富含脂质，髓鞘形成使脑内脂质和蛋白含量的增加，而含水量下降，因此髓鞘的发育关系到脑内生化物质的改变，髓鞘在神经纤维的发育和功能中具有重要作用。

神经系统髓鞘发育顺序是从尾端（脊髓和脑干）向头端（端脑）方向发展。端脑的髓鞘形成是从中央沟开始，向外延伸至各极，枕极的髓鞘形成先于额极，额极先于颞极。在皮层，髓鞘形成以同心圆的方式展开。皮层下白质区的髓鞘形成沿着纤维束功能方向进行，感觉传导通路髓鞘形成优先于运动元路径。

从髓鞘出现到完全发育成熟所需时间也不同，即少突胶质细胞由前体到功能成熟的胶质细胞的过程，内囊是 6 周，中央沟周围的髓鞘形成于 15 个月。因此髓鞘的发育从胚胎早期开始，可以持续至生后若干年。

在 MRI 上发现髓鞘的信号最早是妊娠 22 周，并可动态观察到不同周龄胎儿和新生儿脑髓鞘发育的顺序、过程，以此代表脑白质的发育进程[6]。

胼胝体是联结左右两侧大脑半球最大的神经纤维束，位于大脑半球纵裂的底部，在大脑两半球之间起神经信息的整合作用，是认知的功能基础。

在妊娠 12～20 周时，胼胝体从头端向尾端顺序依次发育成为嘴部、膝部、体部、压部。胎儿

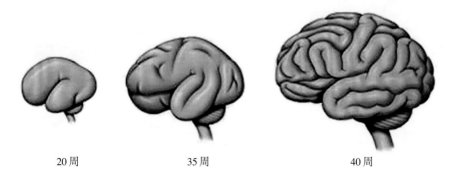

20 周　　　　35 周　　　　40 周

图 10-6　不同胎龄脑皮质外观

胼胝体的长度在 17～44 mm 之间，正中矢状面层厚 3 mm。

5. 小脑的发育　小脑是颅后窝的主要脑结构。小脑的胚胎发生源于神经管前部分化成的后脑泡，由后脑泡两侧的翼板相互融合成小脑板。

与端脑发育类似，小脑最初是由小脑室区生发基质的神经上皮细胞发育而来。12 周时，小脑板的两外侧膨大，形成小脑半球，小脑板中央部变细，形成小脑蚓。随孕周的进展，小脑半球的直径不断增加。孕 20 周时，小脑蚓部覆盖了第四脑室。妊娠 3 个月时，小脑表面开始出现沟和裂。小脑内的白质纤维早期无髓鞘，以后逐渐发育，至出生小脑结构仍未完成，直到 1～1 岁半才趋于完善。

根据小脑的种系发生，最古老的部分是原小脑，主要功能是从内耳获得平衡觉，通过改变肌张力调节躯体的姿势平衡。旧小脑感受骨骼肌张力、肌腱的牵张力、触觉、压觉变化，调节肌群变化，维持身体姿势和随意肌运动。新小脑通过多条神经通路与皮层运动中枢和下运动神经元联系，促使随意运动协调，增强准确性。

二、脑发育的评价

（一）神经发育的临床评估

新生儿的神经发育水平体现在新生儿一般状态、行为、能力等方面，不同胎龄的新生儿神经特征与脑的成熟度有关，故对脑成熟度的临床评价常融于全面、细致的体格检查中。

对新生儿神经系统检查自生后在产房即已开始，新生儿神经系统临床检查内容主要包括：一般状态、运动功能、颅神经、反射、行为[7-8]。

1. 一般状态　新生儿对外界事物反应的机敏程度，是皮层功能的体现。正常新生儿存在完整的睡眠觉醒周期，从安静睡眠、活动睡眠、瞌睡、安静觉醒、活动觉醒，直到哭闹。28 周的早产儿自发的反应状态仅能持续短暂的数秒钟。32 周的

早产儿，已有睡眠醒觉交替现象，不需刺激眼睛就能睁开，并有眼球的转动动作。胎龄 37 周的新生儿开始有觉醒哭闹，反应的机敏性也增加。

头颅的大小间接反映脑发育状况，胎龄 40 周的正常足月新生儿平均头围 40 cm，前囟约 1 cm×1 cm 大小，平坦，多数新生儿出生时后囟已处于闭合状态。新生儿颅缝包括矢状缝、冠状缝、人字缝、额缝，颅缝过宽或重叠均属异常。自然的躯体伸展、侧弯是脊柱正常功能的体现，还需注意与神经系统疾病相关的皮肤色素沉着或减退。必要时还需注意头部大血管杂音和路透照检查。

新生儿娩出后啼哭，提示肺膨胀，肺循环建立。以后在饥饿、尿便污染尿布等不适时会啼哭，是表示意愿的最原始方法。正常的足月新生儿哭声响亮、有调，小胎龄早产儿哭声低弱，少哭或不哭，颅内压增高时，哭声高尖、无调，伴不同程度意识障碍。

2. 运动功能　新生儿运动功能发育过程与神经系统的成熟密切相关（图 10-7），运动是在神经支配下肌肉与骨骼的协调动作。不同胎龄的新生儿肌力不同，产生的姿势也不同，早产儿肌张力低，韧带偏松弛，活动的力度和频率均低于足月儿。胎龄达 40 周足月时，显示出以屈肌张力为主的状态，在清醒后自发地肢体动作是连贯的，柔和的又是有力的。双侧肢体运动的幅度和频率对称。

新的 Ballard 量表（new Ballard Score）通过神经肌肉运动的生理特点确定胎龄[9]。

肌张力是肌肉对牵张力所产生的阻抗，指肌肉被动活动的能力，早产儿肌张力低于足月儿。对足月新生儿常通过围巾征、前臂弹回检查上肢肌张力，通过下肢弹回和腘窝角评价下肢肌张力。

对足月儿还要作肌力的评价，即主动肌张力，是新生儿在被检查时克服地心引力而产生的主动性动作。新生儿主动性肌肉活动评价方法包括由仰卧位拉向坐位时的头竖立能力，手握持和牵拉反应，以及协助身体直立位时的躯体支持反应等。

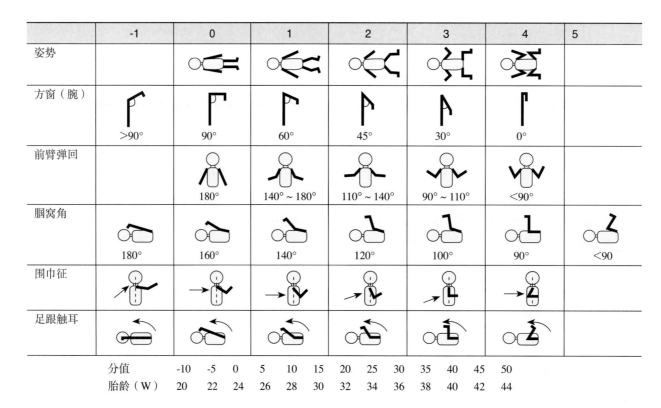

	-1	0	1	2	3	4	5
姿势							
方窗（腕）	>90°	90°	60°	45°	30°	0°	
前臂弹回		180°	140°~180°	110°~140°	90°~110°	<90°	
腘窝角	180°	160°	140°	120°	100°	90°	<90
围巾征							
足跟触耳							

分值	-10	-5	0	5	10	15	20	25	30	35	40	45	50
胎龄（W）	20	22	24	26	28	30	32	34	36	38	40	42	44

图 10-7　不同胎龄早产儿神经肌肉活动评价表

3. 反射　足月和近足月新生儿存在多种原始反射，是在一定刺激下某一组神经通路发生的反应性动作，体现了中枢和外周神经的完整性。常检查的项目包括：吸吮反射、握持反射、拥抱反射、踏步反射、躯体侧弯反射、颈肢反射等。随脑皮层功能发育，更加准确的反应趋向和运动形式取代原始反射。

腱反射仅在部分新生儿中可以引出，膝腱反射在新生儿最易引出。

4. 颅神经检查　由于新生儿的发育特点，对新生儿颅神经检查的许多项目需在观察其动作中作出判断，常视个体状况选择部分项目检查。如视神经和动眼、滑车、外展神经检查需在新生儿自动睁眼，眼球活动，转头时作出评价，三叉神经、面神经需在观察新生儿吸吮、啼哭动作时完成。听神经是在安静觉醒状态，观察对铃声、咯咯声、拍手的反应。

5. 新生儿行为评价　是对大脑皮层较高级的神经功能作出具体的量化评估，在临床新生儿神经系统检查时，较多关注的行为发育指标集中于两个方面，一是可安慰性，即对哭闹中的小儿，采用吸吮、抱起、晃动、触摸等方法，在15秒钟内停止哭闹；二是习惯形成，即在重复数次的声光刺激后，小儿眨眼反应减少或不反应，是脑皮层抑制功能的表现。

目前我国广泛应用的新生儿神经行为评分（neonatal behavioral neurological assessment, NBNA）包括前述的神经功能及行为能力。

（二）神经发育的影像学评价

医学影像技术主要是通过直接观察脑的结构，对发育中的脑作出评价，进展的影像学也可进行脑功能的检查和评价。

影像学常从以下方面判断脑的发育与成熟：

1. 脑容积的大小 脑容积随胎龄增长而增加。传统的二维影像检查，已有对脑的大小的评价方法，近年进展的三维影像技术，包括 B 超、CT、MRI，可对整体脑和某一脑区，或白质、灰质容积作准确定量分析，用于脑发育的评价。

2. 脑表面积 脑沟回形态体现了脑表面积的变化，脑细胞的增加使脑表面，但脑沟仍浅于成人。对脑沟回形态的检查，MRI 检查效果更佳。

3. 脑室形态 脑室在胚胎早期发育时形成，分化成双侧脑室、第 3 和第 4 脑室。在脑的正常发育过程中，随脑实质的增加，脑室由大到小，其变化与相邻的脑组织发育有直接的关系，新生儿脑室形态是各种影像学检查关注的重点之一。

4. 脑整体影像背景 脑整体影像背景体现了脑发育过程中脑实质内有形成分的变化，包括神经突起、突触增加，髓鞘化过程和血管的发育，以及脑内生化成分的变化，水分的减少。胎龄越小的早产儿，脑含水量越多，不同影像学均可有体现。

（三）脑电生理检查

脑细胞的电活动是脑功能的基本形式。脑电图是临床应用最早、最广泛的脑电生理检查方法，早已开始用于不同胎龄新生儿脑成熟度的评价。近年在我国应用日益增多的振幅整合脑电图（amplitude integrated electroencephalography, aEEG），是传统脑电图的简约形式，使脑电评价新生儿脑发育更为简便、易行。脑电对脑发育评价主要指标是电活动背景和睡眠周期。

1. 脑电活动背景 指电活动强度。脑电图描记的是不同脑区瞬时脑电强度的变化，突触传递过程的脑电活动在其中占有重要位置，而突触的大量形成并建立电信号传递功能，是在妊娠 28 周后，因此，胎龄越小，基本电活动就越弱。正常足月新生儿脑电波的电压上界是 25～25 uV 左右，下界是 6～10 uV 左右，早产儿下界低于 5 uV，胎龄越小，电压越低。由于早产儿电活动弱，30

周以前的早产儿普遍存在电活动不连续现象，低于 34 周的早产儿，正常振幅的波和低波幅的波交替出现。

2. 睡眠周期 随着脑调节功能的出现，34 周左右的早产儿在睡眠过程中会出现脑电活动规律性的变化，称睡眠周期，根据电压变化特点，区分为安静睡眠期和活动睡眠期。30 周以前的早产儿在脑电图上没有明确的睡眠周期，37 周后可明确区分。

（周丛乐）

参考文献

[1] Haidong Zhang, Zhonghe Zhang, Xuntao Yin, et al. Early development of the fetal central sulcus on 7.0 T magneticresonance imaging. Int. J. Devl Neuroscience, 2016, 48: 18-23.

[2] Orit A. Glenn. Normal Development of the Fetal Brain by MRI. Semin Perinatol, 2009, 33: 208-219.

[3] Zhonghe Zhanga, Shuwei Liua, Xiangtao Linb, et al. Development of fetal brain of 20 weeks gestational age: Assessment with post-mortem Magnetic Resonance Imaging. European Journal of Radiology, 2011, 80: 432-439.

[4] Ju-Chun Hsu, Yi-Cheng Wu, Peng-Hui Wang, et al. Quantitat Ⅳ e analysis of normal fetal brain volume and flow by three-dimensional power Doppler ultrasound. Journal of the Chinese Medical Association, 2013, 76: 504-509.

[5] Simon Ducharme, Matthew D. Albaugh, Tuong-ViNguyen, et al. Trajectories of cortical surface area and cortical volume maturation in normal brain development. Data in Brief, 2015, 5: 929-938.

[6] Hao Huang, Lana Vasung. Gaining insight of fetal brain development with diffusion MRI and histology. Int. J. Devl Neuroscience, 2014, 32: 11-22.

[7] Volpe JJ. Neurology of the newborn. 5th ed. WB Saunders, Philadelphia, 2008, 119-244

[8] Buonocore G. Neonatology. A Practical Approach to Neonatal Diseases. Springer-Verlag, Italia, 2012, 7-16

[9] Ballard JL, Khoury JC, Wedig K, et al. New Ballard Score, expanded to include extremely premature infants. J Pediatr, 1991, 119: 417.

第二节　胎儿神经系统发育以及妊娠期超声诊断神经系统疾病

一、人类神经系统的胚胎发育

人类的神经系统发育主要发生在胚胎期间，并奠定了神经系统的发育趋势。但是，人类的神经系统的发育完全大约要持续到生后 1～2 岁才完成，故对于胎儿期神经系统结构的评估需要有动态发展的思路。

以下我们简要介绍一下神经系统的重要部分胚胎发育的过程。

人类胚胎第 3 周初，在脊索的诱导下，出现了由神经外胚层构成的神经板。随着其延长，逐渐长大并形成神经沟。在相当于枕部体节的平面上，首先愈合成管，愈合过程向头、尾两端进展，最后在头尾两端各有一开口，分别称前后神经孔。胚胎第 25 天左右，前神经孔闭合，第 27 天左右，后神经孔闭合，完整的神经管形成。神经管的前段膨大，衍化为脑；后段较细，衍化为脊髓。胚胎第 3 个月之前，脊髓与脊柱等长，其下端可达脊柱的尾骨。第 3 个月后，由于脊柱增长比脊髓快，脊柱逐渐超越脊髓向尾端延伸，脊髓的位置相对上移。至出生前，脊髓下端与第 3 腰椎平齐，仅以终丝与尾骨相连。脑起源于神经管的头段，其形态发生和组织分化过程尽管与脊髓有一些相同或相似之处，但比脊髓更为复杂。胚胎第 4 周末，神经管头段形成三个膨大，即脑泡，由前向后分别为前脑泡、中脑泡和菱脑泡。至第 5 周时，前脑泡的头端向两侧膨大，形成左右两个端脑，以后演变为大脑两半球，而前脑泡的尾端则形成间脑。中脑泡变化不大，演变为中脑，菱脑泡演变为头侧的后脑和尾侧的末脑，后脑演变为脑桥和小脑，末脑演变为延髓。随着脑泡的形成和演变，神经管的管腔也演变为各部位的脑室。前脑泡的腔演变为左右两个侧脑室和间脑中的第三脑室；中脑泡的腔很小，形成狭窄的中脑导水管；菱脑泡的腔演变为宽大的第四脑室。大脑皮质由端脑套层的成神经细胞迁移和分化而成。小脑起源于后脑翼板背侧部的菱唇。胚胎第 12 周时，小脑板的两外侧部膨大，形成小脑半球；板的中部变细，形成小脑蚓。神经节、感觉运动神经以及松果体等也有其发育规律。就以上神经系统胚胎发育的过程，总结如表 10-1。

表 10-1　神经系统胚胎发育的过程

孕周	发育过程
8～9 周	原始脑，从上至下为端脑、间脑、中脑、后脑和末脑
9～10 周	开始形成大脑半球，妊娠 11 周完成
14 周	形成两侧稍膨大的小脑半球以及中央较细的蚓部

二、胎儿（胚胎）神经系统发育的正常超声图像

妊娠 16 周以后由于胎儿神经系统大体结构发育基本完成，大体的解剖结构不会发生过多的变化，超声检查时可以检查神经系统的各种所需切面。在检查神经系统时一般采用二维超声即可获得满意的影像，三维超声（或四维超声）在某种程度上有一定的辅助诊断作用。检查途径分为经腹探头扫查和经阴道探头扫查，后者在妊娠晚期对于头位胎儿的颅脑评估是重要的辅助扫查途径。超声切面有横切面、冠状切面和矢状切面三种，胎头以横切面应用最多。根据胎儿神经系统发育的规律，在妊娠不同时期，可获得的正常胎儿神经系统的图像（表 10-2）。

表 10-2　妊娠不同时期可获得的正常胎儿神经系统的图像

孕周	超声图像
第 8 周	单脑泡（尚未分开的端脑和中脑脑泡），颅内仅见较大的无回声区
第 9 周	矢状面——前脑泡（端脑、间脑和后脑）
	冠状面——未来的中脑导水管、第四脑室和其通向椎管的漏斗部
第 10 周	正中矢状面——脑室系统（中脑、后脑和末脑）
	端脑泡（大脑半球）开始发育，出现大脑镰和脉络丛
	脊柱上段
第 11 周	脑室系统清晰可见，第三脑室位于第四脑室上方，呈无回声结构
第 12～13 周	中线矢状面——脑室系统
	正中旁矢状面——侧脑室，内有强回声的脉络膜
	高位横切面——侧脑室
	中位横切面——丘脑和大脑脚，第三脑室
	低位横切面——后颅窝（小脑和后颅窝池）
	冠状面——脉络膜和侧脑室前角；丘脑；第三脑室；后颅窝池；脊柱的颈段和胸段
第 14～15 周	冠状面——所有脑内重要结构显示（如大脑镰、丘脑、透明隔、脉络膜、大脑脚、后颅窝池和小脑）
	高位横切面——脉络膜
	中位横切面——丘脑和枕部方向的大脑脚、第三脑室
	低位横切面——第四脑室、后颅窝池和小脑
第 16 周	冠状面——同前
	高位横切面——大脑镰和侧脑室
	丘脑水平横切面——丘脑前方的透明隔
	小脑平面——颈项透明层厚度

三、妊娠期脑部超声常用径线

1. 双顶径（biparietal diameter, BPD）

（1）测量的标准平面为丘脑平面（即胎头横切面第二个平面）：丘脑位于胎头的中央，大脑镰居中，可见透明隔以及侧脑室的前后角（图10-8）。

（2）测量方法：有三种测量方法：头颅骨板的外缘至对侧骨板的内缘、头颅骨板的外缘至对侧骨板的外缘、头颅骨板的中点至对侧骨板的中点，其中以第一种方法应用居多。

（3）意义：BPD数值与孕周有明显的正相关性。

2. 头围　头围值亦与孕周呈明显的正相关性，并且头围能够弥补单纯测量BPD的局限性，BPD不能全面反映头颅形状和脑容积（图10-9）。

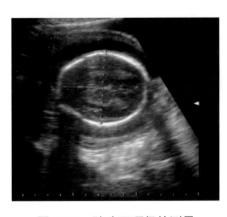

图 10-8　胎头双顶径的测量

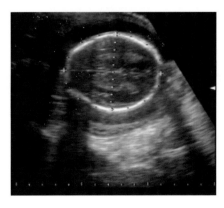

图 10-9　胎头头围的测量

3. 小脑横径 其与孕周也有明显的正相关性（图 10-10）。

四、孕期超声测量胎儿神经系统的常用平面

（一）颅脑

一般采用横切面、冠状切面和矢状切面。

1. 横切面

（1）第一平面：通过侧脑室顶部，胎头呈椭圆形，脑中线居中；

（2）第二平面：丘脑平面，也是测量双顶径和头围的平面。其经过了侧脑室前后角、透明隔、丘脑。第三脑室一般不可见；

（3）第三平面：除在第二平面观察到的侧脑室前后角、透明隔、丘脑外，还可见第三脑室下部和大脑脚的上部；

（4）第四平面：测量小脑横径的平面。经过侧脑室前角、透明隔、小脑和后颅窝池。

2. 冠状切面

（1）第一平面：通过面骨和额叶；

（2）第二平面：显示透明隔、侧脑室前角；

（3）第三平面：显示丘脑；

（4）第四平面：显示丘脑、大脑脚、侧脑室；

（5）第五平面：显示枕部（大脑枕叶和小脑）。

3. 矢状切面

（1）正中矢状切面：显示胼胝体、透明隔、第三脑室、脉络膜丛；

（2）左右旁矢状切面：显示侧脑室前角、中央部和后角。

（二）脊柱

胎儿脊椎有三个骨化中心，为椎体和双侧的椎弓。

1. 横切面 显示脊柱的三个骨化中心为一封闭的等腰三角形。同时也能显示胎儿背部皮肤的完整性。

2. 矢状切面 其经过一侧的椎弓和椎体，为两排平行的骨化中心，有人称之为"双轨征"，其在骶尾部逐渐融合。在此平面还可以观察胎儿背部皮肤的完整性以及脊柱的正常曲度，但要注意观察左右旁矢状切面，以免遗漏（图 10-11）。

3. 冠切面 显示两排椎弓，偏前则能显示椎体，但不能显示背部皮肤的完整性。

五、彩色多普勒超声在神经系统检查中的应用

超声检查除了能反映神经系统的形态异常外，应用彩色多普勒超声检查的方法，还能显示颅脑内血管分布情况、测量重要血管的血流数值。一般容易获得胎儿的 Willis 环，显示颅内血管的分布情况。通过测量各血管的血流数值可以

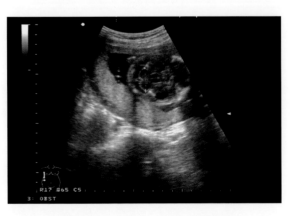

图 10-10 胎儿小脑横径的测量

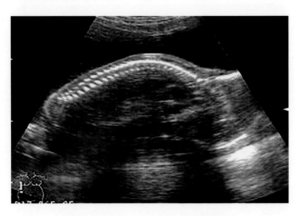

图 10-11 胎儿脊椎矢状切面

明确血液灌注程度。目前常用的是大脑中动脉，取材方法为先寻找双顶径平面，略微向下方平行移动探头，显示大脑脚，再用彩超显示基底动脉环，其呈五边形，尖端向前，取大脑中动脉中段测量（图 10-12）。妊娠 11～12 周前大脑中动脉无舒张末期血流，此后才出现舒张末期血流，其 S/D、RI、PI 等值与孕周有明显的负相关性。当出现胎儿宫内缺氧时，为保证胎儿重要器官的血液供应，胎儿体内血流将进行重新分布，也就是说大脑中动脉 S/D 值比脐带动脉该值为低，即脑保护效应。另外，大脑中动脉收缩期峰值流速（PSV）值如果超过 1.5 MOM（中位数的倍数 multiple of the median，MOM），对胎儿贫血有一定的提示作用。

六、妊娠期间常见神经系统畸形

（一）脑积水

脑积水（hydrocephalus）为各种原因引起脑脊液循环受阻，积聚在脑室内，导致脑室明显扩张。其原因是多方面的，包括遗传因素、获得性因素，有些则原因不明。典型的脑积水超声不容易遗漏，表现为双侧侧脑室和第三脑室明显扩张。（图 10-13）测量的方法应从脑室中部测量，通常脑室严重扩大（>15 mm）。妊娠 20 周以后，侧脑室宽度超过脑半球宽度 1/3 或任何孕周侧脑室后角宽度超过 10 mm 者，应该高度重视，密切随访。脑积水需要与下列脑部畸形相鉴别。

1. 全前脑　此病大脑镰缺失、丘脑融合，常伴有颜面变形；

2. 积水性无脑畸形　超声显示无脑组织，但头颅大小是正常的；

3. 其他原因所致脑积水　比如 Chiari Ⅱ 畸形，多表现为后颅窝异常变小，小脑呈“香蕉样”改变，常伴有脊髓脊膜膨出；Dandy-Walker 畸形可见后颅窝囊肿，小脑蚓部不发育或发育不全，其积水与第四脑室交通；

4. 轻度脑室扩张（11～15 mm）头颅大小正常或缩小、非进展性、可合并染色体异常（如 21 三体等）。

（二）脊柱裂

脊柱裂（spina bifida）是脊柱中线缺损，导致的椎管开放。其多由遗传因素、染色体畸变、环境因素造成。临床上分为开放性脊柱裂和隐性脊柱裂两大类。开放性脊柱裂超声检查不容易漏诊，多发生在腰骶段。其主要包括开放性椎骨缺损、软组织异常和相应头部变化。探测该处脊柱的各个平面均可见椎骨的缺损。旁正中切面可见背侧椎弓的骨化中心断裂或缺失（图 10-14）；横切面显示呈开放性三角形，背侧的椎弓骨化中心呈 U 型或 V 型（图 10-15）；冠状切面显示并行的椎弓在裂开处增宽、

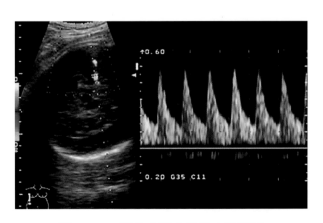

图 10-12　胎儿大脑中动脉中段测量

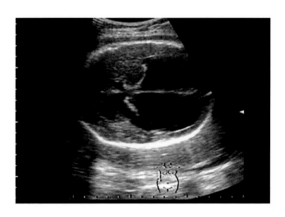

图 10-13　胎儿脑积水

膨大。同时在矢状切面和横切面上可见相应部位的皮肤缺失，冠状切面不能显示皮肤改变。隐性脊柱裂一般椎骨缺损较小，加之皮肤连续，容易漏诊。与脊柱裂相鉴别的畸形包括：

　　1. 骶尾部畸胎瘤；

　　2. 脊柱异常弯曲；

　　3. 脊髓囊性膨出等。其重要鉴别点均为脊柱椎骨连续，不缺失。

（三）脑膨出

　　脑膨出（cephalocele）（图 10-16）是颅内容物通过颅骨缺损部位向外疝出。其原因尚不明晰，有报道与遗传性和非遗传性因素有关。分为脑膜膨出和脑脑膜膨出两种，前者仅为脑脊膜疝出，后者大脑伴随脑脊膜一起疝出。超声多显示胎头旁包块样回声，并伴有相应的颅骨缺损。枕部最常见，占 75%；其次是额部和顶部。单纯脑膜膨出为无回声区；如果伴有脑组织膨出，回声则为实质性不规则形。枕部膨出者疝的内容物多样，从完整的囊到整个大脑，有时囊中有囊，说明有第 4 脑室脱垂。额部膨出者多表现为突出的面部肿物，侧面象最有利于诊断，严重者甚至疝可以完全向内进入喉部，但很难诊断。其他的表现多为中枢神经系统异常，脑积水最常见，小头畸形占 25%，还有 Dandy-Walker 畸形和胼胝体发育不全。其他可见面裂、心脏缺损等。

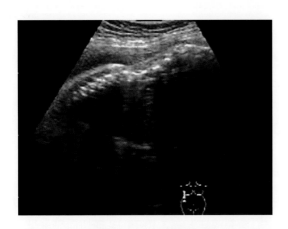

图 10-14　脊柱裂
旁正中切面可见背侧椎弓的骨化中心断裂或缺失

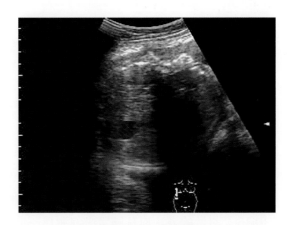

图 10-15　脊柱裂
横切面显示呈开放性三角形，背侧的椎弓骨化中心呈 U 型或 V 型

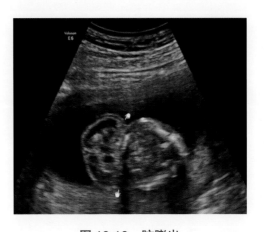

图 10-16　脑膨出

鉴别诊断主要包括：

1．颈部水囊瘤　其头颅骨完整、主要为颈部分隔的肿物，但其内无神经组织；

2．胎儿非免疫性水肿；

3．胎头软组织包块等，如血管瘤、上皮囊肿、头颅血肿等，鉴别点为颅骨完整；

4．枕骨裂脑露畸形；

5．羊膜带综合征等。

（四）无脑儿

无脑儿（anencephaly）为颅骨盖及双侧大脑半球缺失。其原因多为遗传、环境、致畸因子等。可以在早期妊娠超声时明确诊断。早期妊娠超声表现为正常的头的轮廓消失（图 10-17），头部呈不规则，扁平，扩张表现，但神经组织仍然存在，大脑外露呈叶状米奇鼠或波峰样，胎儿头臀长度明显小于正常值。妊娠中晚期由于神经组织多已溶解，头部冠状面呈青蛙样改变。通常伴有羊水过多，继发于胎儿吞咽的消失。无脑儿可以伴有其他的开放的神经管缺损，如枕骨裂脑露畸形、腰椎脑脊膜膨出。其他畸形有马蹄足、唇腭裂、脐膨出、尿道畸形等。一般情况下无脑儿不易被漏诊。相对来讲，有可能需要鉴别的畸形有：

1．无颅畸形　神经组织仍然存在，由于没有颅骨，大脑比正常胎儿更易看见，为致死性的；

2．脑膨出　颅骨存在，神经组织从裂隙中膨出；

3．羊膜带综合征导致的缺损是不对称的，仔细检查可以看见羊膜带，同时可以伴有身体其他部分的损害；

4．小头畸形等。

（五）水脑

水脑（hydroencephaly）是指双侧大脑半球缺失，仅存在脑干和小脑，颅腔内充满脑脊液。原因可能与严重脑积水、颈内动脉分支广泛闭塞、严重颅内感染等相关。超声图像典型者为除大脑以外的其他结构正常。头颅内呈现一巨大的无回声区，无大脑和脑中线回声，脑实质呈扩散性破坏，正常结构标志消失，颅内出现发散性异常回声。大脑半球被液体所替代，为终末阶段表现，脑干突出于内。水脑易与严重脑积水、无叶全前脑等相混淆。水脑需要与下列脑部畸形相鉴别：

1．脑积水者大脑皮层尚存；

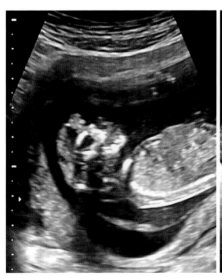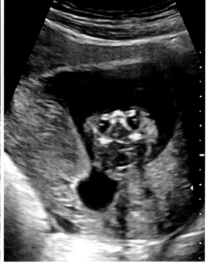

图 10-17　无脑儿
早期妊娠超声表现为正常的头的轮廓消失

2. 常见后颅窝异常，如 Dandy-Walker 畸形、Arnold-Chiari 畸形（小脑延髓池闭塞）；

3. 全前脑　表现为单脑室、丘脑融合，常合并面部畸形（面部中线裂、独眼畸形、喙鼻、猴头畸形）；

4. 常合并其他结构异常，如脊髓脊膜膨出、畸形足等。

（六）Dandy–Walker 畸形

Dandy-Walker 畸形为小脑蚓部全部缺失或部分缺失，第四脑室与后颅窝扩张。其原因为多源性，尚无明确机制。50% 合并其他中枢神经系统畸形，35% 合并躯体畸形，30% 合并染色体畸形。应争取在妊娠 18 周以前作出诊断，主要特征为小脑蚓部不全，以及在妊娠早期曾经正常的后脑部出现囊性变。典型 Dandy-Walker 的超声图像表现为小脑蚓部发育不全，常见脑积水和后颅窝增大（图 10-18）。不典型 Dandy-Walker 的表现为不同程度的小脑蚓发育不良（如小脑蚓下部缺损），常无脑积水。Dandy-Walker 畸形容易并存的畸形，包括中枢神经系统异常，如胼胝体发育不全、脑膨出、全前脑等；躯体异常 如唇 / 腭裂、心脏缺陷、多囊肾等。鉴别诊断包括：

1. 小脑延髓池增大，其扩张常 >10 mm，但小脑蚓部完整；

2. 蛛网膜囊肿　小脑蚓部完整，主要是小脑受第四脑室压迫移位。

（七）脉络膜囊肿

脉络膜上的囊肿称之为脉络膜囊肿（choroid eyst）。是由脉络膜内神经上皮皱褶引起，其内含有脑脊液和细胞碎片，是 18- 三体综合征的重要标志之一。正常胎儿也可出现脉络膜囊肿，但绝大多数在妊娠 20 周前缩小或消失，故 18 周后才有意义。在常规侧脑室图像中很容易发现。在单侧或双侧均质的脉络膜强回声内可见圆形或椭圆形的无回声结构；囊肿直径大于 2 mm 即可诊断（图 10-19）。囊肿可以单发或多发，脉络膜呈海绵状。大多数位于侧脑室后脚的脉络膜丛内，不超过 10 mm。需要与侧脑室扩张症、颅内出血、脉络膜乳头状瘤等鉴别诊断。颅内出血在宫内极少发生，血液的回声比脉络膜囊肿更强，一般在丘脑连接处出血，血在脑室周围时经常和脉络膜分离。

（八）颅内出血

颅内出血（intracranial hemorrhage）是指胎儿颅内部的出血。主要由于缺氧、感染等因素引起。出血部位一般见于硬膜下 / 蛛网膜下、实质内和脑室周围。超声图像为脑室、脑实质或脑脊液中的回声团（图 10-20）。鉴别诊断包括：

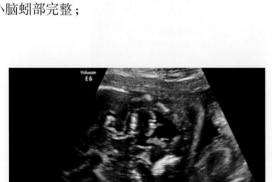

图 10-18　Dandy-Walker 畸形

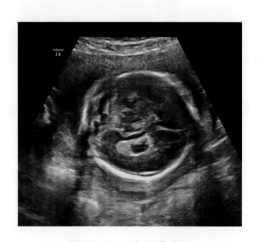

图 10-19　脉络膜囊肿

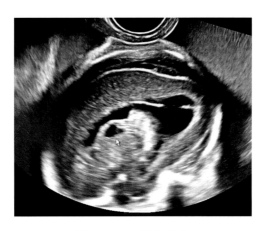

图 10-20　颅内出血

1. 颅内肿瘤　表现为大的、非均匀的、生长快包块；

2. 感染　可引起颅内结构破坏和水肿，颅内骨化多由于巨细胞病毒或弓形虫感染引起。

（陈　倩）

参考文献

[1] 唐军民, 李继承. 组织学与胚胎学. 北京 : 北京大学医学出版社, 2011.

[2] International Society of Ultrasound in Obstetrics & Gynecology Education Committee. Sonographic examination of the fetal central nervous system: guidelines for performing the 'basic examination' and the 'fetal neurosonogram'. Ultrsound Obstet Gynecol 2007; 29: 109-116.

[3] Salomon LJ, Alfirevic Z, Berghella V, et al. Practice guidelines for performance of the routine mid-trimester fetal ultrasound scan. Ultrasound Obstet Gynecol 2011; Jan; 37(1): 116-26

[4] 陈倩. 妇产科疾病超声诊断路径. 北京 : 北京大学医学出版社, 2016.

第三节　新生儿期超声诊断的脑发育异常

中枢神经系统的形成源于胚胎早期，从神经管的形成，细胞增殖、迁移，脑基本结构构建，突触连接及后期高级神经网络建立，经历了漫长的过程，在不同的阶段受到各种高危因素的影响，可干扰发育进程，包括内外环境异常、母亲各种疾病、胎儿自身发育调控、遗传因素等，会出现不同的脑发育异常。脑发育畸形类型、严重程度与高危因素作用的机制、时间、强度等有关。

超声影像学检查是从脑结构变化的角度评价、发现脑发育异常，主要是对脑发育畸形、脑灰质和白质发育异常、血管畸形作出诊断。

一、先天脑发育畸形

先天脑发育畸形（congenital brain malformation）是胚胎和胎儿早期，在高危因素影响下，脑结构不能形成，或部分不能形成的结果。中枢神经系统畸形可以发生局部、单一的脑结构异常，也可是复合畸形，即同时存在两种以上的脑结构异常，有时与躯体其他部位畸形并存。发育畸形可引发流产、死胎、死产，出生并存活的神经发育畸形小儿会存在不同类型的神经病症和残疾[1-2]。绝大部分脑发育畸形在常规的 B 超产检、排畸过程中发现、确诊，并终止妊娠，少部分病例因各种原因未能在产前明确诊断，成为新生儿期颅脑超声检查不可疏漏的诊断内容，常见到的脑发育畸形如下。

（一）神经管畸形

神经管畸形（neural tube defects, NTD）是孕早期神经管发育异常所致的畸形，存在多种类型，常累及整个神经系统，如无脑畸形，无治疗存活价值。也有不同程度的脑膜、脑膨出，脊膜膨出（图 10-21），需及时外科手术矫正，可维持生命或保留正常神经功能。此类畸形位于体表，显而易见，可以确诊，超声检查的作用是：

1. 对膨出物的探查，了解其内容物的性质、血供状况，对手术治疗有参考价值。

2. 术后常规检查，便于发现脑脊液循环障碍、继发性脑积水等并发症。

3. 术前常规颅脑超声检查。部分脑脊膜膨出的患儿同时伴有不同类型、程度的脑发育异常，及时发现，益于手术决策和估价预后。

（二）脑无裂畸形

脑无裂畸形（alobar holoprosencephaly）又称全前脑畸形，是发育早期脑未分裂成对称的大脑半球所致的畸形。根据前脑未分裂的程度分成三种类型：

1. 无脑叶全前脑畸形　大脑未分裂，脑室为单一的腔，可合并丘脑分裂不全和视、嗅、面部结构的畸形。

2. 半脑叶全前脑畸形　仅前半部前脑脑分裂开。

3. 有脑叶全前脑畸形　双侧前脑大部分分开，但分裂不彻底，双侧脑室前角间室间孔很大（图 10-22）。前两种类型无治疗意义，后一种在新生儿中偶有所见，远期预后不明。在临床中也见到

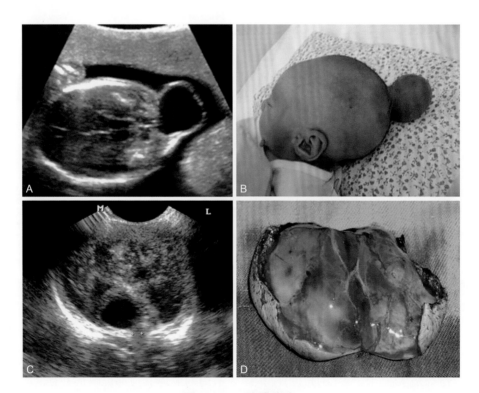

图 10-21　脑膜膨出

A. 产前 B 超所见的脑膜膨出；B. 脑膜膨出小儿的外观；C. 膨出物的 B 超显像，回声不均，部分呈液性暗区，有不规则隔膜；D. 手术切除后的膨出物剖面，胶质充填于膨出物内，其间有隔膜

后脑无裂病例（图10-23）。

脑纵裂是新生儿颅脑超声的必检内容，容易探及。当发现患儿存在头面部外貌畸形、侧脑室前角形态异常，应警惕本病。

（三）胼胝体发育不全

胼胝体发育不全（dysplasia of the corpus callosum, DCC）胼胝体形成于胚胎的第12～20周，是连接双侧大脑半球的神经纤维的集合体，分为嘴部、膝部、体部和压部4个部分。如果发育中不能诱导轴突从大脑半球一侧越过中线到达对侧大脑半球，则胼胝体就不能形成。胼胝体发育不全包括部分缺如或全部胼胝体和周围结构的缺如。

胼胝体发育不全可合并其他畸形，如巨脑畸形、大脑导水管狭窄、先天性脑积水等，或为其他综合征的组成部分。单纯的先天性胼胝体发育不全或缺如在早期可无特殊临床症状。部分胼胝

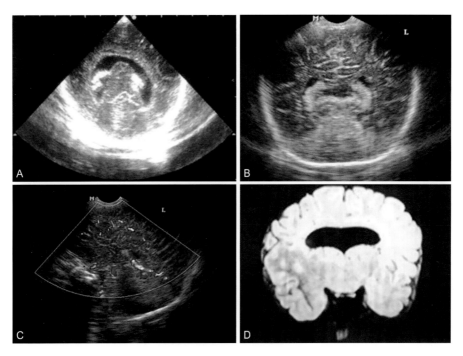

图 10-22　脑无裂畸形
A,B.无脑叶全前脑畸形；C.正中矢状面，血管走形紊乱；D.全前脑畸形的病理标本

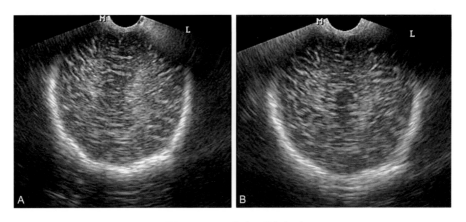

图 10-23　后脑无裂畸形
A,B.B超检查枕部不同层面均无脑中线，并伴脑沟回异常

体缺如的新生儿可表现为球形头、眼距过宽，也可有发育迟缓、智力障碍、癫痫等。

在脑结构正常新生儿，超声可通过冠矢状面探查胼胝体。在冠状面双侧脑室前角层面，可见双侧前角间的横向强回声短带，即是胼胝体。在正中矢状面，胼胝体在透明隔腔上方，几乎与之平行，前后走行，呈低回声带，其前方可见搏动的大脑前动脉。在胼胝体发育缺如或发育不全时，由于没有胼胝体纤维的约束力，其周围的脑结构形态会发生相应改变，常见以下超声影像特征（图10-24，图10-25）：

1. 在正常探查胼胝体的部位，胼胝体影像缺

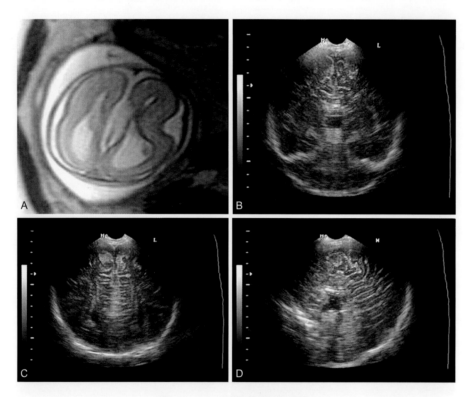

图 10-24 胼胝体发育异常

A.胎儿MRI，显示泪滴状侧脑室；B.新生儿B超，双侧脑室前角间胼胝体影像消失；C.双侧脑室走行趋于平行，并呈现狭窄的泪滴状；D.正中矢状位，胼胝体影像消失

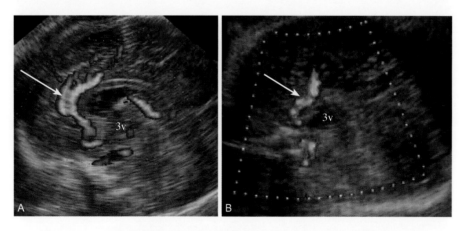

图 10-25 彩色多普勒超声胼胝体发育正常与异常时的血管走行比较

A.胼胝体发育正常时胼缘动脉走行；B.胼胝体发育异常时，胼缘动脉起始部弧度改变

失，或部分存在。

2. 侧脑室变形，在冠状面可见上窄下宽，被称为"泪滴状"脑室。侧脑室后角向中线方向偏移，因而失去原有侧脑室对称的"八字形"，趋于平行。

3. 正中矢状面观，第三脑室向背侧抬高，枕部脑沟回密集，呈放射状排列，称"放射状脑回"。

4. 通过彩色多普勒超声观察，可见胼缘动脉走行异常，前方转折弯曲变小。

（四）小脑发育异常

小脑发育异常（cerebellar dysplasia）也称 Dandy Walker 畸形，起始于第 4 脑室形成前，菱脑斜形唇不能完全分化，来自斜形唇的神经细胞不能正常增殖、移行，造成小脑蚓部发育不全和下橄榄核异位。在该畸形中，小脑蚓部完全不发育占 25%，其余为部分发育不全。50% 以上的 Dandy Walker 畸形患儿伴有其他脑部畸形，其中胼胝体发育不良最常见。还可伴全身其他畸形，包括骨骼畸形，面血管瘤，心脑血管异常等。

小脑发育不良患儿的临床表现与畸形程度和所伴有的其他畸形有关，如脑积水明显时可颅压高，第 4 脑室扩张可压迫延髓，引发呼吸衰竭、死亡。小脑症状在小婴儿阶段以肌张力低下和运动发育迟缓为主，随年龄增长，运动异常明显。伴有其他脑内畸形的小儿可表现出智力低下，癫痫等。

小脑发育异常的超声影像特征为（图 10-26）：

1. 正中矢状面所见为小脑体积变小，所对应的是枕大池和小脑延髓池增宽。在此应注意的是，部分小儿，特别是早产儿，枕大池和小脑延髓池

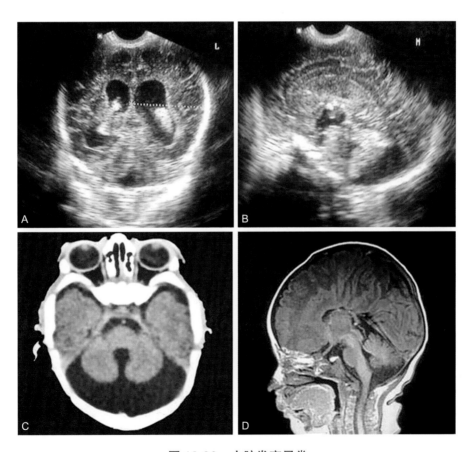

图 10-26 小脑发育异常

A.冠状面，小脑蚓部发育不良；B.正中矢状面，小脑发育不良，枕大池增宽；C.CT：Dandy Walker 畸形；D.MRI：小脑发育不良

轻度增宽，而小脑形态无显著变化，后期还有继续发育的可能，多数临床结局正常。

2. 冠状面脉络丛层面，显示双侧小脑半球体积小，中央小脑蚓部下方常有不同程度缺失。

二、脑皮质发育异常

脑皮质（灰质）发育异常也被称作皮质发育畸形，病变主要发生在妊娠 12 ~ 24 周左右，与神经元增殖、迁移障碍有关，有时病变甚至起源于胚胎早期神经母细胞发育异常，其结局常是皮层发育畸形（malformations of cortical development, MCD），涉及神经细胞增殖和分化、迁移、皮质构建全过程。临床常见类型有无脑回畸形、多小脑回畸形等。另外也有皮质发育异常的另类疾病，如：小头畸形、巨脑畸形和皮质异位等[3]。

分子生物学、遗传学和影像学的迅速发展使人们对皮质发育畸形的认识不断深入，至今已知超过 100 种基因与皮质发育畸形相关，涉及多种生物学通路、细胞周期，以及代谢环节。

皮质发育畸形是导致小儿发育迟缓和癫痫的常见原因，生后多以早发、难以制止的惊厥而就诊，但由于存在脑结构的病理基础，抗惊厥药物治疗效果不佳。

影像学是皮质发育异常确诊的首选方法，以 MRI 最佳，高分辨率 MRI 检查可见皮质发育畸形的分布、严重程度、皮质表面情况、白质和灰质之间的界限、皮质厚度、及合并的其他脑部畸形。因脑 B 超检查存在盲区，对脑周边部位异常诊断敏感度低，只能对部分皮质发育异常作出诊断，故对早发新生儿癫痫的患儿可作初步筛查，结合 MRI、CT 进一步确诊。在新生儿临床 B 超检查常见的皮层发育异常如下：

（一）无脑回畸形

无脑回畸形（lisencephaly）为脑表面光滑，大脑皮质无脑沟，也称平滑脑，由于神经元增殖、迁移到大脑表面过程发生的障碍所致。无脑回畸形者大脑皮层变厚、灰质增多而白质减少，常伴有脑干和胼胝体常发育不全。CT 和 MRI 均能显示大脑皮层表面光滑，脑沟缺如，仅存数个宽阔、平坦、粗大的脑回。脑灰质增厚，白质变薄，岛叶缺如。脑室壁由于存在异常灰质，可呈结节样外观。大脑外侧裂明显增宽、变浅，致大脑呈"8"字形。

无脑回畸形有遗传性倾向，现已鉴定出 12 种无脑回基因，90% 的患者与这些基因相关。患儿多伴有顽固性惊厥和去大脑强直状态，常在 2 岁前死亡。可合并有小头畸形和轻微面部异常。

无脑回畸形的超声影像特征（图 10-27）：

1. 个层面脑沟回影像减少；

2. 外侧裂增宽，由正常的横置"Y"字形变为"人"字形。尖端部分指向脑中央部位。原因是脑表面积减少，折叠的沟回减少；

3. 脑室轻度增宽，失去正常的弯曲弧度。有时可见脑室周边高回声带，有可能是未正常移行的细胞异常堆积现象。

（二）巨脑回畸形

巨脑畸形（pachygyria）是不完全性脑回缺如，表现为脑回数目减少，但是体积增大，严重者存在主要脑回。有巨脑回畸形的新生儿多有早发的惊厥，并转为癫痫。部分有面部异常或其他先天性异常，至婴儿期表现出现明显智力发育落后，预后不良。

MRI 和 CT 检查可显示大脑半球脑回增宽，脑皮质增厚，皮层内表面光滑，白质变薄。

B 超影像特征（图 10-28）：

1. 可以显示宽大、异常的脑回。病变的部位可局限于某一部分的脑回，或整个脑半球的脑回均异常。

2. 中线不同程度地向病变侧脑半球偏移。

3. 与病变部位相对应区域的白质发育异常，与健侧影像不一致。

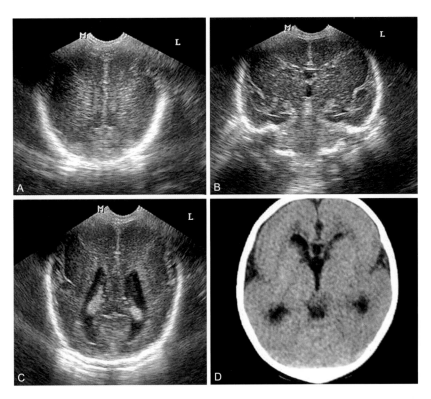

图 10-27 无脑回畸形

A. 额叶层面，中线两侧无脑沟回影像；B. 第 3 脑室层面，双侧外侧裂呈三角形；C. 脉络丛层面，双侧脑半球缺乏脑沟回影像；D. CT 显示光滑脑，呈"8"字形

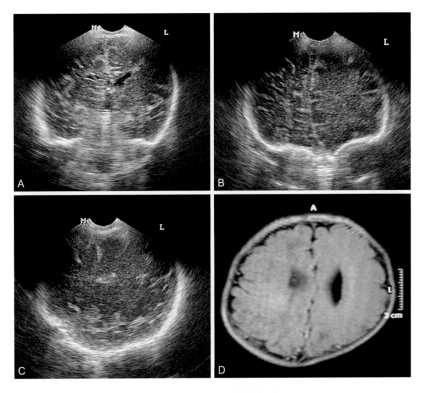

图 10-28 巨脑回畸形

A. 第 3 脑室层面，左侧脑回稀少、宽大；B. 枕叶层面，左侧脑边缘皮层沟回影像少而宽大，中间部位缺乏正常影像，与健侧脑形成鲜明对比，同时中线向对侧偏移；C. 旁矢状面，同样显示脑皮层与脑实质发育异常；D. MRI，检查结果与 B 超相同

（三）其他类型灰质发育异常

另有一些灰质发育异常的疾病，因病变较微细，B超难以识别，需MRI或CT确诊，如多小脑回畸形（polymicrogyria），是在胚胎5～6个月时神经元移行达皮质阶段发育异常，大脑皮质存在许多过度发生的小脑回，脑回小而且数目过多。细胞排列紊乱，皮质表面不规整，皮质常因为过度折叠而轻度增厚。又如脑灰质异位（heterotopia），是在胚胎发育过程中，增殖的神经母细胞迁移缺陷，不能从脑室周围移到脑外周的皮层灰质，成簇的神经元定位在不适当的位置，多在脑室周围，半卵圆中心（图10-29）。

还有一些与脑灰质发育相关的疾病，突出表现为脑体积异常，如巨脑症（megalencephaly），脑异常增大，脑重增加，头围超过同龄、同性

别平均值平均值的3个标准差。影像学检查，部分病例合并有大脑皮质异常，如多小脑回畸形。病理学研究发现，巨脑症时脑回增宽且结构复杂，脑沟加深，神经元数目和大小均有增加，胶质细胞增生。另一种疾病则是小头畸形（microcephaly）是指头围低于正常同龄儿的3标准差以下。常在妊娠3～5个月时脑的发育即停止进展或明显延缓。病理显示脑体积、回小于正常。这些小儿常存在染色体畸变。

对这些类型的皮质发育异常，B超所能发现的阳性征象是有限的，在检查时应注意以下问题：

1. 脑室边缘不整，发现突入其内，或脑室边缘的单个或簇状小结节；在脑实质内存在高回声占位，不能用其他病因解释时，需想到灰质异位的可能性，并借助其他影像学确诊。

2. 对头围过大的患儿，超声检查具有鉴别作

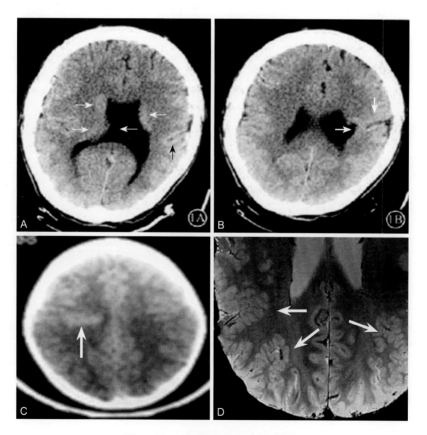

图10-29　灰质异位与多小脑回

A, B, C. 为CT与MRI显示的不同部位灰质异位，如箭头所指；D. MRI显示的多小脑回，在折叠的脑皮层上又出现诸多极小的异常折叠

用。首先除外脑积水，同时作脑横径和额叶厚度测量，确定脑体积增大。另外，巨脑症患儿常有侧脑室轻度增宽，但张力不高，与脑积水不同。

3. 对头围过小的患儿，B 超检查时除常规测量脑的大小外，应注意脑内是否存在钙化点，尤其是脑室周围、丘脑、基底核区域，是严重宫内感染的结果。

三、脑白质发育异常

脑白质是神经元发起的轴突，即神经纤维，也称髓质，起止和功能相同的神经纤维组成神经束。轴突外包绕由少突胶质细胞构成的髓鞘，在神经纤维的发育和功能中具有重要作用。白质占脑组织容积的绝大部分，其特定的功能是传递神经信息，因此，白质发育异常对脑功能影响是很大的。

孕产期多种高危因素会影响到脑白质的发育[4-5]，如宫内感染，母亲糖尿病、代谢性疾病、孕期应用对胎儿有害的药物，暴露于原子辐射、高热，胎儿自身染色体与基因异常等。

从组织形态学的角度而言，影像学对白质发育的观察主要包括几个方面：①白质髓鞘的发育；②白质容积增大；③白质纤维束的发育。白质的发育是十分复杂的过程，很多发育异常的微观变化是病理学的诊断内容，不同的临床影像学方法只能从脑结构的改变发现脑白质发育异常，MRI 具有更多的诊断优势，B 超对其中的部分变化诊断敏感性较好。

（一）白质髓鞘的发育

从理论上讲，自生发基质细胞增殖阶段，神经元即已发出突起，其中唯一细长的突起即是轴突，但直到妊娠中后期，神经轴突才进入较快的发育状态。MRI 发现髓鞘的信号最早是妊娠 22 周，并动态观察到髓鞘的发育规律，发育顺序是从尾端（脊髓和脑干）向头端（端脑）。端脑的髓鞘形成是从中央沟开始，向外延伸至枕极、额极、颞极，这一发育过程从胎儿期延续至生后若干年。白质的发生过程 B 超是难以观察到的。髓鞘包绕在神经轴突外周，由少突胶质细胞组成。髓鞘富含脂质，髓鞘形成使脑内脂质和蛋白含量的增加，MRI 检查常据此对髓鞘发育是否延迟作出诊断。对一些生后婴儿期发育落后的患儿在 4~6 个月后行 MRI 检查，是有积极的诊断价值的（图 10-30）。

在脑的发育过程中，伴随着脑内神经生化物质和神经结构的改变，脑组织内的含水量下降，

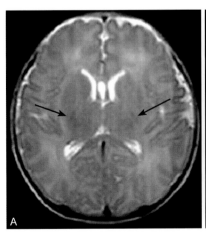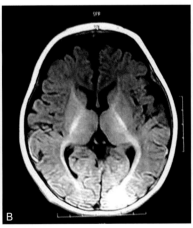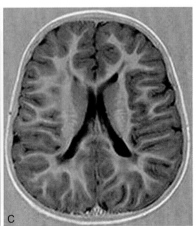

图 10-30　MRI 显示的白质发育状况

A. 正常足月新生儿出生时已存在内囊后支白质；B. 6 个月婴儿，白质发育落后，额叶白质未发育；C. 10 个月婴儿，脑白质发育异常

由于白质占据了脑内绝大部分容积，因此在不同胎龄的新生儿脑白质内的含水量变化十分突出，在 MRI、CT、B 超检查时影像特征是不同的，因此可从组织含水状态间接地反映白质发育，就 B 超而言，就是观察脑实质的背景影像特征，胎龄越小，脑组织含水量多，神经有形成分少，超声时脑组织背景就越显细腻，与足月儿有所不同（图 10-31 ）。

（二）白质容积

随宫内胎儿脑发育的进程，神经轴突不断生长、延长、增多，并按神经功能分类集合成束，完善神经信息传导功能，脑白质容积也逐渐增多。脑白质是脑实质容积的主体成分，皮层下广大区域由白质充斥，故脑白质容积不足是各类影像学最易发现的表现之一，也是 B 超诊断敏感性最高的影像特征之一。脑白质发育异常的突出特点是脑白质容积减少，表现为脑室增宽和脑外间隙、脑裂增宽。

1. 脑室增宽

（1）胎儿脑室增宽的评价：妊娠中后期产检已很重视脑室形态，孕 20 周后即常规 B 超作轴位胎儿脑室宽度测量，很多研究对胎儿正常发育过程中脑室的宽度作过测量（图 10-32 ）。目前诊断标准定为：10 mm 以下为正常，10 ~ 15 mm 为轻度增宽，≥15 mm 为重度增宽。当发现脑室增宽，会动态观察脑室变化，并作 MRI 协助诊断，酌情作宫内感染病原或染色体、基因检查。

（2）新生儿脑室增宽的评价：胎儿期脑室增宽往往延续至新生儿生后，因此对此类小儿应常

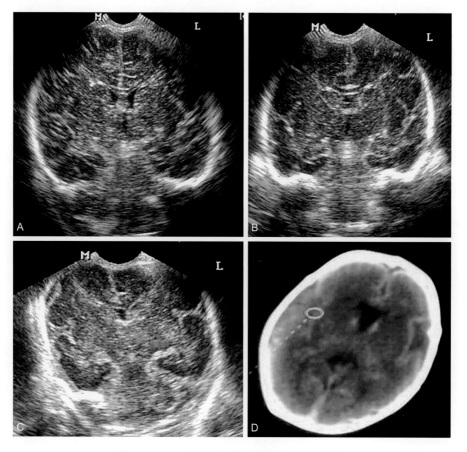

图 10-31　不同胎龄新生儿脑的影像背景

A, B, C. 均为 B 超图像，分别是足月新生儿，31 周新生儿，27 周新生儿。可见胎龄越小，超声背景影像越光滑、细腻，提示脑组织含水量多；D. 28 周早产儿 CT 检查图像，脑组织均匀性低密度，含水量多

规作颅脑超声动态观察，检查时间通常是：生后
1 周内，3 个月，6 个月，必要时 9 个月、1 岁继
续观察。

新生儿颅脑超声切面与胎儿超声不同，是经
前囟作冠状面、矢状面扫描，因此对脑室宽度的
评价、测量不同于胎儿期，二者不能直接作数值
对比。按照新生儿颅脑超声检查方法所述，对脑
室宽度可作定性评价，临床最为常用。定量评价
时在冠状面作侧脑室—脑实质比值，在矢状面作
侧脑室深度测量、侧脑室后角比值。

对新生儿作侧脑室增宽的诊断时，需注意出
生时的胎龄，低于 32 周的早产儿侧脑室多是生理
性增宽，属正常现象，尤其后角增宽明显，冠状
面观，呈镜面"S"形（图 10-33）。

（3）脑室增宽小儿的预后：预测这些小儿的
预后，临床主要注重以下 3 个方面的因素，综合
分析。

1）脑室增宽的程度：轻度脑室增宽小儿大多
数预后良好，少数患儿轻度发育迟滞，在婴儿期
尤其运动发育轻度落后更易发现。重度脑室增宽
小儿因脑白质发育异常程度较重，预后不良者多。

2）脑室增宽的进展：在定期随诊过程中，可
见大部分小儿在生后 3 个月内脑室形态保持稳定
者（包括脑室完全恢复到正常形态，或未恢复正
常，但脑室不再增大），神经发育正常。仅少部分
小儿，在胎儿期、新生儿期、婴儿期脑室增宽呈
现加重趋势，则神经发育异常明显，往往存在影
响脑正常发育的潜在小儿自身疾病，需进一步检
查诊断（图 10-34）。

3）是否伴有其他异常：对脑室增宽，尤其是
进行性、重度增宽的小儿，必须注意是否伴有脑
内其他畸形，如胼胝体发育异常、脑无裂畸形、
小脑发育异常等，或同时存在脑外其他畸形。如
有多发畸形，特别是有染色体、基因异常，预后

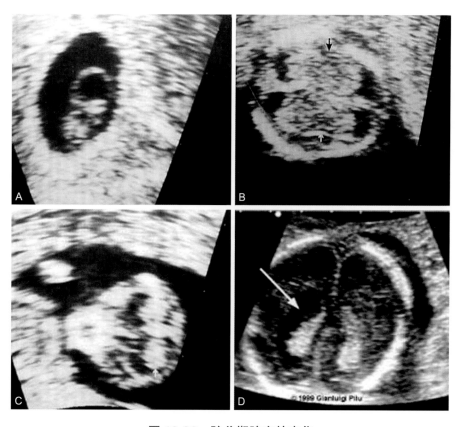

图 10-32 胎儿期脑室的变化

A.孕 8 周，仅有脑泡，不存在脑室；B.孕 9 周，呈现巨大的双侧脑室，其中大部分空间被脉络丛占据；C.孕 12 周，随脑
室旁生发基质神经细胞的增殖，侧脑室变小；D.孕 20 周，单侧脑室异常增宽

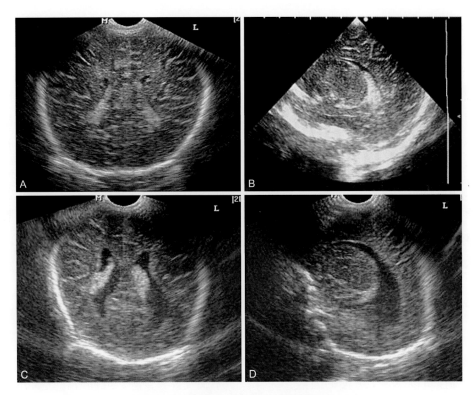

图 10-33 足月儿与早产儿的侧脑室形态
A,B.足月儿侧脑室形态；C,D.28 周早产儿脑室形态

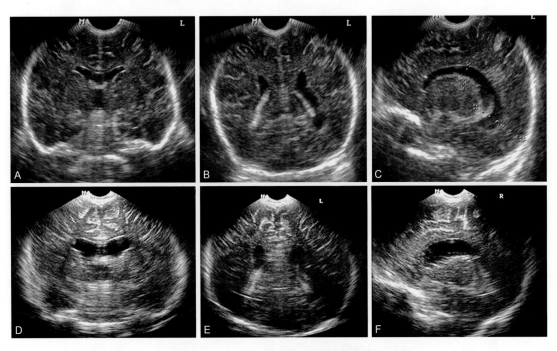

图 10-34 生后进展性侧脑室增宽
足月新生儿，生后 B 超检查显示侧脑室轻度增宽，后呈进展状态。至 5 岁时，神经发育轻度落后　A,B,C.出生后，双侧脑室轻度增宽，以左侧明显；D,E,F.生后 4 个月，侧脑室在原有基础上进一步增宽

不佳。当胎儿期、新生儿期 B 超检查发现脑内多重异常，必作 MRI 助诊（图 10-35）。

有研究报告，孤立性轻度脑室增宽的小儿，1 岁时神经发育正常者约 90%，更远期的预后尚无追踪研究报告。

低于 34 周的小胎龄早产儿原本脑发育很不成熟，脑室较宽，本属正常现象。但生后受到宫外环境改变及疾病的影响，脑白质发育容易偏离正常轨迹，脑室宽大，脑外间隙也增宽，临床常有不同程度的神经发育落后。

另外需注意，脑室增宽还有其他原因，如：脉络丛增生、乳头状瘤等疾病造成的脑脊液分泌过多；脑脊液循环通路障碍引发的脑积水等，鉴别诊断是必要的。

2. 脑外间隙与脑裂增宽　是脑白质容积不足的另一标志。对脑周边部位的改变 B 超检查效果不及 MRI 和 CT，但当小儿前囟条件较好时，B 超时常也能发现异常。正常情况下颅脑超声检查不易探及近场，即脑边缘部位病变，当白质容积异常减少，脑外间隙、脑裂增宽，存在较宽的蛛网膜下腔，则 B 超很容易显示脑皮层边缘的沟回结构，为诊断提供了条件。

（三）神经束的发育

在脑发育过程中，成熟的白质纤维逐渐集合成束，形成特定的具有神经传递功能的神经纤维束。对于神经束发育的评价，目前临床是通过 MRI 的弥散张量成像（diffusion tensor imaging，DTI）技术，检测水分子弥散过程中各向异性的变化，可直观地以图像显示，或数值表示各向异性弥散（fractional anisotropy，FA）。DTI 有条件显示白质纤维束走行，因此可用于脑白质发育状况的

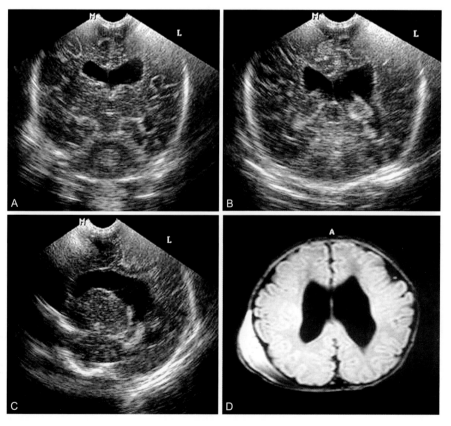

图 10-35　染色体异常伴侧脑室增宽

足月新生儿，生后发现面容及体表多发异常，确诊染色体病。　A，B，C. 颅脑超声检查显示，双侧脑室异常增宽，局部变形，脑沟回影像减少，背景影像过于均匀，提示脑发育异常；D. MRI 检查结果相同

定量评价（图 10-36），一般是在小儿 6 个月后，根据发育的实际情况酌情实施，而 B 超难以显示白质纤维束发育的。

四、脑血管畸形

血管的发育源于中胚层，始于胚胎早期，主要由内皮细胞、平滑肌细胞和周细胞共同构成血管，发育过程是一个涉及多种细胞、多种分子的复杂过程，除遗传机制影响外，还受到细胞内外生长因子和信号传导系统的调控。在出生后仍有血管生成、重塑、增生过程。

在人群中脑血管畸形的发生率为 0.1%～4.0%，分为 4 种类型：静脉畸形，毛细血管扩张，海绵状血管畸形和动静脉畸形[6]，其中以动静脉畸形（arteriovenous malformations）最为严重，是供血动脉和引流静脉之间缺乏正常的毛细血管网，其间是畸形的相互短路的血管团，局部脑组织得不到血液供应。

由于动静脉畸形血流为高流速，首位并发症是颅内出血，还可因占位效应使脑组织损伤，诱发惊厥。同时，因大量的动脉血经静脉回心，超过心脏负荷，导致充血性心力衰竭，死亡。在成人血管畸形，采用的治疗方法是外科手术，血管内栓塞，放射治疗等，但在新生儿少有报告。

影像学是脑血管畸形的确诊方法（图 10-37）。

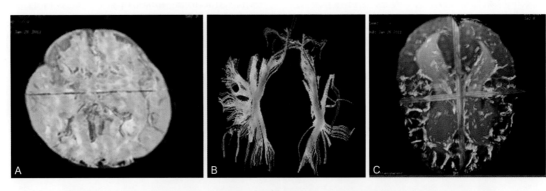

图 10-36　弥散张量成像显示的白质纤维束

三幅图均为弥散张量成像显示的 6 个月婴儿白质纤维束　A. 正常婴儿，白质纤维束丰满；B. 重度 HIE 小儿后期，双侧脑半球内白质纤维束减少，尤以左侧为著；C. 30 周早产儿，生后曾患重度脑室内出血、细菌性脑膜炎，同时弥散性脑白质损伤。后期脑内白质纤维束几乎消失

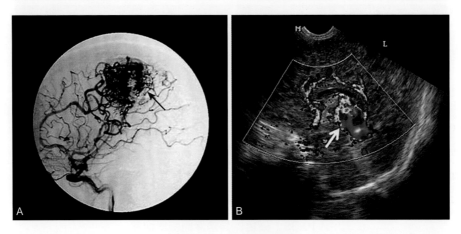

图 10-37　动静脉畸形

A. 血管造影显示的动静脉畸形；B. 彩色多普勒超声显示的 Galen 静脉部位的动静脉畸形

常规的 CT、MRI 及血管造影可显示畸形血管病灶血流减少或缺失和动静脉血管的异常。新生儿颅脑超声检查最常发现的血管异常类型是动静脉血管畸形，大脑大静脉部位的畸形最常见，是大脑后动脉或小脑上动脉与大脑大静脉间发生了异常，使动脉血直接流入静脉血中，"Galen 静脉畸形"即属此类，多发于妊娠第 6～11 周。超声所见特点是：

1. 常规二维超声检查可在正中矢状面四叠体池附近发现明显的高回声团块，边界比较清楚。当畸形血管发生出血，则在原有基础上高回声团块增大，或其上部分区域回声增强，周边组织可能会有水肿带。

2. 彩色超声检查，可清晰显示红蓝双色交错的畸形血管团影像。

（周丛乐）

参考文献

[1] Beth M. Kline-Fath, Maria A. Calvo-Garcia. Prenatal Imaging of Congenital Malformations of the Brain. Semin Ultrasound CT MRI. 2011, 32: 167-188.

[2] Christine Kim, Kristen W. Yeom, Michael. Congenital Brain Malformations in the Neonatal and Early Infancy Period. Semin Ultrasound CT MRI. 2015, 36: 97-119.

[3] Aikaterini Fitsiori, Francs Lazeyrasb, Margritta Seeckc, et al. Malformations of cortical development of the human brain: A pictorial essay. Journal of Neuroradiology, 2012, 39, 205-217.

[4] Adel Farhi, Valentina Boyko, Jonatan Almagor, et al. The possible association between exposure to air pollution and the risk for congenital malformations. Environmental Research, 2014, 135: 173-180.

[5] Alexander Egbe, Santosh Uppu, Simon Lee, et al. Congenital Malformations in the Newborn Population: A Population Study and Analysis of the Effect of Sex and Prematurity. Pediatrics and Neonatology, 2015, 56, 25-30.

[6] Christine E. Boone, Justin M. Caplan, Wuyang Yang, et al. Hemorrhage risk and clinical features of multiple intracranial arteriovenous malformations. Journal of Clinical Neuroscience, 2016, 23: 51-57.

第四节　颅脑发育畸形及影像学检查

先天性颅脑畸形有许多不同的分类方法，DeMyer 分类方法比较常用。主要分为两大类：

器官形成异常

1. 神经管闭合障碍（disorders of closure）：具体包括颅裂畸形（cranioschisis）、脑膜膨出（meningocele）、脑膨出（encephalocele）、无脑畸形（anencephaly）、胼胝体脂肪瘤（lipoma of the corpus callosum）、胼胝体发育不全（agenesis of corpus collosum）、畸胎瘤（teratoma）、基阿利畸形（Chiari malformation）及第 4 脑室囊肿畸形（Dandy-Walker syndrome）。

2. 脑憩室化障碍（disorders of diverticulation）：具体包括视－隔发育不全（septo-optic dysplasia）、有脑叶全前脑无裂畸形（lobar holoprosencephaly）、无脑叶全前脑无裂畸形（alobar holoprosencephaly）、无脑室大脑（aventricular cerebrum）。

3. 脑沟形成障碍和神经元移行障碍（disorders of sulcation and migration）：具体包括光滑脑畸形（lissencephaly）、多微小脑回畸形（polymicrogyria）、脑裂畸形（schizencephaly）、灰质异位畸形（heterotopias）。

4. 脑体积异常（disorders of size）：具体包括小头畸形（microcephaly）、巨头畸形（macrocephaly）、脑实质破坏性病变（destructive lesions）。

组织形成障碍

1. 结节性硬化（tuberous sclerosis）。

2. 神经纤维瘤病（neurofibomatosis）。

3. 脑三叉神经血管瘤病（encephalotrigeminal angiomatosis）。

4. 肿瘤（neoplasia）。

5. 血管病变（vascular lesions）。

另外还有一些学者根据胚胎及胎儿脑部的不同发育阶段进行分类（表 10-3）。

近年来，在基因及分子水平对先天畸形的研究取得了很大进展，结合了组胚、病理、基因、分子及影像等手段，对先天畸形分类进一步细化，并持续修订。这有利于深入理解影像表现，阐释同一疾病影像表现的异质性以及不同疾病影像表现的相似性。本节主要介绍一些常见的先天性颅脑畸形。

一、脑膨出（cephaloceles）

颅骨缺损合并有颅内容疝出称为脑膨出。如果疝出的只是脑脊液和脑膜，称脑膜膨出（meningocele）。脑膨出的内容如包含脑、脑膜和脑脊液，则称脑膜脑膨出（meningoencephaloceles）（图 10-38）。脑膨出可以是先天性的或获得性的（例如外伤后、手术后）。

额筛部脑膨出和枕部脑膨出较常见，发生在颅底部的脑膨出很少见。

枕部脑膨出，颅骨缺损位于枕大孔和人字缝之间，膨出部分往往较大，膨出的脑组织结构不良，膨出的小脑有胶质增生。在严重病例，中脑和脑室也同时膨出。枕部脑膨出可合并神经管缺损，如 Chiari Ⅱ型和Ⅲ型畸形。还可合并其他畸形，如 Dandy-Walker 畸形、小脑结构不良、脊髓纵裂以及 Klippel-Feil 综合征等（图 10-39）。

顶部脑膨出发生于人字缝至前囟之间的颅骨缺损。常并发中线脑结构畸形，例如胼胝体缺如，Dandy-Walker 畸形，脑叶型全前脑无裂畸形和 Chiari Ⅱ型畸形。

额筛部脑膨出位于鼻骨和筛骨之间，一般不合并神经管缺损。

表 10-3　中枢神经系统各个发育阶段中发生的先天畸形分类

发育阶段	最常见的畸形
背侧诱导期（原始神经胚形成）	无脑畸形（anencephaly）（3 周）
	脑膨出（4 周）
	基阿利Ⅱ型畸形（Chiari Ⅱ）（4 周）
腹侧诱导期（端脑形成期）	全前脑无裂畸形（holo prosencephalies）（5 ~ 6 周）
	视 - 隔发育不全（6 ~ 7 周）
	垂体发育异常（5 ~ 6 周）
	后颅凹畸形（6 ~ 10 周）
神经元增生、分化，形成神经组织	小脑 / 巨脑（2 ~ 4 个月）
	单侧巨脑畸形（2 ~ 4 个月）
	神经皮肤综合征（5 周 ~ 6 个月）
移行	脑裂畸形（schizencephaly）（2 个月）
	光滑脑畸形（lissencephaly）（3 个月）
	灰质异位（heterotopias）（4 ~ 5 个月）
	多小脑回（polymicrogyria）（5 ~ 6 个月）
髓鞘化	原发性髓鞘化不全（primary hypomyelination）（20 周 ~ 足月）
	继发性髓鞘化不全（secondary hypomyelination）（20 周 ~ 足月）
	退行性 / 代谢性疾病（代谢性，感染性等）

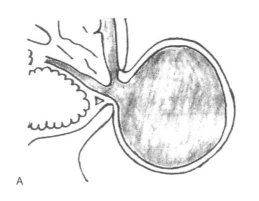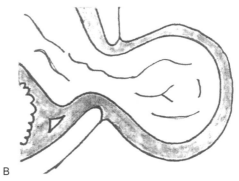

图 10-38 脑和脑膜膨出示意图
A.脑膜膨出；B.脑膨出

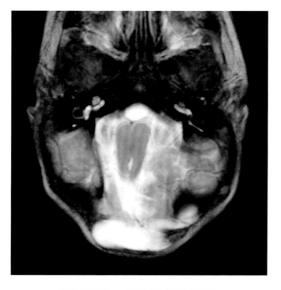

图 10-39 枕部脑膜脑膨出
MR 轴位 T2 加权像，枕部见小脑、脑膜、脑脊液膨出

经蝶骨或蝶咽部的脑膜脑膨出，常合并蝶鞍和鞍旁结构的变形和内分泌系统异常，也常合并有胼胝体发育不全。

鼻脑膨出和鼻皮样囊肿及鼻胶质瘤均起源于未能退化的硬膜憩室，后者横贯鼻前间隙，连接发育中的鼻表面外胚层以及脑组织，正常情况下硬膜憩室应退化。如未退化时，可造成皮肤窦道，表皮样囊肿，鼻脑膨出和鼻胶质瘤（鼻胶质瘤是异位胶质组织或隔离的结构不良胶质组织）等畸形。

典型的鼻筛部脑膨出是通过宽的颅骨缺口膨

出，其膨出内容物有脑脊液和软组织肿物，膨出物和颅内结构相连。

二、基阿利畸形（Chiari malformation）

基阿利最先描述了 4 种后脑畸形，其中基阿利Ⅳ型是严重的小脑不发育或发育不全畸形；Ⅲ型是延髓、第四脑室和小脑均向下移位，进入上部颈椎椎管内，常合并枕部脑膨出；Ⅱ型一般见于婴儿，常合并脊椎和（或）头颅闭合不全；Ⅰ型最轻，常无明显临床症状，或者进入成年期才表现症状。分别介绍如下：

（一）基阿利Ⅰ型畸形

此畸形也称先天性小脑扁桃体疝，这种畸形是颅颈部异常发育引起的，主要表现小脑扁桃体向下延长，下端变尖呈楔形，通过枕大孔进入高位颈椎椎管（图 10-40）。脑干、小脑蚓、第四脑室位置正常。可合并脊髓空洞及脑积水。同时应注意观察常见病因，如后颅窝小、颅底凹陷等骨质畸形。

（二）基阿利（Chiari）Ⅱ型畸形

这是一种复杂的畸形，累及颅骨、硬膜、脑、脊椎和脊髓，病因不明。其病理和影像学表现以

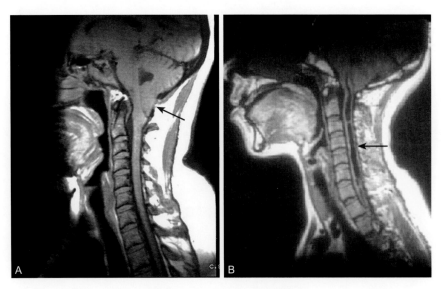

图 10-40 基阿利 I 型畸形

A. MRI，T_1 加权像，小脑扁桃体（箭头）呈楔形经枕大孔疝入颈 1～2 椎管内；B. 基阿利 I 型畸形（小脑扁桃体疝）合并脊髓空洞症，MRI，T_1 加权像，矢状面，可见扩张中央管（箭头）

及常见伴随疾病参见图 10-41。

颅骨向外扩张性生长受到阻碍而形成颅骨陷窝，在 X 线平片上可见到局部颅骨变薄，呈典型的漏勺样表现。颅骨改变以在出生时显著，随年龄增长而减轻。

在 CT 和 MR 上表现为：颅骨内板变薄，形成花边状。颅骨陷窝在出生时最明显，至生后 6 个月时恢复，但成人时仍可有轻微的颅骨变薄和花边状表现。其他异常有：后颅窝异常小而浅，横窦和窦汇低位，枕大孔异常扩大，颞骨岩部锥体后面凹陷，枕骨斜坡短，后面也有凹陷。

大脑镰和小脑幕多半发育不良，纵裂可呈锯齿状。Chiari II 型畸形一定包含后脑和小脑异常，出现延髓和小脑向下疝入上颈椎椎管。有 90% 的患者有脑室异常。第四脑室外形变小，并向下延长，有时可呈管状。第三脑室增大，中间块粗大。侧室三角区和枕角不成比例增大。侧室边缘呈锯齿状或花边状，侧室前角变尖。中脑导水管狭窄。枕大池变小或几乎消失，两侧半球纵裂池不规则或呈锯齿状。

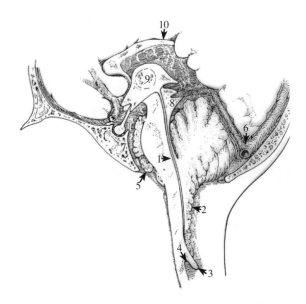

图 10-41 基阿利 II 型畸形（Chiari II）模式图

1. 第四脑室延长，呈管状；2. 蚓状体和脉络丛向下移位；3. 延髓突起；4. 延髓扭曲；5. 小脑半球匍匐向前，围绕脑干；6. 窦汇和横窦低位；7. 斜坡凹陷；8. 顶盖（tectum）呈鸟嘴状；9. 大的中间块；10. 胼胝体部分发育不全

几乎所有 Chiari II 型畸形病例都有脊髓脊膜膨出（图 10-42）。并发脊髓空洞积水症，脊髓纵裂畸形，不常并发脂肪脊髓脊膜膨出。

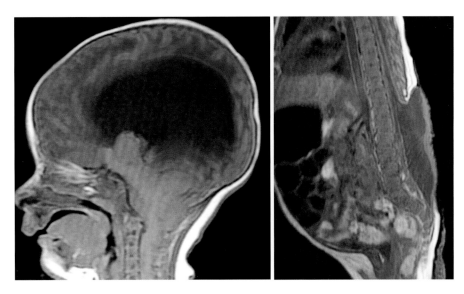

图 10-42　Chiari Ⅱ 畸形

MRI 头及腰椎矢状位 T1 加权像。小脑扁桃体下疝，小脑及延髓向下疝入颈椎椎管，第四脑室变窄，伴脑积水。腰椎
MRI 示脊髓空洞及脊髓脊膜膨出

（三）基阿利（Chiari）Ⅲ型畸形

在 Chiari Ⅱ 型的基础上，并发低枕部或高颈部脑膨出（脑疝处于枕骨外或疝入颈椎管内）。疝出部分有小脑和大脑半球枕叶，偶尔也包含延髓和脑桥。疝出的脑组织因为坏死、胶质增生和灰质异位等原因，往往没有功能（图 10-43）。

（四）基阿利（Chiari）Ⅳ型畸形

表现严重的小脑发育不良（cerebellar hypoplasias & dysplasias）、小脑缺如或重度小脑发育低下；脑干发育小，后颅窝相对扩大，充满脑脊液。此型与 Dandy-Walker 综合征相似，但与 Dandy-Walker 综合征不同的是，Chiari Ⅳ 一般不合并梗阻性脑积水，也不合并其他中枢神经系统畸形。

近年来有提出 Chiari 0 型和 1.5 型，分别称为"无症状"和"偶发"。0 型为颅颈交界区存在脑脊液动力学改变，常合并脊髓空洞症，但很少或不

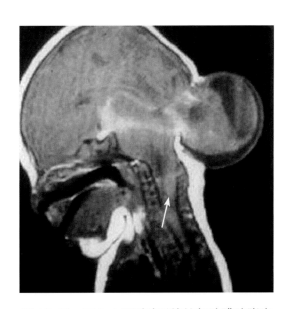

图 10-43　Chiari Ⅲ 型畸形伴枕部脑膜脑膨出

MR 矢状面 T1 加权像，表现为在 Chiari Ⅱ 型（箭头）的基础上合并枕部脑膨出

伴脑疝。1.5 型指在 Ⅰ 型的小脑扁桃体下疝基础上，伴有脑干和第四脑室延长。

胎儿 MRI 可以多平面显示后颅窝和脊柱病变及脑积水的进展，不受母体和胎儿因素影响。因

此，应以 MRI 作为标准，以决定终止或继续妊娠、宫内治疗或生后治疗，重点观察神经管闭合不全、检出伴发畸形。同生后 MRI 相比，延髓拉伸等在胎儿时期过小，观察不易；当小脑周围脑脊液量少、脑积水、后颅窝体积小于孕周时，提示 Chiari 畸形。如确定 Chiari 畸形存在，则应进一步评价是否存在神经管闭合不全畸形，神经管开放性闭合不全的位置越高，预后越差。胎儿 MRI 异常的患儿应重视生后随访。

三、Dandy-walker谱系疾病

Dandy-walker 连续体包括：Dandy-walker 畸形、Dandy-walker 变异型、大枕大池、永存 Blake 囊肿。除大枕大池外均可造成侧脑室增宽、脑积水。Dandy-walker 连续体几个亚型的诊断要点包括：小脑幕位置、小脑蚓的发育、后颅窝是否扩大、是否存在囊性病变、顶蚓角的大小。除了 Dandy-Walker 自身的诊断，还可能伴发一系列幕上畸形。

（一）Dandy-Walker 畸形

关于这种畸形发生的理论有：胚胎第四脑室的顶部即前髓帆不发育、第四脑室出口的孔道闭锁以及第四脑室中孔延迟开通。主要特征按部位叙述如下：

1. 颅骨和硬脑膜　后颅窝显著扩大，直窦、窦汇和小脑幕位置升高。在 X 线平片上表现为人字缝和窦汇位置颠倒，即窦汇位于人字缝上方（正常人窦汇位于人字缝以下）。血管造影和 MRI 呈现窦汇、小脑幕顶和侧窦位置升高（图 10-44）。

2. 第四脑室和后颅窝蛛网膜下腔　第四脑室底部存在，第四脑室呈气球样向后扩张。在严重的病例，后颅窝大部分被囊肿所充满。80% 的病例出现梗阻性脑积水。如果合并胼胝体发育不全，则两侧脑室枕角也呈显著扩张。

3. 小脑半球和蚓部有不同程度的发育不全

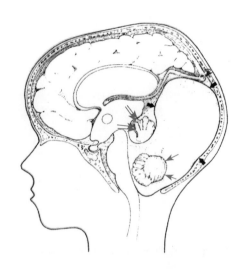

图 10-44　Dandy-Walker 畸形模式图
大的后颅窝囊肿（粗短黑箭），窦汇位置上移（红箭头），小脑蚓部发育不全，位于囊肿上方，并向外翻（绿箭头），小脑半球发育不全（蓝箭头）

（图 10-45）。

（二）Dandy-Walker 变异型

变异型同经典型的机制相同，差别在于第四脑室扩大的程度不及后者。变异型第四脑室扩大的程度不足以引起后颅窝的增大，但小脑下蚓发育不良和旋转依然存在。小脑蚓的旋转是诊断和鉴别诊断的关键。本型脑积水不常见（图 10-46）。

（三）永存 Blake 囊肿（Persistent Blake's pouch）

正常胚胎发育过程中 PMA 局部突起为 Blake 囊，为一过性结构，之后此处的室管膜穿通，形成正中孔（foramen of Magendie），沟通了第四脑室和枕大池的蛛网膜下隙。当此处不穿通时，局部囊成为永存结构，即永存 Blake 囊肿。其位置位于小脑下后方，不影响小脑蚓发育，小脑蚓结构正常，可旋转上抬。小脑正常，第四脑室可扩张。后颅窝可以增大，脑干压向斜坡。

（四）大枕大池

枕大池，位于小脑下方、延髓后方。通过孟

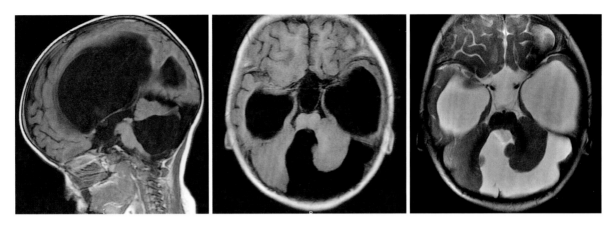

图 10-45 Dandy-Walker 经典型

MRI 矢状位 T1 加权像和轴位 T1 及 T2 加权像 小脑下蚓缺如，小脑发育不良，第四脑室扩张，小脑幕上抬，伴幕上脑积水

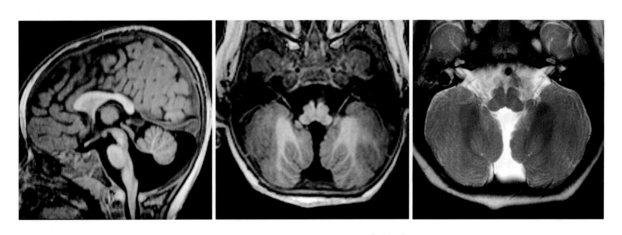

图 10-46 Dandy-Walker 变异型

MRI 矢状位 T1 加权像和轴位 T1 及 T2 加权像。13 个月患儿，发育迟滞。小脑蚓旋转、下蚓缺如，第四脑室扩大，小脑幕无上抬

氏孔同第四脑室交通，下方同延髓周围的蛛网膜下腔交通。这种畸形病例的小脑蚓部完整，小脑半球发育正常，第四脑室正常，无脑积水。枕大池外形较大，可延伸到小脑蚓部以上，并可直达直窦。有的病例伴有后颅窝扩大，枕骨有明显的花边样压迹。如在鞘内注射造影剂，大枕大池很容易充盈显影。

（五）后颅窝蛛网膜囊肿

后颅窝蛛网膜囊肿非后颅窝囊性畸形疾病，但是需要同大枕大池和永存 Blake 囊肿鉴别。后颅窝蛛网膜囊肿由后颅窝内蛛网膜分裂成两叶包裹而成，含有脑脊液。一般与蛛网膜下腔不通。第四脑室和小脑蚓部发育正常，占位效应可以造成小脑变形、脑积水、枕骨扇形压迹。囊肿的密度和信号强度与脑脊液相似。鞘内注射造影剂后囊肿不显影（图 10-47），为确诊方法。

四、前脑无裂畸形

前脑无裂畸形（holoprosencephaly）是由于胚胎发育时期脑泡发育憩室化和脑裂形成障碍引起

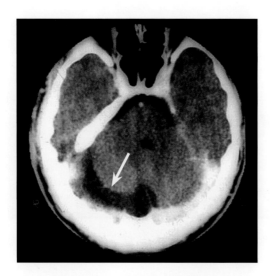

图 10-47 后颅窝蛛网膜囊肿

的。前脑完全不能或部分不能形成两侧半球和各个脑叶，形成所谓全前脑无裂畸形。这种畸形在纵向上不能形成纵裂，因而不能形成两侧半球，在横向或水平方向上不能划分端脑和间脑。大多数重度或者中度全前脑无裂畸形的患儿同时有面部的畸形。

通常分为 4 型：即在传统的按程度由重到轻分的无脑叶型、半脑叶型、脑叶型三个亚型（DeMyer 分型）基础上，增加了半球中央变异型（middle inter-hemispheric variant of holoprosencephaly, MIH）。

（一）无脑叶型全前脑无裂畸形

大脑呈球状，体积小，没有两侧半球的纵裂。影像上显示单一的巨大脑室，脑室表面有环形的薄层脑组织，丘脑也是单一的。无大脑纵裂，无大脑镰，无胼胝体。多数患儿合并有严重的颅面部畸形，例如独眼畸胎合并原始的移位鼻畸形（头发育不全畸胎），或猴头畸胎（cebocephaly），表现为头小，两眼分离过近及鼻缺损。还可伴有脐膨出或水肿。这种严重畸胎患儿存活时间不长，多在出生后不久即夭折。

（二）半脑叶型全前脑无裂畸形

单脑室呈"H"形，部分形成枕角和颞角，

可有原始的大脑镰，不完全形成的两侧半球纵裂，基底神经节部分或完全融合。一般不合并面部畸形，或有轻度的面部畸形如两眼分离过近和唇裂。

（三）脑叶型全前脑无裂畸形

这些畸形，脑裂大部分已形成。脑室也大致分化，外形呈分叶状。但一般侧脑室前角未分化，透明隔缺如，故而两侧室前角融合呈方形。基底神经节已分化成两半，两侧分开。纵裂和大脑镰大部分已形成，但多数前部大脑半球纵裂和前部大脑镰缺如。额叶上部分开，下部仍融合，脑实质跨越中线，两侧相连续。只发育一侧单一的大脑前动脉（azygous anterior cerebral artery）。较少合并面部畸形，偶尔可合并有两眼分离过近（图 10-48）。

（四）前脑无裂畸形半球中央变异型

前脑无裂畸形半球中央变异型（middle inter-hemispheric variant of holoprosencephaly, MIH），又称端脑融合畸形（syntelencephaly）。不同于其他经典亚型，MIH 是融合部位以前脑背侧结构为特征，腹侧结构如基底节基本分裂正常（丘脑例

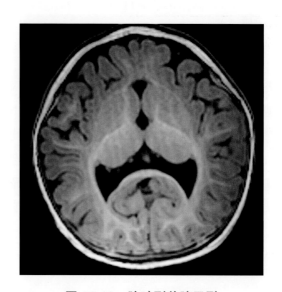

图 10-48 脑叶型前脑无裂

MR T1 加权像。脑裂大部形成，基底节、丘脑分化。大脑镰前部缺如、额叶及侧脑室前角分化欠佳，透明隔缺如

外）。特征表现为双侧额叶后部和（或）顶叶局部半球融合，融合部位胼胝体缺如（体部）。而额叶前部、枕叶半球间裂多发育正常，额角、枕角均成形。透明隔缺如。外侧裂畸形，跨越大脑顶部，于中线区相互沟通。前脑底部结构包括下丘脑、基底节结构正常。丘脑可见融合。可合并背囊畸形（图 10-49）。

四个亚型的影像表现细节见表 10-4。需要说明的是前脑无裂畸形各亚型之间界限并不十分截然。也有其他的分类方法。如近年有人提出的隔 - 视前区型，其融合仅局限于隔（胼胝体下）和（或）视前区，伴发轻度中线的颅面部畸形。

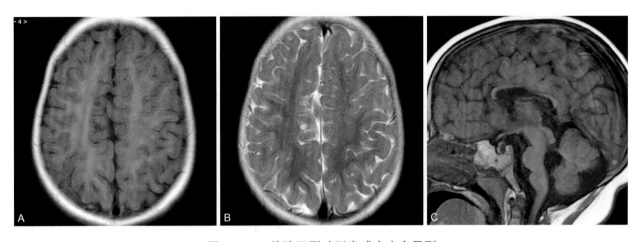

图 10-49　前脑无裂畸形半球中央变异型

A. 轴位 MRI T1 加权像；B. 轴位 MRI T2 加权像；C. 矢状位 MRI T1 加权像。大脑镰中部缺如，脑回犬齿样，胼胝体中部显示不清，矢状位示小脑下蚓缺如

表 10-4　前脑无裂畸形 4 个亚型的影像表现

	无脑叶型	半脑叶型	脑叶型	半球中央变异型
大脑皮质融合	完全	额叶	额叶底部	额叶后部和或顶叶
胼胝体	缺如	嘴、膝、体部缺如，压部存在	嘴、膝、体前部缺如，体后部压部存在	体部缺如，膝部可以存在，压部存在
大脑镰和纵裂	全部缺如	后部存在	前部发育不良，后部存在	额叶后部和或顶部缺如
脑室	单腔脑室，同背侧囊肿沟通	额角缺如，枕颞角存在；第三脑室小	未分化的前角，三脑室正常	前角正常或发育不良；第三脑室形成
背侧囊肿	有	可有	无	约 1/4 有
透明隔	缺如	缺如	缺如或发育不良	缺如
丘脑	通常融合	部分融合	通常全部分离	1/3 ~ 1/2 融合
基底节	通常融合，同丘脑形成单一肿块	部分融合（尾状核头）	不同程度融合	分开
下丘脑	存在一定程度融合	绝大部分存在一定程度融合	大部分存在一定程度融合	分隔
外侧裂	缺如	前、内侧移位	前、内侧移位	中线处左右沟通
血管	颈内动脉分支形成血管网	单支大脑前动脉	单支大脑前动脉	单支大脑前动脉

五、视-隔发育不良

视-隔发育不良（septo-optic Dysplasia, SOD）包括视通路发育不全、透明隔缺如或发育不全，以及下丘脑—垂体轴发育异常。视觉症状有眼球震颤和视敏度减弱，也可表现为正常视力。诊断依据眼科检查和影像学表现。如果视乳头发育低下，并发透明隔部分或完全缺如，即可诊断视隔发育不良。

影像学表现透明隔发育低下或完全缺如（图10-50），完全缺如形成单腔脑室，致使双侧脑室前角呈方盒状。常伴脑裂畸形。视通路发育不良，包括视神经、视交叉、视束发育不良。重度病例可以检出视神经和视神经管发育低下。严重的视交叉和丘脑下部萎缩，可以表现为第三脑室前隐窝球样扩张，鞍上池扩大。矢状位和冠状位的MR图像适宜于表现严重的视神经发育低下。还应观察下丘脑-垂体轴，包括垂体前叶大小、后叶是否存在，是否异位，垂体柄厚度。是否存在下丘脑发育不良，胼胝体异常，小脑发育不良等畸形。当伴有脑裂畸形以外的皮质发育不良时，称为SOD-plus。视隔发育不良常合并灰质异位、胼胝体发育不良、Chiari畸形等。

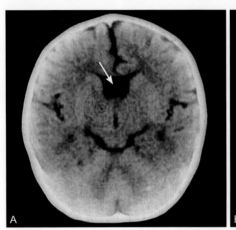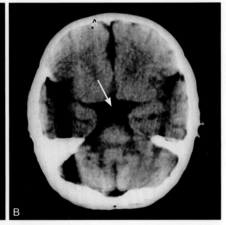

图 10-50　视－隔发育不良

女婴，9个月，视觉丧失，轴位CT平扫。A.示透明隔缺如，侧室前角前缘变平，两侧室前角融合为一，呈方形（箭头）；B.鞍上池平面：示鞍上池内空虚（箭头），说明视交叉已极度萎缩

六、胼胝体发育不全

胼胝体形成于胚胎的第12~20周。胼胝体形成的顺序依次为胼胝体膝部，体部，压部，最后是嘴部。胼胝体发育不全（callosal agenesis）可分为全部或部分缺如，常合并扣带回和透明隔缺如、脑积水及脑小畸形等，还可并发胼胝体脂肪瘤或纵裂内蛛网膜囊肿。80%~90%的患儿有临床症状，表现为智力低下和癫痫。

CT及MRI有如下表现（图10-51）：

1. 纵裂接近三脑室前部并相通，是最常见的表现。

2. 胼胝体全部或部分缺如，部分缺如往往发生于胼胝体压部。

3. 侧脑室前角向外移位，侧脑室内侧缘有凹陷的压迹。畸形的两侧脑室前角彼此分离，形成蝙蝠翼状。

4. 侧脑室体分离，相互平行，主要见于横断面图像上，可能是轻度胼胝体发育不全仅有的表现。

5. 胼胝体压部缺如，使侧室三角区扩大。

6. 在矢状面图像上，大脑半球内侧面的脑沟呈放射状排列。

7. 海马发育低下，导致侧室颞角扩大。深部白质发育不良也是侧室扩大的原因。

8. 第三脑室位置升高，并呈囊状扩张，使两侧大脑内静脉分离。

9. 在两侧半球之间的纵裂中形成大的囊肿，囊肿和第三脑室是分离的，与侧脑室之间可有或

无交通。囊肿可以只位于大脑镰的一侧，或跨大脑镰，位于大脑镰两侧。

在胼胝体膝部可合并脂肪瘤，脂肪瘤也可以延伸至胼胝体的所有部分。

胼胝体发育不良可以合并多种畸形，如大脑皮质发育不良、灰质异位、脑裂畸形、Dandy-walker 畸形等。

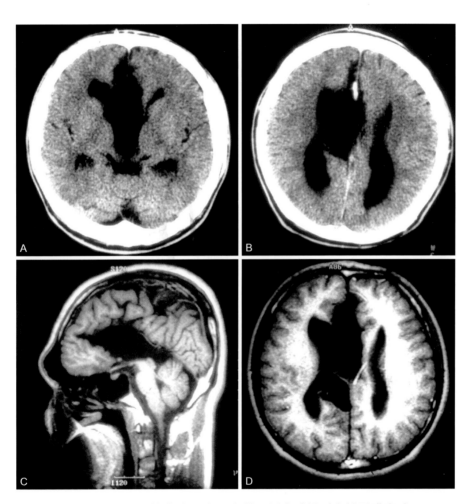

图 10-51　胼胝体发育不全，合并两侧半球纵裂内蛛网膜囊肿

A，B. CT 平扫，轴位，示两侧半球纵裂前部囊肿，与第三脑室相通，第三脑室扩张，两侧半球之间没有胼胝体连接，两侧室前角向外分离，后角扩大，大脑镰钙化；C，D. MRI T_1 加权像。C 为矢状面，示胼胝体完全缺如，大脑半球内侧面脑沟呈辐辏状，直达第三脑室；D 为横断面，与 B 中 CT 相似层面

七、胼胝体脂肪瘤

胼胝体脂肪瘤（callosum lipoma）两侧半球间

有成熟脂肪沉积，位于胼胝体内或体旁。属于中线闭合不全。其他部位为：四叠体，灰结节，桥小脑角。在 MRI 中表现为：

中线对称性分布脂肪块，多位于胼胝体膝部。

合并胼胝体发育不全。偶见脂肪瘤通过脉络膜裂进入脉络丛。包埋位于纵裂内的动脉，使其呈梭形扩张。脂肪瘤周围壳样钙化，或瘤内致密骨化。可并发皮下脂肪瘤。

八、半侧巨脑

半侧巨脑（hemimegalencephaly）也称发育不良性巨脑，在皮质发育畸形（malformation of cortical development，MCD）新分类中，半侧巨脑归为皮层发育不良。可以是孤立性，可以伴发神经皮肤综合征，如 Klippel-Trenauney 综合征、单侧伊藤色素减低症、结节性硬化等。症状为头大、智力落后和顽固性癫痫，常生后半年内即出现症状。

病理改变包括无脑回、巨脑回、多小脑回，可以累及一个或多个脑叶、一侧大脑半球、可同时累及对侧半球部分脑叶。组织学表现同局灶性皮质发育不良（focal cortical dysplasia，FCD）2型相似，存在分层异常、异形神经元，伴或不伴气球细胞。灰白质分界模糊，白质内异位神经元增多。

影像表现为受累半球/脑叶体积增大，皮层发育不良伴巨脑回。灰白质分界不清是本病另一关键影像表现。中央区及皮层下白质信号异常，可见不同部位的多发灰质异位。患侧侧脑室不对称增大，额角伸直（图 10-52）。

九、神经元移行异常

（一）无脑回（lissencephaly，LIS）、巨脑回（pachygyria）、皮层下带状灰质异位（subcortical band heterotopia，SBH）

在 MCD 分类中，均为弥漫的神经元移行异常疾病，因此放在一起类比讲述。无脑回为完全缺乏正常脑沟；巨脑回的脑沟减少、脑回增宽；皮层下带状灰质异位最轻，为正常或轻度简化脑回，伴白质表层或中部的光滑带状灰质结构。组

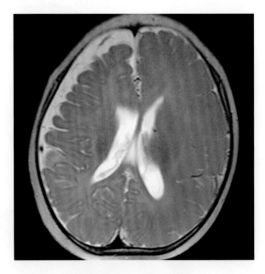

图 10-52　半侧巨脑
患儿 4 个月，MRI T2 加权像显示左侧大脑半球体积增大，前部半球巨脑回灰白质分界模糊

织学上，无脑回和巨脑回皮质分层异常，仅 2~4层，4层最常见；SBH 分层正常，为 6 层，因此脑回正常，异位神经元在皮层下白质内堆积。程度轻重同基因相关，镶嵌突变表现轻，种系突变表现重。

影像表现：无脑回即完全性光滑脑，为脑表面光滑，白质减少，侧裂变浅且指向垂直，呈"8"字、沙漏样。存在细胞稀疏层。巨脑回为皮层增厚、脑回宽大、脑沟浅（图 10-53）。SBH表现见后文。影像表现及受累部位同基因相关，*LIS1* 基因突变常为后部重，*DCX* 基因突变常为前部为主。*TUBA1A* 基因突变为无脑回、巨脑回、小脑发育不良、小脑下蚓受累、脑干发育不良、胼胝体部分或全部缺如、脑室增宽，后部脑回异常较前部重，呈梯度分布。*ARX* 基因突变，前部巨脑回、后部无脑回，伴胼胝体缺如；皮层通常增厚 5~10 mm，白质异常，伴基底节发育不良。*RELN* 基因突变，为无脑回伴发海马旋转不良、小脑、脑干发育不良，具有特征性。

（二）鹅卵石畸形

鹅卵石畸形（cobblestone malformation）为

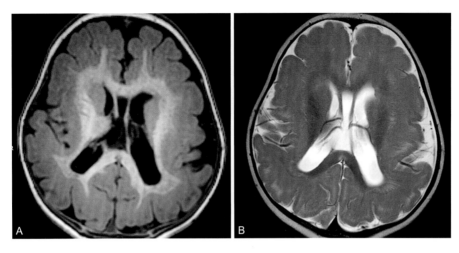

图 10-53　弥漫性巨脑回

MRI T1（A）和 T2（B）加权像显示双侧双侧大脑半球弥漫皮层增厚，脑回增宽，脑沟减少。双侧侧脑室增宽。合并皮层下带状灰质异位

常染色体隐性遗传，常见于先天性肌营养不良（congenital muscular dystrophy，CMD）。已确定的四个基因均同 α-DG 相关：*POMT1* 和 *POMT2*（Walker–Warburg 综合征，Walker–Warburg syndrome，WWS）、*POMGnT1*（肌—眼—脑病，Muscle–eye–brain disease，MEB）、*Fukutin*（福山型 CMD，Fukuyama CMD，FCMD）。可以导致神经元过度移行，通过软脑膜进入蛛网膜下腔，使得皮层表面变得像鹅卵石一样不光滑。组织学上容易同 1 型光滑脑混淆，曾被称为 2 型光滑脑。

影像表现为皮层增厚结节样，灰白质交界不规则，灰质岛不规则伸入皮层下白质，皮层下白质髓鞘化延迟。三种 CMD 亚型程度不同，影像学表现也不尽相同。WWS 较重，皮质表现典型，伴脑积水、胼胝体发育不良和重度髓鞘化延迟，可以伴脑干 "Z" 形扭曲，偶见枕叶脑膨出。肌—眼—脑病为弥漫的皮层增厚、脑沟减少变浅，额叶最明显；另可见导水管狭窄，伴脑积水，小脑蚓发育不良，小脑无—多小脑回，片状白质异常信号，胼胝体发育不良。Fukuyama 型最轻，鹅卵石样光滑脑常为颞—枕叶多见（图 10-54），皮层增厚，外表面光滑，内表面不规则；另见髓鞘化

延迟导致的白质异常、额叶多小脑回、小脑发育不良和微囊。

（三）多小脑回

多小脑回（polymicrogyria，PMG）是指大脑皮质有许多过度发生的小脑回。发生于神经元移行晚期和皮质组织化早期。神经病理学为脑回过度增生的异常，镜下可见皮质结构和分层异常。多小脑回临床表现多样。

多小脑回发生部位可以为局灶性、多发局灶性或弥漫性；可以为单侧、双侧或不对称。80% 的病例外侧裂周围皮层受累，额、顶、颞、枕叶顺次受累；纹皮质、扣带回、海马、直回通常不受累。多小脑回可以孤立发生，也可以伴发其他畸形，如胼胝体发育不全、灰质异位。Aicardi 综合征等多种综合征可以合并多小脑回。患者可以是小脑、正常脑或巨脑（图 10-55）。

MR 表现存在多样性，髓鞘化程度和多小脑回类型不同，影像表现不同。Barcovich 等根据皮质形态将多小脑回分为粗糙型、纤细型、锯齿样。粗糙型皮层增厚、表面不平，皮层的内外表面均不规则；纤细型为多发细小的脑回，皮层厚度正

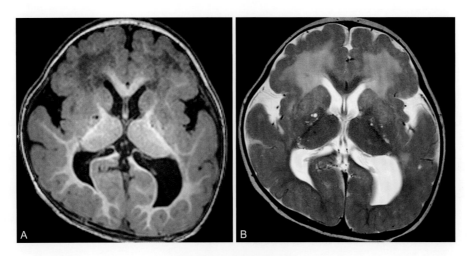

图 10-54 鹅卵石畸形

患儿为 CMD 患者，MRI T1（A）和 T2（B）加权像显示双侧额叶、岛叶呈鹅卵石畸形，脑沟浅、皮层不规则增厚，灰白质分界不规则，白质未髓鞘化。双侧枕颞叶轻度巨脑回。双侧基底节信号信号伴多囊。双侧侧脑室增宽

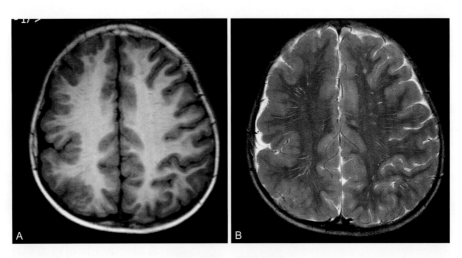

图 10-55 多小脑回

A. 轴位 MRI T1 加权像；B. 轴位 MRI T2 加权像。右侧大脑半球体积小，右侧额顶叶皮层增厚，内外表面均不规则

常或变薄，即便髓鞘化完全之后仍薄；锯齿样，即为深的脑沟分隔薄的小脑回，主要见于弥漫性多小脑回和髓鞘化完成前。髓鞘化程度同样影响着 MR 表现：在未髓鞘化区域，多小脑回皮层内表面看起来薄（2～3 mm）、不规则，而已髓鞘化区域皮质增厚（5～8 mm），但相对光滑。推测为皮层下存在一层 4～5 mm 的胶质增生的白质，未髓鞘化时其信号同白质相同，髓鞘化后则同皮质

信号混合。多小脑回可以发生在皮层表面，同正常皮层弧度一致，也可以深入向内折叠，呈放射状朝向脑室。发育不良的皮层区域经常存在异常的静脉引流，不要误认为是血管畸形。

鹅卵石畸形、微管蛋白病等存在多小脑回样改变，MR 表现同多小脑回相似。应注意鉴别。

先天性双侧外侧裂综合征（congenital bilateral perisylvian syndrome）是最常见的多小脑回畸形相

关综合征。临床表现为假性球麻痹，认识缺陷和癫痫。影像学外侧裂发育异常同口咽舌功能障碍和构音障碍并列为诊断的必要标准之一。

在 CT 中表现为，两侧对称性侧裂周围脑皮质增厚，表面光滑，侧裂轻度扩大，没有钙化。在 MRI 中表现为，两侧侧裂周围皮质厚，脑沟浅，在 IR 序列表现灰白质交界处的指压迹数量增加，脑回小，彼此融合，显示脑回过多过细（图 10-56）。

影像可按受累程度分为四级：1 级：累及额极或枕极；2 级：多小脑回超出外侧裂区域，但没有累及额极和枕极（最常见）；3 级：累及整个外侧裂区域；4 级：多小脑回局限于外侧裂后部区域。外侧裂后部总是受累最重的区域。

（四）灰质异位

灰质异位是指神经元沿放射状胶质细胞纤维移行过程中，受到阻碍，停滞于异常位置。这些神经元在其他方面表现正常，仅仅是分布位置不正常。灰质异位可分为带状或层状、局灶型分布或弥漫分布。

1. 层状灰质异位　神经元在移行过程中普遍性地、弥漫性地受阻，形成一层神经元，停滞于脑室和脑实质之间，一层灰质间隔一层白质，呈交替状。异位的层状的灰质，在 CT 图像上与正常脑灰质的密度相似。在 MR 图像上，异位灰质与正常灰质具有相似的信号强度（图 10-57）。

2. 结节状灰质异位　这类灰质异位可以是局灶型，也可以是弥漫型。发生于室管膜下弥漫型结节状灰质异位注意与结节性硬化鉴别。异位的灰质结节与正常脑皮质等信号，在注射造影剂后没有增强（图 10-58、图 10-59）。

3. 局灶型灰质异位　这一种类型的灰质异位，表现为局灶型分布，有多种形式。严重的可以使一侧大脑半球变形，并压迫邻近脑室。有时可见粗大的、异常的皮质引流静脉。少数体积异常增大的灰质异位，其一侧半球可呈全部结构不良、未能器官化的灰质，同时脑白质也呈发育不良，表现为正常脑沟和侧裂缺如，甚至可无侧脑室（图 10-60）。

（五）脑裂畸形

脑裂畸形（schizencephaly）表现为大脑半球实质内的异常裂隙，分为闭唇型脑裂畸形和开唇型脑裂畸形。脑裂畸形可以是单侧或双侧，对称或不对称。

脑裂畸形影像表现为从蛛网膜下腔向脑室延伸的缝隙，内为脑脊液，表面衬灰质。多位于中央前后回附近。闭唇型缝隙小，其脑室呈漏斗状轻度向脑实质内突出，突出处相当于畸形脑裂的

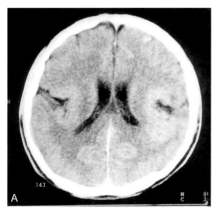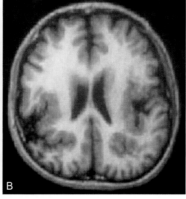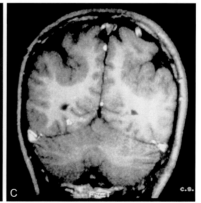

图 10-56　先天性双侧侧裂周围综合征
A. 轴位 CT 平扫，显示两侧侧裂周围皮质显著增厚，尤以左侧显著；B，C. 为 MRI T1 加权像

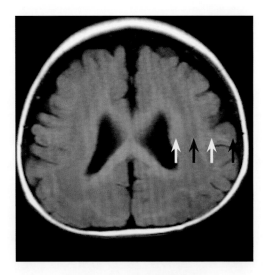

图 10-57　层状灰质异位

MRI T1 加权像，白质内可见均匀的带状灰质，由外向内可以看到外层灰质、外层白质、内层灰质、内层白质（灰质均为黑色箭头、白质为白色箭头）

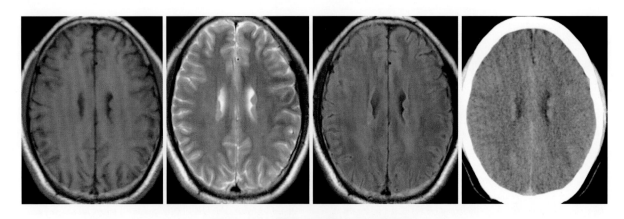

图 10-58　侧脑室室管膜下灰质异位

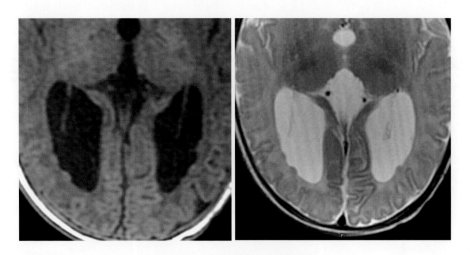

图 10-59　室管膜下灰质异位

MR T1 及 T2 加权像，患儿生后 26 天，白质髓鞘化未完成，T1 加权像表现为灰质信号高于白质，T2 加权像表现为灰质信号低于白质。双侧侧脑室室管膜下可见多发结节，各序列信号同灰质。（伴侧脑室增宽）

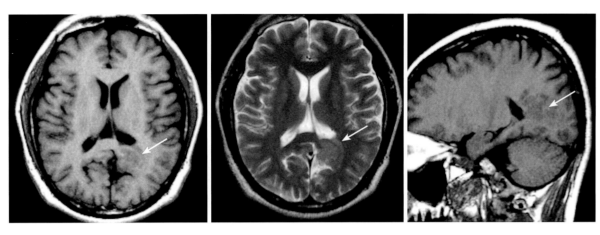

图 10-60　局灶性灰质异位
MR T1 及 T2 加权像，左侧枕部侧脑室后脚旁肿块样灰质异位（箭头）各序列信号同皮层

脑室端（图 10-61）。开唇型缝隙大，呈扇形，内含脑脊液。裂隙两侧为异位灰质，呈多小脑回。常合并透明隔缺如、灰质异位、胼胝体发育不良等畸形。单侧脑裂畸形应注意观察对侧是否存在脑裂畸形、神经元移行异常等疾病（图 10-62）。

十、神经皮肤综合征

神经皮肤综合征（neurocutaneous syndrome）也称斑痣性血管瘤病。系常染色体显性遗传性疾病，累及中枢神经系统和眼，大部分有皮肤损害，还可累及内脏和结缔组织。

（一）神经纤维瘤病 I 型

神经纤维瘤病 I 型（neurofibromatosis type 1, NF1）又称 Von Recklinghausen 病，为最常见的神经皮肤综合征。凡具备下列表现中之两项以上者可以诊断此病：①≥6 处 5 mm 以上的皮肤咖啡牛奶斑；② 1 处丛状神经纤维瘤或 2 处以上的其他类型神经纤维瘤；② 2 个以上有色素沉着的虹膜错构瘤；④腋窝或腹股沟雀斑；⑤视神经胶质瘤；⑥一级亲属内有同类患者；⑦特征性骨损害，

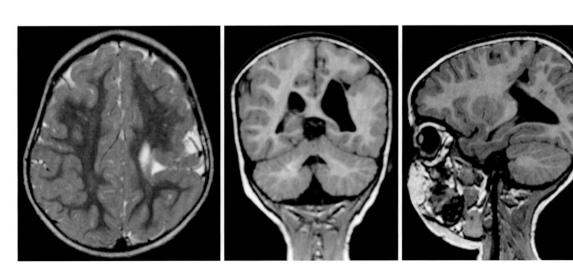

图 10-61　闭唇型脑裂畸形

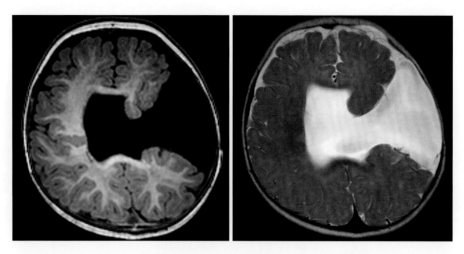

图 10-62　脑裂畸形（左侧开唇型、右侧闭唇型）

MR T1 及 T2 加权像，左侧开唇型的裂隙较宽呈扇形，裂隙两侧衬有灰质。右侧闭唇型的软脑膜—室管膜缝（pial-ependymal seam，PE 缝）观察欠清晰，但可以看到作为缝隙壁的灰质层达侧脑室，本例同时伴有透明隔缺如

例如蝶骨大翼发育不良，假关节形成等。

虽然皮肤表现严重影响患者外观，而其皮肤外表现的神经系统表现才是其症状及病死率的重要原因，影像诊断起着重要作用。

在所有神经纤维瘤病Ⅰ型患者中，15%～20% 有中枢神经系统病变。影像常见中枢神经系统肿瘤、非肿瘤性"错构瘤样病变"、颅骨、脑膜和骨损害；脊柱、脊髓和神经根以及其他病变。

1. 神经系统肿瘤　分为视神经胶质瘤、非视神经胶质瘤以及丛状神经瘤三种。

（1）视通路胶质瘤：儿童早期好发视通路胶质瘤，常小于 6 岁。15% 的儿童 NF1 患者存在视通路胶质瘤。发生于一侧或两侧视神经，多累及视交叉。大部分视通路胶质瘤在组织学上是良性的，低度的星形细胞瘤一般是毛细胞型星形细胞瘤。在儿童中约有 20% 表现浸润进展，引起死亡。MRI 可以显示视神经胶质瘤及其向后蔓延的范围。T1 加权像上是低信号或等信号，在 T2 加权像上信号增高。注射造影剂后肿瘤增强程度不等（图 10-63）。

（2）非视神经胶质瘤：大部分是低度星形细胞瘤，发生于脑干、顶盖、导水管周围。少数病

例可以发生颅内室管膜瘤。

（3）丛状神经纤维瘤（plexiform neurofibromas）：出生即发生，在青年期和成年早期继续生长。大多数患者 10 岁之前显著长大。30%～50% 的 NF1 患者发生丛状神经纤维瘤，起源于神经束膜（nerve fascicles），沿着神经长轴生长。可以进入周围结构，引起骨质破坏。肿瘤沿受累神经长轴蔓延，形成多发的、扭曲的梭形肿物。肿瘤没有包膜，浸润生长。头颈部丛状神经纤维瘤一般发生于三叉神经第Ⅰ枝（眶枝）分布部位。常并发蝶骨大翼发育不全，中颅窝蛛网膜囊肿。常向后蔓延，累及海绵窦。在 CT 中可见位于高位、深部咀嚼肌间隙内边缘模糊的肿物，多累及眼眶和海绵窦。在 MRI 的 T1 加权像上肿瘤与肌肉信号强度相等，应用造影剂后肿瘤显著增强。丛状神经纤维瘤终生有恶变的风险。

2. 脑实质异常　又称 UBOs（unidentified bright objects）。在 NF1 患儿中非常常见（43%～93%），好发于儿童和青年，2 岁之前髓鞘化未完成，MRI 评价病变不准确，通常 3 岁之后出现，10 岁后开始消退，20 岁之后很少看到。机制不明，病理为海绵或空泡样改变，早期解释为髓鞘内水

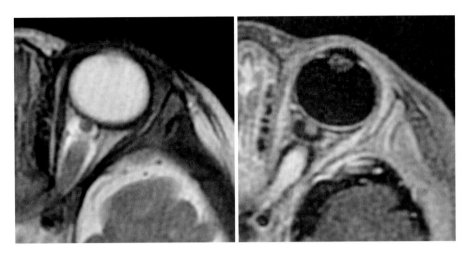

图 10-63　NF1 患者视神经胶质瘤
MR T2 加权像和 T1 增强 左侧视神经增粗，增强后显著强化

肿或错构瘤，目前认为是基因突变导致的结构不良的胶质增生。常见部位有：基底节（苍白球常见）、脑干和小脑，单侧或双侧发生（图 10-64）。

MR 表现为 T1 呈等 / 高信号；T2 呈高信号。病变一般无肿块效应、水肿，增强扫描无强化。ADC 值可增高。MRS 显示 Mi/Cr 和 Cho/Cr 增高，也可以用胶质增生的机制解释。

作为 NF1 的特异性表现，UBOs 的检出可以提示 NF1 的诊断，提高诊断的灵敏度。

3．脑结构异常　巨脑畸形通常发生于 50% 的 NF1，继发于颅内肿物、脑积水或巨脑回。

4．颅骨、脑膜和骨损害　神经纤维瘤病 I 型患者常合并有颅骨和硬膜损害。例如巨头、蝶骨大翼发育不全、大脑颞叶疝入眼眶（图 10-65、图 10-66）、颅骨缺损、后者多发于人字缝、硬脑膜囊扩张以及内听道扩大。其他异常有单个手指、肋骨或单个肢体过度长大，胫骨弓形弯曲，带状肋骨，假关节形成以及脊柱侧弯。

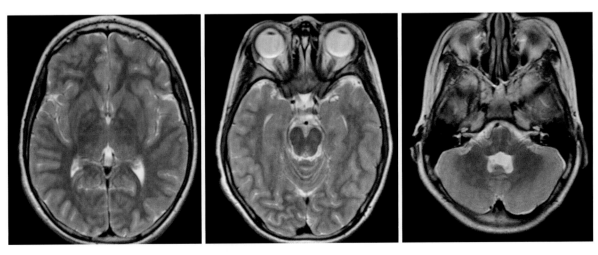

图 10-64　NF1 患者白质异常信号
患儿 8 岁，MR T2 加权像 双侧苍白球、双侧丘脑、中脑、延髓、右侧小脑可见高信号

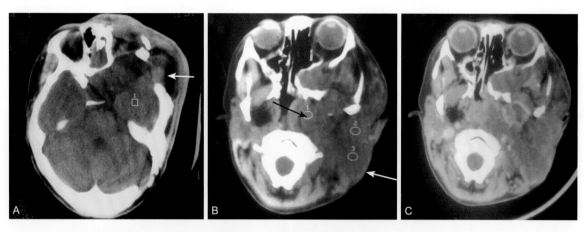

图 10-65 神经纤维瘤病 I 型

CT 轴位平扫及增强扫描示左中颅窝、蝶骨大翼缺损，左颞叶脑组织及蛛网膜下腔向左眼眶内突入，压迫左眼球外突，左侧颞骨鳞部也有骨质缺损（箭头），继发脑和脑膜膨出（图 A）。左颞下窝、左颌面部范围广泛的软组织内丛状神经纤维瘤（箭头），继发左翼腭窝扩大（图 B、C）

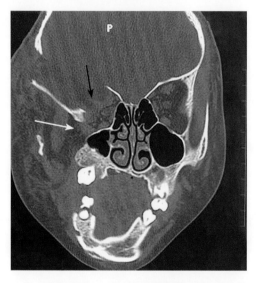

图 10-66 神经纤维瘤病 I 型

冠状位 CT，示右眼眶上壁蝶骨大翼（黑箭头）及颞骨鳞部（白箭头）骨质缺损

5. 脊柱，脊髓和神经根 常见的脊椎异常是一个或多个椎间神经孔扩大，多数是由于椎间孔内神经纤维瘤引起，少数原因是继发于硬膜囊扩张或蛛网膜囊肿。脊髓内可有肿瘤，一般是低度的星形细胞瘤，也可发生错构瘤样病变。

6. 其他器官系统病变 眼部可见虹膜利氏小体（Lisch nodules）、脉络膜错构瘤、视网膜星形细胞增生以及呈"牛眼"样（眼球巨大而突出）。血管可表现为颅脑血管狭窄或闭锁、动脉瘤、非动脉瘤性血管扩张，动静脉瘘或动静脉畸形等（图 10-67）。

7. 肿瘤发生 NF1 出现胃肠道间质瘤、乳腺

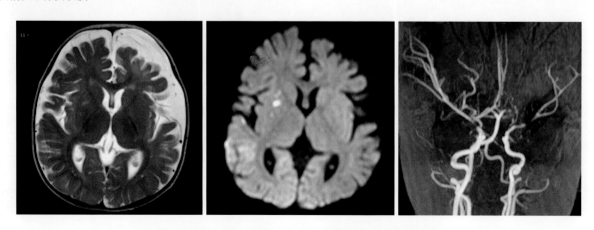

图 10-67 NF1 患者，9 月，烟雾综合征伴脑梗死

MR T2 加权像、扩散加权像显示右侧壳核、颞叶皮层多发局灶性 T2 高信号、DWI 高信号，为急性脑梗死。左侧额叶脑萎缩，T2WI 高信号。MRA 显示颅内多发动脉狭窄，双侧大脑中动脉起始部及左侧大脑前动脉闭塞。伴侧支循环形成

癌、白血病或淋巴瘤、嗜铬细胞瘤、平滑肌肉瘤等恶性肿瘤的概率均高于正常人群，相关影像学检查可以协助诊断。

最后，我们按年龄段总结一下 NF1 的皮肤外改变：初生常见丛状纤维瘤、巨脑畸形；儿童期常见视通路胶质瘤、脉络膜错构瘤和虹膜利氏小体、蝶骨发育不良、脊柱侧弯、动脉高压、UBOs；青春期常见神经纤维瘤；成人期常见恶性周围神经鞘瘤。因此，针对不同年龄段的 NF1 患者，影像的观察重点不同。

（二）神经纤维瘤病Ⅱ型（neurofibromatosis type 2，NF2）

系常染色体显形遗传性疾病，定位于第 22 号染色体。发生率远低于Ⅰ型。临床表现中皮肤损害（例如咖啡牛奶斑等）罕见，也很少伴有虹膜利氏小体或皮肤神经纤维瘤。

1. 颅内病变 本病最显著的特点是双侧听神经鞘瘤，发生率 90%~95%。若出现非前庭多发鞘瘤（如三叉神经）和颅内多发脑膜瘤（图 10-68）时，也提示为本病。颅内非肿瘤性病变可有钙化，主要是脉络丛显著钙化，偶有小脑皮质或大脑皮质钙化发生。脑膜瘤是 NF2 的第二常见的肿瘤，经常多发，可为儿童 NF2 患者的首发征象。

常发生于大脑表面、大脑镰、颅底。当 NF2 的脑膜瘤体积增大、伴发脑水肿、发生于颅底时容易引起症状。

2. 脊髓和神经根 NF2 脊髓肿瘤发生率也可以高达 80%。可有多发的硬膜内髓外肿瘤，这些肿瘤一般是神经鞘瘤或者脊膜瘤，常为多发的。脊髓内可发生室管膜瘤，颈段好发。

不同于成人听神经为首发症状，儿童患者通常以其他神经系统症状为首发症状，如脊髓压迫、视力下降、脑膜瘤。

（三）视网膜及中枢神经血管瘤病

视网膜及中枢神经血管瘤病（von hippel-lindau syndrome，VHL）为常染色体显性遗传性疾病，系第 3 号染色体短臂缺陷。多系统受累。十几岁以前很少有临床表现，常见病变有视网膜血管瘤、脑和脊髓的成血管细胞瘤、肾囊肿、肾细胞癌、嗜铬细胞瘤及胰腺囊肿。视网膜血管瘤大约见于本病半数患者。诊断主要靠眼底镜检查。影像学表现轻微或缺如。

在 Von Hippel-Lindau 综合征中，约 2/3 患者可患有小脑成血管细胞瘤（hemangioblastoma），发病年龄为 20~50 岁之间，儿童中罕见。大约 90% 的成血管细胞瘤发生于小脑。在 CT 中，大

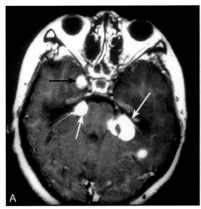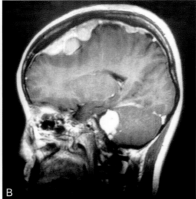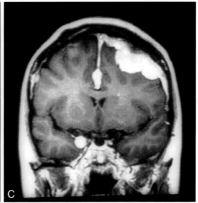

图 10-68 神经纤维瘤病Ⅱ型，MRI T₁ 加权像，Gd-DTPA 增强
A.（横断面）双侧听神经鞘瘤（白箭头），右鞍旁脑膜瘤（黑箭头）；B.（矢状面）；C.（冠状面）示大脑镰及左侧半球凸面、右鞍旁较广泛的脑膜瘤

部分小脑成血管细胞瘤为囊性，合并有等密度囊壁结节，没有钙化（图 10-69 ）。在 MRI 肿瘤呈长 T1 和长 T2 病变。注射造影剂以后，壁结节有显著增强。

（四）结节性硬化

结节性硬化（tuberous sclerosis）也称布纳维尔病（Bourneville disease），是一种常染色体显性遗传性疾病。临床上表现为多种器官系统内发生的错构瘤。典型的临床表现三联征是：面部丘疹样斑痣、癫痫和智力低下。影像学表现是诊断本病的重要依据。

影像学表现有四种类型：

1. 皮质结节 在 MRI 上表现比较显著，有异常信号，受累脑回变形、膨大。年龄不同，其表现有所不同。新生儿和婴幼儿在 T1 加权像上，皮质结节与尚未髓鞘化的白质比较为高信号，在 T2 加权像上为较低信号。年龄较大的儿童和成人其皮质结节在 T1 加权像上为等信号到低信号，在质子加权像和 T2 加权像上均为较高信号。少数患者在静脉注射造影剂后，皮质结节可有增强。

皮质结节的 CT 表现与年龄相关。婴儿患者增宽增厚的脑皮质周围有密度减低区，在年龄较长的儿童和成人，增宽的脑回成为等密度。病变的钙化也随年龄的增长而增加，一般婴儿很少有钙化。10 岁以后，50％的患者表现皮质结节钙化。

2. 白质病变 在 MR 图像上呈现四种类型白质病变：①直线状或曲线状带状病变，从脑室通过大脑半球，延伸向皮质；②楔形病变；③非特异性肿瘤样或团块状病变；④小脑放射状带状病变。年龄较大的儿童和成人，这些病变在 T1 加权像上表现为等信号至低信号，在 T2 加权像上与正常灰质和白质相比为高信号。婴儿患者白质病变在 T1 加权像上为高信号，在 T2 加权像上，为低信号。在注射造影剂后，少数白质病变表现增强。

3. 室管膜下结节 绝大多数结节性硬化患者，均表现有室管膜下结节或错构瘤。这些结节大多数位于尾状核附近、室间孔后。在 MRI 上，室管膜结节表现为突向脑室腔内的不规则结节。在 T2 加权像上一般为低信号。新生儿患者在 T1 加权像上呈现为高信号。CT 对表现室管膜下和脑实质内结节性钙化比较敏感。室管膜下钙化可以看做是结节性硬化最为常见的典型的 CT 表现。注射造影剂后，半数左右的室管膜下结节增强。

4. 室管膜下巨细胞星形细胞瘤 此种肿瘤在结节性硬化病例中的发生率约为 15％。并非所有的室管膜下巨细胞星形细胞瘤患者都继发于结节性硬化，但是大部分病例常同时患有结节性硬化。肿瘤一般都位于室间孔附近，多数有钙化，在 CT 和 MRI 上表现为密度或信号不均匀，注射造影剂后有不均匀增强。肿瘤为良性，可以继发梗阻性脑积水（图 10-70 ）。

2012 年国际 TSC 共识大会更新了结节性硬化的基因和临床诊断标准，神经系统部分影像相关的主要变动是将"皮层结节"和"放射状移行带"两条合并为"皮层发育不良"，作为一条主要诊断标准。在之前广泛应用的 1998 年版 TSC 诊断标准中，"皮质结节"作为主要表现；"白质放射状移行带"为次要表现。目前认为两者并不是独立的，

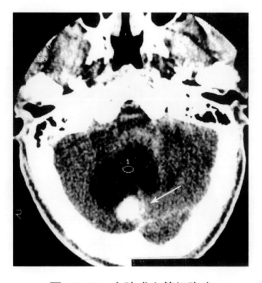

图 10-69 小脑成血管细胞瘤
CT 增强扫描，示后颅窝囊性肿瘤和显著增强的囊壁（肿瘤）结节（箭头）

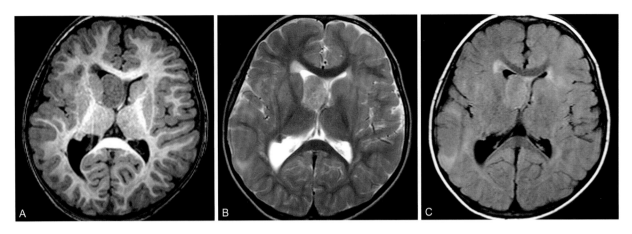

图 10-70 结节性硬化

患儿 2 岁 A. MRI T1 加权像；B. MRI T2 加权像；C. MRI T2 FLAIR。显示：①多发皮质发育不良，呈 T1 低、T2 高、T2 FLAIR 高信号，部分灰白质分界模糊，部分呈放射状；②室管膜下结节，较明显者位于右侧侧脑室室管膜下，呈 T1 高、T2 低信号结节；③右侧侧脑室室间孔附近室管膜下巨细胞星形细胞瘤

均为先天发育异常，病理表现相似，为局灶性皮层发育不良，两者同时发生非常常见，因此在新分类中，将两者合并为一个主要表现，即"皮层发育不良"。

室管膜下结节（SEN）和室管膜下巨细胞星形细胞瘤依然作为两个独立的表现。两个表现均为 1998 的主要标准。组织学上，两类病变相似，都是 TSC 相对特异性的表现。室管膜下结节良性生长，发生于侧脑室和第三脑室覆盖的室管膜壁。80% 的 TSC 患者可以看到此表现，经常在生前或出生时即发现。SEGAs 在 TSC 中的发生率为 5% ~ 15%，也是可以在生前或出生时发现，虽然更常在儿童或青春期发生，不常见于 20 岁之后。一般认为室管膜下巨细胞星形细胞瘤起源于 SEN，尤其孟氏孔附近。虽然为良性，生长缓慢，会出现脑积水等严重的并发症。两者均会逐渐发生钙化。

结节性硬化的其他损害包括：①视网膜错构瘤，见于半数结节性硬化患者；②血管变性胸和腹主动脉退行性改变，导致动脉瘤形成。也可以发生颅颈血管闭塞性病变，伴侧支循环血管形成；③皮肤病变，面部血管纤维瘤，指甲周围或指甲下纤维瘤；④肾囊肿，肾血管平滑肌脂肪瘤；⑤心脏横纹肌瘤；⑥肺淋巴管血管平滑肌瘤病，慢性肺间质纤维化；⑦肝平滑肌瘤、腺瘤，脾和胰腺腺瘤；⑧扁平骨、脊椎、颅骨和骨盆骨内多发骨岛。短管状骨（掌、跖骨，指、趾骨）囊变和骨膜反应。

（五）脑三叉神经血管瘤病

脑三叉神经血管瘤病（encephalotrigeminal angiomatosis, sturge-weber syndrome）为常染色体显性遗传性疾病。本病皮肤的主要表现是面部血管痣，常沿着三叉神经 Ⅰ、Ⅱ 枝的范围分布，有时也波及第Ⅲ（V3）枝范围。身体其他部位也可见到血管痣。神经系统的主要症状是癫痫发作或惊厥。少数病人可有偏瘫、智力障碍、青光眼及偏盲。

神经病理改变主要是软脑膜血管瘤，受累侧脑皮质因缺氧而发生萎缩，并有退行性、营养不良性钙化。其他异常表现包括先天性青光眼，巩膜和脉络膜血管瘤等。

在影像表现中，颅内钙化是本病常见的表现。但在 2 岁以前发现钙化很少。在 CT 上表现为与脑回形状一致的双轨状钙化，以枕叶和后顶叶显著，与面部的血管瘤同一侧。继发表现有：同侧脑萎缩，颅骨增厚，鼻旁窦和乳突扩大。注射造影剂后病灶强化（图 10-71）。

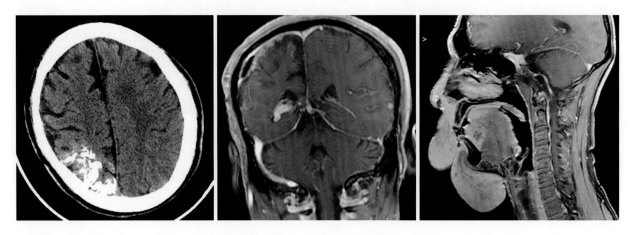

图 10-71　Sturge-Weber

CT 图像右侧脑萎缩，脑回样钙化。冠状位增强 MR 可见右侧大脑萎缩，柔脑膜强化，蛛网膜下腔血管瘤、右侧脉络丛增大。颜面矢状位 MR 增强可见颜面血管瘤致双唇显著肥厚

（朱　颖　孙晓伟）

参考文献

[1] Naidich TP, Altman NR, et al. Cephaloceles and related malformations. AJNR, 1992, 13: 655-690.

[2] Elster AD, Chen MY. Chiari I malformation: clinical and radiologic reappraisal. Radiology, 1992, 183(2): 347-353.

[3] Mikulis DJ, Diaz O, Egglin TK. Variance of the position of the cerebellar tonsils with age: preliminary report. Radiology, 1992, 183: 725.

[4] Barkovich AJ, Kjos BO, Norman D, et al. Revised classification of the sequence of posterior fossa cysts and cyst-like malformations based on the results of multiplanar MR imaging. AJNR, 1989, 10(3): 977-983.

[5] Altman NR, Naidich TP, Braffman BH. Posterior fossa malformation. AJNR, 1992, 13(2): 691-724.

[6] Rakic P, Yakovlec PI. Development of the corpus callosum and cavum septae in man. J Comp Neurol, 1968, 132: 45-72.

[7] Barkovich AJ, Lyon G, Evrard P. Formation, maturation, and disorders of white matter. AJNR, 1992, 13(2): 447-461.

[8] Barkovich AJ, Gressens P, Evrard P. Formation, maturation, and disorders of brain neocortex. AJNR, 1992, 13(2): 426-446.

[9] Barkovich AJ, Kjos BO. Non-lissencephalic cortical dysplasia: correlation of imaging findings with clinical deficits. AJNR, 1992, 13(2): 95-103.

[10] Marti-Bonmati L, Menor F, Dosda R. Tuberous sclerosis: differences between cerebral and cerebellar cortical tubers in pediatric population. AJNR, 2000, 21(3): 557-560.

[11] Altman NR, Purser RK, Post MJ. Tuberous sclerosis: characteristics at CT and MR imaging. Radiology, 1988, 167(2): 527-32.

[12] Aoki S, Barkovich AJ, Nishimura K, Kjos BO, Machida T, Cogen P, Edwards M, Norman D. Neurofibromatosis types 1 and 2: cranial MR findings. Radiology. 1989, 172(2): 527-34.

[13] Bognanno JR, Edwards MK, Lee TA, Dunn DW, Roos KL, Klatte EC. Cranial MR imaging in neurofibromatosis. AJR. 1988, 151(2): 381-8.

第十一章

超声对脑血流动力学的监测

第一节　新生儿脑血流动力学的监测概况

一、脑血流动力学的基本概念

血流动力学（hemodynamics）是生物力学的一个分支，其主要任务是应用流体力学的理论和方法研究血液沿血管循环流动的原因、条件、状态以及各种影响因素，以阐明血流及与疾病的关系。

血液循环系统由心脏、血管和血液构成。其中心脏是泵的作用，通过周期性搏动使血液在血管中流动。血管是有从大到小，由无数分支组成的弹性管道，因此其中流动的血液并非常流，而是脉动流，通过脉动将动脉血运送至全身各部位，以保证代谢所需，静脉血管又将代谢后的血液输送回心。血液是一种含有大量固体成分的悬浮液，血液的主要成分是血细胞，红细胞占整个血液体积的大约40%左右，另外还有蛋白质、脂质、离子，以及输送的养分和代谢产生的一些废物。

维持正常的心血管功能受多重因素的复杂调控，包括神经、内分泌系统、心血管及肾功能等。维持全身血流动力学的良好状态有赖于心输出量、血管阻力和血压调控，由此保证组织器官的血液灌注。

脑是人体的重要器官，脑血流动力学（cerebral hemodynamics）是研究脑内血液循环系统的流动参数，如：血流量、血流速度、灌注压力、黏滞度、外周阻力等在生理病理条件下的变化。医学影像技术为建立三维空间的脑血管解剖结构和定量评价脑血流功能指标提供了条件。

二、新生儿脑血流动力学的特点

新生儿脑血流动力学状态有别于其他年龄组，其自身的发育成熟程度、生理性过度转变、不同类型的疾病状态以及治疗过程，均会产生全身循环的变化，从而也会有脑血流动力学的相应改变，尤其在早产儿，维持生后宫外环境中血流动力学稳定是个挑战，血流动力学的改变与此阶段各种疾病的发病率、病死率均有关联[1]。

（一）新生儿脑血流动力学的生理特点

1. 循环通路的转变　新生儿生后短时内正处于胎儿循环向新生儿循环转变的时刻，血循环发生了巨大的变化，以适应宫外生理功能和代谢的需求。随着肺循环的建立，肺阻力降低，右心压力迅速降低。生后脐带结扎，迅速改变了胎儿期的循环通路，由胎儿期的双侧心室向体循环供血转换为左心室供血，系统血管阻力相应增高，心脏负荷加重，器官血流供应重新分配，脑组织所获得的血量会有一定的波动。

早产儿这种生理转变过程中会存在更多的问题，对生后循环通路的改变呈现超负荷状态，心室肌收缩力较低，心输出量低于足月儿，血管壁肌层尚未发育完善，动脉导管处于开放状态，体循环血量会因不同程度的分流而减少，体内内分泌随之变化，儿茶酚胺、肾素、血管紧张素、加压素释放。这些都会影响到脑的血液供应，使脑血流量、血容量减少。研究发现，低于 30 周的早产儿约 1/3 以上在生后 24 小时内存在低血流、血压低和组织低灌注，易发生脑损伤。脑血流监测研究已发现，动脉导管未闭的早产儿生后脑血流速度波动明显，左侧大脑中动脉血流速度低于对侧，直至动脉导管关闭后，脑血流才趋于平稳。另外，新生儿、早产儿随胎龄和日龄的增加，脑内血流量、血容量也随之发生生理性变化。[2]

2. 脑的自主调节功能不成熟 成熟的脑具有完善的脑自主调节功能，即在各种生理与病理条件下，心率、体循环血压在一定范围内波动时，脑内存在一个"平台"，仍能维持相对稳定脑血流量和脑血容量，以保证脑的正常代谢与功能所需。这种脑的自主调节过程极其复杂，受到神经、内分泌、生化代谢、反应性血管阻力变化等多环节的精密调控。然而，在新生儿，尤其是在早产儿，由于脑发育不成熟，脑内调节的"平台"很窄，甚至缺乏，调节机制不完善，被称之为"压力被动性血流"，当体温、活动、醒觉、心率、心搏出量、系统血压、压力等变化时，脑内不能有效自主调节，而是脑血流量、血容量随之波动，呈现"涨落型"血流，早产儿脑血流波动较足月儿更易发生，难以维持脑内的正常氧合、营养供应和清除代谢废物的正常过程。

（二）新生儿脑血流动力学变化与脑损伤

1. 早产儿脑血流异常与脑损伤 早产儿脑血流供血的最大特点是脑血管的结构与功能不成熟，血管的坚韧度及舒缩调节能力均不佳，既容易出血又易缺血，故称为"出血缺血性脑损伤"。脑血管的发育起始于胎儿早期，在生发基质区域血管床虽大，但血管壁仅由单层细胞组成，又具有"压力被动性血流"特点，故当血流增加，血管扩张，或淤血时导致血管破裂而出血，出血既可发生于小动脉，也可发生于小静脉[3]。研究表明，早产儿出生早期脑血流量下降，出生 72 小时内如脑血管阻力指数（RI 值）明显降低，与 PVL 发生有关[4]。脑缺血发生的原因，与心肌收缩力、心搏出量、动脉导管分流及疾病状态下全身系统血压低等因素均有关联。

2. 缺氧缺血时脑血流改变与脑损伤 全身和脑血流动力学改变是新生儿缺氧后最早的病理生理效应。缺氧窒息会造成多脏器损害，首当其冲是心肌受累，心搏出量有可能因此降低，从而造成系统性血压降低，继之各脏器供血障碍，脑血流动力学发生改变，由此引发了脑损伤过程。新生儿脑处于快速发育阶段，代谢旺盛，脑的耗氧量占全身氧耗量 50%，脑组织对缺氧高度敏感，且耐受性差，短暂的缺氧即可能引起脑组织的损害，并产生脑功能的改变。脑组织氧供与脑血流密切相关，脑血流减少可致脑组织缺氧缺血性损害，脑血流被动性涨落又可成为颅内出血的原因。

在早期缺氧阶段，脑血管痉挛以提升颅内压，在一定程度上尽可能保证供血供氧，但这种代偿是短暂的。

当缺氧缺血继续存在，则失去代偿，脑血管麻痹，颅内压降低，供血在真正意义上减少[5]，脑细胞因此而损伤。首先是细胞能量代谢衰竭，ATP 产生减少，之后电压控制型离子通道开放，兴奋性神经递质受体被激活，大量谷氨酸聚集，神经毒性损伤发生，同时组织乳酸堆积并酸中毒。

其他疾病所致的组织缺氧缺血，如失血、贫血、输血、动脉性脑梗死等，可发生同样的脑血流动力学改变和损伤过程。

3. 化学因素所致脑血流改变与脑损伤 二氧化碳是调节脑血流的重要因子，容易透过血脑屏障，在血液和脑脊液之间快速弥散，作用于血管内皮使血管舒张或收缩。高碳酸血症具有扩血管效应，当严重的二氧化碳分压（$PaCO_2$）升高时，脑血管处于扩张状态，从而脑血流增加，极度的血管扩张结局是血管破裂，颅内出血发生。相反，低碳酸血症时，脑血管反应性收缩，严重时会引起脑缺血。在呼吸机治疗时如参数调节不当则会使脑血流异常，引起不良后果，需特别注意。

有些药物也会对脑氧和脑血流动力学产生影响，其机制与用药后低血压、心动过缓、呼吸窘迫有关。需注意的是麻醉、镇静等药物，既往多普勒研究发现用药后 14.7% 患儿减少了脑血流速度，与 CO_2 变化水平有相关联，由此干扰了脑血管的自主调节，血流改变，并发生脑损伤。一项研究应用多普勒超声和近红外光谱技术观察到，一组 26.6 ~ 33.0 周的早产儿，应用咪达唑仑负荷量 15 分钟后，在动脉氧饱和度、经皮氧分压、平均动脉压降低同时，脑血流速度降低。应用吗啡后即刻，动脉氧饱和度降低，脑血容量呈现反应性增高现象。而多巴胺治疗极低出生体重儿低血压时，脑血流是得以改善的 [6]。

三、脑血流动力学传统的监测方法

由于脑血流动力学是人体重要的生理功能指标，在疾病状态下监测具有重要意义，故历来是临床重症医学中重要的医疗环节，多年来不断地探讨准确、便捷的监测手段和方法，了解疾病状态下脑血流、脑代谢状况。

早年人们曾用氙（133Xe）吸入法测量脑局部血流量，用以评价脑血栓、脑梗死等疾病时脑局部血流量的改变。后又应用单光子发射计算机断层显影（single photon emission computed tomography, SPECT）和正电子发射计算机断层显像（positron emission computed tomography, PET）了解脑血流量和脑代谢情况，但均因存在放射性核素、操作复杂及价格昂贵等原因，在临

床不能广泛应用，逐渐被迅速发展的影像学方法取代。

首先是 CT 灌注成像（CT perfusion imaging），其基本原理是在静脉快速团注对比剂，对感兴趣区进行连续 CT 扫描，获得该区域的时间—密度曲线，再计算出各种灌注参数值，量化反映局部组织血流灌注量，这一方法在脑局部缺血性病变，如脑梗死的早期诊断方面起到了积极的作用。

在 MR 灌注加权成像（perfusion weighted imaging, PWI）中，动态磁敏感增强灌注成像（dynamic susceptibility contrast-enhanced perfusion weighted imaging, DSCPWI）是最先用于脑部疾病诊断的方法，将顺磁性对比剂以 2 ml/s 或更快速率高压注射人体后，在反复成像过程中，观察对比剂通过组织时信号变化情况。在对比剂通过时，T2WI 显示组织信号强度下降。当对比剂通过完了，信号会部分恢复。T2WI 的信号强度变化率与局部对比剂浓度和脑血容量成正比，连续测量，产生时间—信号强度曲线，再经分析、运算得到局部脑血容量（rCBV）、脑血流量（rCBF）等信息。MRI 灌注成像有助于早期发现急性脑缺血灶。

尽管上述方法在成人应用较多，但在新生儿应用存在诸多不便而受到限制，难以作为危重儿常规的脑血流动力学监测，能够用于新生儿、早产儿的监测手段并不多。

四、超声对新生儿脑血流动力学的监测

（一）经颅多普勒超声

经颅多普勒超声（transcranial doppler sonography, TCD）是应用最广泛的脑血流动力学监测方法。

1. 基本原理　经颅多普勒超声借助脉冲多普勒技术和 2 MHz 低频发射频率，使超声声束穿透一定的颅骨薄弱部位，测得血管的多普勒信号，获取脑血流动力学参数。常用检测血管包括颅底

动脉、颈内、颈外、颈总动脉和椎动脉。

2. 血流动力学参数 经颅多普勒超声通过以下指标反映脑血管的功能状态。

（1）血流速度：血流速度反映脑动脉管腔大小及血流量。血流量一定时，血流速度与管腔大小成反比。

（2）脉冲指数：反映脑血管外周阻力的大小。此值越大，脑血管外周阻力越大，反之则阻力越小。

（3）音频信号及频谱图波形：反映脑血管局部的血流状态。

3. 应用 自 20 世纪 90 年代初期，开始用于成人。由于经颅多普勒超声无创，操作简便，可定量了解颅内血流动力学及脑组织血供情况，在诊断脑血管狭窄、闭塞性疾病，判定病变范围和程度，评价颅内压增高和评判脑死亡方面具有实用性价值。因此在神经科得到迅速普及，至今已是常规的临床诊疗技术之一。此后也用于儿童，但应用不及成人广泛，可能是由于儿童脑血管疾病的发生少于成人的缘故。近年该技术在儿科的应用开始得到重视，原因是儿科重症监护和抢救的深入开展，常将其作为脑死亡的评价指标。在新生儿领域经颅多普勒超声技术也有尝试性应用，主要是了解缺氧缺血性脑病时脑血流动力学的变化。当今，随着对脑血流动力学认识的深入，应用会逐渐增多。

（二）彩色多普勒超声

近年在新生儿领域应用更简便的检测脑血流动力学的方法是彩色多普勒超声（color doppler ultrasonography）成像技术，其基本原理与前述的经颅多普勒超声一致，但探测方法有异。在新生儿的应用同样是从缺氧缺血性脑病的研究起步。

1. 特点 彩色多普勒超声是经新生儿囟门扫描，在显示脑的超声断层图像同时，直观目标血管走行，选取理想检测区段，实时获得脑血管各项血流参数。该法测得结果会更加精准，通常规定朝向探头的血流为红色，背离探头的血流为蓝色。通过对血流参数的分析，对新生儿脑血流动力学状况作出评价。

2. 检测的血管 检测时通过新生儿囟门可视的主要颅内血管是大脑前动脉（anterior cerebral artery, ACA）、中动脉（middle cerebral artery, MCA）、后动脉，以及大脑前、中、后动脉间交通支组成的 Willis 环，也可探及脑内大动脉的分支，如大脑前动脉分支的胼缘动脉，大脑中动脉分支的豆纹动脉等（图 11-1）。由于检测时需超声探测方向与目标血管走行保持最小夹角，因此在新生儿临床最多采用的部位是前囟与侧囟，用以检测大脑前动脉和大脑中动脉脑血流参数（参见本章第 2 节）。

3. 检测结果 通过检测，可获得各项血流参数和相应的血流频谱图形，二者结合，对新生儿

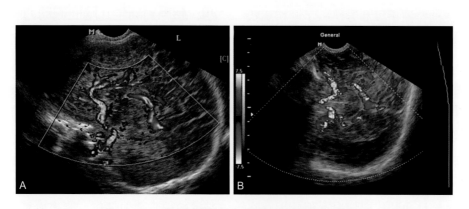

图 11-1 经颅多普勒超声检测到的颅内血管走行
A. 经前囟检测的大脑前动脉及胼周动脉；B. 经侧囟检测到的颅底 Willis 环及大脑前动脉

脑血流动力学状况作出评价。

彩色多普勒超声通常可测得心动周期中受检血管内收缩期流速（Vs）、舒张期流速（Vd），在此基础上自动计算显示其他参数，包括平均血流速度（Vm）、血管搏动周期（C）、搏动指数（PI）、阻力指数（RI）、收缩期流速与舒张期流速比值（S/D）。新生儿脑血流速度依不同的胎龄和生后日龄有所不同。

多普勒频谱图更直观地显示了血管内血流速度，横轴表示时间，纵轴表示速度（cm/s），每个周期包括收缩峰和舒张峰，时限与心动周期相一致。

4.疾病状态下脑血流改变的类型与意义　在新生儿脑血管及其功能调节特点的基础上，疾病状态下很容易发生脑血流动力学的改变，应用彩色多普勒超声检测，常见以下改变类型。

（1）收缩期血流速度异常：收缩期脑血流与心血的搏出量和机体循环状况有直接的关系。当收缩期流速（Vs）数值减低，意味收缩期流速减慢，脑血灌注由此而降低。在频谱图上可见收缩峰低矮、圆钝，收缩峰呈双峰或多顿挫型。此种改变与全身系统血压降低和心脏功能异常有密切的关系，多发生在休克、低血压、心功能减低时、心搏出量减少时。此时常对应的临床特征常是心音钝、心动过缓、心电图 ST-T 改变，心肌酶谱增高。

当收缩期流速异常增高，频谱图显示收缩峰高尖，上升支陡直，此时阻力指数增高，提示血管狭窄或处于痉挛状态，常见于缺氧早期、感染等颅内压增高代偿性期（图 11-2）。

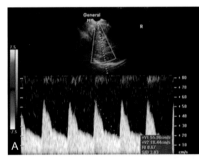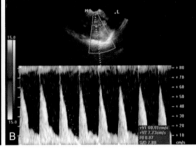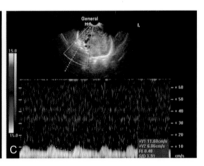

图 11-2　收缩期血流速度异常

A. 足月新生儿，正常血流频谱图；B. 收缩峰高尖、陡直，收缩期流速增高，提示在缺氧早期血管痉挛；C. 收缩峰低矮、圆钝，收缩期流速减低，此时常伴心功能受损

（2）舒张期血流速度异常：舒张期血流速度（Vd）的升高必然伴随着阻力指数（RI）和收缩期/舒张期比值（S/D）的降低。血流频谱图显示舒张峰抬高。

舒张期血流速度降低见于中度偏重和重度缺氧缺血性脑病时，舒张期血流速度抬高呈现十分明显的规律性，一般在病程 2～3 天出现，与脑水肿加重并行，1 周左右水肿逐渐减轻，消失，舒张期血流渐恢复正常。舒张期血流恢复越慢，提示临床病情越重[7]。

此种现象不难使人想到，不同的机制参与了这一病理过程。首先是脑组织缺血后会出现再灌注现象，脑血流速度也有所升高。已发生的严重的脑损伤，往往会伴随着脑血管功能减低，缺血再灌注损伤（ischemia-reperfusion injury）还会加重脑组织的损伤和血管麻痹。脑组织水肿又会对脑血管的麻痹松弛起到一定的限制作用，客观上维持了舒张期脑血流速度。随着脑水肿阶段结束，如脑血管的舒缩功能完全丧失，则会很快转入下一阶段舒张期血流速度减低直至反向状态（图11-3）。

由于新生儿，特别是早产儿血管的肌层较

薄，收缩与舒张能力及调节能力不完善，因此不成熟的脑血管在心动舒张期时因血管壁回缩力低，使血流速度减低，在彩色多普勒超声脑血流频谱图上显示舒张峰低平，甚至反向。因此舒张期血流速度降低或反向也可见于：①脑血管发育不成熟　部分小胎龄的早产儿，也见于各种母亲孕期高危因素使脑血管发育不成熟者，如糖尿病母亲所生新生儿；②严重脑损伤、脑血管麻痹的新生儿，特别是脑死亡阶段，舒张期脑血流反向是重要标志；③较大范围的脑实质出血等占位病变所致的脑血流重新分配也可造成此现象，所探测的血管血流减少，舒张期反应更明显，有人称为"窃血"现象（图 11-4 ）。

（3）阻力指数（RI）：该值与血管管径呈负相关。缺氧早期血管痉挛，血管径变窄，脑血流收缩期流速（Vs）增高，RI 随之增高。RI 轻度

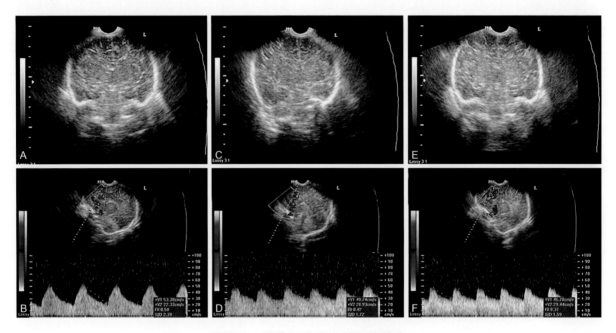

图 11-3　重度 HIE 患儿脑血流改变

重度窒息、重度 HIE 患儿，生后不同时间二维 B 超显示的脑水肿状况及对应的彩色多普勒超声检查大脑前动脉血流改变　A,B. 生后 7 小时，脑结构模糊，脑水肿开始出现，收缩期血流速度偏低；C,D. 生后 2 天，脑水肿加重，舒张峰抬高；E,F. 生后 4 天，脑水肿进一步加重，舒张期血流速度无改善

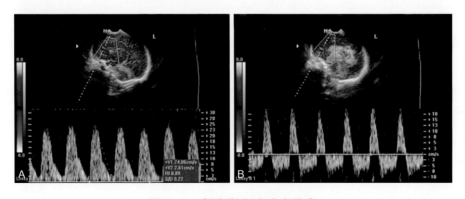

图 11-4　舒张期血流速度异常

A. 早产儿舒张期血流速度降低，甚至舒张峰消失，提示血管发育不成熟；B. 舒张期反向血流。在早产儿脑血管发育极度不成熟时可出现，在重度脑损伤，脑死亡时也可出现此类型频谱图形

增高（≤0.6），体现了脑血流代偿，但 RI 过度增高，（≥0.9）时，则会影响脑供血。当脑水肿加重，血管麻痹时，血管失去张力，管径增宽，加之 HIE 后缺血再灌注，舒张期流速（Vd）增高，因此 RI 值减低（≤0.5），是严重脑损伤的标志[8]。

（4）血流搏动周期异常：脑血流检测时，因实时显示的脑血流搏动周期与心脏搏动周期一致，因此心律失常患儿脑血流搏动周期同步异常。心动过缓时，脑血流搏动周期延长。各类心律失常时，脑血流频谱图可显示搏动周期异常（图 11-5）。

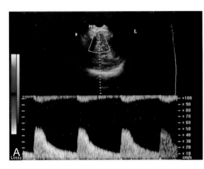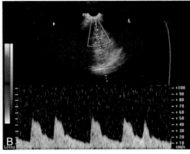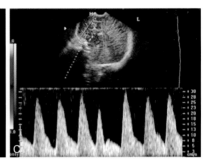

图 11-5　脑血流搏动周期异常

A. 搏动周期延长，>0.6 秒，此时新生儿存在心动过缓；B, C. 心律失常的新生儿同时表现出脑血流搏动周期紊乱。搏动周期不等，周期长短不一，波幅参差不齐

5. 血管走行　血管走行异常，往往因此引起脑组织局部血流动力学的改变。新生儿血管畸形以动静脉畸形最为常见。由于动静脉短路，易并发症局部脑组织缺血、出血，并导致充血性心力衰竭而死亡。

五、光学技术对新生儿脑血流动力学的检测

目前对新生儿脑血流动力学检测的光学技术集中于无创性的近红外光谱测定技术（near-infrared spectroscopy, NIRS）[9]。NIRS 对新生儿脑组织氧的检测可追溯到 1977 年，Jöbsis 首先用此方法监测了不同疾病状态高危儿脑组织氧代谢和血流变化，至今该项技术已在欧洲、美国、日本等许多国家 NICU 中应用，作为高危儿脑氧、脑血流的常规监测。在国内北京大学第一医院儿科新生儿专业于 1994 年开始与清华大学生物医学工程系进行跨学科合作，进行一系列近红外光谱技术的动物和临床研究。上海复旦大学儿科医院采用该技术研究了早产儿压力被动性脑血流，脑血管自主调节受损状况。近年有关 NIRS 监测逐渐为我国新生儿科医师所接受，在监测脑氧同时了解脑血流动力学变化。

（一）基本原理

该技术是将在 700～960 nm 波段内的近红外光穿透头皮和颅骨发入脑组织，通过脑组织对光的吸收、散射和回吸收，检测到脑组织中氧合血红蛋白（oxygenated hemoglobin, HbO$_2$）、脱氧血红蛋白（deoxygenated hemoglobin, Hb）和总血红蛋白（total hemoglobin, tHb）的变化，首先从中得到脑组织氧代谢信息，间接获得脑血流信息（图 11-6，图 11-7）。

（二）检测结果

1. 氧合血红蛋白的变化值〔HbO$_2$〕；

2. 脱氧血红蛋白的变化值〔**HB**〕；

3. 局部脑组织血氧饱和度（**regional tissue oxygen saturation，rSO$_2$**）　反映脑组织氧合状况，是绝对值。计算公式：

$$rSO_2 = 〔HbO_2〕/（〔HbO_2〕+〔Hb〕）$$

4. 总血红蛋白　脑血流动力学信息来自于

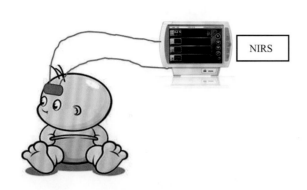

图 11-6 NIRS 对脑组织氧的检测方法

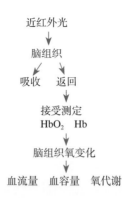

图 11-7 NIRS 通过脑氧检测反映脑血流动力学的基本原理

HbO$_2$ 与 Hb 之和，即总血红蛋白（tHb），总血红蛋白是红细胞和血液中的主要成分，其变化反映了脑血容量变化，因而可了解脑血流动力学状况。NIRS 是一种持续、无创的检测技术，起到了实时了解脑组织氧和脑血流的作用。计算公式：

$$〔tHb〕=〔HbO_2〕+〔Hb〕$$

5. 含氧与脱氧血红蛋白差值 由于细胞生物氧化过程中氧合血红蛋白不断向脱氧血红蛋白的转化，因此通过差值可得知细胞生物氧化对氧的接受、利用过程，即神经元氧代谢状况。计算公式：

$$〔HbD〕=〔HbO_2〕-〔Hb〕。$$

在 5 项检测指标中，以脑组织氧饱和度最为直观，实时显示，临床常以此作为正常与疾病状态下新生儿脑组织氧的监测，反映脑灌注状况，指导临床诊治（图 11-8）。

需注意的是，NIRS 所检测的总血红蛋白（tHb），只能测得其浓度变化量，并非绝对的数值，简单地将总血红蛋白浓度的变化量视为"脑血流量"或"脑血容量"绝对值，显然是不正确的。要获得该两项准确数值，有待特殊的探测方法，并纳入特定的生理参数，经物理解算而得[10]。脑组织血红蛋白浓度指数（tissue hemoglobin index，THI）是一个与总血红蛋白浓度成正比的绝对数值，可对同一患儿疾病不同阶段的同部位脑组织进行检测对比，反映出不同病期脑血容积的变化。

NIRS 是当前世界上唯一用于新生儿脑氧直接检测的无创性手段。在技术研发方面，大幅增加血氧仪对生理信号的采集频率，在单位时间里获取更多的血红蛋白浓度变化信息，通过后期数据分析处理，必然会得到更多血流动力学指标。

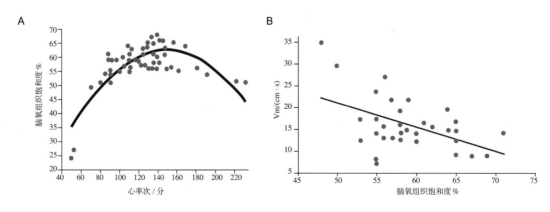

图 11-8 新生儿血流与脑组织氧的关系

A. 当心率在 120 ～ 160 次 / 分时，脑组织氧饱和度处于 60% 左右，脑氧合正常。当心率低于 120 次 / 分或高于 160 次 / 分时，脑组织氧饱和度降至 55% 以下；B. 脑组织氧饱和度随着脑血流速度降低而降低

（三）脑血流动力学的其他相关监测环节

脑仅是全身多器官之一，脑血流动力学基于全身循环状况。根据脑血流动力学产生的起因和结果，临床监测应注重以下环节：

1．心脏功能　包括心率、超声心动图监测心肌收缩力、心搏出量等。

2．血管功能　以全身血压（收缩压、舒张压）为基础，有条件时可连续监测平均动脉压、静脉压等，但对有创性监测，在新生儿少有应用。

3．全身氧合状况　正常与否体现了心血管和肺功能及组织代谢状态，因此对危重新生儿需常规作动脉氧饱和度、氧分压、二氧化碳分压监测。

4．血液黏滞度　是成人常用的实验室化验指标。在新生儿代表性的疾病是红细胞增多症，临床最关注的间接指标是血色素和红细胞比容。

（周丛乐）

参考文献

[1] Noori S, Seri I. Hemodynamic antecedents of peri/intraventricular hemorrhage in very preterm neonates. Semin Fetal Neonatal Med 2015; 20: 232.

[2] S Noori 1 and I Seri. Does targeted neonatal echocardiography affect hemodynamics and cerebral oxygenation in extremely preterm infants? Journal of Perinatology. 2014, 34, 847-849.

[3] O'Leary H, Gregas MC, Limperopoulos C, et al. Elevated cerebral pressure passivity Isassociated with prematurity-related intracranial hemorrhage. Pediatrics, 2009, 124(1): 302-309.

[4] Fukuda S, Mizuno K, Kakita H, et al. Late circulatory dysfunction and Decreased cerebral blood flow volume in infants with periventricular Leukomalacia. Brain Dev, 2008, 30(9): 589-594.

[5] Fukuda S, Mizuno K, Kawai S, et al. Reduction in cerebral blood flow volume in infants complicated with hypoxic ischemic encephalopathy resulting in cerebral palsy[J]. BrainDev, 2008, 30(4): 246-253.

[6] MH Lightburn, CH Gauss, DK Williams, JR Kaiser. Observational study of cerebral hemodynamics during dopamine treatment in hypotensive ELBW infants on the first day of life. Journal of Perinatology (2013)33, 698-702.

[7] Liu J, Zhao J, DiYF. The dynamic changes of plasma europeptide Y and neurotensin and their role in regulating cerebral hemodynamics in neonatal hypoxic-ischemic Encephalopathy. Am J Perinatol, 2007, 24(7): 435-440.

[8] Cowan F, Azzopardi D. Hypoxic-ischaemic encephalopathy. Pae Diatr Child Health, 2007, 17(2): 47-57.

[9] H Fuchs, W Lindner, A Buschko, M Almazam, HD Hummler and MB Schmid. Brain oxygenation monitoring during neonatal resuscitation of very low birth weight infants. Journal of Perinatology (2012) 32, 356-362.

[10] Jenny C, Biallas M, Trajkovic I, et al. oxygen saturation measurements by near-infrared spectroscopy in newborn infants. J Biomed Opt. 2011 Sep; 16(9): 097004.

第二节　新生儿脑血流动力学的超声检查方法

新生儿脑代谢旺盛，脑耗氧量几乎占全身的50%，因为脑发育不成熟，对缺氧等损害极为敏感，脑血流检测对评价新生儿脑状态及脑损伤的预后都有重大意义[22]。对新生儿脑血流检测，可采用彩色多普勒超声（doppler ultrasonography）血流成像技术，在实时显示脑的超声断层图像同时，提供各种疾病状态下新生儿脑组织的血流信息，通过对血流参数的分析，对新生儿脑血流动力学状况作出评价。与目前成人神经科和儿童广泛应用的经颅多普勒超声（transcranial doppler sonography, TCD）相比，这种血流测定方法直视血管走行，使测定部位更具选择性，数据更为准确。

新生儿脑血流动力学变化受血管自身发育、

调节水平，全身的血流动力学，特别是心功能状态等多重因素影响，与成人和年长儿有很大的不同，常见与胎龄、体重、通气方式、药物、感染等因素有关[22-23]，故应用彩色多普勒超声进行新生儿脑血流检测时，应结合各项血流动力学测定数值，血流频谱图及小儿疾病状态，综合分析作出恰当诊断。

一、彩色多普勒超声显示的颅内主要血管检查及测量方法

颅内两大动脉系统主要包括：椎—基底动脉及颈内动脉系统。

彩色多普勒超声最容易观察并测量的主要大动脉为大脑前动脉、中动脉、后动脉，以及大脑前、中、后动脉间交通支组成的 Willis 环，也可探及颈内动脉、基底动脉。此外，也可见由这些动脉分支出来的小血管，如豆纹动脉、胼缘动脉、

额前内侧支等。

1. 大脑前动脉　探测声窗为前囟，冠状面、矢状面均可显示，正中矢状面显示更清晰、准确。在正中矢状面第 3 脑室前方可显示刚刚进入大脑纵裂的大脑前动脉（anterior cerebral artery, ACA），下部是 Willis 环，向上沿间脑前端上行，在胼胝体膝处向前凸出弯曲，此处为 A3 膝段，接近垂直，彩色血流为红色，是 ACA 的测量部位，然后血管继续沿胼胝体沟向后行，此为胼胝体周缘动脉，A3 段以上的胼周动脉流速逐渐降低（图 11-9）。

2. 大脑中动脉　探测声窗为颞窗（侧囟或称蝶囟），取横断面，超声图像显示的是经过中脑的颅底横断面，二维超声影像最显著的标志为中脑的大脑脚结构及其上方几乎纵行的外侧沟。在此切面上可见位于中央部位的颅底血管环。从 Willis 环向上、下几乎垂直发出的、向脑外方向走行的较粗大血流影像，此处就是大脑中动脉（middle

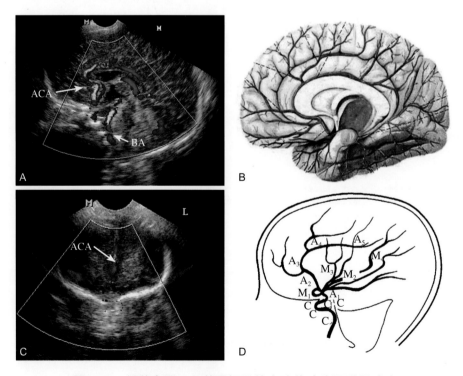

图 11-9　经前囟冠、矢状面探及的大脑前动脉及胼周动脉

A. 正中矢状面。长箭头所致为大脑前动脉，短箭头所指为基底动脉；B. 与 A 图相对应的正中矢状面解剖图谱；C. 冠状面额叶层面。箭头所指为大脑纵裂内大脑前动脉；D. 大脑前动脉分段图

cerebral artery, MCA）水平段，大脑中动脉血流方向恰与置于侧囟的超声探头方向相对，因此可探及粗大、笔直、红色的血流影像。MCA 的测量部位在 M1 水平段后段（图 11-10）。

3. 大脑后动脉　探测声窗为颞窗（侧囟或称蝶囟），取横断面，超声图像显示同 MCA，在此切面上可见位于中央部位的颅底血管环，旁边是中脑

的大脑脚，此切面中脑周围为环状池，左右 PCA 从 Willis 环发出后向屏幕右上、右下方分别从大脑脚两侧环状池绕行，此处为大脑后动脉（posterior cerebral artery, PCA）P2 环池段，是大脑后动脉测量部位，因为血流方向背向探头，彩色血流为影像蓝色，所以 PCA 彩色多普勒频谱在基线以下。注意调节测量角度小于 60 度（图 11-11）。

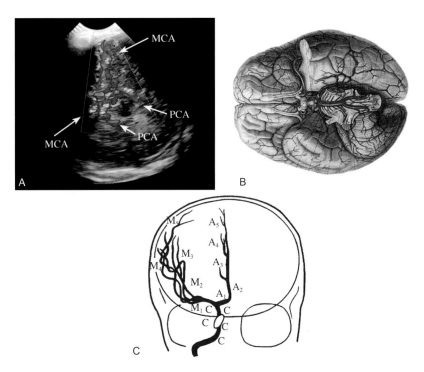

图 11-10　经侧囟探及的大脑中动脉
A. 经侧囟所探及的脑血管走行图，中脑前方似菱形的血管构象即是 Willis 环，起源于此向上、下走行的血管分别是双侧的大脑中动脉（长箭头 MCA，短箭头 PCA）；B. 与 A 图相对应的解剖图谱；C. 大脑中动脉分段图

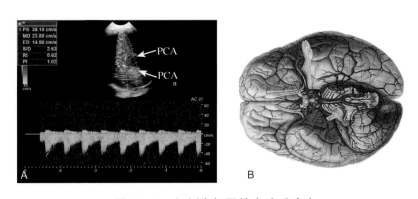

图 11-11　经侧囟探及的大脑后动脉
A. 绕过中脑两侧的是双侧大脑后动脉（箭头）及血流频谱（基线以下）；B. 与 A 图相对应的解剖图

4．豆纹动脉　冠状面在双侧脑室前角层面可见从颈内动脉向两侧延伸的双侧大脑中动脉主干，经过丘脑、基底核区域，可见多个垂直向上的细小分支，就是豆纹动脉（lenticulostriate arteries，LSAS）（图 11-12）。

5．基底动脉　经前囟冠状面前角层面及正中矢状面可探及脑干前纵行、粗大而长的基底动脉（basilar artery，BA），中段测量（图 11-13）。

6．颈内动脉　经前囟冠状面双侧脑室前角层面及旁中矢状面侧脑室前角层面可探及脑干旁前2个纵行较短的颈内动脉（internal carotid arteria，ICA），取 C4 段（海绵窦段），即虹吸部下部的竖直部分测量（图 11-14）。

7．脑的静脉系统，主要包括大脑深静脉系统，来自间脑、脉络丛血液回流至大脑内静脉，大脑大静脉（Galen 静脉），再汇入直窦。而大脑浅静脉系统，收集大脑半球外侧面和内侧面的血液（大脑上静脉）汇入上矢状窦。大脑深浅静脉系统彩色多普勒超声均可探及。

经前囟正中矢状面在脑干后部可探及位于胼胝体压部前内侧的大脑内静脉、胼胝体压部下方转折较短的大脑大静脉，以及小脑后部垂直向下走行的直窦。还可探及位于颅顶部中线颅骨内缘前后水平走行、粗大的上矢状窦（图 11-15，图 11-16）。

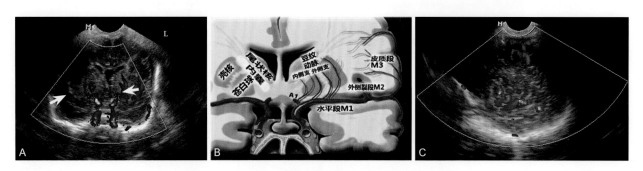

图 11-12　经前囟探及的豆纹动脉和大脑中动脉

A. 冠状面第三脑室层面。箭头所指为从大脑中动脉水平段发出的数支豆纹动脉；B. 相对应的解剖图谱；C. 旁矢状面接近脑岛层面所显示的豆纹动脉

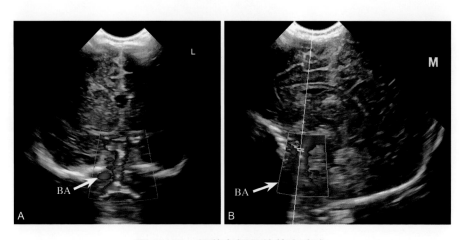

图 11-13　经前囟探及的基底动脉

A、B. 冠、矢状面的基底动脉（箭头）

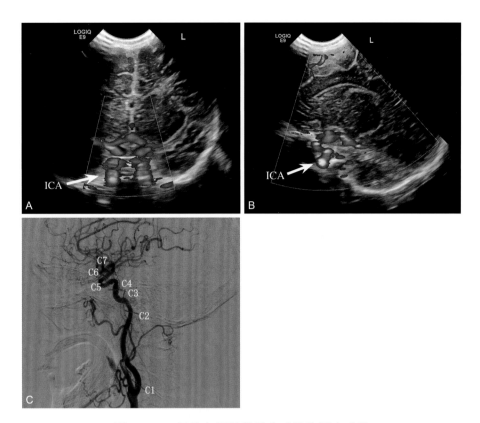

图 11-14 经前囟探及的基底动脉和颈内动脉
A, B.冠、矢状面的颈内动脉（箭头）；C.颈内动脉分段

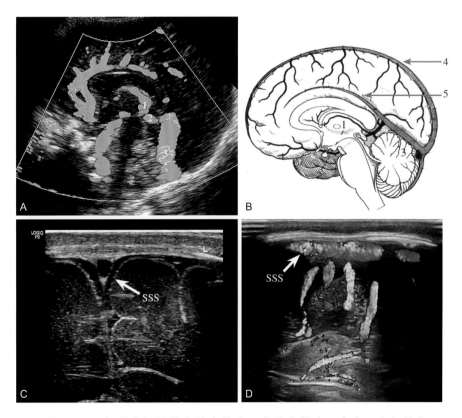

图 11-15 经前囟探及的大脑内静脉、大脑大静脉、直窦，上矢状窦
A.正中矢状面脑静脉及静脉窦影像；B.相应解剖图；C.上矢状窦冠状面超声影像（中线上端倒立三角形无回声区）；D.上矢状窦正中矢状面彩色血流影像，白色箭头为上矢状窦
1.大脑内静脉（Galen 静脉）；2.大脑大静脉；3.直窦；4.上矢状窦；5.下矢状窦

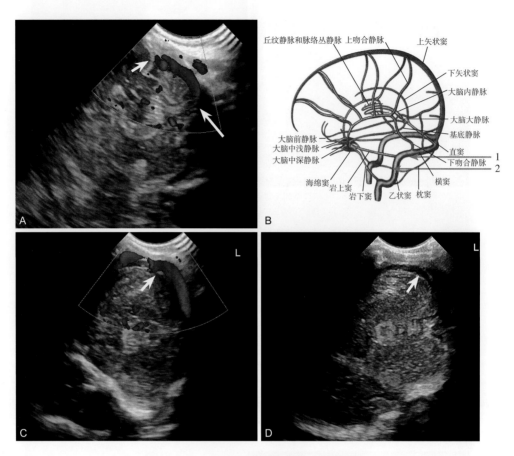

图 11-16　经乳突囟探测横窦、乙状窦

A. 小脑冠面的横窦截面及乙状窦影像；B. 硬脑膜窦解剖图；C，D. 小脑轴面横窦彩色及黑白影像横窦（白色短箭头）乙状窦（白色长箭头）　蓝色箭头：1. 横窦　2. 乙状窦

经乳突囟冠面及轴面可分别探及部分横窦及乙状窦。

二、新生儿正常脑血流频谱

正常新生儿脑血流频谱图形态（图 11-17，图 11-18）通常规定朝向探头的血流为红色，背离探头的血流为蓝色。多普勒频谱描述了取样区域血管内血细胞的血流速度，频谱图横轴代表时间，纵轴代表频移（kHz）或速度（cm/s）。

彩色多普勒血流检查时，除观察血流方向、彩色血流信号的充盈情况、色彩强弱，以及紊乱血流的彩色表现外，血流频谱图的形态对疾病的判断具有重要价值。颅内彩色血流信号，ACA、近侧 MCA，血流方向为探头方向。因此，彩色信号为红色，充盈好，色彩强，无紊乱彩色血流；对侧 MCA、双侧 PCA 信号为蓝色，充盈好，色彩强，无紊乱彩色血流。颅内主要的动脉多普勒血流频谱图形态近似直角三角形，收缩期大多呈单峰，占据时间与心脏的收缩期和舒张期时限相一致，频谱图三维显示振幅、频率、时间，与心动周期一致的脉搏搏动，频谱连续、有规律。一个搏动周期的组成：上升支、折返、缓慢下降，分别代表心脏收缩期、缓慢排血、舒张期。一个搏动周期占据时间与心动周期时限一致，大脑前动脉、近侧大脑中动脉，基底动脉，颈内动脉的血流频谱方向为基线以上，*S/D* 应 >2：1。

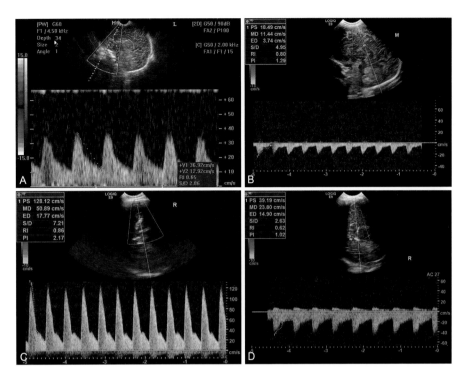

图 11-17 正常大脑前动脉、大脑中动脉、大脑后动脉彩色多普勒血流频谱图

A, B. 经前囟正中矢状面测得大脑前动脉血流频谱图（胼胝体膝部前方 ACA 频谱在基线之上，胼周动脉末端血流频谱在基线之下）；C. 经侧囟测得大脑中动脉血流频谱图（频谱方向为基线之上）；D. 经侧囟测得大脑后动脉血流频谱图（频谱方向为基线之下）

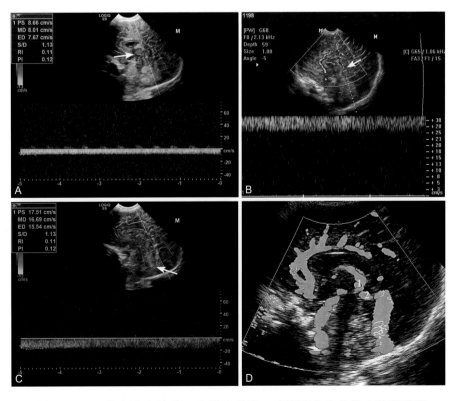

图 11-18 正常大脑内静脉、大脑大静脉、直窦彩色多普勒血流频谱图

A, B, C. 正中矢状面测量大脑内静脉、大脑大静脉、直窦（白色细箭头）血流频谱；D. 彩色血流图

三、脑血流动力学参数的测量

不同超声诊断仪所能够检测的血流动力学参数略有差距但差距不大，通常可测得收缩期血流速度（Vs）、舒张期血流速度（Vd）。在此基础上自动计算显示平均血流速度（Vm）、阻力指数（RI）、搏动指数（PI），收缩期流速及舒张期流速比值（S/D）、血管搏动周期（C）等。

血流动力学参数及其意义：

Vs 心动周期中	受检血管内收缩期最高血流速度
Vd 心动周期中	受检血管内舒张期最高血流速度
Vm 在一个完整心动周期内	受检血管内的平均血流速度
$RI=(Vs-Vd)/Vs$	阻力指数：收缩期、舒张期流速之差与收缩期最高血流速度之比
$PI=(Vs-Vd)/Vm$	搏动指数：收缩期、舒张期流速之差与平均血流速度之比
$S/D=Vs/Vd$	S/D 比值：收缩期、舒张期流速之比

舒张期血流速度影响着阻力指数 RI、S/D 比值、搏动指数 PI 的变化，随着血管发育逐步成熟而稳定。

1. 足月健康新生儿脑血流速度与胎龄高度正相关，反映了发育越成熟，脑血流速度越快，也说明脑需要供给的血流越多。正常血流速度随孕周增加而逐渐增高。

2. 新生儿脑血流速度与出生体重呈正相关，体重越小，脑血流速度越低。

3. 与宫内相比，新生儿生后脑血流流速增高，并随日龄增长而逐日增高，收缩期流速 Vs 增高较舒张期 Vd 明显，其中生后第一天收缩期流速相对偏低，逐日快速增长，直至 1~2 个月收缩期流速 Vs 达最高，之后增长才相对放缓稳定。

4. 早产儿脑血流阻力指数 RI 及 S/D 比值随孕周增加而逐渐降低；新生儿生后新循环建立，阻力指数 RI 及 S/D 比值可逐日增高，生后 1~2 个月阻力指数达最高，2 个月后随着收缩期流速增长趋于稳定，血管发育逐渐成熟，舒张期流速逐步缓慢增高，阻力指数再次逐渐降低。

5. 新生儿期脑血流收缩期流速 Vs 较高，阻力指数 RI 也较成人高。正常双侧大脑动脉流速差值应小于 15~20 cm/s。

以下各表血流参数仅供参考。数据统计来源：北京大学第一医院儿科（表 11-1 ~ 表 11-6）。

表 11-1　正常足月新生儿大脑前动脉（ACA）血流参考值（cm/s, $\bar{\chi}\pm s$）[*]

孕周	例数	Vs	Vd	S/D	RI
37~41 周	46	32.62 ± 7.47	11.50 ± 3.03	2.91 ± 0.57	0.64 ± 0.063

* 本表数值为生后 1 周内新生儿测定值

表 11-2　正常足月新生儿大脑中动脉（MCA）血流参考值（cm/s, $\bar{\chi}\pm s$）[*]

孕周	例数	Vs	Vd	S/D	RI
37~41 周	46	49.82 ± 13.00	15.74 ± 5.65	3.28 ± 0.78	0.68 ± 0.069

* 本表数值为生后 1 周内新生儿测定值

表 11-3　早产儿大脑前动脉（ACA）血流参考值（cm/s，$\bar{\chi}\pm s$）*

孕周	例数	Vs	Vd	S/D	RI
26～30 周	45	28.85 ± 8.21	6.40 ± 3.43	5.83 ± 5.09	0.77 ± 0.08
31～33 周	58	32.09 ± 7.19	7.24 ± 2.51	5.89 ± 7.78	0.75 ± 0.11
34～36 周	64	32.93 ± 9.61	8.47 ± 3.63	4.19 ± 1.13	0.74 ± 0.06

* 本表数值为生后 1 周内早产儿测定值

表 11-4　早产儿大脑中动脉（MCA）血流参考值（cm/s，$\bar{\chi}\pm s$）*

孕周	例数	Vs	Vd	S/D	RI
26～30 周	41	36.21 ± 10.65	8.56 ± 3.92	4.70 ± 1.48	0.77 ± 0.06
31～33 周	50	38.73 ± 12.29	8.40 ± 3.35	5.85 ± 7.79	0.77 ± 0.06
34～36 周	55	41.91 ± 13.76	10.28 ± 4.75	4.40 ± 1.30	0.75 ± 0.06

* 本表数值为生后 1 周内早产儿测定值

表 11-5　1 月 -1 岁儿大脑前动脉（ACA）血流参考值（cm/s，$\bar{\chi}\pm s$）*

孕周	例数	Vs	Vd	S/D	RI
1～2 月	150	68.83 ± 13.80	15.36 ± 6.63	4.87 ± 2.23	0.76 ± 0.08
3～4 月	70	73.89 ± 12.98	23.05 ± 5.71	3.32 ± 0.64	0.68 ± 0.05
5 月 ～12 月	69	77.28 ± 15.81	28.10 ± 8.43	2.91 ± 0.88	0.64 ± 0.07

表 11-6　1 月 -1 岁儿大脑中动脉（MCA）血流参考值（cm/s，$\bar{\chi}\pm s$）*

孕周	例数	Vs	Vd	S/D	RI
1～2 月	133	92.39 ± 17.54	19.90 ± 8.24	5.31 ± 1.84	0.79 ± 0.07
3～4 月	33	101.66 ± 19.41	26.14 ± 7.88	4.03 ± 1.11	0.73 ± 0.05
5 月 ～12 月	10	109.44 ± 25.16	26.21 ± 10.46	4.75 ± 2.03	0.76 ± 0.08

* 本表 3-4 月 MCA、5-12 月 MCA 样本少，仅供参考

（王红梅　周丛乐）

参考文献

[1] 周丛乐 . 颅脑超声在新生儿领域的应用 . 中国实用儿科杂志 , 2002, 11: 684-685.

[2] 卜定方 , 周丛乐 , 王丽 , 等 . 经前囟作脑部 B 型超声检查的诊断价值 . 中华儿科杂志 , 1986, 24(3): 148-149.

[3] 周丛乐 , 汤泽中 , 侯新琳 . 新生儿神经病学 . 北京 : 人民卫生出版社 , 2012.

[4] 美国超声医学协会新生儿及婴儿颅脑超声检查实践指南 (2014 版) 解读 . 中华实用儿科临床杂志 , 2016, 31(12): 894-895.

[5] S. J. Steggerda, G. van Wezel-Meijler. Cranial ultrasonography of the immature cerebellum-Role and limitations. Seminars in Fetal & Neonatal Medicine, 2016, 21(5): 295-304

[6] 潘恩源 , 陈丽英 . 儿科影像诊断学 . 北京 : 人民卫生出版社 , 2007, 2.

[7] 《2018 年美国母胎医学会胎儿轻度侧脑室增宽诊断、评估、管理指南》解读 . 中国实用妇科与产科杂志 , 2018 年 , 34(11): 1238-1242.

[8] Zalel Y, Yagel S. Achiron R, Kivelich Z, Gineda L Three-dimensional ultrasonography of the fetal vermis at 18 to 26 weeks' gestation. Time of appearance of primary fissure J Ultrasoun Med, 2009, 28: 1-8.

[9] 谢红宁 , 蔡丹蕾 , 朱云晓 , 等 . 产前三维超声定量分析 Dandy-Walker 综合征胎儿小脑蚓部的辅助诊断价值 . 中国医学科学院学报 , 2008, 11(1): 80-85

[10] 谢红宁 , 蔡丹蕾 , 朱云晓 , 等 . 三维超声第三平面成像监测胎儿小脑蚓部发育的研究 . 中国实用妇科与产

科杂志, 2006(01): 32-34+82.

[11] 谢红宁. 妇产科超声诊断学. 北京: 人民卫生出版社, 2005.

[12] Adamsbaum, C., M. L. Moutard, C. André, et al. MRI of the fetal posterior fossa. Pediatric radiology. 2005, 35(2): 124-140.

[13] 樊曦涌, 周丛乐, 王红梅, 等. 新生儿脑白质损伤的定量评价. 临床儿科杂志, 2008, 03: 178-182.

[14] 陈晓霞, 周丛乐, 苗鸿才, 等. 新生儿头颅 B 超回声强度的定量分析与新生儿脑发育的评价. 贵州医药, 2006, 08: 688-689.

[15] 周丛乐, 卜定方. 高危新生儿中颅内出血的发病情况. 中华儿科杂志. 1990, 28(1): 25-26.

[16] 周丛乐. 新生儿颅内出血影像学检查方法选择及合并症诊断. 中国新生儿科杂志, 2010, 03: 129-131.

[17] 周丛乐. 早产儿脑室旁白质损伤的诊断与评价. 实用儿科临床杂志, 2009, 14: 1051-1054

[18] 周丛乐. 深入认识早产儿脑病. 临床儿科杂志, 2015,

03: 201-204.

[19] 周丛乐. 新生儿脑发育评价的意义与方法. 临床儿科杂志, 2008(03): 161-164.

[20] 周丛乐, 汤泽中, 王红梅, 等. 新生儿出血性及梗死性脑血管病诊治探讨. 中国当代儿科杂志, 2005(02): 119-122.

[21] Okten A, Ahmetoglu A, Dilber E, et al. Cranial Doppler ultrasonography as a predictor of neurologic sequelae in infants with bacterial meningitis. Invest Radiol. 2002 Feb; 37(2): 86-90.

[22] 李俊玲, 邵肖梅, 程国强. 足月窒息儿 24 小时内脑血流动力学变化. 实用儿科临床杂志, 2004, 19(2): 105-106.

[23] 毛健, 刘兆良, 韩玉昆. 新生儿缺氧缺血性脑病脑血流动力学变化及其临床意义. 中华儿科杂志, 1997(02): 9-12.

[24] GreisenG. Autoregulation of cerebralblood flow in newborn babies. Early Hum Development, 2005, 81: 423-428.

第十二章

其他新生儿中枢神经系统疾病超声所见

第一节　胎－胎输血综合征的孕期诊治

一、前言

双胎妊娠的发生率大约是 1%～2%，其中 1/3 为单卵双胎，2/3 为双卵双胎。双卵双胎均为双绒毛膜双胎；而大约 2/3 的单卵双胎为单绒毛膜双胎，1/3 的单卵双胎为双绒毛膜双胎。与双绒毛膜双胎相比，单绒毛膜双胎妊娠有较高的发病率和死亡率。这主要与单绒毛膜双胎胎盘的血管构建有关。胎盘灌注研究证实单绒毛膜双胎妊娠的胎盘中有近 96% 的血管相吻合，而这在双绒毛膜双胎妊娠中是不存在的。单绒毛膜双羊膜囊双胎的常见并发症之一为双胎（胎—胎）输血综合征（twin-to-twin transfusion syndrome, TTTS）。由于胎盘中的血管吻合支是双胎输血综合征胎盘的解剖学特征，所以双胎输血综合征仅发生于单绒毛膜双胎。

二、发生率

由于单绒毛膜双胎在妊娠的前半期常发生胎停育和自然流产，所以很难精确统计 TTTS 的发病率。根据现有文献报道，其发生率大概占单绒毛膜双羊膜囊双胎妊娠的 9%～15%，占单绒毛膜单羊膜囊双胎妊娠的 6%；因试管婴儿造成的单绒毛膜双胎孕妇，其 TTTS 的发生率明显低于自然受孕的孕妇。

三、发病原因及病理生理

单绒毛膜双羊膜囊双胎间几乎均存在血管吻合，通过这些血管吻合，双胎之间的血液可互相流动，这种血液的相互流动一般处于平衡状态。然而，由于吻合血管中单向血流的存在可发生双胎间血流的不平衡，进而出现双胎输血综合征[5]。

现在对于双胎输血综合征的病因及病理生理阐述是以血管构建为基础的。双胎之间在胎盘上的血管吻合可以分为四种：动脉—静脉（A－V）吻合、静脉—动脉（V－A）吻合、动脉—动脉（A－A）吻合及静脉—静脉（V－V）吻合。A－A 和 V－V 吻合的血流是双向的，其吻合血管位于胎盘胎儿面表面，其血流的方向根据胎儿间的血压差的变化而变换。A－V 和 V－A 吻合通常是胎盘深部血管交通支，发生在双胎共享的胎盘分叶深部的毛细血管网水平。有研究认为在这部分胎盘小叶接受一个胎儿的动脉血液供应，进而将血液通过静脉输送给另一胎儿。而如果 A－V 吻合血管多于 V－A 吻合血管，导致出现单向血流，则可能导致 TTTS 的发生。现在认为胎盘表面 A-A 吻合中的双向血流可代偿由 A—V 吻合中单向血流引起的双胎间血流不平衡，对胎儿有保护作用，防止进展为双胎输血综合征。在所有非 TTTS 的单绒毛膜双胎胎盘中 84% 有 A—A 吻合。而发生 TTTS 的患者胎盘中则罕有 A-A 吻合。

为：双胎的羊水最大深度分别为<2 cm/>8 cm；妊娠 20 周以后的诊断标准为：双胎的羊水最大深度分别为<2 cm/>10 cm。而既往采用的诊断标准如胎儿大小、大脑中动脉血流差异及新生儿血红蛋白浓度差异等目前已不作为诊断 TTTS 的依据。

四、临床表现及诊断

TTTS 孕妇一般无特殊临床表现，而出现的症状往往和羊水过多相关，如不能平卧、腹胀、下腹痛、食欲缺乏，罕见的临床表现有与胎儿水肿相关的镜像综合征。

TTTS 的诊断主要通过超声检查，发现单绒毛膜双胎（双胎性别一致），共用一个胎盘，有羊水过多/羊水过少综合征。由于供血儿羊水过少或无羊水，所以胎儿被羊膜包裹，紧紧贴附在子宫壁上，成为附壁胎儿；而受血胎儿则羊水过多，漂浮在羊水中。一般认为，妊娠 20 周前诊断标准

五、TTTS分期

目前世界上关于 TTTS 的分期有许多种，包括 Quintero 分期[1]（表 12-1），费城儿童医院（Children's Hospital of Philadelphia, CHOP）心血管评分[2]（表 12-2）以及辛辛那提改良 Quintero 分期等。其中 Quintero 分期应用最广泛，绝大多数 TTTS 胎儿镜手术均以此分期为标准。其他的分期应用相对较少。

虽然应用广泛，但是 Quintero 分期仍有一些局限。分期与疾病进展并不完全一致，如Ⅲ期患者供血胎儿出现了血流异常，但是超声下仍可

表 12-1   Quintero 分期[1]

分期	表现
Ⅰ期	羊水过多/羊水过少（图 12-1）
Ⅱ期	超声下未见供血儿的膀胱（图 12-2）
Ⅲ期	多普勒超声发现血流异常（至少下列情况之一）：脐动脉舒张末期血流缺失或反流，静脉导管血流缺失或反流，脐静脉出现波动性血流（图 12-3）
Ⅳ期	出现胎儿水肿的征象（图 12-4）
Ⅴ期	出现至少 1 个胎儿死亡

表 12-2   CHOP 心血管评分标准[2]

心室情况			
心脏扩大	无	轻度	大于轻度
	0	1	2
收缩功能减低	无	轻度	大于轻度
	0	1	2
心室肥大	无	出现	
	1	1	
瓣膜功能			
三尖瓣反流	无	轻度	大于轻度
	0	1	2
二尖瓣反流	无	轻度	大于轻度
	0	1	2

（续表）

静脉多普勒			
三尖瓣前向血流	双峰	单峰	
	0	1	
二尖瓣前向血流	双峰	单峰	
	0	1	
静脉导管	A 波无改变	A 波减低	A 波倒置
	0	1	2
脐静脉搏动	无	出现	
	0	1	
大血管分析			
流出道	PA＜Ao	PA=Ao	PA　　　　右室流出道梗阻
	0	1	2　　　　3
肺动脉瓣功能不全	无	出现	
	0	1	
供血儿脐动脉血流			
脐动脉多普勒	正常	舒张期流速减低	舒张期血流反向
	0	1	2

Ⅰ期.1~5分；Ⅱ期.6~10分；Ⅲ期.11~15分；Ⅳ期.16~20分

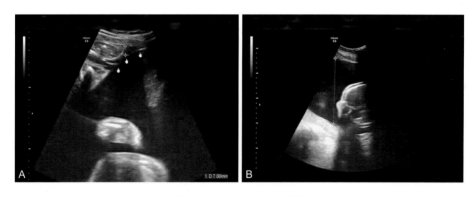

图 12-1　Quintero 分期

A.供血胎儿（羊水过少，AFD 为 7.0 mm）；B.受血胎儿（羊水过多，AFD 为 131.9 mm）

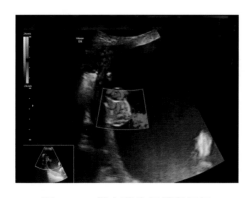

图 12-2　供血胎儿无膀胱显示

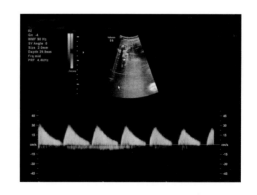

图 12-3　脐动脉舒张期血流消失

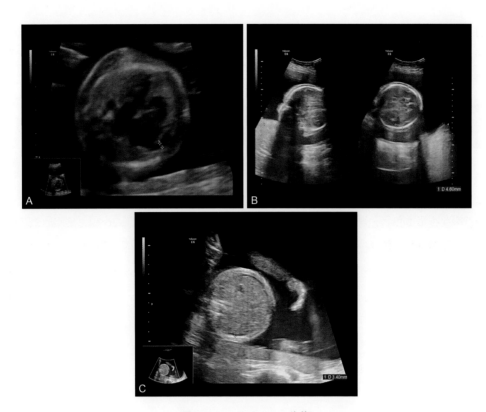

图 12-4 Quintero 分期
A. 心包积液；B. 胎儿头皮水肿；C. 腹水

能显示膀胱。疾病进展可跳跃式进展，不一定每一个分期均序贯经历。而此分期对于胎儿心血管系统的评估并不充分。CHOP 心血管评分系统对此进行了一定探索，但是其与最终的胎儿结局无明显相关性。故目前临床工作中，仍主要以 Quintero 分期为准。

六、孕期监测

由于单绒毛膜双胎的胎儿并发症发生率及死亡率均明显增高，所以对于单绒毛膜双胎在妊娠期应进行严密的超声监测。在妊娠 11～14 周之间，虽然常规进行 NT（nuchal translucency，胎儿颈后透明带）检查主要用于筛查胎儿非整倍体异常，但是对于单绒毛膜双胎来说却有着特殊的意义。有研究认为：如果双胎儿的 NT 厚度相差 20% 以上，或 NT 增厚（95 百分位以上），或双胎头臀长（CRL，crown-rump length）相差 10% 以

上，或静脉导管血流反流或消失，则发生 TTTS 的风险明显增高，发生率可达 50%。而大多数 TTTS 发病于妊娠 24 周之前，所以应提早进行严密监测。目前国内外的双胎孕期保健指南均建议从妊娠 16 周开始，对于单绒毛膜双胎的孕妇每 2 周进行一次超声检查，主要内容为双胎的羊水量，膀胱大小及胎儿解剖结构。如果发现羊水量异常，又无法诊断 TTTS，则超声检查时应加测脐带血流、静脉导管、大脑中动脉血流指数及胎儿生长发育指标。

七、治疗

目前，TTTS 的治疗方法有很多种，包括期待疗法、羊水减量、胎儿镜下胎盘吻合血管激光凝固术及减胎术。其他曾经出现的方法目前已经不再采用。具体治疗方法的选择取决于 Quintero 分期、孕周、孕妇的症状、孕妇及家属的态度以

及医生所拥有的技术。

Quintero 分期 Ⅰ 期

根据患者不同的状况，采用的治疗措施不同。

患者孕周小于 26 周。如果患者未合并妊娠并发症，宫颈长度正常，无明显自觉症状，两胎儿生长发育基本正常，则采用期待疗法（单纯观察）或羊水减量术。每周进行超声检查，动态了解羊水量变化及胎儿生长发育状况，脐带血流状况；28 周以后，超声检查要同时监测胎儿大脑中动脉血流指数。若均无异常，则 34～37 周左右终止妊娠。如果羊水过多造成孕妇明显不适症状或宫颈明显缩短（图 12-5）、疾病进展到 Ⅱ 期及以上时（大约发生于 25%～30% 的接受期待治疗的患者），则可以考虑行胎儿镜下胎盘吻合血管激光凝固术，必要时同时行宫颈环扎术以降低早产的发生率。由于胎儿镜手术是一种根治性手术，术后罕有患者的疾病进一步进展。虽然仍存在争议，但是目前大多数文献研究均认为，Ⅰ 期患者采用期待治疗或羊水减量术的效果与胎儿镜激光手术的效果相仿，胎儿存活率大约在 85% 左右[3]。

目前业内专家建议在胎儿镜术后 4 周常规行胎儿头颅核磁检查以及早发现颅脑缺血性改变或脑白质损伤，尽管有文献认为通过超声检查可以早于核磁检查发现脑损伤，但是似乎目前国内胎儿颅脑超声的水平并不尽如人意，所以仍然建议进行核磁检查。同时，由于单绒毛膜双胎本身就容易出现缺血性脑病（大约 2%～6%），一般有条件的地方建议在开始治疗之前就对两个胎儿进行核磁检查以除外异常，从而为下一步选择何种治疗方式提供依据。而无论是超声还是核磁检查均只能发现很少的一部分脑损伤的胎儿，大部分的异常还是要在出生后的进一步随访过程中去发现。

患者孕周大于 26 周才诊断 TTTS，或此时出现不适症状或病情进展时，一般首先进行羊水减量术。由于此时胎儿较大，羊水较多（宫腔体积大），羊水内胎脂多（胎儿镜下视物不清），吻合血管比较粗（不易凝断，易出现血管破裂出血造成胎儿死亡），所以美国及我国的指南此时不建议进行胎儿镜手术。但是其他一些国家，如法国、加拿大则建议，如果手术医生的技术熟练，胎儿镜器械合适，可以尝试为 26 周以上 TTTS 患者进行胎儿镜手术[4-7]。若疾病进展明显，则建议促胎肺成熟后，28 周后终止妊娠抢救胎儿。

Quintero 分期 Ⅱ 期至 Ⅳ 期：

此疾病阶段，如果不进行积极地侵入性治疗，胎儿的预后都很差。一般常规建议行胎儿镜下胎盘吻合血管激光凝固术。术后胎儿的存活率大约可达到 60% 左右。术后的孕期监测与 Quintero 分

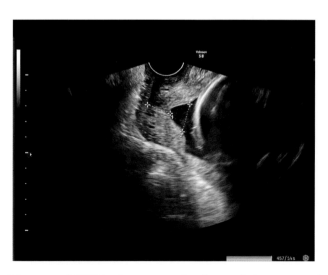

图 12-5　宫颈缩短（15.8 mm），内口开大（18.4 mm）

期Ⅰ期患者相同。目前大多数的研究结果提示，对于 Quintero 分期Ⅱ期及以上的患者来说，采用胎儿镜手术的胎儿的存活率明显高于单纯行羊水减量患者，分娩孕周明显晚于羊水减量患者，而新生儿脑损伤的发生率明显低于羊水减量的患者，婴儿的神经系统发育状况（随访至 6 周岁）明显优于羊水减量患者。而对于妊娠 26 周以上的患者来说，此时胎儿镜手术的风险明显增加，故首选的治疗还是羊水减量术，同时促胎肺成熟，若病情稳定，无进展，则继续观察至 32～34 周终止妊娠，若病情有进展，或胎儿状况恶化，则近 28 周后积极终止妊娠。

Quintero 分期 V 期

此期的患者已有一胎儿胎死宫内，由于两胎儿之间有血管吻合，所以造成另一胎儿的胎死宫内发生率约为 10%，神经系统损伤的发生率约 10%～30%。由于神经系统损伤是在胎儿死亡瞬间发生的，所以此时没有任何治疗方法可以改善神经系统的预后，即使是马上娩出存活胎儿亦不能，所以此时唯一能做的就是严密观察存活胎儿的状况。应尽早行超声检查，了解存活胎儿大脑中动脉峰值血流速度（middle cerebral artery peak systolic velocity，MCA-PSV），以除外宫内贫血的发生。之后定期超声随诊了解存活胎儿的生长发育情况及颅脑状况，胎死宫内 4 周后行核磁检查评估存活胎儿的脑损伤状况。如无异常发现，建议足月后分娩，条件允许时可经阴道分娩，等同于单胎妊娠。

选择性减胎。以上所述的治疗方法的目的均是为了达到两个胎儿均存活的目的。而对于 26 周以内的 TTTS 患者，如果患者家庭经济状况欠佳，或患者及家属对待此次怀孕胎儿的态度比较消极，或两胎儿发育出现明显差异，或一胎儿表现出某些器官结构或功能异常，则有可能进行选择性减胎术，仅保留一个胎儿，大多数为将供血胎儿选择性致死。由于 TTTS 患者为单绒毛膜双胎患者，双胎之间在胎盘上有血管吻合，血液可相互流通，所以不能采用常规的氯化钾减胎的方法。目前使用的选择性减胎的方法有脐带双极电凝术、脐带激光凝固术以及射频减胎术，而最常用的为射频减胎术。当妊娠 26 周之后才发现 TTTS 或此时才发现胎儿异常者，由于选择性减胎的风险明显增加，可能导致另一胎儿胎死宫内、胎膜早破或早产的发生，故此时期一般不进行选择性减胎术。

八、预后

有研究表明，TTTS 患者胎儿镜术后的神经系统发育结局与非 TTTS 的单绒毛膜双胎以及双绒毛膜双胎相仿。胎儿出生时神经系统异常发生率约为 6%，与是否为受血胎儿和供血胎儿无关。随访至 6～48 月龄时，神经系统异常发生率达 11% 左右，与是否为受血胎儿和供血胎儿无关，与是否为单胎存活和双胎均存活无关。对神经系统发育异常的患儿的长期随访显示，约 40% 左右的患儿表现为脑瘫。而这些神经系统异常的主要原因与胎儿的早产或早产相关的并发症相关，与胎儿镜手术关系不大。

关于采用了选择性减胎术的患者的预后，目前的文献数据有限。由于大多数胎儿可维持到足月后分娩，所以胎儿死亡率以及出生后发育异常的发生率相对较低。

（李　奎）

参考文献

[1] Quintero RA, Morales WJ, Allen MH, et al. Staging of twin-twin transfusion syndrome. J Perinatol 1999; 19: 550.

[2] Rychik J, Tian Z, Bebbington M, et al. The twin-twin transfusion syndrome: spectrum of cardiovascular abnormality and development of a cardiovascular score to assess severity of disease. Am J Obstet Gynecol 2007; 197: 392. e1.

[3] Emery SP, Hasley SK, Catov JM, et al. North American Fetal Therapy Network: intervention vs expectant

management for stage I twin-twin transfusion syndrome. Am J Obstet Gynecol 2016; 215: 346. e1-7.

[4] Middeldorp JM, Lopriore E, Sueters M, et al. Twin-to-twin transfusion syndrome after 26 weeks of gestation: is there a role for fetoscopic laser surgery? BJOG 2007; 114: 694.

[5] Baud D, Windrim R, Keunen J, et al. Fetoscopic laser therapy for twin-twin transfusion syndrome before 17 and after 26 weeks' gestation. Am J Obstet Gynecol 2013; 208: 197. e1.

[6] Valsky DV, Eixarch E, Martinez-Crespo JM, et al. Fetoscopic laser surgery for twin-to-twin transfusion syndrome after 26 weeks of gestation. Fetal Diagn Ther 2012; 31: 30.

[7] Lecointre L, Sananes N, Weingertner AS, et al. Fetoscopic laser coagulation for twin-twin transfusion syndrome before 17 weeks' gestation: laser data, complications and neonatal outcome. Ultrasound Obstet Gynecol 2014; 44: 299.

第二节　胎-胎输血综合征与脑损伤

一次妊娠的子宫腔内同时有两个或两个以上的胎儿时称为多胎妊娠，其中双胎妊娠占绝大多数。双胎妊娠中，单卵双胎占30%；单卵双胎中，约75%为单卵单绒毛膜双胎，其中绝大多数（98%）为单绒毛膜双羊膜囊双胎（monochorionic-diamniotic, MCDA）[1]。1941年Herlitz首先发现和报道了胎—胎输血综合征（twin-twin transfusion syndrome, TTTS）是MCDA的一种特殊病理状态，由于胎盘存在血管吻合，两个胎儿的血液循环发生沟通，出现血液转输，且血液分流不均衡，导致一胎儿呈多血状态，另一胎儿呈贫血状态的一组临床综合征，是双胎妊娠的严重并发症之一，存在很高的胎儿或新生儿死亡风险[2]。

一、病理生理机制

TTTS的发病率难以统计，国外资料初步统计，TTTS发病率约占所有双胎妊娠的1.6%~2.5%，占单绒毛膜双羊膜囊双胎妊娠的9%~15%，占单羊膜囊双胎妊娠的6%[1]。单绒毛膜双胎之间胎盘血管吻合不均衡是TTTS形成的主要病理生理学机制。往往会导致以下系统损害。

（一）循环不均衡引起心血管反应[3]

由于胎盘血管吻合不均衡引起一胎相对血容量不足（称为供血儿）。供血儿为了恢复血容量，机体代偿性产生和释放多种血管活性介质，其中加压素水平可升至另一胎儿的3倍。供血儿的肾素—血管紧张素系统（renin-angiotensin system, RAS）分泌功能上调，尸检时通过对供血儿肾的组化检查发现，肾素蛋白以及mRNA水平很高，伴有肾小管发育不全。这些激素紊乱可导致供血儿少尿，甚至无尿、羊水过少或"贴附儿"。非供血儿则发生血容量过多，称为受血儿。血容量过多导致受血儿心房结构重塑并释放心钠肽（atrial natriuretic peptide, ANP）和脑钠肽（brain natriuretic peptide, BNP）。受血儿的平均ANP水平是供血儿的3倍，平均BNP水平是供血儿的2倍。这两种激素具有很强的尿钠排泄及血管舒张作用，导致受血胎儿多尿，羊水过多。起初，受血儿血容量过多可通过排尿增多来代偿，但最终导致肾素和血管紧张素水平升高，受血儿的血浆内皮素-1水平也高于供血儿，这可能与受血胎儿侧的胎盘功能障碍有关。RAS介质和内皮素-1

都会促使受血儿发生高血压[4]。用多普勒超声测量受血儿三尖瓣反流射束发现，其收缩压是供血儿的 2.5 倍。血容量过多及血管活性介质的浓度异常升高导致受血儿心脏肥厚、心脏扩大以及心功能不全[5-6]。大约 10% 的受血儿可发生功能性右室流出道畸形，包括肺动脉瓣狭窄以及右室流出道功能性或解剖性闭锁，一侧或双侧心室肥厚[7]。

（二）循环不均衡引起脑损伤[8]

宫内双胎之间的血流动力学不均衡除导致心功能不全外，还造成脑灌注减少，导致脑损伤发生，通过宫内超声检查可发现，脑损伤包括脑白质梗死和损伤、脑室内出血、脑积水和孔洞脑形成。在宫内干预治疗前应用脑核磁检查，高达 8% 的病例已经发生脑损伤，包括缺血缺氧性损伤、出血，严重者因颅内压增高致脑室扩张。当严重 TTTS 导致一胎死亡后，由于吻合血管的阻力突然降低，导致血压下降，使存活胎儿出现贫血、脑血流减少，从而发生缺氧缺血性脑损伤。即使双胎均存活，仍有 27% 的存活者可发生严重神经系统不良预后，受血儿常继发于红细胞增多和静脉淤滞；供血儿常继发于贫血和低血压。

（三）血流吻合不对称造成其他损害

TTTS 由于血流吻合不对称，可导致静脉压升高，使血液外渗到组织间隙并导致功能性淋巴管阻塞。引起胎儿水肿。供血儿由于贫血和心衰所致，受血儿由于高血容量所致。双胎均胎死宫内的风险很大，其中 66% 为供血儿先死亡，造成动脉血压突然下降，血循环出现盗血性倒灌，从存活儿流向死胎儿，造成存活儿低血压，进而在前一胎死亡后数小时死亡。TTTS 还可出现其他多器官损害，如肝坏死、血栓栓塞、小肠闭锁、坏死性小肠结肠炎以及远端回肠穿孔、肾衰竭、DIC、肢体缺如畸形等[9]。

二、TTTS的宫内诊断与监测

以往在临床上，当发现单卵双胎的体重相差 15% ~ 20%，血红蛋白浓度相差 >5 g/dl 时才考虑诊断为 TTTS。目前这种诊断标准逐渐被人们摒弃，大量研究表明，双胎体重和（或）血红蛋白浓度差异在单绒毛膜双胎中较常见，不足以诊断 TTTS。另外，TTTS 也可在血红蛋白浓度无显著差异的情况下发生。随着产前超声影像学的发展，人们逐渐认识到 TTTS 的主要表现是双胎之间羊水量存在着明显差异[10]。

目前 TTTS 的产前诊断依据是宫内超声发现单绒毛膜双胎的胎盘伴有羊水过多 / 羊水过少序列（polyhydramnios/oligohydramnios sequence, POS）[11-12]。1999 年 Quintero[13] 提出了 TTTS 产前 B 超诊断标准和分期。诊断标准：①单绒毛膜双羊膜囊双胎（同性别，单胎盘，有一薄层分隔膜）。可用双胎峰征来判断绒毛膜性，在双胎胎盘的连接处，如见 "T" 字形征，则为单绒毛膜双胎；②羊水量间的差异，受血儿羊水过多（20 周前羊水最大垂直暗区 ≥8 cm，20 周后 ≥10 cm），供血儿羊水过少（羊水最大垂直暗区 ≤2 cm）。以上均符合方可诊断。分期可以见本章第一节[13]。Quintero 分期极简单实用，临床易于推广。但由于分期的主要依据是根据当时疾病的严重程度，所以不能反映疾病的预后情况；该分期无法对患儿的心功能做出评估。2007 年美国费城儿童医院（children's hospital of philadelphia, CHOP）的 Rychik 等提出一个主要基于受血胎儿心功能的评分系统，即 CHOP 评分[14]。CHOP 评分的主要评估指标有受血儿是否有心室壁肥厚、心脏扩张、右室流出道狭窄；彩色多普勒是否有三尖瓣反流、静脉导管反流等。此外，其他的分级方法还有 CVPS 评分系统（cardiovascular Profile Score）、辛辛那提分级等，均侧重于对受血儿心功能的评估。胎儿心功能尤其是受血胎儿的心功能变化，与 TTTS 病情进展密切相关，结合胎儿心功能和传统 Quintero 分级去评估病情及选择治疗方案，可能是今后 TTTS 的诊治方向[13]。

另外，2007 年新西兰学者 Lopriore 报道双胎贫血—红细胞增多序列（twin anemia-polycythemia sequence, TAPS）是一种不典型、慢性 TTTS 类型，2010 年 Slaghekke 等[15] 提出 TAPS 诊断标准。具有以下临床特征：①单绒毛膜双羊膜囊双胎；②产前羊水量无明显差异；③出生体重相差不大；④血红蛋白相差明显；⑤产前超声大脑中动脉峰值流速，供血者 >1.5 MoM（multiples of the median），而在受血者 <1.0 MoM；⑥神经系统并发症在产前已发生。TAPS 产后诊断标准为胎—胎间血红蛋白差异 >80 g/L，和至少符合以下一条：①胎—胎间网织红细胞比率差 >1.7%；②生后胎盘注射彩色染料检查有直径 <1 mm 的血管吻合支。TAPs 的产前 B 超分期标准见表 12-3。据报道，3%~6% 无并发症的单绒毛膜双羊膜囊双胎的妊娠晚期，可自发性出现 TAPS。宫内激光治疗 TTTS 的 TAPS 发生率为 2%~13%，多数病例是在妊娠中、晚期被诊断。对宫内激光治疗后的 TTTS 妊娠进行胎盘灌注检查发现，仍存在残留的血管吻合。多数病例的残留血管吻合是非常细小（<1 mm）的单向动 - 静脉吻合，不伴有动—动脉吻合。这些小的残留血管吻合导致双胎中一胎逐渐发展为贫血，另一胎逐渐发展为红细胞增多症，即形成 TAPS。由于这个发生和发展过程

缓慢，因此血流动力学能够实现代偿，从而不出现羊水量的差异。在罕见情况下，TAPS 也可先于 TTTS 发生[16]。

对于 TTTS 的宫内评估策略，详见本章第一节[17]。

三、宫内治疗

鉴于 TTTS 围生儿有较高的患病率及病死率，为改善其妊娠结局，应进行宫内干预治疗[18]。目前对 TTTS 的宫内干预措施包括：羊膜腔穿刺羊水减量、羊膜分隔造口术、胎儿镜激光电凝术和选择性减胎术[19]。

（一）羊膜腔穿刺羊水减量

羊水减量最早用于 TTTS 治疗，它操作简单，容易普及，对未掌握胎儿镜技术者以此法为宜。羊水减量治疗虽不能中断双胎之间的输血，但抽出受血儿过多的羊水可减轻子宫张力过大，而子宫张力过大是早产和胎膜早破的主要危险因素。一般来说，TTTS 发生的孕周越小，羊穿后羊水过多复发越快，效果越差。该方法适用于妊娠 26 周后明确诊断的 TTTS 患者[20]。Quintero 等对 1997 — 2004 年 944 例 TTTS 的病例研究发现孕 26 周后出现 TTTS，胎儿存活机会大，经羊水减量适当延长孕周，效果较好。

羊水减量的不足之处在于此方法并没有处理胎盘的血管吻合，仅为对症治疗，容易再发生羊水过多，隔日至 1~2 周后羊水过多复现，通常需要多次穿刺。羊膜腔穿刺操作意外可引起羊膜分隔穿孔、羊膜—绒毛膜分离、羊膜腔内出血和胎膜早破等并发症，这些并发症可降低激光手术治疗的成功率[21]。

（二）羊膜分隔造口术

最初 George 于 1995 年报道在行羊膜腔穿刺时无意中将双胎羊膜隔膜穿破，追踪结果却发现

表 12-3　TAPs 的产前 B 超分期标准[15]

分期	供血儿	受血儿
Ⅰ期	MCV-PSV>1.5 MoM	MCV-PSV<1.0 MoM
Ⅱ期	MCV-PSV>1.7 MoM	MCV-PSV<0.8 MoM
Ⅲ期	MCV-PSV>1.5 MoM，胎儿出现心衰迹象	MCV-PSV<1.0 MoM
Ⅳ期	水肿	
Ⅴ期	一胎或双胎死亡	

MCV-PSV：大脑中动脉收缩期峰流速；MoM，中值倍数

两胎儿的羊水量及生长逐渐转为正常，后来此方法也作为 TTTS 的治疗方法之一。Moise 等一项随机对照临床试验对 73 例妊娠 24 周以上有 TTTS 表现的孕妇分别进行羊水穿刺和羊膜分隔造口术，并对两种处理方式进行比较，两组胎儿存活率差异无统计学意义。羊膜分隔造口术的主要优点不需要反复穿刺操作。但需要医师掌握更复杂的操作技术和手术技巧，同时羊膜分隔造口术有发生羊膜带综合征的风险 [22]。

（三）胎儿镜激光电凝术

目前国际上公认孕 26 周前胎儿镜激光电凝术（fetoscopic laser photocoagulation，FLP）是最为有效的治疗方法。而 FLP 就是利用激光消融法阻断胎盘的吻合血管使其成为一个双绒毛膜的胎盘，从而逆转了双胎输血综合征的病理生理改变 [23]。

目前，选择性血管激光电凝术已成为评价胎儿镜治疗水平的标准。但由于胎儿、脐带、隔膜位置等均影响操作，不易判断某些跨膜血管是否为吻合血管，故实际多非选择性血管激光电凝术更为常用。FLP 适合任何阶段的 TTTS，手术指征一般为 Quintero 分期Ⅱ～Ⅳ期，且孕周<26 周的 TTTS 患者。为达到较好的治疗效果，手术时机的选择尤为重要，16～26 孕周为最佳手术时机 [24]。但若出现下列情况之一不宜手术：①先天畸形；②胎膜早破；③已行羊膜分隔造口术；④宫颈扩张或缩短；⑤早产迹象。

有许多随机对照临床试验对孕中期严重 TTTS 进行 FLP 和羊水减量治疗的妊娠结局进行比较，均肯定了前者的治疗价值，Rossi 等做的一项荟萃分析研究发现，进行 FLP 治疗的胎儿存活率是连续羊水穿刺减量治疗的 2 倍，而其神经系统发病率可减少 80%。虽然 FLP 对早期 TTTS 的治疗亦是肯定的，但对 Quintero Ⅰ期 TTTS，缺乏与期待治疗、羊水减量或羊膜分隔造口术等方案疗效的比较 [25]。

（四）选择性减胎术

其适应证是当 TTTS 并发一个胎儿有严重致命性畸形、或当一胎病情严重濒临死亡，未避免另一胎因失血而导致神经系统损伤，此时采用挽救双胎的治疗措施反而无益，选择性减胎术是最好的选择。选择性减胎术包括在胎儿镜或 B 超引导下采用射频消融、激光电凝、双极电凝、结扎等方法进行脐带凝结 [26]。选择性减胎术涉及医学伦理及患者心理情感的问题，多用在 TTTS 的特殊病例 [27]。

（五）期待疗法

对 TTTS 发生时间晚，TTTS 分期Ⅰ～Ⅱ期程度不重的患者，可以采取期待治疗，定期随访宫内超声，延长妊娠适时终止，争取使新生儿存活 [28-29]。

四、生后诊断与治疗

对于 TTTS 双胎在新生儿期的治疗，需要根据受累新生儿的具体临床表现，采取个体化治疗策略 [30]。

（一）供血儿临床表现和处理原则 [31]

胎—胎输血的供血儿常出现不同程度的失血性贫血。根据失血的速度可分为急性型和慢性型 [32]。

1. 急性型　多发生在分娩时，特别是第一个胎儿出生过程中，由于压力和位置的改变，引起急性输血。表现出生时即有苍白、呼吸急促、心率增快、心音低钝、脉弱、哭声细，但肝脾不大。严重者表现为失血性休克。实验室检查：血红蛋白在出生时正常，24 小时内迅速下降。红细胞形态：正色素、大细胞性。血清铁：出生时正常。网织红细胞：出生时正常。

2. 慢性型　贫血在宫内缓慢发生，宫内发育迟缓，生后表现苍白、心动过速、低蛋白血症，肝脾大，但血压正常。实验室检查：血红蛋白出生时即低。红细胞形态：低色素小细胞、红细胞大小不匀、异形红细胞。血清铁：出生时低。网织红细胞：出生时低。

新生儿急性失血性贫血临床上需要与新生儿窒息相鉴别，急性失血性贫血的表现为心动过速，呼吸浅而快，血压下降、苍白，无发绀，吸氧和辅助呼吸后无明显改善，血红蛋白下降。而新生儿窒息表现为心动过缓，呼吸慢、暂停、不规律，皮肤苍白有发绀，吸氧和辅助呼吸后有明显改善，血红蛋白正常。结合以上临床不同表现可以鉴别两者不同。

根据供血儿贫血程度决定是否输血或早期补充铁剂，需及时发现并处理电解质紊乱。若供血儿有循环不良、心动过速、低血压时，可予机械通气供氧，最好采用生理盐水或浓缩红细胞扩容治疗，以纠正低血容量性休克。

供血儿除急慢性失血性贫血的临床表现外，可伴有全身其他脏器损害表现。脑血流低灌注常造成脑组织缺氧缺血，易出现脑损伤包括脑室周围白质软化症、脑室出血、脑室扩张、脑萎缩和动脉缺血性脑卒中等各种类型。住院后需完善头颅影像学检查，给予止血、镇静、减少搬动、营养脑神经等治疗。还应完善尿常规和肾功能检查，对于肾功能损害的患儿要注意避免应用损伤肾功能的药物，对于急性肾衰竭必要时给予腹膜透析治疗。

由于 TTTS 存活儿脑损伤的风险增加，应对所有患儿定期行头颅超声检查随访，并适时配合脑核磁共振进一步了解脑损伤情况，对其神经系统发育情况进行长期随访和评估[33]。

（二）受血儿临床表现和处理原则

受血儿生后常出现红细胞增多引起的高黏滞血症，如患儿皮肤发红，呈多血质貌。呼吸窘迫、腹胀、电解质紊乱和血小板减少，甚至出现胎儿水肿和充血性心力衰竭等表现。

受血儿除红细胞增多引起的高黏滞血症外，还常见部分脏器损害。如受血儿高黏滞血症、细胞增多症引起脑血管内血流淤滞。患儿易出现如同供血儿的脑损伤。受血儿由于高血容量状态造成心脏重构。血容量过多增加心脏后负荷导致右心收缩和舒张功能下降，最终导致心脏肥大。受血儿生后可出现持续性右心室功能不全导致右室流出道梗阻，甚至出现肺动脉狭窄，患儿表现明显的青紫，并伴有严重的心力衰竭。新生儿科医生必须意识到受血儿右室流出道梗阻的发生风险，及时诊断和治疗非常重要。通过宫内胎儿超声心动图和出生后超声心动图检查，发现 TTTS 中15.5% 的存活儿有先天性心脏病（不包括单纯性的卵圆孔未闭和动脉导管未闭），明显高于一般新生儿先天性心脏病的发病率。所以在生后尽早给患儿完善超声心动图的检查，已明确是否存在先天性心脏病[34]。

受血儿如有严重的红细胞增多症，应部分换血，并处理电解质紊乱及高胆红素血症。如有胎儿水肿，需进行心肺监护及支持，抽出胸腔、腹腔、心包积液以改善心肺功能。并给予收缩血管药物以支持循环[35]。

五、TTTS预后

TTTS 如果不治疗，其围产期死亡率高达80%～100%，经过治疗后的胎儿存活率由不足20% 上升至60%～70%，但仍有很高的围产儿死亡率和新生儿患病率。围生儿死亡主要是由于早产和胎儿宫内发育迟缓，而脑损伤和心血管系统疾病是其主要的并发症，图 12-6。

（一）TTTS 患儿的存活率

Duncombe 等[9] 研究了平均胎龄 22.1 周诊断 TTTS 的病例 69 例，新生儿出生时平均胎龄29.4 周，胎龄 <28 周者存活率27.1%，胎龄 >28

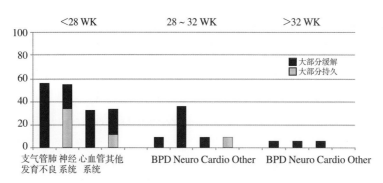

图 12-6　TTTS 经宫内胎儿镜治疗后的预后[37]

病例对照研究显示，出生胎龄是 TTTS 经治疗后长期预后的唯一决定因素；随着胎龄增加，主要并发症减少；32 周后出生者无明显持续不良预后

周者存活率 84.4%，围产儿总存活率 64.5%，其中 TTTS 分期Ⅰ～Ⅱ级者为 76.4%，Ⅲ～Ⅳ级者 51.5%。Senat 等对 142 名合并 TTTS 的孕妇（孕周 15～26 周）进行随机对照研究，探讨不同干预方法对 TTTS 的预后影响情况，发现激光治疗组至少一胎存活率明显高于羊水减量术组（76% 比 56%，P=0.009）；激光治疗组孕妇分娩的平均孕周也高于羊水减量术组（P=0.004）。这表明采用激光手术治疗 TTTS 新生儿的存活率比用羊水减量术治疗更高，新生儿平均胎龄更大。

（二）TTTS 患儿的脑损伤

Lopriore 等[30] 对 2002 — 2005 年间 84 例 TTTS 双胎围产期进行系列头颅超声检查随访发现，激光手术后 TTTS 存活儿严重脑损伤的发生率是 14%。Cincotta 等对 2002 — 2007 年间 100 例宫内诊断 TTTS 并应用激光干预治疗的胎儿进行预后随访研究显示，存活儿的脑损伤率仅 2.8%。不同研究方法可解释患病率的差异，如超声波扫描的范围，对颅脑超声异常的定义和病例数。TTTS 存活儿未进行超声检查也可能使部分神经系统不良预后漏诊。

脑损伤包括脑室内出血（intraventricular hemorrhage，IVH）3～4 级，脑室周围出血性梗死，脑室周围白质软化（periventricular leukomalacia，PVL）Ⅱ～Ⅲ度，脑室穿通性液化，脑室扩大。此外，TTTS 患儿的 Galen 静脉畸形也有个例报告。

TTTS 脑损伤的确切发病机制尚不完全清楚，胎儿头颅超声检查发现胎儿脑损伤与脑血流动力学紊乱相关。供血儿和受血儿在脑损伤方面存在同样风险。供血儿脑损伤的主要原因是脑血流的低灌注造成缺氧缺血，而受血儿脑损伤和脑卒中的重要原因是高黏滞血症、红细胞增多症引起血管内血流淤滞。当然脑损伤也可能是继发于超未成熟儿的生后损伤，造成 PVL 和ⅣH。

Salomon 等对 120 对 TTTS 双胎存活儿随访至 6 岁并进行标准化的神经系统检查和年龄阶段问卷（ages and stages questionnaires，ASQ）。随访结论为激光治疗组 ASQ 评分高于羊水减量组和未治疗组（P=0.04），说明激光治疗组的围产期生存率高，神经后遗症发生率低。Graeve 等用神经系统及身体发育查体、量表及问卷调查跟踪随访激光治疗后存活儿至生后 6 年 5 个月，其中 104 个受血儿，82 个供血儿。涉及神经发育的检查包括精细和粗大运动技能、肌张力、协调性、感知能力、语言能力。评价结果分为 3 种结局：神经和体能发育正常；轻度神经发育受损，包括一些暂时及可治疗的并发症如语言发育迟缓、斜视，长期存在但不影响生存质量的并发症如轻微的精细和粗大运动技能受损；严重神经系统受损如脑瘫、智能障碍等。结果显示：2 岁时 84.2% 发育正常者，8.9% 轻度受损者，6.8% 严重受损者，6 岁时不同结局的比例与 2 岁时大致相同，同时受血儿与供血儿的神经发育结果差异亦无统计学意义。

由于 TTTS 存活儿脑损伤的风险增加，应对所有患儿定期行头颅超声检查随访。然而，尽管头颅超声有助于脑损伤后检测，但其灵敏度不高，确切的神经系统发育的评估需要长期随访。

（三）TTTS 患儿的心血管系统损伤

Pruetz 等在 2009 — 2010 年间统 84 例 TTTS 存活儿，通过宫内胎儿超声心动图和生后超声心动图检查，发现有 15.5% 的存活儿有先天性心脏病（除外单纯性的卵圆孔未闭和动脉导管未闭，主要有房间隔缺损、室间隔缺损、法洛四联症、部分肺静脉回流异常、主动脉瓣狭窄、肺动脉狭窄及闭锁等），明显高于正常胎儿先天性心脏病的发生率。其他的心血管系统并发症包括高血压病，心室肥厚，新生儿持续性肺动脉高压，三尖瓣反流，左室心肌梗死，肺动脉钙化和右室流出道梗阻。

受血儿由于高血容量状态造成心脏重构。血容量过多增加心脏后负荷导致右心收缩和舒张功能下降，最终导致心脏肥大。受血儿右心室功能持续性不全导致右室流出道梗阻，甚至出现肺动脉狭窄。

心肌肥厚是 TTTS 病情进展期受血儿的重要心脏改变，未予治疗和羊水减量治疗后这种异常仍呈加重趋势，而胎儿镜下激光治疗似乎可逆转这种病变趋势。但右室流出道梗阻导致肺动脉狭窄往往预后不佳，出生后需要紧急治疗如肺动脉球囊成形术或外科手术[26]。新生儿科医生必须认识到受血儿右室流出道梗阻的发生风险，及时诊断和治疗非常重要。

与受血儿不同，大多数的供血儿在超声心动图中没有显示心脏功能有明显异常。

（四）肾损害

TTTS 患儿的肾损伤大多数发生在供血儿，可发生肾皮质坏死和纤维化等病理改变，临床出现血尿、急性肾衰竭或永久性肾小管发育不全。

肾小管发育不全解剖研究报告显示主要是近曲小管损伤，可能是缺血缺氧导致产前慢性的低灌注肾损伤。Lenclen 等通过新生儿预后的病例对照研究显示，在 TTTS 羊水减量术组、激光手术组和双卵双胎组肾衰竭的发生率分别为 20%（6/30），7%（7/98）和 1%（3/239）。

TTTS 可导致肾损伤，特别是在羊水减量术后的 TTTS 存活儿，作为新生儿科医生应在生后监测供血儿的肾功能，通过观察尿量和监测血清肌酐水平以排除其肾功能不全。

（五）TTTS 其他损害

TTTS 存活儿中有报道如肝梗死、血栓栓塞、肝钙化、回肠和空肠闭锁、坏死性小肠结肠炎以及远端回肠穿孔等[35-36]，但多属于个例报道，其机制可能由于低灌注导致肠系膜缺血（供血儿）和高黏滞血症（受血儿），在激光术后发生血流动力学改变及栓塞现象，另外多数患儿本身为超未成熟儿，究竟由于 TTTS 还是超未成熟儿本身造成的损害很难辨别。

羊膜带综合征（amniotic band syndrome, ABS）是一种严重但少见的医源性并发症，可能由 TTTS 侵入性操作造成羊膜破裂，往往是供血儿死亡后形成系带缠绕受血儿。报道 ABS 的发生率约 1.8%～3.3%[23]。

北京大学第三医院对 2007 年 1 月 1 日～2013 年 12 月 31 日 7 年间经产前或产后诊断 TTTS 的病例进行回顾性研究，发现 TTTS 患儿 76 例中，早产率 98.7%，所有 TTTS 患儿的平均胎龄是（32.3±2.4）周，平均出生体重是（1664.0±605.6）g。其住院期间病死率是 25.0%。TTTS 分级越高，发生脑损伤、心脏病变、生后窒息、肾功损害的比例和住院期间病死率越高；羊水减量组发生脑损伤的比例和住院期间病死率高于激光治疗组，差异有显著性（43.7% 比 11.8%，P=0.039；35% 比 9.5%，P=0.049）。期待治疗组发生脑损伤、心脏病变、肾功损害的比例和住院期间病死率高于激光治疗组。受血儿组和供血儿组出现神经系统病变的比例相同（25.0%比25.0%，P=1.00），受血儿组出现心脏病变和病理性黄疸的比例高于供血儿组且差异有显著性。供血儿组发生生后窒息和肾功损害的比例高于受血儿组[36]。

总结

胎-胎输血综合征（TTTS）是单绒毛膜多胎妊娠最严重的并发症之一，可导致很高的胎儿/新生儿死亡风险，存活者面临严重的心脏、神经系统和发育障碍的风险。

双胎之间胎盘血管吻合不均衡是发生胎-胎输血综合征（TTTS）的主要病理生理因素。一胎（供血儿）发生血容量不足，另一胎（受血儿）发生血容量过多，两者之间血容量不对称改变引发一系列器官功能受累表现。

TTTS的产前诊断依据是超声显示单个单绒毛膜胎盘伴羊水过多/羊水过少序列的证据。建议对单绒毛膜双胎妊娠进行连续超声检查，以监测TTTS的发生。

TTTS出生后临床表现差异很大，一胎（供血儿）发生血容量不足，出现低血容量、贫血、体重低、少尿；另一胎（受血儿）发生血容量过多，出现多血质、心肌肥厚、多尿、肝肾增大、体重大，可发生充血性心力衰竭、胎儿水肿等严重并发症。

未采取任何治疗措施的孕中期前的TTTS，可造成一胎或双胎死亡，且胎儿先天畸形、围生儿病死率也较高。近年来随着宫内诊断和宫内胎儿镜激光技术的应用，经过产前诊断及孕期治疗后TTTS患者至少一胎存活率达75%~80%，约5%的存活儿有不同程度的神经系统后遗症及智力受损，这与手术时胎儿是否严重缺血缺氧有关，TTTS分级和孕妇分娩时的孕周是决定新生儿预后最重要的因素，诊断时的分级越低，从诊断到分娩的间隔越长，围生儿病死率越低。因此

TTTS的早期诊断及宫内治疗对于改善预后至关重要。

TTTS受累新生儿的预后不佳，患病率和病死率均较高。主要损害是脑损伤和心脏损伤，建议对所有TTTS存活儿常规行头颅和心血管影像学检查和跟踪随访。其他并发症还包括肾损伤、血液系统异常、腹腔脏器损伤和羊膜带综合征等。应加强TTTS围产期的监测与干预，并对TTTS存活儿进行长期预后追踪随访。

（童笑梅）

参考文献

[1] Martin JA, Hamilton BE, Sutton PD, et al. Births: final data for 2005. Natl Vital Stat Rep 2007; 56: 1.

[2] Lewi L, Jani J, Boes AS, et al. The natural history of monochorionic twins and the role of prenatal ultrasound scan. Ultrasound Obstet Gynecol 2007; 30: 401.

[3] Lutfi S, Allen VM, Fahey J, et al. Twin-twin transfusion syndrome: a population-based study. Obstet Gynecol 2004; 104: 1289.

[4] Bajoria R, Ward S, Chatterjee R. Natriuretic peptides in the pathogenesis of cardiac dysfunction in the recipient fetus of twin-twin transfusion syndrome. Am J Obstet Gynecol 2002; 186: 121.

[5] Rychik J, Tian Z, Bebbington M, et al. The twin-twin transfusion syndrome: spectrum of cardiovascular abnormality and development of a cardiovascular score to assess severity of disease. Am J Obstet Gynecol 2007; 197: 392. e1.

[6] Barrea C, Alkazaleh F, Ryan G, et al. Prenatal cardiovascular manifestations in the twin-to-twin transfusion syndrome recipients and the impact of therapeutic amnioreduction. Am J Obstet Gynecol 2005; 192: 892.

[7] Herberg U, Gross W, Bartmann P, et al. Long term cardiac follow up of severe twin to twin transfusion syndrome after intrauterine laser coagulation. Heart 2006; 92: 95.

[8] Banek CS, Hecher K, Hackeloer BJ, Bartmann P. Long-term neurodevelopmental outcome after intrauterine laser treatment for severe twin-twin transfusion syndrome. Am J Obstet Gynecol 2003; 188: 876.

[9] van den Wijngaard JP, Umur A, Krediet RT, et al.

Modeling a hydropic recipient twin in twin-twin transfusion syndrome. Am J Physiol Regul Integr Comp Physiol 2005; 288: R799.

[10] Sueters M, Middeldorp JM, Lopriore E, et al. Timely diagnosis of twin-to-twin transfusion syndrome in monochorionic twin pregnancies by biweekly sonography combined with patient instruction to report onset of symptoms. Ultrasound Obstet Gynecol 2006; 28: 659.

[11] Chang YL, Chao AS, Chang SD, Wang CN. Mirror syndrome after fetoscopic laser therapy for twin-twin transfusion syndrome due to transient donor hydrops that resolved before delivery. A case report. J Reprod Med 2014; 59: 90.

[12] Hayashi S, Sago H, Hayashi R, et al. Manifestation of mirror syndrome after fetoscopic laser photocoagulation in severe twin-twin transfusion syndrome. Fetal Diagn Ther 2006; 21: 51.

[13] Senat MV, Quarello E, Levaillant JM, et al. Determining chorionicity in twin gestations: three-dimensional (3D) multiplanar sonographic measurement of intra-amniotic membrane thickness. Ultrasound Obstet Gynecol 2006; 28: 665.

[14] Stirnemann JJ, Nasr B, Proulx F, et al. Evaluation of the CHOP cardiovascular score as a prognostic predictor of outcome in twin-twin transfusion syndrome after laser coagulation of placental vessels in a prospective cohort. Ultrasound Obstet Gynecol 2010; 36: 52.

[15] Lopriore E, Deprest J, Slaghekke F, et al. Placental characteristics in monochorionic twins with and without twin anemia-polycythemia sequence. Obstet Gynecol 2008; 112: 753.

[16] Bajoria R, Ward S, Sooranna SR. Influence of vasopressin in the pathogenesis of oligohydramnios-polyhydramnios in monochorionic twins. Eur J Obstet Gynecol Reprod Biol 2004; 113: 49.

[17] Chai H, Fang Q, Huang X, et al. Prenatal management and outcomes in mirror syndrome associated with twin-twin transfusion syndrome. Prenat Diagn 2014; 34: 1213.

[18] Chon AH, Korst LM, Llanes A, et al. Midtrimester isolated polyhydramnios in monochorionic diamniotic multiple gestations. Am J Obstet Gynecol 2014; 211: 303. e1.

[19] Lopriore E, Middeldorp JM, Oepkes D, et al. Twin anemia-polycythemia sequence in two monochorionic twin pairs without oligo-polyhydramnios sequence. Placenta 2007; 28: 47.

[20] Huber A, Diehl W, Zikulnig L, et al. Perinatal outcome in monochorionic twin pregnancies complicated by amniotic fluid discordance without severe twin-twin transfusion syndrome. Ultrasound Obstet Gynecol 2006; 27: 48.

[21] Weingertner AS, Kohler A, Kohler M, et al. Clinical and placental characteristics in four new cases of twin anemia-polycythemia sequence. Ultrasound Obstet Gynecol 2010; 35: 490.

[22] Slaghekke F, Kist WJ, Oepkes D, et al. Twin anemia-polycythemia sequence: diagnostic criteria, classification, perinatal management and outcome. Fetal Diagn Ther 2010; 27: 181.

[23] Lewi L, Jani J, Blickstein I, et al. The outcome of monochorionic diamniotic twin gestations in the era of invasive fetal therapy: a prospective cohort study. Am J Obstet Gynecol 2008; 199: 514. e1.

[24] Robyr R, Lewi L, Salomon LJ, et al. Prevalence and management of late fetal complications following successful selective laser coagulation of chorionic plate anastomoses in twin-to-twin transfusion syndrome. Am J Obstet Gynecol 2006; 194: 796.

[25] Habli M, Eftekhari N, Wiebracht E, et al. Long-term maternal and subsequent pregnancy outcomes 5 years after hemolysis, elevated liver enzymes, and low platelets (HELLP) syndrome. Am J Obstet Gynecol 2009; 201: 385. e1.

[26] Lopriore E, Slaghekke F, Middeldorp JM, et al. Residual anastomoses in twin-to-twin transfusion syndrome treated with selective fetoscopic laser surgery: localization, size, and consequences. Am J Obstet Gynecol 2009; 201: 66. e1.

[27] Lewi L, Gucciardo L, Huber A, et al. Clinical outcome and placental characteristics of monochorionic diamniotic twin pairs with early-and late-onset discordant growth. Am J Obstet Gynecol 2008; 199: 511. e1.

[28] Assaf SA, Benirschke K, Chmait RH. Spontaneous twin anemia-polycythemia sequence complicated by recipient placental vascular thrombosis and hydrops fetalis. J Matern Fetal Neonatal Med 2011; 24: 549.

[29] Taylor MJ, Govender L, Jolly M, et al. Validation of the Quintero staging system for twin-twin transfusion syndrome. Obstet Gynecol 2002; 100: 1257.

[30] Lopriore E, Slaghekke F, Oepkes D, et al. Clinical outcome in neonates with twin anemia-polycythemia sequence. Am J Obstet Gynecol 2010; 203: 54. e1.

[31] Quintero RA, Morales WJ, Allen MH, et al. Staging of

twin-twin transfusion syndrome. J Perinatol 1999; 19: 550.

[32] Habli M, Livingston J, Harmon J, et al. The outcome of twin-twin transfusion syndrome complicated with placental insufficiency. Am J Obstet Gynecol 2008; 199: 424. e1.

[33] Chalouhi GE, Marangoni MA, Quibel T, et al. Active management of selective intrauterine growth restriction with abnormal Doppler in monochorionic diamniotic twin pregnancies diagnosed in the second trimester of pregnancy. Prenat Diagn 2013; 33: 109.

[34] Gandhi M, Papanna R, Teach M, et al. Suspected twin-twin transfusion syndrome: how often is the diagnosis

correct and referral timely? J Ultrasound Med 2012; 31: 941.

[35] Gratacós E, Lewi L, Muñoz B, et al. A classification system for selective intrauterine growth restriction in monochorionic pregnancies according to umbilical artery Doppler flow in the smaller twin. Ultrasound Obstet Gynecol 2007; 30: 28.

[36] 潘维伟, 童笑梅. 新生儿双胎输血综合征的临床研究. 中国当代儿科杂志 2015; 17(5): 430-434.

[37] Kowitt B, Tucker R, Watson-Smith D, et al. Long-term morbidity after fetal endoscopic surgery for severe twin-to-twin transfusion syndrome. J Pediatr Surg. 2012; 47(1): 51-56

第三节   胎 - 胎输血综合征脑损伤的超声特点

胎 - 胎 输 血 综 合 征（twin-twin transfusion syndrome, TTTS）为单绒毛膜双羊膜囊双胎（monochorionic -diamnionic, MCDA）的一种特殊病理状态，由于胎盘存在血管吻合，两个胎儿的血液循环发生沟通，出现血液转输，且血液分流不均衡，导致一胎儿呈多血状态，另一胎儿呈贫血状态的一组临床综合征，是双胎妊娠的严重并发症之一，存在很高的胎儿或新生儿死亡风险[1]。

一、TTTS脑损伤血流动力学变化机制

宫内双胎之间的血流动力学不均衡，受血儿常因循环血容量增多，血液黏稠，血流淤滞，造成脑组织灌注减少，血压增高、继发脑血管压力变化，导致脑损伤发生。供血儿循环血容量减少，血压降低，脑组织灌注减少，常常出现缺血缺氧性脑损伤[2]。当严重TTTS导致一胎死亡后，由于吻合血管的阻力突然降低，导致血压下降，使存活胎儿出现贫血、脑血流减少，从而发生缺血缺氧性脑损伤。通过宫内超声检查可发现，脑损伤包括脑白质梗死和损伤、脑室内出血、脑积水

和孔洞脑形成[3-4]。在宫内干预治疗前应用脑核磁检查，高达8%的病例已经发生脑损伤，包括缺血缺氧性损伤、出血，严重者因颅内压增高致脑室扩张。即使双胎均存活，仍有27%的存活者可发生严重神经系统不良预后[5-7]。

二、TTTS脑损伤超声表现

（一）出血性脑损伤

双胎输血，无论受血者还是供血者，全身血流动力学变化，导致脑血流及血管舒缩变化，均可出现各种出血性脑损伤[8]。

1. 脑室周围 - 脑室内出血

（1）Ⅰ级：即室管膜下出血，在冠状面表现为在侧脑室前角和体部下方见团片状回声增强区；矢状面则在丘脑尾状核沟即室管膜下区呈现椭圆形、三角形或梭形强回声区，出血可单或双侧，有时范围较大的室管膜下出血区可压迫侧脑室前角和体部，使脑室显影不清。

（2）Ⅱ级：当出血穿破室管膜进入脑室腔时，引起脑室内出血。在B超中表现为，侧脑室前角

内呈现强回声团块。如脉络丛出血，也归为此种类型。超声上表现为侧脑室三角部及后角部位观察到脉络膜丛增宽、形态不规则、回声增强或见到孤立的强回声团快附着（图12-7）。

（3）Ⅲ级：脑室内出血伴脑室扩张。在B超中可清晰显示，表现为在扩张的侧脑室内部分或完全性由呈强回声的积血所充填，矢状面显示较冠状面更为清晰。患儿因常取仰卧位，脑室内的积血易沉积在侧脑室下方即三角部及后角处，使这些部位较体部更易先行扩张（图12-8）。

（4）Ⅳ级：脑室内大量出血伴脑室极度扩张，脑室周围脑组织受压水肿，也可继发出现髓静脉

回流障碍，血流淤滞，血管破裂，造成局部脑组织梗死（图12-9）。

2. 髓静脉出血性脑梗死　严重的脑室周围-脑室内出血，除脑室内出血外，80%还伴有脑室周围白质髓静脉的出血性梗死。既往曾归为Ⅳ级颅内出血类型中。但因其病理生理及脑损害的特殊性，现将其单独列出，作为出血性脑损伤的一种类型。其发生的原因是扇形分布的髓静脉在此汇聚入端静脉，生发基质出血团块或脑室内大量的出血团块压迫，使此处的髓静脉流动受阻，甚至出血而发生局部坏死。超声检查特点：①有明确的室管膜下或严重的脑室内出血；②脑室旁出

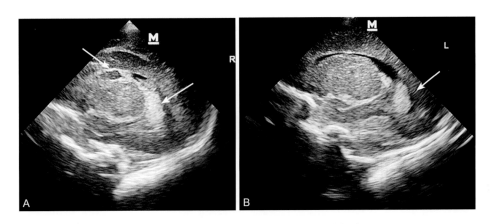

图 12-7　TTTS-I 期 供血者生后颅脑超声

30 周，TTTS-I 期，供血者，1000 g，因脐动脉舒张期血流消失剖宫产，生后 2 天头颅超声显示：A. 右侧尾状核头部可见无回声囊腔形成，边界清楚，提示脑室管膜下出血，宫内发生，已处吸收期。右侧脉络丛增粗，回声增强，边界欠清楚，提示脑室内出血急性期；B. 左侧脉络丛后角转折处可见强回声团块附着，提示脑室内出血

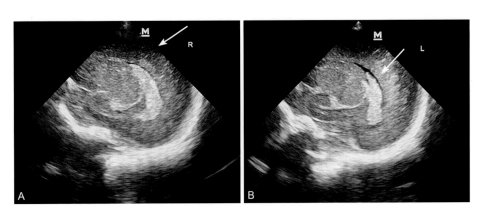

图 12-8　TTTS- Ⅱ期供血者生后颅脑超声

28 周，TTTS- Ⅱ期，630 g，供血者合并主动脉缩窄。生后 1 天，超声所见：A. 右侧脉络丛增粗，回声增强，充满脑室，提示Ⅲ级脑室周围 - 脑室内出血急性期；B. 左侧脉络丛后角转折处可见强回声团块附着，提示脑室内出血，已处吸收期

血性梗死与出血相继发生，也可同时出现；③梗死部位常见侧脑室前角的侧面或背面，涉及严重脑室内出血同侧的额叶和顶叶，有时延及丘脑，可伴有中线移位；④梗死灶早期在超声影像上呈现回声增强的过程，边界不清晰到清晰。范围沿着脑室前角、中央部及后角周围呈扇形或半圆形分布，几乎半侧附于脑室壁上。后期逐步液化形成囊腔，并与脑室相通，使侧脑室前角形成局部膨出的特殊形态（图12-9）。

3. 脑实质出血　单绒双羊双胎发生胎胎输血后，因血流动力学改变，部分小动脉及小静脉血管破裂，出现不同部位脑实质出血。可发生在额叶、顶叶、枕叶等脑实质内部。超声表现可为点灶状强回声，或斑片状极强回声。范围可弥散也可局限在某一部位。点灶状出血预后较好，3～4周强回声消失，出血吸收。多数不留后遗症。片

状强回声，局部后期常常出现软化灶，造成限局性脑损伤，临床可以存在局部定位体征及功能障碍（图12-10）。

4. 丘脑、豆纹动脉出血　丘脑基底核区域主要由豆纹动脉支配供血。此动脉是大脑中动脉中央支，与大脑中动脉近乎垂直，管径细小，因此血流动力学剧烈变化时，多数出现豆纹动脉破裂出血。超声表现为：丘脑、基底核区域异常强回声团，边界清楚。此部位出血可完全吸收、机化。或看见条索样强回声成放射状排列，急性期边界模糊，稳定期或吸收期，边界逐步清晰。在后期也常见小动脉闭塞、机化的结局（图12-11）。

（二）缺血缺氧性脑损伤

双胎输血，无论受血儿还是供血儿均可发生缺血缺氧性脑损伤，以不同程度的脑白质损伤最

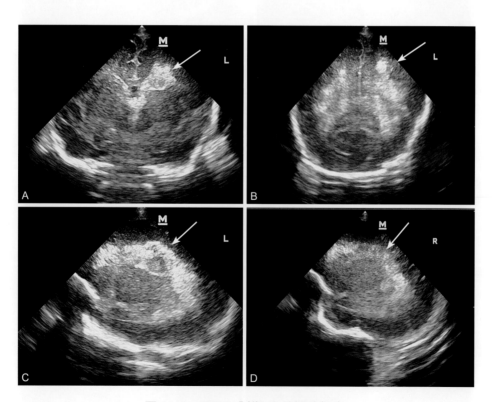

图12-9　TTTS-Ⅳ期 生后颅脑超声

31周，剖宫产，1800 g，TTTS-Ⅳ期，宫内治疗，多血质貌，HGB 245 g/l，HCT0.74，呼吸窘迫。生后1天，超声所见：A. 冠状面可见脑结构模糊，左侧脑室内可见强回声填充，内部已可见无回声囊腔形成，提示出血，左侧脑室前角周围可见扇形强回声，边界清楚；B. 脑组织结构模糊，背景回声增强，双侧脑室内脉络丛回声增强，边界欠清晰。双侧脑室前角、中央部至后角周围脑实质可见大小不等片状强回声；C，D. 左右矢状面显示强回声团沿脑室周围分布，边界清楚。以上提示：脑水肿，脑室内出血，髓静脉出血性脑梗死

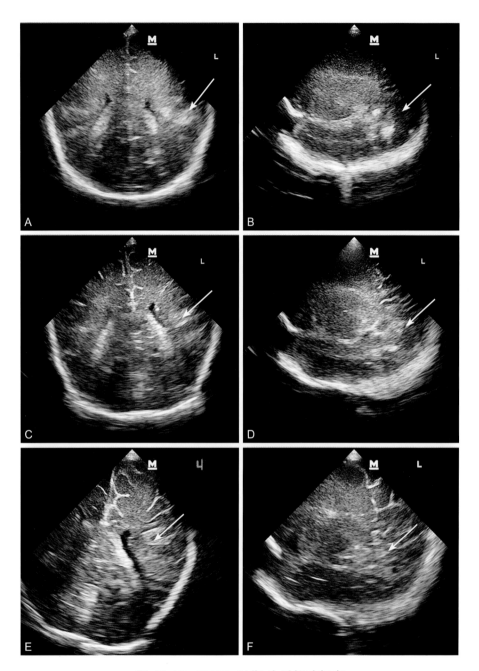

图 12-10　TTTS-Ⅴ期 生后颅脑超声

32 周，2110 g，TTTS-Ⅴ期。另一胎胎死宫内剖宫产，生后第 1 天 HGB 78 g/l，RDS-Ⅱ期，对症治疗。第 2 天出现肾衰竭，心力衰竭，腹膜透析治疗，并惊厥发作，超声所见：生后第 1 天脑结构模糊，脑水肿，左侧枕叶冠状面（A）及矢状面（B）可见多发点灶状强回声，提示左侧枕叶多发灶状出血。生后 17 天左侧枕叶冠状面（C）及矢状面（D）可见原点灶状强回声区域内部软化灶形成。生后 1.5 个月左侧枕叶冠状面（E）及矢状面（F）原病变部位可见多发局灶软化

为常见，可表现为弥漫性或局灶性白质损伤[9]。

白质损伤早期表现：缺血后数小时，在病理上即可见胶质细胞损伤的表现，此时主要是轴突水肿，显微镜下可见相应的组织学变化。在组织水肿为主的病理阶段，相应的超声影像主要特点是强回声，在侧脑室前角附近、后角三角区及侧脑室外侧最易探及回声异常增强的白质，可以是区域性、限局的，可多个部位同时存在，有对称

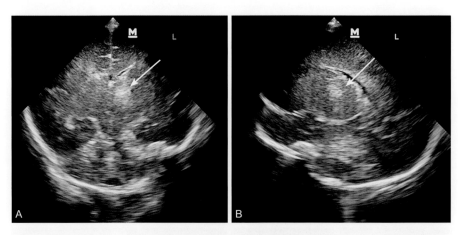

图 12-11 TTTS 胎儿生后颅脑超声

34 周，2070 g，单绒毛膜双羊膜囊，胎盘可见吻合支，产前一胎胎死宫内，胎心监测多次变异减速，急诊剖宫产，血红蛋白 113 g/l，生后第 1 天超声所见：左侧背侧丘脑冠状面（A）及矢状面（B）可见强回声团块，边界欠清晰，提示为丘脑出血，急性期

发生的倾向。也可以是广泛的白质损伤，超声可见强回声的范围扩大，自脑室周围的前述部位向外弥散，以不规则的片状强回声多见，直至皮层下。冠状面所见，强回声的范围多在半卵圆中心，也可见强回声由前后角附近向外辐射。旁矢状面探查，多层面会显现脑室边缘直至皮层下的强回声，可见强回声从内向外波及到脑岛以外部位。

　　脑白质损伤演变过程：有赖于损伤的程度。轻度的轴突水肿大部分是可复的，故在超声影像上限局性轻度增强的回声数日内，最晚 2 周左右，随着治疗及病情的好转，强回声即可完全恢复正常，影像上不留任何痕迹，临床遗留后遗症者不多。

　　如损伤后白质回声增强程度较重，强度接近或等同于脉络丛，白质上存在较多点片状强回声，超声动态观察，2 周左右强回声并不消失，在范围略有缩小的基础上，有时甚至回声强度会更高，预示病变有可能不完全恢复。

　　3～4 周损伤的白质出现脱髓鞘，坏死，超声影像上可见大小不等的多发软化灶形成（PVL）。由于供血障碍而组织坏死所形成的软化灶大小不等，形态不规则，可以单灶形式存在于侧脑室前角极的前外侧，也可以 1～2 个，2～3 个极小囊腔形式存在于其他部位白质区域。这些单灶、局灶发生的小软化灶可以无包膜，周边回声完全正常，说明早期白质损伤极其限局，周围病变较轻。如软化灶存在完整的包膜，且外周有小范围不均匀的强回声，说明除软化灶外，还有周边其他损伤痕迹。单灶、局灶性软化灶在一般情况下数量不会再增（图 12-12）。

　　2～3 个月随着胶质细胞的填充，软化灶消失，超声上可出现脑沟回深密，双侧额叶顶叶脑外间隙增宽，脑室增宽等脑容积减小表现。临床遗留有肌张力增高，智力低下等神经系统后遗症。部分弥漫性白质损害的小儿，因损伤的同时即可有胶质细胞的增生，故而，影像上不会出现软化灶，强回声不消失，可达数月之久。临床也会出现不同程度神经系统后遗症[10-11]。

（三）脑软化

　　严重的双胎输血，脑损伤后期可出现脑组织广泛缺血坏死，液化，多见于受血者，如双胎输血发生在妊娠早期，脑组织液化可在出生前即已出现。生后超声可清楚探查。表现为双侧脑半球多发无回声液性暗区，脑结构紊乱（图 12-13）。

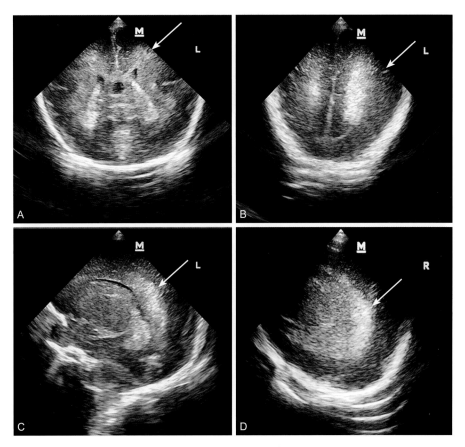

图 12-12　TTTS-V 期生后颅脑超声

出生胎龄 29 周，顺产，1200 g。出生胎龄 27 周，TTTS-V 期，供血者胎死宫内，产前放羊水治疗生后呼吸困难，反应差。生后 3 天超声所见：A. 双侧脑室中央部周围白质内可见数个极小软化灶形成；B. 双侧枕叶可见片状强回声，左侧显著；C. 左侧脑室中央部至后角周围白质可见片状强回声，提示白质病变；D. 右侧脑室三角区周围白质局部软化灶形成

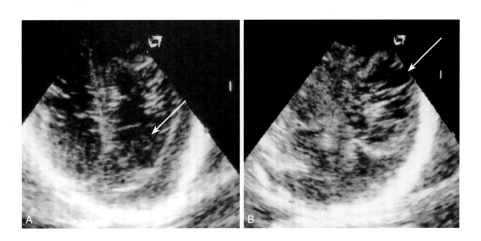

图 12-13　TTTS 供血者生后颅脑超声

29 周，1050 g。产前 2 周 TTTS，供血者。放羊水治疗，产前两胎儿羊水为零，剖生后无窒息，一般情况尚可。生后 1 天，超声所见：A，B 未见正常脑组织结构，双侧脑实质广泛液化

三、总结

对于双胎输血患儿，无论是出血性损伤还是缺血缺氧性损伤，因发生双胎输血的时期及干预治疗的时机不同，同一患儿可同时存在多种类型脑损伤。临床经验表明，受血儿易发生出血性脑损伤，供血儿多以发生白质损伤为主。又因分娩时机不同，脑损伤发生时间也有差异，大部分会在出生后相继出现脑损伤。但部分脑损伤可始于宫内，出生时超声检查已到后遗改变。存在双胎输血的胎儿及新生儿需要早期影像学检查，及时发现脑损伤。

（刘云峰）

参考文献

[1] Klink JM, Koopman HM, van Zwet EW, et al. Cerebral injury and neurodevelopmental impairment after amnioreduction versus laser surgery in twin-twin transfusion syndrome: a systematic review and meta-analysis. Fetal Diagn Ther. 2013; 33(2): 81-89.

[2] Abu-Arja R, Hashem H, El-Sheikh A et al Neuroblastoma in monozygotic twins with distinct presentation pathology and outcome: is it familial or in utero metastasis. Pediatr Blood Cancer. 2014 Jun; 61(6): 1 124-1125.

[3] Inklaar MJ, van Klink JM, Stolk TT, et al Cerebral injury in monochorionic twins with selective intrauterine growth restriction: a systematic review. Prenat Diagn. 2014 Mar; 34(3): 205-213

[4] Lopriore E, Slaghekke F, Kersbergen KJ et al. Severe cerebral injury in a recipient with twin anemia-polycythemia sequence. Ultrasound Obstet Gynecol. , 2013 Jun; 41(6): 702-706

[5] Boyle M, Lyons A,Ryan S. Postnatal MRI Brain in Infants Treated for Twin-Twin Transfusion Syndrome. Ir Med J. 2015 Sep; 108(8): 240-243

[6] Griffiths PD, Sharrack S, Chan KLFetal brain injury in survivors of twin regnancies complicated by demise of one twin as assessed by in utero MR imaging. Prenat Diagn. 2015 Jun; 35(6): 583-591

[7] Abu-Arja R, Hashem H, El-Sheikh A et al Neuroblastoma in monozygotic twins with distinct presentation pathology and outcome: is it familial or in utero metastasis. Pediatr Blood Cancer. 2014 Jun; 61(6): 1124-1125.

[8] Spruijt M, Steggerda S, Rath MCerebral injury in twin-twin transfusion syndrome treated with fetoscopic laser surgery. Obstet Gynecol. 2012 Jul; 120(1): 15-20.

[9] Nakajima Y, Masaoka N. Neonatal periventricular leukomalacia without evidence of twin-to-twin transfusion syndrome following discordance in nuchal translucency: a case report. J Med Ultrason 2012 Jul; 39(3): 181-185.

[10] Merhar SL, Kline-Fath BM, Meinzen-Derr J Fetal and postnatal brain MRI in premature infants with twin-twin transfusion syndrome. J Perinatol. 2013 Feb; 33(2): 112-118.

[11] Chang YL, Chao AS, Chang S Det al. The neurological outcomes of surviving twins in severe twin-twin transfusion syndrome treated by fetoscopic laser photocoagulation at a newly established center. Prenat Diagn. 2012 Sep; 32(9): 893-896

第四节　新生儿期颅内占位性病变

一、概述

脑肿瘤是儿童期第二常见的肿瘤，在新生儿期则位于第五位。在出生时或生后 2 个月内表现出症状的脑肿瘤约占整个儿科各年龄组脑肿瘤的 0.5% ~1.9%，大约发病率 1~3/100 万活产儿。尽管有不少文献将新生儿脑肿瘤的发病年龄界定在生后第一年内。但是只有在出生时或生后 2 个月内表现出症状的脑肿瘤在组织学上和临床特征与儿科其他年龄组患儿有明显的区别。目前新生儿脑肿瘤的真正发病率仍然不清楚，原来基于广泛应用神经影像检查（CT 或 MR）之前的研究数据是不够全面的，可能低估了发病率。在胎儿期和新生儿期，高分辨率成像方法的应用，尤其是近年来随着胎儿 MRI 技术推广，可使这些肿瘤的早期诊断成为可能，通常在亚临床阶段就得到诊断。同时先进的神经影像学技术提高了我们对这些肿瘤的组织学、解剖学分布和肿瘤性质的理解。

二、定义

在 1964 年，Solitare 和 Kigman 对这些脑肿瘤病例进行分类，将出生时就有症状者称为"确定为先天性"，那些在生后最初几周表现出症状者称为"可能为先天性"，而在出生后最初几个月表现出症状者称为"也许为先天性"。另外有作者将上述定义进一步扩展成：生后 6 个月出现症状者为"可能为先天性"，生后 12 ~ 18 个月内出现症状者为"也许为先天性"。1984 年 Wakai 等提出了先天性脑肿瘤的分类，其中包括生后 2 个月内出现临床表现的脑肿瘤病例。目前多数学者认同只有在出生时或生后 2 个月内表现出症状的脑肿瘤，诊断为先天性脑肿瘤（congenital brain tumors）或新生儿脑肿瘤（neonatal brain tumors）。显然，出生时肿瘤是先天性脑肿瘤。而此后，是否为先天性或新生儿起源脑肿瘤，随着出生时间的增大，其可能性减少。部分缓慢生长的脑肿瘤，虽然在新生儿期发生，但是在 1 岁甚至更大之前也可能不会表现出明显症状，因此，一些生长缓慢的新生儿脑肿瘤可能没有被包括在这一类别中。

三、病因

新生儿脑肿瘤和其他肿瘤一样，病因尚不完全清楚。有一些相关的因素如病毒感染、致癌物质、放射线、遗传、胚胎残余等因素，认为与脑肿瘤发生有一定关系，但每一种学说，只适合阐述某类肿瘤的病因。

（一）细胞增殖和分化控制机制紊乱

目前认为细胞增殖和分化控制机制的紊乱是肿瘤发生的核心。

（二）遗传因素

包括体细胞突变和表观遗传等。多项研究表明 7、10 和 17 号染色体及 p53、p16、表皮生长因子受体（EGFR）等基因在胶质细胞瘤的发生发展中起着重要作用。少突神经胶质瘤最常见的遗传学改变是 19 号染色体长臂的杂合性缺失，以及 1 号染色体短臂的杂合性缺失，而且这两种杂合性缺失常同时出现。17 号染色体短臂的缺失频繁发生于室管膜瘤，亦可见 22 号染色体长臂的抑瘤基因 NF2 的突变。表观遗传修饰能从 DNA、蛋白质、染色质及 RNA 等诸多水平上调控基因的表达，且不同水平调控之间相互关联，任何一方面的异常都可能影响到其他水平上的表观遗传修饰，构成了一个完整的表观遗传调控网络，影响着脑肿瘤的发生发展。

（三）异常的基因编码的蛋白质

如血小板源性生长因子，起着生长因子的作用；如致癌基因，起着细胞增殖刺激因子的作用，23% ~ 35% 的非典型畸胎样 / 横纹肌样瘤（atypical teratoid/rhabdoid tumor, ATRT）存 在 *SMARCB1/HSNF5/INI1* 基因突变，也是 ATRT 肿瘤分子参数分类的依据；如肿瘤抑制基因，起着细胞增殖的抑制因子的作用，50% 的脉络丛肿瘤中发现 p53 基因突变。这些蛋白质分别在不同肿瘤的发病过程中起着不同作用。

（四）病毒感染

此外某些病毒感染后异常遗传物质插入到人类基因组后诱发肿瘤发生。已经在患有脉络丛肿瘤和室管膜瘤的儿童患者中证实存在前述机制，在50%脉络丛肿瘤和90%室管膜瘤中发现猿猴病毒40（多瘤病毒）序列，而这两种肿瘤也是新生儿脑肿瘤的常见类型。

四、神经病理学

（一）组织学类型

可以根据临床症状的出现时间来区分新生儿脑肿瘤的组织学类型。因此在胎儿期或出生时表现出症状的患儿，最常见的是畸胎瘤。然而在出生后最初2个月内出现症状的患儿，主要是神经上皮起源的肿瘤。日本 Wakai 等报道200例新生儿脑肿瘤，出生时表现出症状的47%是先天性颅内畸胎瘤（congenital intracranial teratoma）（图12-

14），40%是神经上皮起源的肿瘤，其他占13%。生后最初2个月内出现症状的畸胎瘤占26%，神经上皮起源的肿瘤占65%，其他占9%。而另外北美和欧洲的一篇77例新生儿脑肿瘤中畸胎瘤所占的比例没有那么高（约占14%）。有60%发生在幕上的肿瘤不易确诊。将近20%的新生儿畸胎瘤起源于侧脑室，20%起源于第三脑室，只有很少的一部分发生在松果体，而且其症状往往出现于新生儿期之后。

其他非畸胎瘤类型的脑肿瘤中神经上皮细胞和间叶细胞起源的肿瘤比较常见。具体见表12-4。

神经上皮细胞起源的肿瘤中以成神经管细胞瘤（包括所谓原发性神经外胚层细胞肿瘤）最常见。星形细胞瘤、脉络丛乳突状瘤和乳突状癌、室管膜瘤和室管膜母细胞瘤相对比较常见。剩余

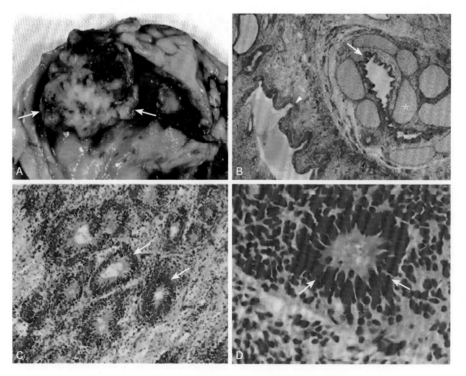

图 12-14 新生儿颅内畸胎瘤组织病理

A. 右侧大脑半球大体标本（前方为左），发现肿物和明显脑积水。肿物呈分叶状，呈棕褐色及乳酪色，位于中线。肿物切面显示实体瘤伴有囊腔和出血；B. 显微照片（HE染色，放大100倍）显示有多种不完全分化组织组成，包括来源于呼吸道上皮（长箭头）和肠上皮（短箭头）的内胚层组织，组成的囊性和管状结构。还可见到中胚层组织，包括软骨组织（＊）、平滑肌束和细胞基质；C. 显微照片（HE染色，放大100倍）显示外胚层组织来源的玫瑰花瓣状的神经上皮细胞（长箭头），类似形成神经管；D. 高倍放大显微照片（HE染色，放大400倍）显示原始的类成神经细胞形成玫瑰花瓣状的神经上皮环（长箭头）

表 12-4　非畸胎瘤的各种其他类型脑肿瘤所占的比例（127 例）

各种非畸胎瘤型脑肿瘤	所占的比例
神经上皮细胞起源的肿瘤	
成神经管细胞瘤或髓母细胞瘤（medulloblastoma）	18
星形细胞瘤（astrocytoma）	15
脉络丛乳突状瘤（choroid plexus papilloma）和乳突状癌	13
室管膜瘤（ependymoma），室管膜母细胞瘤（ependymoblastoma）	11
混合神经上皮细胞瘤	24
其他（间叶细胞起源的肿瘤）	
颅咽管瘤（craniopharyngioma）	7
混合细胞瘤	12

的类型包括少突神经胶质瘤、混合神经胶质瘤和成胶质细胞瘤。其中脉络丛乳突状瘤的部位最为固定，绝大部分发生在侧脑室。间叶细胞起源的肿瘤中尽管还有肉瘤、纤维瘤、血管瘤、脑膜瘤等，但是以颅咽管瘤最常见。

特别少见的肿瘤有颅内脊索瘤（源于中线的脊索残留物）、神经胶质瘤病、混合性神经组织块延伸到口咽部、胼胝体脂肪瘤、多发性脂肪瘤、室管膜下与结节性硬化相关的巨细胞星形细胞瘤等。

在 2016 年世界卫生组织（WHO）对中枢神经系统肿瘤分类进行更新，已经大大改变了许多肿瘤家族的分类，2016 年更新首次将分子参数纳入诊断方案。最常见的新生儿的脑肿瘤是畸胎瘤，是生殖细胞肿瘤的一个亚型，其次是脉络丛肿瘤。另一个大组新生儿脑肿瘤是胚胎性肿瘤，包括多层花环胚胎性肿瘤（以前命名为原始神经外胚层肿瘤）、髓母细胞瘤和非典型畸胎瘤样 / 横纹肌样瘤（ATRT）。ATRT 是一个独特的胚胎性肿瘤，往往在新生儿和小年龄儿童多发。星形细胞肿瘤、神经元肿瘤和混合性神经元—胶质神经元肿瘤，如婴儿促纤维增生性星形细胞瘤（desmoplastic infantile astrocytomas, DIA）和神经节细胞胶质瘤（desmoplastic infantile gangliogliomas, DIG），通常也可发生在新生儿。脑膜肿瘤和造血系统肿瘤

也有"罕见"在新生儿期出现。新生儿最常见的脑肿瘤出现在表 12-5 中。

表 12-5　先天性和新生脑肿瘤的病理分类

- 生殖细胞瘤：畸胎瘤（成熟和不成熟）
- 脉络丛肿瘤（乳头状瘤和乳头状癌）
- 胚胎性肿瘤：
  多层花环胚胎性肿瘤（以前为原始神经外胚层肿瘤）
  非典型畸胎样 / 横纹肌样瘤
  髓母细胞瘤
- 星形细胞肿瘤
- 神经元和混合性神经元胶质瘤：
  婴儿促纤维增生性肿瘤（星形细胞瘤和神经节细胞胶质瘤）

（二）部位

新生儿脑肿瘤的好发部位与婴儿后期或儿童期的脑肿瘤有很大的不同，具有以幕上好发的特点，2/3 以上脑肿瘤发生在幕上。日本 Oi 等人收集了 231 例生后第 1 年诊断脑肿瘤的婴儿和 26 例生后 4 周内诊断的新生儿，婴儿与新生儿比较，幕上和幕下相比肿瘤发生率的差异有统计学意义。在各年龄组的儿童中，新生儿颅后窝肿瘤占 12%，婴儿期占 29%，儿童期所有患者占 41%。几乎所有的新生儿颅内畸胎瘤均发生在幕上，脉络丛乳头状瘤、小脑星形胶质细胞瘤、其他胶质瘤、室管膜瘤也很常见。而髓母细胞瘤好发于幕下。

五、临床表现

新生儿脑肿瘤的临床特征取决于肿瘤发生时间和肿瘤类型、大小和位置。可以分为四类主要表现。

(一)分娩并发症

如果肿瘤足够大，在胎儿期就可以出现严重的巨颅，导致头盆不称、难产、死产或早产，是畸胎瘤的特征，此外巨大的神经上皮细胞起源的肿瘤也可以出现此症候群。由于肿瘤造成脑组织移位，此症候群还可以出现局部颅骨增大、突出或上颌寄生胎。

(二)继发性脑积水

由于继发性脑积水造成的巨颅和前囟膨隆。是畸胎瘤的常见表现。出生时发病和2个月内发病的患儿均可出现此表现。

(三)神经系统症状和体征

由特定的神经系统症状和体征组成，包括惊厥、偏瘫或四肢瘫、颅神经异常、颅内压增高（通常继发于脑积水）等。这些症状和体征与特殊的肿瘤类型和部位有关，尤其在生后最初2个月出现症状的患儿中更容易见到。有14% ~ 25%的新生儿脑肿瘤出现惊厥。其中脑积水和颅内压增高是脉络丛乳突状瘤固有的特征。脊髓肿瘤的特有神经系统表现有斜颈伴高位颈髓损伤，通常见于星形细胞瘤，以及腰骶髓受累出现下肢肌力减低伴有括约肌功能障碍，通常见于畸胎瘤。因为轻微外伤、甚至可以自发性地出现神经系统症状恶化，因此对于脊髓受累者需要迅速作出诊断。

(四)突发的颅内出血

与其他年龄段相比，新生儿脑肿瘤更易见到合并颅内出血（图12-15）。大约8% ~ 18%的患儿发生颅内出血，神经上皮细胞起源的肿瘤和血管肿瘤容易出现出血。但是出血灶往往比较小，很少表现出症状和体征，经常只是在影像检查、手术或尸解时发现。事实上一些不明原因的脑实质出血要考虑是否为颅内肿瘤的表现之一。

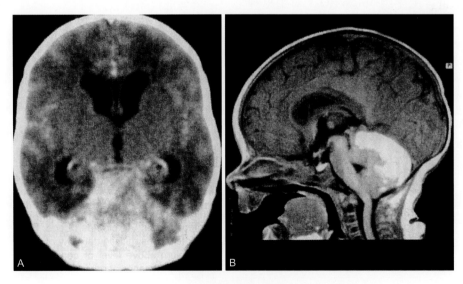

图 12-15　新生儿颅内成神经管细胞瘤合并后颅窝出血

A D. T轴位扫描：生后6小时新生儿，明显的后颅窝出血伴有脑干压迫症状；B. MRI矢状位扫描：小脑蚓部出血并发后颅窝硬膜下血肿，6个月后发现中线部位巨大成神经管细胞瘤

（引自：Perrin RG, et al. Neurosurgery 1997, 40: 1190）

六、诊断

（一）产前诊断

产前诊断胎儿脑肿瘤，明确肿瘤的大小、部位，同时了解胎龄、胎儿双顶径和伴随的其他胎儿异常将会影响预后和处理方法。由于实时超声在产科的应用，在产前诊断的先天性颅内肿瘤的病例越来越多，其中一些病例是在常规 B 超检查中偶然发现的，另外一些是由于子宫生长速度过快而通过 B 超检查发现的。产前超声检查（图12-16，图 12-17）以及胎儿和母亲血中肿瘤标记物检查是目前产前诊断的主要方法。近年来采用胎儿 MRI 诊断胎儿脑肿瘤的报道越来越多（图12-18）。

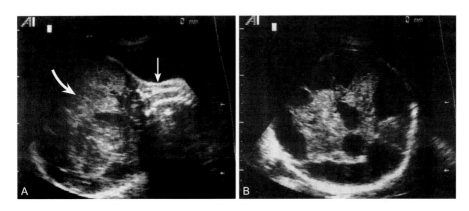

图 12-16　先天性畸胎瘤的宫内表现

A . 为正中矢状位扫描显示在颈髓（直箭头）之上的颅内发现强回声肿物（弯箭头）；B. 为横断面，胎儿颅顶部正常的对称性结构消失，而表现为中央为强回声，外周包绕囊性结构

（引自：Sherer DM, et al. Am J Obstet Gynecol. 1993, 168: 97-99.）

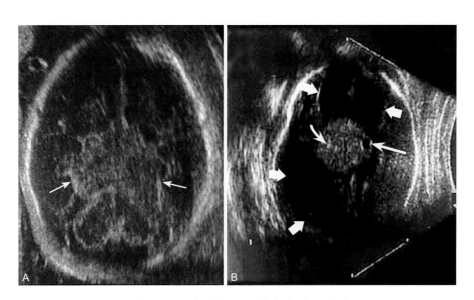

图 12-17　先天性脑肿瘤宫内超声诊断

A. 畸胎瘤　28 周胎儿头颅超声横断面显示在丘脑水平的边界不清、异常回声团块（箭头所指）；B. 脉络丛乳头状瘤　孕33 周经腹超声（轴平面 - 横断面）显示第三脑室内一个巨大肿物伴有囊腔（直箭头）和点状强回声（弧形箭头），侧脑室前角和体部明显扩张（短箭头）

（引自：Anderson D R, et al. AJNR Am J Neuroradiol. 1995; 16(10): 2072-6.）

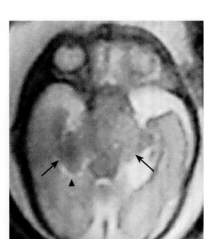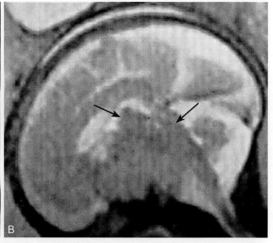

图 12-18 先天性颅内畸胎瘤胎儿 MRI 检查

孕 30 周胎儿 MRI — T$_2$ 加权成像。A. 轴位显示位于下丘脑的中等及低信号肿物（长箭头所指），右侧颞角部分受累（三角所指）；B. 矢状位显示位于蝶鞍附近，并影响到第三脑室，向前影响到额叶皮层，向后影响到脑干

（二）生后诊断

出生后的诊断首先基于临床表现，如发现患儿巨颅、前囟膨隆、不明原因脑积水或神经系统局灶定位体征，就应该考虑到颅内肿瘤。另外发现不明原因颅内出血、惊厥、易激惹或持续呕吐时也需要除外颅内肿瘤。

对疑似病例的进一步诊断应该从颅脑影像检查入手，不管肿瘤的类型，新生儿脑肿瘤的主要影像学表现是一个大的、异构性肿块，通常伴有脑积水、巨头畸形。

颅脑超声就是一种很好的检查手段，优势在于其无创、尤其对侧脑室和第三脑室附近的肿瘤特别敏感，可以较好地区分肿瘤实体、囊性、钙化成分及其边界。可以结合 Doppler 技术检查肿瘤内血流，如发现瘤体内有丰富血管是脉络丛乳突状瘤的重要特点。虽然超声是可以检测到肿块的，到目前为止，依然作为一种筛查方法，仍需要进行结合其他影像检查以作进一步的评估。因此 CT 和 MRI 仍然是诊断的主要方法（图 12-19）。

CT 成像快，不需要镇静，而且 CT 对钙化和急性出血敏感。然而，CT 扫描存在电离辐射。

磁共振成像具有多平面成像、高信噪比，反映肿瘤的特征及肿瘤对其周围结构的影响有卓越的表现，不涉及电离辐射。然而，磁共振成像可能需要镇静，甚至需要全身麻醉。先进的成像序列，如灌注成像、弥散张量成像和磁敏感加权成像等，可以更好地描述肿瘤类型及其与大脑功能区的关系。可通过 CT 和 MR 成像的容积采集有助于术中影像导航，将有助于最大限度地切除肿瘤和降低病死率。对于后颅窝和脊髓的病灶 MRI 有独特的优势。

血管造影对于部分病例确定手术方法，或者术前事先进行血管栓塞有助于控制术中出血。MRA 的诊断价值在于是一种无创的检查方法，且能够在术前弄清肿瘤和邻近血管之间的关系。

先天性脑肿瘤的诊疗流程见（图 12-20）。

七、鉴别诊断

有几种实体病变，影像表现类似新生儿脑肿瘤。中到大型海绵状血管畸形，血管瘤和血管内皮瘤，有时会被误认为是一个肿瘤（图 12-21）。实质性出血可能是一个令人迷惑的影像特征，因为出血可以掩盖潜在的脑肿瘤或血管畸形（图 12-22）。在新生儿脑肿瘤中，实质性出血常被视为胚

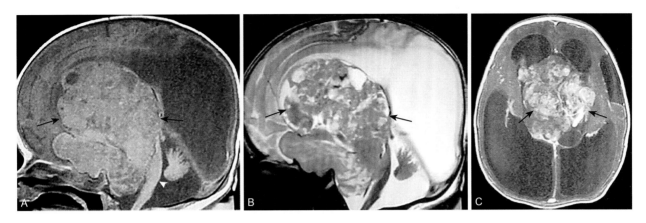

图 12-19　新生儿（先天性）颅内畸胎瘤（生后 1d 头颅 MRI）

A. MRI 矢状位 T_1 加权成像：蝶鞍上发现不均质的肿物，在中等 ～ 高密度的基础上有多发囊性低信号和点状高信号（可能为钙化灶）。肿物占据幕上颅腔的大部分空间，脑干受压移位，第三脑室消失，导致梗阻性脑积水；B. MRI 矢状位 T_2 加权成像：发现不均质的肿物，在中等 ～ 高密度的基础上有多发囊性大小不等高信号；C. MRI 轴位增强 T_1 加权成像：在中线上发现不均质的肿物，影响到第三脑室消失，导致明显梗阻性脑积水

（引自：Sandow BA, et al. Radiographics. 2004; 24(4): 1165）

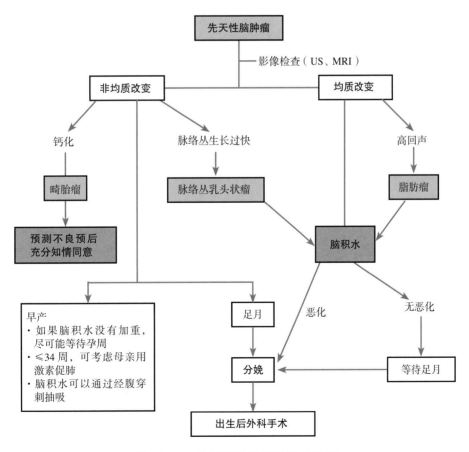

图 12-20　先天性脑肿瘤的诊疗流程

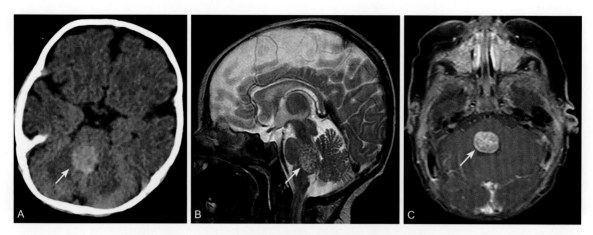

图 12-21　海绵状血管畸形

A. 轴向 CT 平扫；B. MRI 矢状面 T2；C. 轴向 T1 增强加脂肪抑制。显示在背侧脑桥上发现一个高密度肿块（白色箭头），在 T2 加权成像上有轻微的异质性表现。呈均匀对比度增强

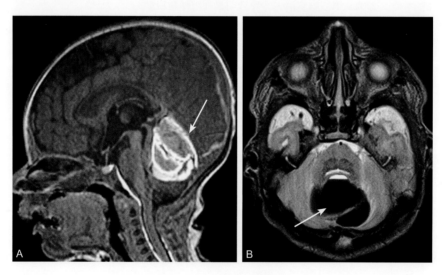

图 12-22　后颅窝血肿

6 天新生儿　A. MRI 矢状位 T1；B. 轴位 T2。发现后颅窝大的血肿，非常类似于脑肿瘤。事实上并没有发现潜在的肿瘤和血管畸形

胎性肿瘤的亚型—髓母细胞瘤的特征。需要动态随访，必要时要做血管成像，对可能潜在的肿瘤和血管畸形作出区分。

八、治疗

儿童脑肿瘤的主要治疗方法有外科手术、化疗和放疗。

（一）外科手术

外科手术是新生儿脑肿瘤的最主要治疗手段。

事实上随着现代颅脑影像检查技术的发展，定位诊断更加精确，另外随着儿科麻醉、监护和显微神经外科的发展，手术死亡率大大下降。临床上已经对巨大肿瘤采取次全大脑半球切除取得成功的报道。3 个月以内的小婴儿难以耐受麻醉和出血风险，最终治疗可以推迟到婴儿晚期。

（二）化疗

由于受到新生儿肝、肾功能不成熟，化学药物的代谢和排泄受到影响，化疗在新生儿脑肿瘤的应用要个体化，在新生儿患儿用最小剂量的化

疗也有一定的疗效。

（三）放射治疗

新生儿脑肿瘤的放射治疗存在很多问题，而且争议很大，相关报道又比较少。曾报道 13 例 2 岁以内的患儿使用颅脑放疗，其中 10 例 IQ 低于正常和生长落后。已经发现对婴儿和年幼的急性淋巴细胞性白血病患儿，对颅脑和脊柱进行预防性放疗后出现神经系统和内分泌系统的副作用。因此，对于恶性肿瘤而言，在临床上手术之后更常使用化疗，不推荐使用放疗。近年来由于靶向定位技术的发展，采用精确定位放疗（即放射外科），可能最大限度保护周边脑组织。但是遗憾的是大部分新生儿脑肿瘤的边界不清，而限制了该技术在临床上的应用。

对于特定肿瘤在治疗方法上有一定的不同，畸胎瘤往往需要手术完整切除，但是由于瘤体太大而不能完整切除。成神经管细胞瘤的治疗采取部分或完全切除，最近几年来的治疗提倡同时采用化疗，对于复发病例有采用放疗的报道。脉络丛乳突状瘤采用完整切除治疗，脉络丛乳突状癌采用手术和化疗。星形细胞瘤和室管膜瘤采用扩大切除术，前者治疗效果要好于后者，尤其是特定部位的星形细胞瘤。只有 15%～25% 的患儿使用了放疗。

九、预后

新生儿脑肿瘤的预后取决于肿瘤大小、部位、组织病理学、能否通过外科切除以及诊断脑肿瘤时的新生儿状态。尽管治疗方法较前有明显改进，但是大部分存活儿童有后遗症，包括脑积水、顽固性癫痫和明显的发育迟缓。

颅内畸胎瘤的预后很差，主要是因为在诊断时肿瘤累及范围较大，一般病死率超过 90%，日本 Wakai 报道的 73 例新生儿颅内畸胎瘤 1 年生存率仅为 7.2%。

出生时或生后 2 个月发现的成神经管细胞瘤预后也较差，病死率超过 80%，在 2 岁内诊断和治疗的患儿的 1 年生存率只有 50%，预期生存率仅有 28%。

脉络丛乳突状瘤的预后较好、病死率较低，除了个例外几乎所有的患儿均能治愈。脉络丛乳突状癌占脉络丛肿瘤的 5%～10%，在应用化疗之前的预后较差，应用化疗之后其生存时间有机会延长。

星形细胞瘤和室管膜瘤的预后变数较大，很大程度取决于肿瘤细胞的分化程度和肿瘤部位。在中脑深部或累及脑干者很少能治愈。星形细胞瘤幕上低分化肿瘤的预后差，而小脑囊性星形细胞瘤有一定比例的治愈可能。

大多数作者报道在后 CT 时代新生儿脑肿瘤的预后在改善。Kobayashi 等报道 10 例患儿（成神经管细胞瘤 5 例，成胶质细胞瘤 1 例，其他类型 4 例），1 岁生存率为 70%，3 岁生存率 60%。Tomita 等报道 5 例 1977 年后诊断的脉络丛乳突瘤，分别随访 8 m、12 m、14 m、2 y 和 5 y，100% 存活。其他组织学类型肿瘤的生存状况也有个例报道，例如：Radkowski 等人报道 1 例至少存活 21 个月的胶质瘤患儿。Haddad 等报道 1 例畸胎瘤和 3 例原始神经外胚层瘤经过手术及其他辅助治疗后至少存活 4 年。

（汤泽中）

参考文献

[1] Louis DN, Perry A, Reifenberger G, et al. The 2016 World Health Organization classification of tumors of the central nervous system: a summary. Acta Neuropathol. 2016, 131(6): 803–820.

[2] Shekdar KV, Schwartz ES. Brain Tumors in the Neonate. Neuroimag Clin N Am. 2017, 27(1)69–83.

[3] Bodeliwala S, Kumar V, Singh D. Neonatal Brain Tumors: A Review. J Neonatal Surg. 2017, 6(2): 30. doi: 10.21699/jns.v6i2.579.

[4] Volpe JJ, Inder TE, Darras BT, et al. Volpe's Neurology

of the Newborn. 6th ed. Philadelphia, PA: Elsevier, 2018, 1127-1135.

[5] Wakai S, Arai T, Nagai M. Congenital brain tumors. Surg Neurol. 1984, 21: 597-609.

[6] Sugimoto M, Kurishima C, Masutani S, et al. Congenital Brain Tumor within the First 2 Months of Life. Pediatrics and Neonatology. 2015, 56(6): 369-375.

[7] Sandow BA, Dory CE, Aguiar MA, Abuhamad AZ. Best cases from the AFIP: congenital intracranial teratoma. Radiographics. 2004, 24(4): 1165-1170.

[8] Severino M, Schwartz ES, Thurnher MM, et al. Congenital tumors of the central nervous system. Neuroradiology 2010; 52(6): 531-48.

[9] David R. Anderson, Steven Falcone, Jocelyn H. Bruce, et al. Radiologic-pathologic correlation. Congenital Choroid Plexus Papillomas. AJNR Am J Neuroradiol. 1995, 16(10): 2072-2076.

[10] Mazewski CM, Hudgins RJ, Reisner A, et al. Neonatal brain tumors: a review. Semin Perinatol. 1999, 23(4): 286-298.

[11] Milani HJ, Araujo Junior E, Cavalheiro S, et al. Fetal brain tumors: prenatal diagnosis by ultrasound and magnetic resonance imaging. World J Radiol. 2015; 7(1): 17-21.

[12] Rothman SM, Nelson JS, De Vivo DC, et al. Congenital astrocytoma presenting with intracerebral hematoma. Case report. J Neurosurg. 1979, 51(2): 237-239.

[13] Mirkin LD, Ey EH, Chaparro M. Congenital subependymal giant-cell astrocytoma: case report with prenatal ultrasonogram. Pediatr Radiol. 1999, 29(10): 776-780.

[14] Lee DY, Kim YM, Yoo SJ, et al. Congenital glioblastoma diagnosed by fetal sonography. Childs Nerv Syst. 1999, 15(4): 197-201.

[15] Oi S, Kokunai T, Matsumoto S. Congenital brain tumors in Japan(ISPN Cooperative Study): specific clinical features in neonates. Childs Nerv Syst. 1990, 6(2): 86-91.

[16] Sherer DM, Abramowicz JS, Eggers PC, et al. Prenatal ultrasonographic diagnosis of intracranial teratoma and massive craniomegaly with associated high-output cardiac failure. Am J Obstet Gynecol. 1993, 168(1 Pt 1): 97-99.

[17] Perrin RG, Rutka JT, Drake JM, et al. Management and outcomes of posterior fossa subdural hematomas in neonates. Neurosurgery. 1997, 40(6): 1190-1199; discussion 1199-1200.

第五节　新生儿期颅内占位性病变的影像诊断

一、新生儿脑肿瘤（brain tumor）的超声诊断

由于颅脑超声具有操作简便和无创的特点，故临床上是一种非常重要的探查方法，可以清楚地显示出脑肿瘤（图 12-23～图 12-29），但有时会受到肿瘤部位的影响而难以探查到。新生儿脑肿瘤在超声的直接表现为占位病灶，以高回声为主的，可伴有低回声和强回声钙化灶。单发多见，偶有多发。高回声团块需要与颅内出血进行鉴别诊断，一般情况下颅内出血患儿可以了解到产伤或缺氧病史，神经系统症状可能更明显，尤其经过短时期观察有出血病灶的稳定、吸收等动态变化。而肿瘤相对发展速度要慢一些。但要注意颅内肿瘤经常伴有出血。其他间接表现为肿瘤的占位效应和脑积水。

虽然超声能够发现脑肿瘤，往往仍然需要其他影像检查进一步验证。虽然头颅 CT 成像快，不需要镇静，CT 对钙化和急性出血敏感。但是 CT 扫描存在电离辐射。因此 MRI 检查极为重要，充分利用 MRI 不同序列、强化对比和 MRA 等，对肿瘤进行定位、定性分析和分级。各种脑肿瘤的超声改变总结于表 12-6。

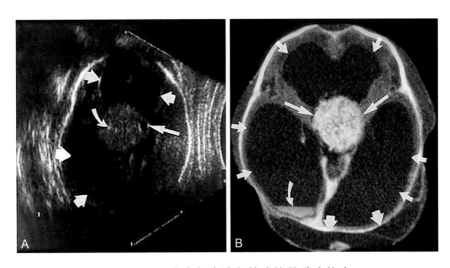

图 12-23　宫内超声诊断的脉络丛乳头状瘤

A. 孕 33 周经腹超声（轴平面）显示第三脑室内一个巨大肿物伴有囊腔（直箭头）和点状强回声（弧形箭头），侧脑室前角和体部明显扩张 - 严重脑积水（短箭头）；B. 34 周剖宫产后增强 CT 扫描发现在第三脑室内有一个巨大不均质肿物（长箭头）伴侧脑室明显扩张（短窄箭头），右侧侧脑室后角内可见血 - 液平（弧形箭头），伴有假性脑脊膜膨出（短宽箭头）

（引自：Anderson D R, et al. AJNR Am J Neuroradiol. 1995; 16(10): 2072-6.）

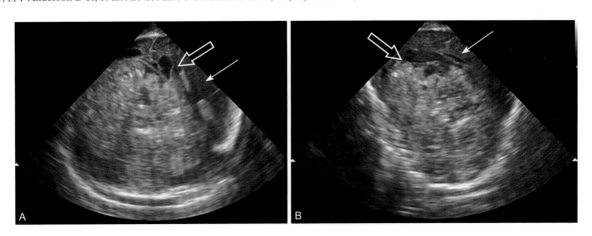

图 12-24　新生儿脑肿瘤的超声改变

A. 冠状面扫描；B. 矢状面扫描。显示梗阻性脑积水（空心箭头）和右侧大脑半球的异质性回声肿块，压迫左半脑，其具有正常结构（实心箭头）

（引自：Sugimoto M, et al. Pediatrics and Neonatology. 2015, 56(6): 369-375.）

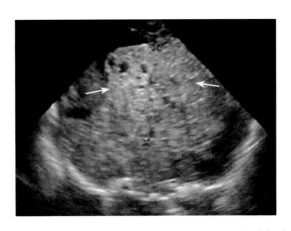

图 12-25　新生儿颅内畸胎瘤（生后 1 天，颅脑超声）

生后 1 天颅脑超声（冠状位）显示蝶鞍上不规则肿物，在强回声区域内可见囊性改变和点状强回声伴有声影（考虑为钙化灶），正常结构消失，取而代之为一占据大部分颅腔的大肿物

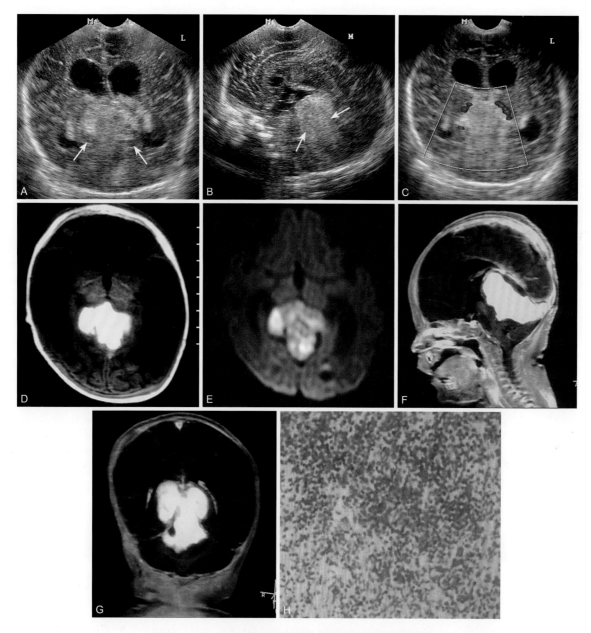

图 12-26　新生儿后颅窝胚胎性肿瘤—髓母细胞瘤

出生 7 天，女性，头颅超声。A.冠状面扫描；B.正中矢状面；C.多普勒血流图。发现正中矢状面在脑干及小脑后上方可见一个异常回声区，上部边界较清楚，下部边界不完全清楚，其内回声强度不均匀，可见高回声及低回声混杂，其内未见明显血流影像。异常回声前方的背侧丘脑、中脑、小脑均受压向前并变形，伴有脑室扩张。MRI，D.轴位 T1；E.DWI；F.矢状位 T1；G.冠状位 T1，显示幕下小脑中线上占位病灶，呈 T1 不规则高信号，DWI 不均匀高信号，边缘可见环形低信号。周围组织明显受压，伴有侧脑室扩张；H.病理检查（HE）显示：小蓝圆细胞形恶性肿瘤—髓母细胞细胞瘤可能性大（北京大学第一医院病例）

　　总体而言超声对新生儿脑肿瘤的诊断具有以下几方面的意义。

　　1．超声可以对肿瘤进行识别和粗略定位　如果大脑外侧沟从中线位置移向一侧或另一侧，往往提示存在一侧大脑半球有占位病变。第三脑室变形或移位提示中线部位幕上型占位病变。第四脑室移位伴有脑积水提示脑室内或后颅窝病变。

　　2．超声可以区分肿瘤的边界是否完整清楚，

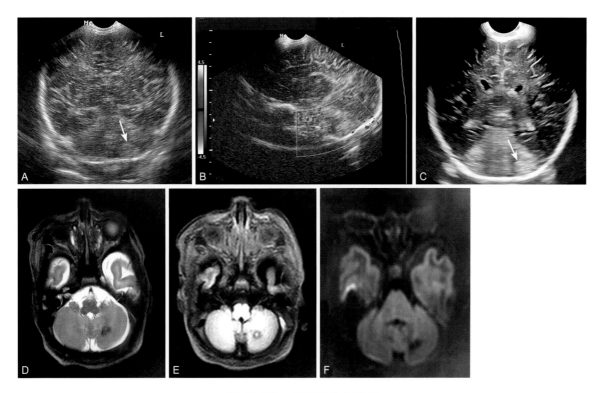

图 12-27　小脑半球血管瘤

38 ^{+6} 周，男性，孕 32 周胎儿 B 超发现左侧小脑半球高回声团块，33 周胎儿 MRI 示左小脑半球局部异常信号。生后 4 小时头颅 B 超。A.冠状面；B.矢状位 + 多普勒血流：左侧小脑半球内靠近颅底部可见一个 0.27 cm×1.46 cm 的圆形高回声区，边界较清楚，期间未见显著血流影像，周围脑实质未见明显变形；C.1 个月后复查 B 超未见明显变化。生后 4 天 MRI；D. 轴位 T2；E.轴位 T1；F.DWI。左小脑半球内可见 T2 低信号，T1 高信号团块—周围低信号病灶（北京大学第一医院病例）

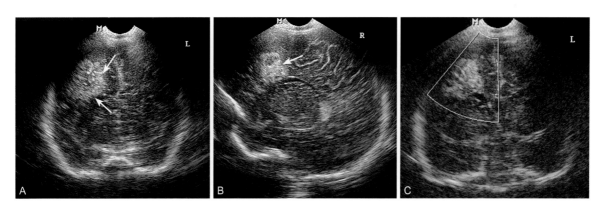

图 12-28　神经节血管瘤

30 天，女性，因反复惊厥 5 天入院，头颅超声。A.冠状位；B.旁矢状位；C.冠状位 + 多普勒血流：右侧额叶前端占位病灶，2.28 cm×2.68 cm×2.19 cm，边界较清楚，可见大片高回声区，其内部可见多个不规则低回声区和点状强回声，其间未见血流影像。术中右侧额叶存在占位，周围组织呈胶冻样，切除右侧脑组织 4 cm×4 cm。病理回报：大量节细胞样细胞、多量钙化小球，细胞形态多温和，倾向于肿瘤病变，诊断为神经节血管瘤（北京大学第一医院病例）

如果呈浸润性生长提示为恶性肿瘤。

3．周围水肿或病灶内发生出血时病变会在短期内异常增大。

4．**根据病变的内部结构进行定性分析**　不均匀回声、伴有囊腔和钙化提示为畸胎瘤。非常的均匀一致回声改变提示可能脉络丛乳头状瘤。如果在中线部位软组织内发现强回声病变，几乎可以确定为肿瘤。后颅窝内的星形细胞瘤通常为囊

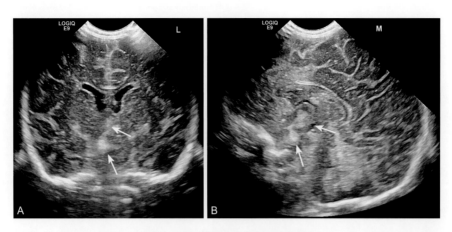

图 12-29　视神经胶质细胞瘤

19 天，女性，头颅 B 超。A. 冠状位；B. 正中矢状位：鞍区占位，第 3 脑室附近及其前下方上下排列的 2 个不均匀高回声区（北京大学第一医院病例）

表 12-6　新生儿颅内肿瘤的超声鉴别

	部位	超声表现
星形细胞瘤 / 神经胶质瘤	（视）交叉上	均匀的轻度回声增强
	（一侧）幕上	不均匀回声
	小脑	经常为囊性
	脑干	均匀回声，有浸润现象
脉络丛乳头状瘤	侧脑室	均匀回声，明显强回声，分叶状；通过一个蒂固定于
	第四脑室底部	脉络丛上；如果为囊性，恶性可能性大
	第三脑室顶部	
室管膜瘤	脑室周边	长在侧脑室壁上有较大的基底部；更易于向软组织浸润生长，向腔内生长相对少见；回声可以是均匀的或不均匀
成神经管细胞瘤或髓母细胞瘤	在小脑蚓部之上的中线上，可以向小脑半球内生长和穿过幕切迹	环绕、均匀的强回声，经常长向脊髓腔或幕上脑室内
畸胎瘤	松果体	不均匀强回声基质上伴有囊腔、钙化灶或牙齿
	第三脑室底部	
脂肪瘤	胼胝体	强回声，可能有周边钙化，经常有脑脊膜膨出，胼胝体发育不良
	脉络丛	
	下丘脑	

性的，除非在脑干上，一般情况下为良性肿瘤。脉络丛乳头状瘤通常有前向的血管蒂且有强烈的静脉血流，可以表现为多房性结构。

5. 用于化疗后的随访　如果在肿瘤内发生坏死现象，提示治疗可能有效。

二、新生儿脑肿瘤的磁共振成像诊断

磁共振成像具有多平面成像、高信噪比，反映肿瘤的特征及肿瘤对其周围结构的影响有卓越的表现，不涉及电离辐射。先进的成像序列，如灌注成像、弥散张量成像和磁敏感加权成像等，可以更好地描述肿瘤类型及其与大脑功能区的关系。可通过 CT 和 MR 成像的容积采集有助于术中影像导航，将有助于最大限度地切除肿瘤和降低病死率。对于后颅窝和脊髓的病灶 MRI 有独特的优势。然而，磁共振成像可能需要镇静，甚至需要全身麻醉。下面分别介绍各种新生儿脑肿瘤的组织学特征和磁共振成像特征。

（一）生殖细胞肿瘤（germinoma teratomo）

畸胎瘤—生殖细胞肿瘤的一个亚型，是新生儿最常见的脑肿瘤，约占 33%～50%。颅内是第三个好发部位，仅次于骶尾部和颈面部。畸胎瘤起源于多能干细胞，因此，通常产生的组织含有 2 个或更多的外胚层、中胚层和内胚层组织的混合。约 2/3 患者的肿瘤位置是在幕上，与第三脑室结构联系最密切，松果体区是主要的起源部位，其次是鞍上区。先天性畸胎瘤也可累及大脑半球。

成熟畸胎瘤（良性）是特指分化良好，"成人式"的组织充分，有丝分裂活性低或缺失。在肿瘤中常见的外胚层成分，包括皮肤、牙齿、神经组织和脉络丛。还有中胚层成分包括软骨、骨、脂肪、平滑肌和横纹肌、脉络丛。囊肿内衬呼吸道或肠上皮等内胚层组织，含有甲状腺、胰腺、肝组织。

未成熟畸胎瘤（恶性）含有未完全分化的组织成分，类似于胚胎组织。存在任何不完全分化组织的区域，即使是分化良好的肿瘤中的一小部分，也应该认为病变的分类是不成熟的。一些不成熟畸胎瘤含有传统的体细胞型恶性细胞，其中最常见的是横纹肌肉瘤和未分化肉瘤。未成熟畸胎瘤中腺上皮产生甲胎蛋白，可能导致血清和脑脊液中的生物标志物水平升高。畸胎瘤患者也可发现血清癌胚抗原（CEA）增高。

影像学上，成熟畸胎瘤通常有很好的定义，MRI T1 和 T2 不均匀的肿块伴有对比增强固体成分，无强化的囊性部分、脂肪组织与矿化组织。CT 表现为混合密度肿块，含脂肪成分时出现低密度影；CT 对矿化组织也具有高敏感度。如果该占位组织含有脂肪、矿化组织、异构的囊实性组织高度提示为畸胎瘤。相比较 CT，MRI 对矿化的检查可能更具挑战性，然而，随着 T2 梯度回波和磁敏感加权成像的使用，MRI 能够可靠地识别畸胎瘤的矿化组织。同时利用 MR 脂肪抑制技术

和 CT 可能有助于区分脂肪组织和出血。对比度增强通常是异构的，仅限于实体区域和囊壁。不成熟畸胎瘤可能边界显示不清和固体部分比例大于囊性部分。它们通常很大，缺乏钙化和脂肪。不成熟畸胎瘤往往大于成熟畸胎瘤和浸润周围结构。可以观察到瘤周水肿，成熟畸胎瘤没有这种现象。虽然影像特征可提示畸胎瘤的类型，但肿瘤分类最终还要依靠组织学检查。颅内畸胎瘤越来越多在产前被诊断（图 12-30，图 12-31）。

组织学亚型是预测预后的最重要因素。成熟畸胎瘤是可以通过手术全切治愈，未成熟畸胎瘤常因局部广泛浸润和（或）脑脊液播散，预后一般较差。然而，近年来改进的辅助化疗可能会改善未成熟畸胎瘤的预后。

（二）脉络丛肿瘤

脉络丛肿瘤（choroid plexus tumor）发生于脑室内，源于脉络丛上皮的乳头状肿瘤。脉络丛乳头状瘤（CPP）WHO 分级为Ⅰ级，非典型的脉络丛乳头状瘤为Ⅱ级和脉络丛癌（CPC）为Ⅲ级。

总体而言，脉络丛肿瘤占脑肿瘤的 0.3%～0.6%，在儿童脑肿瘤中占 2%～4%。大部分脉络丛肿瘤是脉络丛乳头状瘤，并且通常是先天性。有报道脉络丛乳头状瘤占新生儿脑肿瘤的 42%，主要发生在侧脑室。脑积水是最常见表现，可能是由脑脊液通路机械性阻塞引起的，由于出血引起的粘连，和（或）由于乳头状瘤产生过量的 CSF 所致。脉络丛肿瘤的 CT 成像显示一个大的等密度到高密度影，边缘清晰，呈分叶状，可能与病灶的矿化有关。有明显对比度增强。在 MRI 上，T1 等信号和 T2 高信号，清晰的边缘，呈典型分叶状外观和明显的对比度增强（图 12-32，图 12-33）。在神经影像学上是不可能对脉络丛肿瘤进行亚型分型，通常通过组织病理学来确定（图 12-34）。

应该指出的是，虽然良性，CPP 由于其位于侧脑室，可以种植于脑脊液。CPC 通常表现为软脑膜蔓延，而通过 VP 分流转移到腹腔或转移到

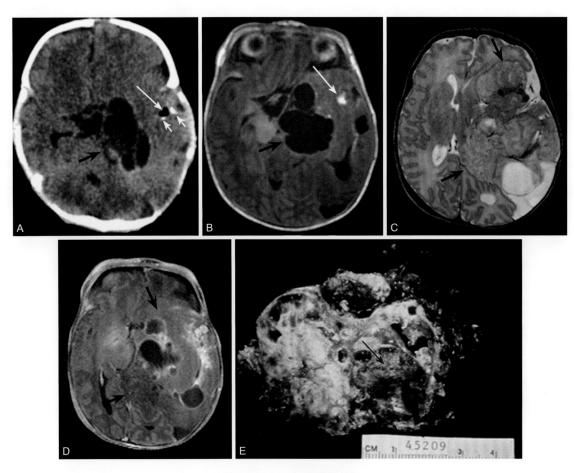

图 12-30 成熟畸胎瘤

A. 轴位 CT 图像；B. 轴向 T1；C. T2；D. 对比增强轴向 T1 及脂肪抑制。MRI 显示一个大的异质性，囊实性肿块，几乎完全填充左半侧颅腔（黑色箭头）含脂肪成分（大白色箭头）和矿化成分（小白色箭头）；E. 大体病理标本畸胎瘤的囊实性成分，含出血灶（红星）和脂肪成分（红色箭头）

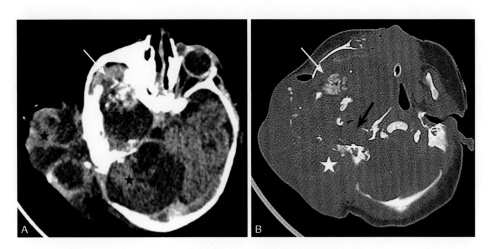

图 12-31 未成熟畸胎瘤

生后 1 周新生儿 CT 轴位扫描。A. 脑窗；B. 骨窗：显示巨大的畸胎瘤（红星），累及右幕上和幕下，外生性肿瘤并向外横向延伸到颈部下方。延伸到右侧眼眶（白色箭头），颞下窝，颅底（黑色箭头）也很明显。注意右侧颞骨岩部破坏（白星）和累及右外耳道

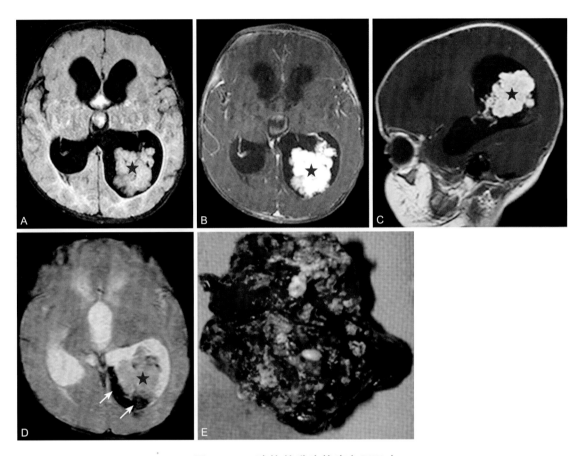

图 12-32　脉络丛乳头状瘤（CPP）

A. 轴向流体衰减反转恢复；B. 脂肪抑制扫描轴位 T1；C. 矢状面增强后 T1；D. 轴向 T2 梯度回波，MR 图像显示分叶状，均匀强化。左侧脑室枕角的肿块，与脉络丛连续（红星），含有钙化 / 出血（白色箭头），与脉络丛乳头状瘤相一致。继发性梗阻性脑积水明显；E. 大体病理标本揭示了典型的分叶模式

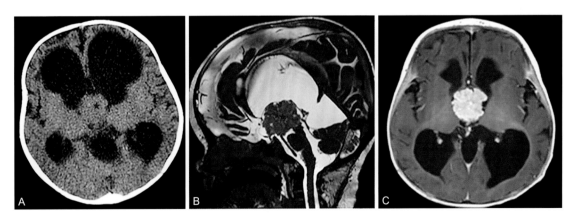

图 12-33　脉络丛乳头状瘤（CPP）

A. 第三脑室内肿块（红星）无对比轴位 CT；B. MRI 矢状位；C. T2 和轴位 T1 强化

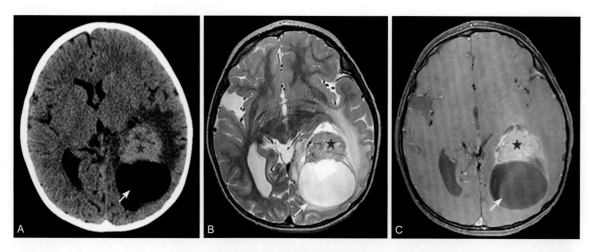

图 12-34   脉络丛癌（CPC）

A.轴位无对比 CT；B.轴位 MRI T2；C.增强后脂肪抑制轴位 T1，MRI 显示均匀强化的分叶状肿块（红星）充满左侧脑室体部和枕角，伴有较大的囊性成分（白箭头）

肺等颅外器官比较少见。

CPP 完全成功地接受手术治疗，预后良好，5 年生存率高达 100%。伴有丝分裂增多、脑浸润、扩散等非典型的组织学特征提示脉络丛癌预示预后较差。

（三）胚胎性肿瘤

胚胎性肿瘤（embryonal tumor）包括一组异构性肿瘤，由低分化或未分化的神经上皮细胞组成，这些细胞显示不同的分化的神经元、星形胶质细胞和室管膜系细胞。在新生儿期，这一组胚胎性肿瘤中的髓母细胞瘤和非典型畸胎样/横纹肌样瘤（ATRTs）是最常见的类型。

新的 WHO 脑肿瘤分类已经把原始神经外胚层肿瘤（primitive neuroectodermal tumor, PNET）从诊断的词汇中删除，许多这些肿瘤显示 19 号染色体的 C19 MC 区扩增。如果存在 C19 MC 区扩增的肿瘤诊断胚胎性肿瘤伴多层花环（embryonal tumor with multilayered rosettes, ETMR）C19MC 改变。如果没有 C19MC 扩增的胚胎性肿瘤诊断为胚胎性肿瘤伴多层花环非其他特指类型（ETMR-NOS）。

1. 非典型畸胎样/横纹肌样瘤（atypical teratoid/rhabdoid tumor, ATRT） ATRT 是发生在中枢神经系统轴内或轴外空间的原发肿瘤，所有的都是 WHO 分级的 IV 级肿瘤，具有明显的侵袭性，预后极差。

大体上观察，ATRT 是实体肿瘤，具有大小可变的囊变坏死病灶，病理组织学检查存在横纹肌样细胞是这些肿瘤标志。还可能发现与横纹肌样细胞相关的其他类型细胞，如原始神经外胚叶细胞、恶性间质细胞、恶性上皮细胞。位于 22 q11.2 的 INI1/hSNF5 基因突变或缺失是 ATRT 遗传标志。

据已有的报道显示，儿童 ATRT 有幕上的优势，通常位于大脑半球，而脑室、鞍上和松果体少见。发生在幕下的 ATRT 可位于小脑、桥小脑角、脑干；原发性脊柱 ATRT 不常见。经常表现为经脑脊液传播。

ATRT 的影像检查经常显示一个比较大的非均匀的肿块，伴有固体、囊性部分，坏死成分，矿化和病灶内出血。ATRT 的影像表现类似于其他胚胎性肿瘤，但 ATRT 惊人的快速增长方式与其他肿瘤不同。由于高核浆比细胞的紧密排列，CT 平扫显示相对于灰质肿瘤固体部分为等密度—高密度衰减，对比度增强表现为异质性和可变性，经常出现矿化现象。由于保持高核质比和横纹肌样细胞内自由水含量低，在 MRI 上，相对于灰质 ATRTs 在 T1 加权图像呈等信号—低信号，T2 加权图像上呈等信号—低信号，MRI 可以较好显示囊性坏死部分，呈不均匀对比增强，类似于在 CT 上看到的。固体部分总是表现为弥散限制（图 12-35）。整个颅脊轴的对比增强 MRI 是用于评估 ATRT 的软脑膜播散。多部位同时存在 ATRT 表明可能生殖细胞系突变。

2. 髓母细胞瘤　儿童髓母细胞瘤（medulloblastoma）主要在小脑，多发生于小脑蚓部。然而，新生儿髓母细胞瘤多位于幕上，其他部位包括松果体区、鞍上区和脊髓。无论位置在何处，中枢神经髓母细胞瘤的成像特点是相似的。在 CT 表现为等—高密度影。可能表现为完全块状，也可能含有囊性或坏死性区域，可能存在矿物质沉积和（或）出血。在 MRI 上，髓母细胞瘤在 T1 加权像相对于灰质呈低信号，T2 加权像呈中等偏低信号，有囊变或坏死在 T2 高信号区。对比度增强通常出现在肿瘤的固体部分。弥散限制是髓母细胞瘤的标志（图 12-36，图 12-37）。脑脊液播散比较常见的，因此，有必要对整个颅脊轴进行 MRI 扫描。

3. 胚胎性肿瘤伴多层花环　以前命名为原始性神经外胚肿瘤（primitive neuroectodermal tumor, PNET）。ETMRs 通常在小于 4 岁的儿童中看到，可能是幕上或位于后颅窝。往往病变非常严重，预后极差。

（四）星形细胞肿瘤

神经上皮肿瘤构成一个大组新生儿脑肿瘤。大多起源于胶质细胞瘤，最常见的是星形细胞瘤。正如许多其他新生儿脑肿瘤，好发于幕上，包括鞍上/下丘脑区。星形细胞瘤也可累及双侧大脑半球、视神经、丘脑、中脑和脑桥。累及大脑半球的新生儿星形细胞瘤通常表现非常大，通常累及不止一个脑叶。

星形细胞瘤的影像学表现是典型的固体或囊实混合性肿块，CT 平扫一般为低密度，有不同对比度增强。MR 影像上经常显示 T1 低信号，T2 高信号，对比度增强情况不定（图 12-38）。在结节性硬化症（tuberous sclerosis complex, TSC）中

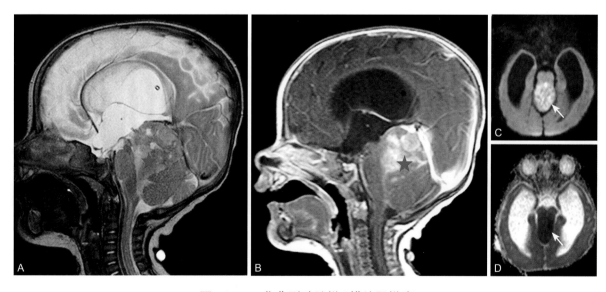

图 12-35　非典型畸胎样 / 横纹肌样瘤

出生 4 周，女性。A. MRI 矢状面 T2；B. 矢状对比增强后 T1；C. 轴向弥散像；D. 表观扩散系数（ADC）图上可见非均匀的实体成分为主的肿块（红星），具有斑片状增强和扩散限制（白色箭头）

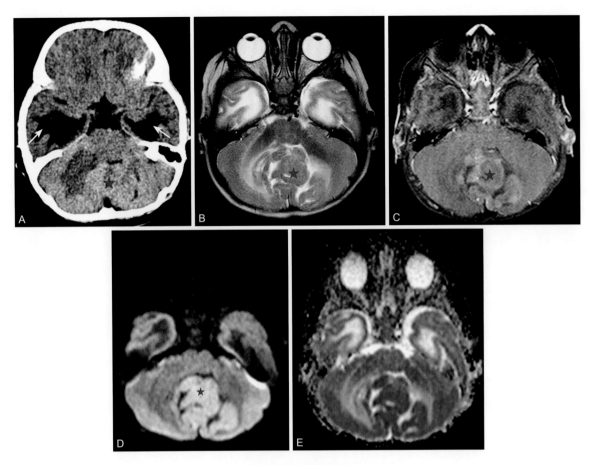

图 12-36　髓母细胞瘤（ETMR-NOS）

A. 非对比 CT；B. 轴向 T2；C. 轴向对比增强 T1。MR 成像显示小脑蚓部有一个高密度的分叶状肿块（红星），中间有轻度高信号，T2 和对比增强的斑纹增强。注意梗阻性脑积水（白色箭头）；D. 通过肿块的轴向弥散加权图像；E. ADC 图揭示肿块的固体部分的弥散限制

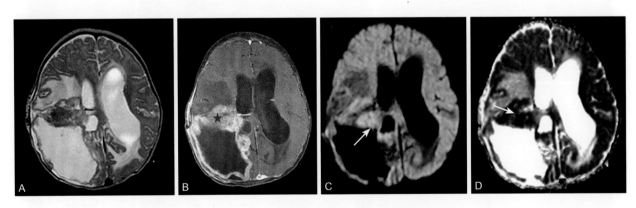

图 12-37　髓母细胞瘤（ETMR-NOS）

右侧大脑半球的异质性实性和囊性肿块（红星）表现为弥散限制。A. 轴位 T2；B. 轴位 T1 增强—脂肪抑制；C. 轴位弥散；D. ADC 图

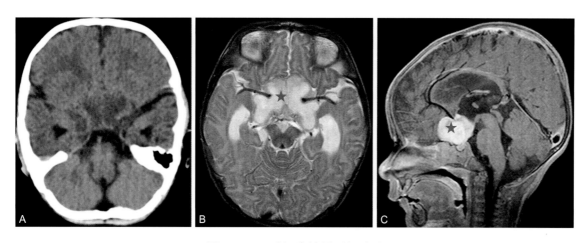

图 12-38 毛细胞性星形细胞瘤

A. 轴位平扫 CT；B. 轴位 T2；C. 矢状位 T1 增强后。MRI 显示一个以下丘脑交叉区为中心的几乎均匀的对比增强的分叶状、中线、蝶形肿块（红星）

可以发现星形细胞瘤，伴随出现 TSC 的其他特征性改变，如皮质结节、室管膜下结节和室管膜下巨细胞星形细胞瘤（subependymal giant cell astrocytoma, SEGA），SEGA 也被称为混合巨细胞瘤，通常位于 Monro 孔（图 12-39、图 12-40）。SEGA 可以阻断 CSF 循环，导致脑积水，但是罕见在产前和新生儿发现阻塞性脑积水。现在的产前 MRI 可以确定 SEGA。应用哺乳动物雷帕霉素靶通路抑制剂，如依维莫司（everolimus）彻底改变了 TSC 患者的治疗，已有报道成功治疗新生儿 SEGA 和非中枢神经系统肿瘤。

错构瘤是一组良性肿瘤，即正常脑组织异位堆积。常见的位置包括脑室和下丘脑（图 12-41）。错构瘤可在产前或新生儿脑成像检测到。下丘脑错构瘤是 Pallister-Hall 综合征的主要特征之一，其他表现包括多指、指甲发育异常、会厌软骨裂、肛门闭锁、肾脏畸形、垂体发育不良和垂体功能低下。

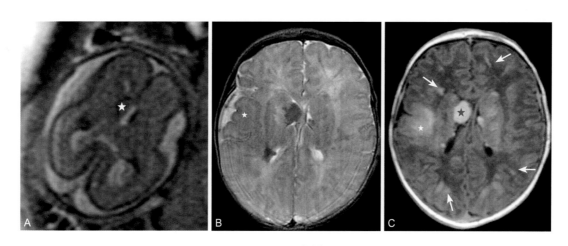

图 12-39 结节性硬化

A. 胎儿 MRI 轴位 T2 HASTE 像；B. 生后 MRI 轴位 T2；C. 强化后 T1。显示一个 T2 低信号肿块伴有对比增强，在右侧室间孔（红星），伴有增强多发室管膜下结节，以及径向迁移线（白色箭头）和皮质结节（白星）

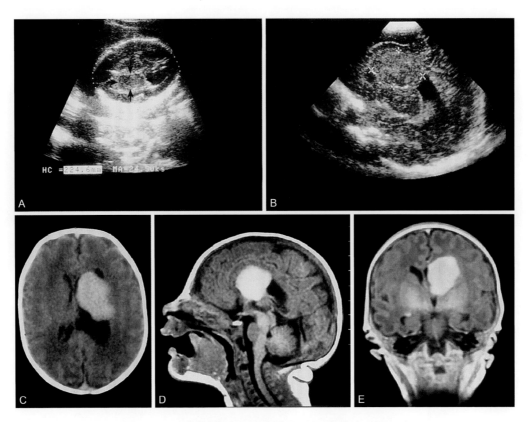

图 12-40　室管膜下巨细胞性星形细胞瘤（SEGA）

A. 孕 27 周胎儿超声显示肿物（箭头）回声强度与邻近脑组织相当，脑室体部轻度增大，其后无声影；B. 矢状位扫描（生后 1 天）进一步证实存在肿物；C. 生后 2 天 CT 扫描位于 Monro 孔附近的高密度影；D. 生后 4 天 MRI — T1（矢状位、无增强）；E. 生后 4 天 MRI — T1（冠状位、增强）在相同部位的高信号病灶。组织病理证实为大细胞性星形细胞瘤（引自：Mirkin LD, et al. Pediatr Radiol. 1999; 29(10): 776.）

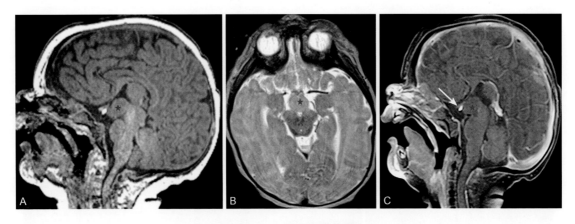

图 12-41　下丘脑错构瘤

7 天新生儿。A. 矢状面 T1；B. 轴 T2；C. 矢状对比增强 T1。MRI 显示下丘脑中的非增强圆形团块具有类似于脑实质的信号特征（红星），注意神经垂体（白色箭头）在上漏斗 / 下丘脑前的异常位置和垂体发育不良

（五）神经元和混合性神经元胶质瘤

在新生儿中神经元与混合性神经元胶质肿瘤中，婴儿促纤维增生性肿瘤的星形细胞瘤（desmoplastic infantile astrocytomas，DIA）和神经节细胞胶质瘤（desmoplastic infantile gangliogliomas，DIG）最常见的。DIA 和 DIG 是婴儿颅内大的囊性肿瘤，涉及浅表皮质及软脑膜，也经常通过结缔组织增生性反应而附着于硬脑膜。DIA 和 DIG 被 WHO 列为Ⅰ级。DIG 几乎只发生6个月以下的婴儿，在大多数情况下，是一种先天性脑肿瘤。DIG 的组织病理学有别于 DIA，在于神经成分的胶质细胞分化，但两者具有相似的临床和影像学特征及预后良好。这些肿瘤通常位于幕上，涉及多个脑叶，最常见的额叶和顶叶，其次是颞叶，枕叶不常见。在 CT 上 DIA 和 DIG 表现为大的囊性低密度肿块，呈等密度实体成分，稍高密度实体表面延伸到脑膜，实体部分呈对比度增强。MRI T1 加权成像显示低信号的囊性成分和等信号的固体成分。在 T2 加权像囊性部分呈高信号，固体部分的不均匀高信号。水肿通常少见或与肿块大小不成比例（图 12-42 和图 12-43 ）。

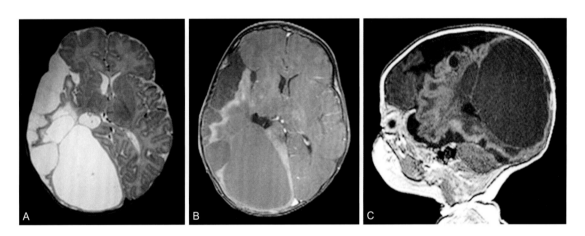

图 12-42　婴儿促纤维增生性肿瘤的星形细胞瘤

生后6周小婴儿。A. MRI 轴位 T2；B. 轴位 T1 增强后伴脂肪抑制；C. 矢状位 T1。显示一个混合信号（小部分实体和大部分囊性）肿块，几乎占据了右侧幕上大脑。肿块大部分无强化，沿着囊壁有少许强化

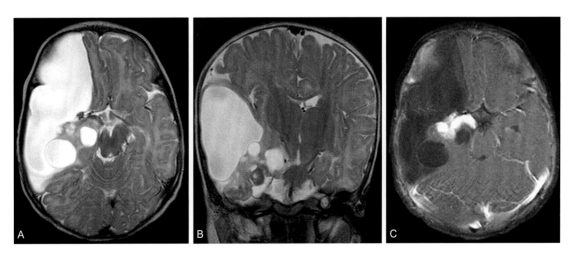

图 12-43　神经节细胞胶质瘤

生后4周新生儿。A. 轴向 T2；B. 冠状面 T2；C. 轴向 T1 对比增强后与脂肪抑制。显示实体部分有对比增强和大的囊性成分无明显强化

（汤泽中）

参考文献

[1] Louis DN, Perry A, Reifenberger G, et al. The 2016 World Health Organization classification of tumors of the central nervous system: a summary. Acta Neuropathol. 2016, 131(6): 803-820.

[2] Shekdar KV, Schwartz ES. Brain Tumors in the Neonate. Neuroimag Clin N Am. 2017, 27(1)69-83.

[3] Bodeliwala S, Kumar V, Singh D. Neonatal Brain Tumors: A Review. J Neonatal Surg. 2017, 6(2): 30. doi: 10. 21699/jns. v6i2. 579.

[4] Volpe JJ, Inder TE, Darras BT, et al. Volpe's Neurology of the Newborn. 6th ed. Philadelphia, PA: Elsevier, 2018, 1127-1135.

[5] Wakai S, Arai T, Nagai M. Congenital brain tumors. Surg Neurol. 1984, 21: 597-609.

[6] Sugimoto M, Kurishima C, Masutani S, et al. Congenital Brain Tumor within the First 2 Months of Life. Pediatrics and Neonatology. 2015, 56(6): 369-375.

[7] Sandow BA, Dory CE, Aguiar MA, Abuhamad AZ. Best cases from the AFIP: congenital intracranial teratoma. Radiographics. 2004, 24(4): 1165-1170.

[8] Severino M, Schwartz ES, Thurnher MM, et al. Congenital tumors of the central nervous system. Neuroradiology 2010; 52(6): 531-48.

[9] David R. Anderson, Steven Falcone, Jocelyn H. Bruce, et al. Radiologic-pathologic correlation. Congenital Choroid Plexus Papillomas. AJNR Am J Neuroradiol.

1995, 16(10): 2072-2076.

[10] Mazewski CM, Hudgins RJ, Reisner A, et al. Neonatal brain tumors: a review. Semin Perinatol. 1999, 23(4): 286-298.

[11] Milani HJ, Araujo Junior E, Cavalheiro S, et al. Fetal brain tumors: prenatal diagnosis by ultrasound and magnetic resonance imaging. World J Radiol. 2015; 7(1): 17-21.

[12] Rothman SM, Nelson JS, DeVivo DC, et al. Congenital astrocytoma presenting with intracerebral hematoma. Case report. J Neurosurg. 1979, 51(2): 237-239.

[13] Mirkin LD, Ey EH, Chaparro M. Congenital subependymal giant-cell astrocytoma: case report with prenatal ultrasonogram. Pediatr Radiol. 1999, 29(10): 776-780.

[14] Lee DY, Kim YM, Yoo SJ, et al. Congenital glioblastoma diagnosed by fetal sonography. Childs Nerv Syst. 1999, 15(4): 197-201.

[15] Oi S, Kokunai T, Matsumoto S. Congenital brain tumors in Japan (ISPN Cooperative Study): specific clinical features in neonates. Childs Nerv Syst. 1990, 6(2): 86-91.

[16] Sherer DM, Abramowicz JS, Eggers PC, et al. Prenatal ultrasonographic diagnosis of intracranial teratoma and massive craniomegaly with associated high-output cardiac failure. Am J Obstet Gynecol. 1993, 168(1 Pt 1): 97-99.

[17] Perrin RG, Rutka JT, Drake JM, et al. Management and outcomes of posterior fossa subdural hematomas in neonates. Neurosurgery. 1997, 40(6): 1190-1199; discussion 1199-1200.

第六节　超声在新生儿惊厥时的诊断和鉴别诊断作用

新生儿惊厥（neonatal convulsion）是新生儿期出现的，神经元异常的超同步化放电所致的刻板、发作性症状，可表现为运动、行为和自主神经系统功能的异常。北美报道新生儿惊厥的发病率约为 1.5/1000～5.5/1000，国内报道 2500～4000 g 足月儿发生率为 0.3%，而 <1500 g 的早产儿则高达 6%[1]。总体来看，早产儿发病率高于足月儿，低出生体重儿发病率高于正常出生体重儿。新生儿惊厥的发病率总体是高于儿童和成人的[2]，这与

神经递质发育的特殊性，不成熟的脑组织对损伤的易感性有关。

新生儿惊厥的病因多样，与患儿预后密切相关[3]。常见病因涉及新生儿缺氧缺血性脑病（hypoxic-ischemic encephalopathy, HIE）、急性代谢紊乱、中枢神经系统或全身感染、脑损伤如颅内出血、脑梗死、先天脑发育异常等多个方面[3-4]。临床医生通过病史的询问、体格检查、辅助检查、分子遗传学的方法尽可能的明确病因，以指导治

疗，估价预后。其中影像学检查是惊厥新生儿必做的辅助检查之一，而颅脑超声以其便捷、无创的特点，可以在第一时间对惊厥新生儿进行床旁影像学检查。由于颅脑超声对出血、水肿、囊腔及钙化等多类病变的诊断有较好的敏感性，而且很多惊厥患儿在病初发作频繁时病情危重，甚至需要呼吸机辅助通气，颅脑超声作为便捷的床旁即时脑影像学的检查手段，是早期、快速评价惊厥患儿脑结构的可靠的方法，对患儿惊厥病因的早期诊断和鉴别诊断具有非常重要的意义。本节将分述在惊厥新生儿的颅脑超声检查中可以发现的常见的病因，而对于某些特殊的颅内病变，还需进一步借助 MRI 明确诊断。

一、新生儿颅内出血

颅内出血是新生儿期最常见的脑损伤类型，其中以Ⅲ～Ⅳ度脑室周围—脑室内出血、脑实质出血、蛛网膜下腔出血和硬膜下出血最易引起惊厥发作。故新生儿突然出现的惊厥发作，均应尽快行影像学检查注意有无颅内出血的可能。

脑室周围—脑室内出血（periventricular-intraventricular hemorrhage, PIVH）是新生儿特征性的脑损伤形式之一，也是最常见的颅内出血类型，胎龄愈小发病率愈高。Ⅰ～Ⅱ度的 PIVH 极少引起惊厥发作，Ⅲ度以上，尤其是Ⅳ度 PIVH 可以是以惊厥为首发症状，这与脑室内出血、脑室扩张，引起颅压高有关。研究发现，近 2/3 的 PIVH 发生在生后第 1 天，90% 早产儿颅内出血发生在 72 小时内[5]，故生后 3 天内的惊厥发作患儿，尤其是早产儿，需首先除外本病。PIVH 的惊厥发作有时临床表现十分隐匿，以临床下（subclinical）发作居多。但出血严重的患儿，可在数分钟至数小时内病情急剧进展，出现频繁惊厥，伴有意识障碍、呼吸暂停、凝视、眼球固定等，床旁超声检查对 PIVH 的诊断有很好的敏感性（图 12-44）。

新生儿突然发生的难以控制的惊厥还需注意有无脑实质出血，脑实质出血引起的惊厥发作与病变导致颅压高有关。头颅超声对该类出血的诊断也比较敏感，出血灶在超声上表现为脑实质的高回声。但如出血的原因难以通过临床病史解释，需注意有无脑血管畸形所致的脑实质出血时，血管病变还需进一步做磁共振的检查以明确（图 12-45）。

蛛网膜下腔出血和硬膜下出血、硬膜外出血

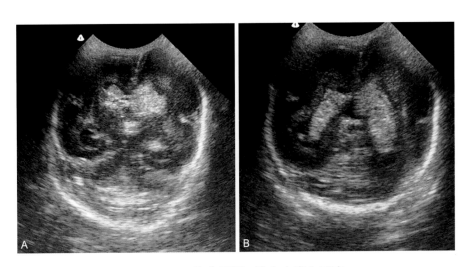

图 12-44　脑室周围-脑室内出血Ⅳ度
患儿为 24^{+6} 周早产儿，生后 24 小时出现惊厥发作，同期颅脑超声表现为脑室周围—脑室内出血Ⅳ度。A. 颅脑超声冠状面第Ⅲ脑室层面；B. 冠状面中央部—后角层面

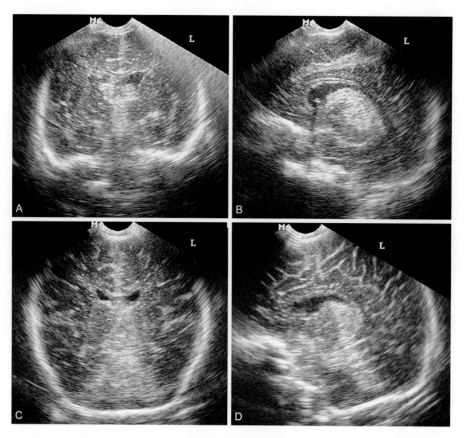

图 12-45　脑实质出血

患儿足月顺产，产前宫内窘迫，生后轻度窒息。生后 9 小时抽搐发作，转入我科后查体前囟膨隆，张力明显增高。A, B. 为生后 24 小时内的颅脑超声，可以见到侧脑室及第 3 脑室出血及背侧丘脑出血，脑室扩张。予患儿查凝血功能未见异常，考虑出血与围产期缺氧窒息有关，脑实质出血不除外存在脑血管畸形。入院后予对症止惊治疗及侧脑室外引流，患儿生后 4 天未再抽搐，生后 3 周拔除引流管；C, D. 为患儿生后 3 个月的颅脑超声，脑室形态正常，背侧丘脑出血吸收期。患儿虽未进展为永久性的脑积水，但预后不良，随访至 2 岁，发育落后，考虑与早期的背侧丘脑出血引起的脑实质损害有关

亦可表现为新生儿惊厥，常在 24～48 小时出现症状，产钳助产和胎头吸引辅助分娩会增加出血的发生率[6]。其中蛛网膜下腔出血的惊厥发作的更早，而后两者引起的惊厥发作出现时将相对晚，部分患儿可在生后 2～3 天，表现为限局性的惊厥发作，甚至偏瘫，这是因为出血量少时，硬膜下或硬膜外出血的临床表现轻微甚至无症状，随着出血量的增多，症状逐渐出现。这几类的颅内出血引起惊厥的机制主要与脑皮层受压有关。B 超有助于发现下矢状窦附近中央部位的出血，但由于检测方法的限制，大脑周边地区及近颅骨部位的出血超声检测效果不理想，需仔细观察平行于探头的部位的是否出血，避免遗漏，必要时做其他影像学检查助诊（图 12-46）。

二、缺氧缺血性脑损伤

（一）新生儿缺氧缺血性脑病

新生儿缺氧缺血性脑病是新生儿惊厥最常见的原因之一，几乎所有中～重度 HIE 患儿都存在惊厥的发作。HIE 患儿惊厥的原因主要与缺氧缺血后脑水肿导致的颅压高有关，故惊厥常出现在生后 6～12 小时，12～24 小时最为突出，通常持续 24～72 小时，后随脑水肿缓解惊厥发作消失。惊厥可以表现为微小发作，如眼球运动、咂嘴、呼吸暂停、蹬自行车样动作；也可以表现为

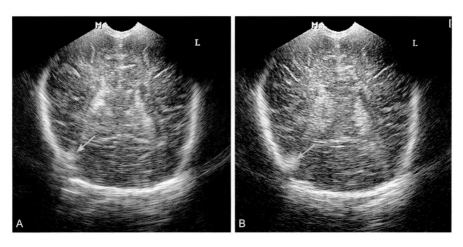

图 12-46 蛛网膜下腔出血

患儿足月，因"宫内窘迫"产钳助产娩出，生后 24 小时出现惊厥发作。A.头颅超声显示双侧脑室内出血和蛛网膜下腔出血，后者表现为在颞叶、枕叶交界处的脑沟回影像增粗，脑外间隙不宽，其位置靠近颅骨，位于皮层下（见箭头所示）；B.右侧颞叶、枕叶交界处的脑沟回影像增粗，右侧蛛网膜下腔出血影像更显著（见箭头所指）

局灶或者多灶阵挛发作，这类发作形式常常提示患儿可能发生了局灶的脑梗死。频繁的惊厥发作预示着患儿预后不良[7]。

由 HIE 所致的新生儿惊厥患儿中，颅脑超声可以直观、动态的了解颅内病变的程度及演变过程。在惊厥急性期，HIE 为中～重度，颅脑超声主要观察脑水肿的范围及其程度，可表现为广泛的强回声、回声强度高、脑室变窄、血管搏动减弱；在弥漫性脑水肿的背景基础上，在丘脑、苍白球、壳核部位表现为突出的强回声团块。但颅脑超声对选择性皮层或脑干的神经元损伤、矢状旁区的损害不敏感。缺氧缺血后脑水肿在生后 1～3 天达到高峰，临床表现也最重，后水肿逐渐减轻，日龄超过 3 天的新生儿，临床症状逐渐改善，惊厥逐渐终止，意识状态逐渐恢复，超声此时如表现为 7～10 天强回声恢复，脑室出现，提示预后相对好。如 7～10 天后强回声不恢复，体现不同程度的神经元坏死，可见强回声粗糙不均，即使脑室重现也预示着预后不良，后期可能出现脑萎缩及囊腔性改变，其中双侧脑半球多灶不规则的分布的囊腔是典型的严重缺氧缺血损伤后表现（图 12-47，图 12-48 ）。

（二）动脉性脑梗死

脑梗死是指由于各种原因导致脑动脉或静脉血栓形成和（或）栓塞，造成的局灶性或多灶性脑损伤，其中动脉性梗死占到 90% 以上，会引起缺氧缺血性的脑损伤。脑梗死病因有多种，常见的有围产期缺氧窒息、感染、血液高凝、血管病变等。在足月儿，脑梗死常以惊厥为首要表现，可发生在生后任何时间，从生后数小时至生后 3～4天甚至更长时间的新生儿惊厥患儿中均有报道[8]。惊厥表现为突然发生、频繁发作、难以控制，有时有定位性，如左侧大脑中动脉梗死时，可表现为右侧肢体的抽动，但随后惊厥很快泛化到全身。脑梗死的新生儿惊厥的机制主要有两点，大血管的梗死如大脑中动脉梗死，其大范围梗死灶及其邻近组织缺氧缺血后发生脑水肿，引起颅压高导致惊厥发作；如为小血管的梗死，则可由于局部皮层局灶性梗死损伤引起局灶惊厥发作。

颅脑超声可以在惊厥发生的第一时间即对患儿进行床旁检查，发现梗死部位供血区域的脑组

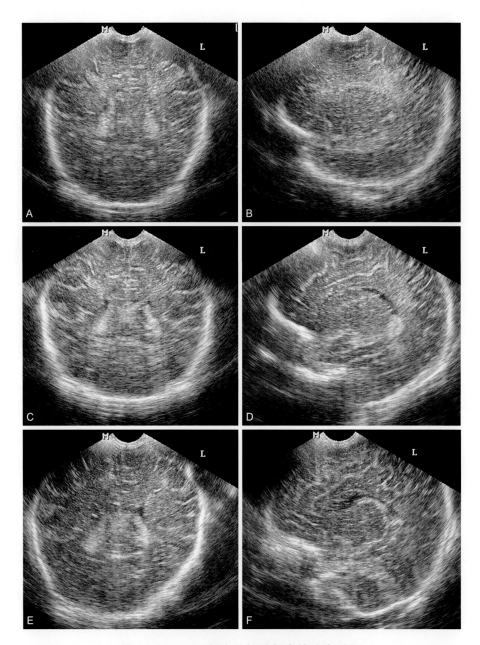

图 12-47 HIE 新生儿颅脑超声的演变过程

患儿足月顺产，重度窒息，生后 2 小时惊厥发作，生后 20 小时从外院转入北大第一医院。患儿入院后经止惊对症治疗，生后 48 小时起未再惊厥发作，意识状态逐渐恢复，考虑为中度 HIE，随访至 2 岁，预后正常。
A 和 B 为患儿生后 20 小时的颅脑超声。A. 为冠状面；B. 为矢状面。可见弥漫脑水肿，脑室变窄；C 和 D 为患儿生后 5 天的颅脑超声。C. 为冠状面；D. 为矢状面。可以看到脑室出现，脑实质回声较前好转，但仍增强；E 和 F 为患儿生后 2 周的颅脑超声。E. 为冠状面；F. 为矢状面。脑室重现，形态正常，脑实质回声恢复。患儿尽管病初脑水肿明显，但两周内超声检查示脑实质回声恢复，与患儿临床随访预后正常的结果相一致

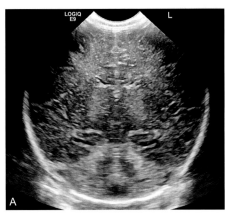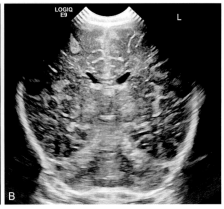

图 12-48　HIE 新生儿颅脑超声的演变过程（底节区）

患儿足月顺产，产前宫内窘迫，生后轻度窒息。生后 7 小时惊厥发作，生后 18 小时转入我科，转入后予止惊对症治疗，患儿 72 小时未再惊厥发作，生后 10 天原始反射恢复，考虑诊断 HIE 中度～重度，现随访至 6 个月，患儿癫痫，发育落后，肌张力异常。A. 为生后 24 小时内头颅超声，脑室旁白质回声显著增强，伴有豆状核强回声；B. 生后 4 周头颅超声，脑实质回声恢复，豆状核回声仍增强。患儿生后 4 周颅脑超声仍遗留底节区异常信号改变，这与患儿不良预后是吻合的

织水肿，尤其是大脑中动脉供血区，B 超检查具有较好的敏感性，表现为病变区域的强回声，类似于 HIE 水肿期的改变，但双侧不对称，梗死部位对侧的半球超声显示正常。彩色多普勒超声在一侧大脑中动脉狭窄时，可通过颞窗探及患侧血流速度异常高于健侧，甚至出现血管痉挛的血流的频谱图形。超声对大血管梗死诊断敏感，但对小血管引起的小范围的局灶梗死敏感性会降低，尤其是在病变早期。MRI 可以发现各部位的局灶性梗死，MRA 对于病变血管的检测，MRV 对于静脉性梗死和静脉窦血栓的检测具有比超声更大的优势（图 12-49）。

三、低血糖脑病

胎儿在宫内所需葡萄糖来源于母体源源不断的供给，新生儿离开母体环境后，由于喂养不足或者各种疾病状态，包括糖原储备不足、葡萄糖消耗过多、糖代谢异常等因素导致血糖水平低。而对新生儿脑而言，无其他能量储备，脑是全身葡萄糖消耗最多的器官之一，因此新生儿脑对低血糖损伤具有很强的易感性，尤其是持续低血糖

对脑的损伤更为严重[9]。惊厥是低血糖脑损伤新生儿出现的常见表现，常见于严重而持久的低血糖的患儿，其惊厥的发病机制主要与低血糖脑损伤引起的脑水肿有关，常累及顶叶和枕叶，尤其是枕叶。头颅超声早期可表现为弥漫性脑水肿，枕叶和顶叶的损伤可能会更重，表现为回声显著增强（图 12-50）。

四、先天性遗传代谢病

几乎所有的先天性遗传代谢病（inborn error of metabolism, IEM）都有不同程度的神经系统受累，惊厥是最常见的神经系统损伤的表现，常提示患儿存在代谢性脑病，预后不良。新生儿期常见的遗传代谢病包括甲基丙二酸尿症、尿素循环障碍、脂肪酸代谢障碍等均可以惊厥为首发症状。IEM 引起新生儿惊厥的原因主要是脑细胞能量代谢障碍和代谢产物堆积引起的脑损伤。在频繁惊厥发作的脑病急性期，颅脑超声常表现为脑水肿，与 HIE 的脑水肿相比，IEM 患儿的深部灰质，如丘脑、基底节区的水肿更为突出，而白质水肿通常为可逆性的，这与脑细胞能量代谢受损的病生

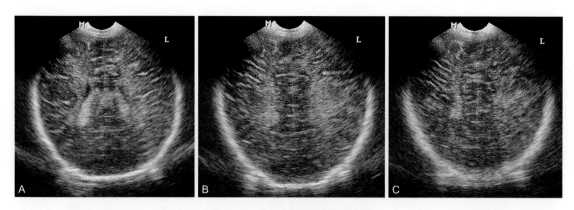

图 12-49   大脑中动脉脑梗死

患儿足月顺产，生后 17 小时出现惊厥发作，表现为右侧肢体节律性抖动。颅脑超声 A、B、C. 冠状位、中央部－后角层面从前向后显示左侧颞、顶、枕叶交界处脑实质回声轻度增强，近似楔形，边界不完全清楚，其间脑沟回影像模糊不清，考虑为左侧大脑中动脉脑梗死

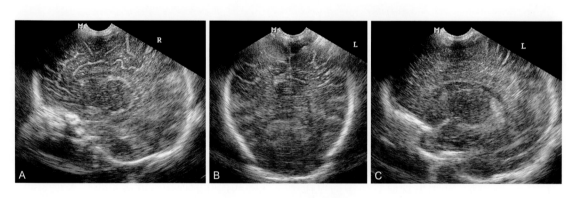

图 12-50   低血糖脑损伤

足月儿，否认围产期缺氧窒息病史，生后 3 天出现惊厥发作，监测血糖最低 1.8 mmpl/L，于生后 12 天入我院。入院后行颅脑超声，表现为：A. 双侧脑室中央部－后角附近白质回声增强，向外延伸可达顶、枕叶皮层下；B. 顶、枕叶实质回声异常，脑沟回影像模糊

理机制相吻合。病变后期会逐渐演变为脑萎缩、脑积水等表现，进入到后遗症期。

五、先天脑发育异常

先天脑发育异常有多种类型，而与惊厥相关的发育异常主要是各种皮层灰质的发育异常，如无脑回、巨脑回、多微小脑回及灰质异位等。B 超对其中部分发育异常的诊断是比较敏感的，但对于其他的发育畸形则需依赖 MRI、CT 等其他影像学手段。另外，超声可显示脑发育异常所伴随的其他脑结构异常，如脑室形态异常（先天性脑积水）、小脑发育异常、胼胝体发育异常、脑无裂畸形等（图 12-51）。

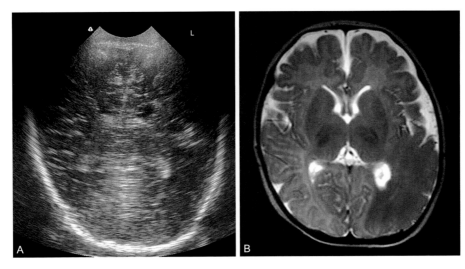

图 12-51　先天性巨脑回

足月儿，生后 20 天惊厥发作，生后 30 天入我院完善颅脑超声和 MRI，提示左侧颞叶及颞、枕叶交界处巨脑回。A. 为颅脑超声结果，表现为左侧颞叶中后部近颞、枕部交界处脑沟少且局部脑沟形态异常，脑回宽大，左侧颞叶体积略大于右侧；B. 右图为头颅 MRI，可见左侧颞枕叶脑沟少，脑回宽

（刘黎黎　侯新琳）

参考文献

[1]　Volpe JJ. Neurology of the newborn. 5th ed. Philadelphia: Saunders, 2008, 203-237.

[2]　Olson DM. Neonatal seizures. NeoRev. 2012; 13: e213–23.

[3]　Tekgul H, Gauvreau K, Soul J, Murphy L, Robertson R, Stewart J, et al. The current etiologic profile and neurodevelopmental outcome of seizures in term newborn infants. Pediatrics. 2006; 117: 1270-1280.

[4]　Shellhaas RA, Chang T, Tsuchida T, Scher MS, R Ⅳ iello JJ, Abend NS, et al. The American Clinical Neurophysiology Society's Guideline on continuous electroencephalography monitoring in neonates. J Clin Neurophysiol. 2011; 28: 611-617.

[5]　Al-Abdi SY, Al-Aamri MA. A Systematic Review and Meta-analysis of the Timing of Early Intraventricular Hemorrhage in Preterm Neonates: Clinical and Research Implications. J Clin Neonatol. 2014, 3(2): 76-88.

[6]　Pollina J, Dias MS, Li V, Kachurek D, Arbesman M. Cranial birth injuries in term newborn infants. Pediatr Neurosurg. 2001, 35(3): 113-119.

[7]　Kharoshankaya L, Stevenson NJ, Livingstone V, Murray DM, Murphy BP, Ahearne CE, Boylan GB. Seizure burden and neurodevelopmental outcome in neonates with hypoxic-ischemic encephalopathy. Dev Med Child Neurol. 2016, 58(12): 1242-1248.

[8]　Mary Dunbar, Adam Kirton. Perinatal stroke: mechanisms, management, and outcomes of early cerebrovascular brain injury. The Lancet Child & Adolescent Health. 2018, 2(9): 666-676.

[9]　Committee on Fetus and Newborn, Adamkin DH. Postnatal glucose homeostasis in late-preterm and term infants. Pediatrics. 2011, 127(3): 575-579.

第七节　先天性代谢缺陷病的颅脑超声特点

先天性代谢缺陷病（inborn error of metabolism, IEM），又称先天性遗传代谢病，是指氨基酸、糖、脂肪、激素等数百种先天性代谢缺陷导致的疾病。此类疾病多为单基因遗传病，以常染色体隐性遗传最多见，少数为线粒体基因遗传病、常染色体显性遗传、伴 X 隐性或者显性遗传。基因突变造成相关蛋白质结构或功能异常，引起酶或细胞膜功能异常，导致机体生化代谢紊乱，底物蓄积、旁路代谢物生成过多、生理活性物质减少等，进而出现一系列临床症状与体征[1]。

IEMs 种类繁多，单一病种患病率较低，多小于 1/100 000。但总体发病率较高，约 1/800～1/2 500[2-3]。大多数遗传代谢病缺乏根治方法，可造成患儿的早期夭折或者终身残疾。早期诊断、及时处理是挽救生命、避免或减少严重并发症及神经系统伤残的关键[4]。

IEMs 临床表现复杂多样、轻重不等，机体任何器官和系统均可受累[4]。但几乎所有的 IEMs 均有不同程度的神经系统受累，IEM 导致神经系统损伤的原因尚未完全明确，但常见机制包括星形细胞功能损害、兴奋毒性作用及能量代谢障碍等[5]。以智力运动落后或者倒退、惊厥最为常见[5]。新生儿期起病的 IEMs 常表现为脑病及惊厥发作，以及其他不典型症状[5]，因此常被误诊为新生儿脓毒症、新生儿缺氧缺血性脑病等。由于诊断不及时，往往延误治疗，导致脑损伤加重。

根据引起临床表现的机制不同，IEMs 可分为以下 4 类：毒性代谢产物蓄积、能量代谢障碍、复杂分子合成及分解障碍、神经递质异常[6]。

一、毒性代谢产物蓄积

这类疾病临床最主要的特点为：当毒性代谢产物没有明显蓄积时，患儿临床表现不突出，甚至无症状；在某些诱因如急性感染、不合理饮食后，由于具有神经细胞毒性的代谢产物蓄积，患儿可出现急性脑病或神经系统慢性损伤的表现[7]。氨基酸、有机酸代谢障碍、尿素循环障碍均属于此类疾病，最具代表性的毒性代谢产物为血氨、亮氨酸等。

毒性代谢产物蓄积类疾病，其影像学表现取决于临床表现的严重程度和代谢危象的持续时间[8]。疾病急性期，常见表现为弥漫性脑水肿，即白质回声增强[6]，此外还可见基底节区回声异常（图 12-52，图 12-53）。新生儿期起病、高氨血症持续时间较长的患儿，可进一步表现出脑室扩大及皮层萎缩；一些轻型或部分缺陷的病例，其回声增强部位可逐渐恢复[8]。再如甲基丙二酸血症，其患儿的影像学表现可包括：双侧基底节病变（尤苍白球）；脑成熟化延迟，如髓鞘化延迟，脑回形态幼稚等（图 12-54）；脑干和小脑病变（尤其年长患儿）[9]。此外，部分 MMA 患儿以脑积水为主要表现甚至首诊主诉（图 12-55）。既往文献中对基底节病变及脑成熟化延迟报道较多[9]。北京大学第一医院影像科曾报道[10]在婴幼儿期 MMA 患儿中，头颅 MRI 有双侧对称性苍白球 T2WI 异常信号表现。急性期过后，病灶部位信号常可逐渐恢复正常，并在该部出现脑组织萎缩[9]。此外，

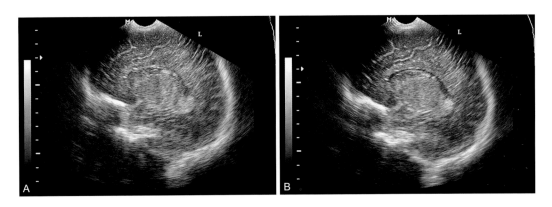

图 12-52　一例枫糖尿症患儿疾病急性期头颅超声表现

A. 双侧丘脑、基底核区域可见异常片状高回声，双侧脑室内少量出血（吸收期）；B. 治疗后，丘脑基底节区异常回声较前恢复

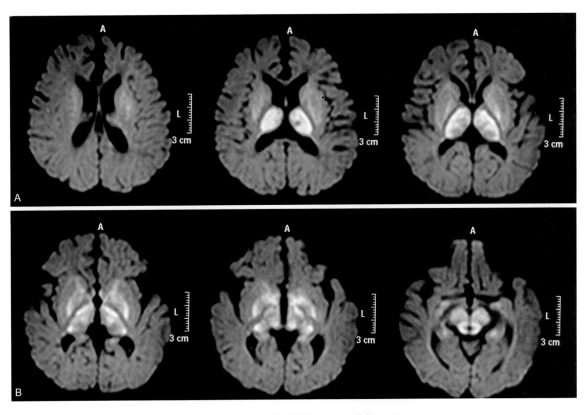

图 12-53　一例枫糖尿症患儿头颅 MRI

A. 脑干背侧；B. 丘脑、苍白球、内囊前肢 DWI 不均匀高信号，以双侧苍白球为著

也有患儿表现为苍白球局灶性坏死、基底节钙化等[11]。这种基底节区水肿、坏死或钙化表现也可通过颅脑超声探及。另一常见的影像学表现是脑萎缩（图 12-56）。颅脑超声可发现脑室及脑沟增宽。动态观察下，表现为进行性的脑容积减低[9]，但弥漫性的全脑萎缩在婴幼儿后期才出现[10]，因此可能难以通过颅脑超声发现。除此以外，胼胝体变细也很常见[12]。

二、能量代谢障碍

这类疾病临床最主要的特点是可累及多器官

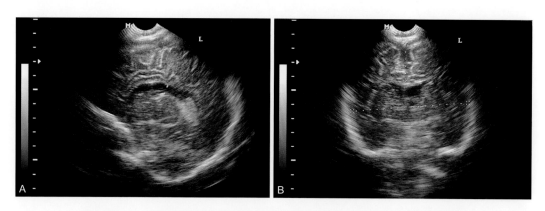

图 12-54　一例甲基丙二酸尿症合并同型半胱氨酸血症患儿头颅超声
额、顶叶脑外间隙及脑纵裂轻度增宽，额、顶叶部分脑回宽大，提示脑发育欠佳

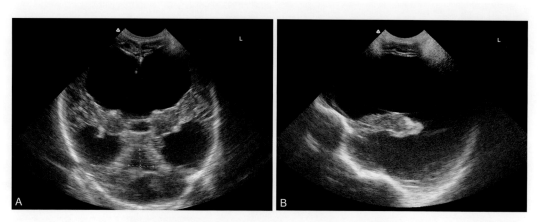

图 12-55　一例新生儿期起病甲基丙二酸尿症合并同型半胱氨酸血症患儿头颅超声
双侧脑室极度扩张，前角圆钝，第 3 脑室扩张，第 4 脑室轻度增宽，小脑延髓池增宽，脑室周围脑实质菲薄，双侧丘脑、基底核区域极度缩小　A.冠状位第Ⅲ脑室层面；B.矢状位中央部 - 后角层面

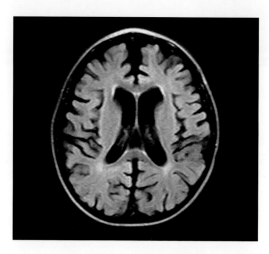

图 12-56　弥漫性脑萎缩
一例甲基丙二酸尿症合并同型半胱氨酸血症患儿 5 岁行头颅 MRI 表现

系统，尤其是代谢率高的器官，如脑、心脏、骨骼肌等[6]。最具代表性的疾病为线粒体疾病[6]及丙酮酸盐脱氢酶复合物缺陷等。由于能量代谢异常明显，临床上可表现为严重乳酸酸中毒。急性者常以乳酸酸中毒脑病起病，严重的患儿可于新生儿期至生后数月内发病，亦可于任何年龄起病。新生儿期起病的线粒体疾病患儿急性期可表现为卒中发作，亦可表现为喂养困难、乏力、肌张力低下、呼吸窘迫等非特异性症状，乳酸酸中毒可导致乳酸酸中毒相关脑病[13-14]。

能量代谢障碍类疾病中，最常见受累区域的区域仍为基底节区。线粒体病的 Leigh 综合征表现为双侧对称性局灶的基底节异常回声[15]。线粒体病中的 MELAS 患儿常出现非血管分布相关的卒中样改变，为该病特征性影像学表现（图 12-57）。最常见的梗死灶位于顶枕部[15]。在急性期、亚急性期或慢性期，均可表现出不符合血管分布区域的脑水肿[15]。在丙酮酸盐脱氢酶复合物缺陷（PDHc）缺陷患儿中，早期发病者可能于宫内即表现出异常，生后头颅超声即可表现出结构性异常，包括胼胝体发育不良、巨脑回、多微小脑回、室管膜下囊肿等，为其影像学的突出特点[6, 13]。皮层及小脑萎缩也是能量代谢障碍患儿影像学改变的特点[15]。线粒体病的白质损伤不突出。慢性

病程的患儿，可表现为脑萎缩、脑室周围白质软化、大脑及小脑白质囊性变、脑室扩大及胼胝体萎缩[6, 13]。临床上，婴儿期起病患儿少见，因此头颅超声在此类疾病患儿中应用有限。

三、复杂分子生物合成和分解异常

这类疾病的临床表现的主要特点为：进展缓慢，疾病的进展与饮食等因素无关[6]。最有代表性的疾病为过氧化物酶体、溶酶体贮积病及先天性糖基化缺陷（congenital disorders of glycosylation, CDG）等。这类疾病的脑损伤表现与其他类型疾病差异不大：可表现为婴儿期的非特异性症状，或逐渐缓慢起病的智力运动发育异常、肌张力异常、共济失调、癫痫发作等。但此类疾病相较于毒性产物堆积性疾病来说，其特点是疾病进展与饮食、应激等因素无明显相关性。

复杂分子生物合成和分解异常类疾病的脑损伤常有突出的髓鞘化异常、脑发育异常和神经元移行障碍。Zellweger 综合征患儿神经元移行障碍在颅脑超声中主要表现为巨脑回、多小脑回畸形等（图 12-58）[16-17]。溶酶体贮积病中的球形细胞脑白质营养不良患儿表现为进行性弥漫性对称性的大脑萎缩，头颅 MRI 可进一步发现视神经及视

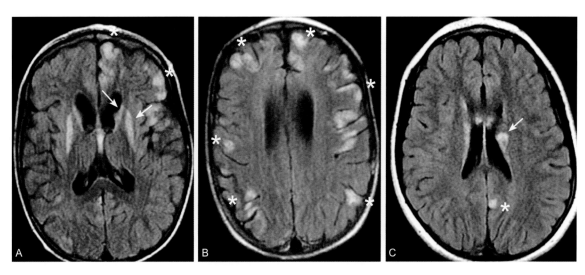

图 12-57[16]　一例线粒体病患儿头颅 MRI：非血管分布的卒中样表现

交叉因球形细胞浸润而增粗[6, 17]。先天性糖基化缺陷患儿其新生儿期影像学检查可无异常，此后于婴儿期逐渐出现进展性的弥漫性的桥小脑发育不良及萎缩，但这一典型改变到幼儿期及学龄前期即趋于稳定[6]。

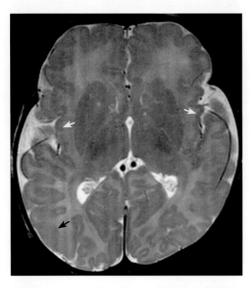

图 12-58[18]　一例 Zellweger 综合征患儿头颅 MRI
顶叶巨脑回畸形（黑箭头）及外侧裂附近皮层多小脑回畸形（白箭头）

四、神经递质异常

这类疾病临床最主要的特点为：新生儿期起病的严重的难治性惊厥、代谢性脑病，新生儿期后发展成为难治性癫痫。最有代表性的疾病为非酮症性高甘氨酸血症（nonketotic hyperglycemia，NKH）、吡哆醇依赖症。吡哆醇依赖症是由于 ALDH7A1 基因突变所致的疾病，其主要的临床特征为早发的难治性惊厥，维生素 B_6 治疗有效，停药后复发，再次予维生素 B_6 仍然有效。该病发病早，甚至可有宫内癫痫发作，最迟发病年龄约 2 岁。主要表现为难治性癫痫，但对维生素 B_6 治疗反应迅速。其典型癫痫类型表现为部分性发作或全面性发作中的强直阵挛、肌阵挛、不典型失神、失张力及阵挛发作等多种类型[19]，发作频繁[7, 17]。阵发或持续的高波幅慢波活动可能是其

特征性脑电图改变[17]。

神经递质异常类疾病患儿颅脑超声常无特异性表现。非酮症性高甘氨酸血症的神经系统影像学表现主要包括结构异常，最常见的结构异常为扣带回发育不全[6, 20]。吡哆醇依赖症患儿颅脑超声可无异常表现。

本院新生儿科病房对 32 例先天性代谢缺陷病患儿行颅脑超声检查，共 24 例发现异常，异常比例达 75%。其异常表现按发生频率依次为：脑发育异常或脑成熟度欠佳者共 12 例，占 37.5%；颅内出血共 7 例，占 21.9%；5 例患儿有脑室增宽表现，占 15.6%；有脑积水、硬膜下积液表现者各 3 例，各占 9.4%；仅 2 例表现出脑水肿。颅内出血的 7 例患儿均表现为陈旧性的室管膜下或脑室内少量出血，出血程度轻，对患儿临床症状及预后影响小。2 例有脑水肿表现的患儿其颅脑超声除弥漫性大脑半球回声增强外，还可见基底节区明显水肿。经对症治疗后，脑水肿及基底节区回声增强均明显好转。

先天性代谢缺陷病患儿头颅影像学检查异常比例较高。颅脑超声是对于前囟闭合前患儿的一项重要且便捷的头颅影像学检查，相较于头颅 MRI，颅脑超声可于床旁进行，持续时间短，无需镇静，与其他诊疗基本互不干扰，检查费用低廉，因此对于新生儿期患儿及病情危重的患儿实用性更强，尤其适用于疑诊患儿的筛查及危重患儿的床旁评估。但较颅脑超声而言，头颅 MRI 则分辨率更高，检查范围更全面，如在图 12-54 中患儿 MRI 较头颅超声更清晰地显示了水肿累及的部位范围，并且显示了头颅超声难以探及的脑干等部位病变。此外，部分代谢病患儿起病年龄较大，发病时前囟已闭合，头颅超声检查则不再适用；对于脑萎缩等疾病后期表现，也需头颅 MRI 做持续随访。

新生儿期起病的先天性代谢缺陷病患儿，因临床症状多不特异，更需要影像学资料辅助诊断，对于有上述表现的患儿应及时关注临床是否有代

谢病表现，并及早行相关检查以明确诊断；此外对于疑诊或确诊代谢性疾病的患儿，应尽早完善颅脑超声或头颅 MRI 等影像学检查，以协助临床判断脑损伤的严重程度；颅脑超声还可帮助临床监测治疗效果，如脑水肿及白质回声的恢复情况、脑萎缩的进展情况等。

（张　瑞　侯新琳）

参考文献

[1] 杨艳玲：遗传代谢病与神经系统损害 . 中国康复医学杂志 2003, 18(5): 307-309.

[2] Applegarth DA, Toone JR, Lowry RB: Incidence of inborn errors of metabolism in British Columbia, 1969-1996. Pediatrics 2000, 105(1): e10.

[3] Sanderson S, Green A, Preece MA, Burton H: The incidence of inherited metabolic disorders in the West Midlands, UK. Arch Dis Child 2006, 91(11): 896-899.

[4] 江载芳 申，沈颖 . 诸福棠实用儿科学 . 8 版 . 北京：人民卫生出版社；2015.

[5] Gropman AL: Patterns of brain injury in inborn errors of metabolism. Semin Pediatr Neurol 2012, 19(4): 203-210.

[6] Poretti A, Blaser SI, Lequin MH, Fatemi A, Meoded A, Northington FJ, Boltshauser E, Huisman TA: Neonatal neuroimaging findings in inborn errors of metabolism. J Magn Reson Imaging 2013, 37(2): 294-312.

[7] 邵肖梅，叶鸿瑁，丘小汕 . 实用新生儿学 . 4 版 . 北京：人民卫生出版社；2014: 828-829.

[8] Gropman AL, Prust M, Breeden A, Fricke S, VanMeter J: Urea cycle defects and hyperammonemia: effects on functional imaging. Metab Brain Dis 2013, 28(2): 269-275.

[9] 李素荣 袁新宇，朱彦丽，等 . 儿童甲基丙二酸血症颅脑常规 MRI 影像分析 . 临床放射学杂志 2006, 25(12): 1143-1146.

[10] Baker EH, Sloan JL, Hauser NS, Gropman AL, Adams DR, Toro C, Manoli I, Venditti CP: MRI characteristics of globus pallidus infarcts in isolated methylmalonic acidemia. AJNR Am J Neuroradiol 2015, 36(1): 194-201.

[11] Radmanesh A, Zaman T, Ghanaati H, Molaei S, Robertson RL, Zamani AA: Methylmalonic acidemia: brain imaging findings in 52 children and a review of the literature. Pediatr Radiol 2008, 38(10): 1054-1061.

[12] Jan W, Zimmerman RA, Wang ZJ, Berry GT, Kaplan PB, Kaye EM: MR diffusion imaging and MR spectroscopy of maple syrup urine disease during acute metabolic decompensation. Neuroradiology 2003, 45(6): 393-399.

[13] Soares-Fernandes JP, Teixeira-Gomes R, Cruz R, Ribeiro M, Magalhaes Z, Rocha JF, Leijser LM: Neonatal pyruvate dehydrogenase deficiency due to a R302H mutation in the PDHA1 gene: MRI findings. Pediatr Radiol 2008, 38(5): 559-562.

[14] Prasad C, Rupar T, Prasad AN: Pyruvate dehydrogenase deficiency and epilepsy. Brain Dev 2011, 33(10): 856-865.

[15] Gropman AL: Neuroimaging in mitochondrial disorders. Neurotherapeutics 2013, 10(2): 273-285.

[16] Lebre AS, Rio M, Faivre d'Arcier L, Vernerey D, Landrieu P, Slama A, Jardel C, Laforet P, Rodriguez D, Dorison N et al: A common pattern of brain MRI imaging in mitochondrial diseases with complex I deficiency. J Med Genet 2011, 48(1): 16-23.

[17] 吴希如 林庆 . 小儿神经系统疾病基础与临床 . 2 版 . 北京：人民卫生出版社；2009: 637-642.

[18] Pfeifer CM, Martinot CA: Zellweger syndrome: Depiction of MRI findings in early infancy at 3. 0 Tesla. (2385-1996 (Electronic)).

[19] Batshaw ML, Tuchman M, Summar M, Seminara J, Members of the Urea Cycle Disorders C: A longitudinal study of urea cycle disorders. Mol Genet Metab 2014, 113(1-2): 127-130.

[20] 杨志仙 秦炯 . 吡哆醇依赖性癫痫的临床及分子遗传学研究进展 . 中华儿科杂志 , 2013, 51(11): 867-870.

第三部分

新生儿颅脑超声诊断的相关问题

第十三章

不同影像学技术对新生儿颅内疾病诊断价值的比较

第一节　X 线

一、头颅平片

新生儿头颅平片的常规投照位置为正位和侧位，能提供关于颅骨病变、颅骨先天发育性畸形、外伤后骨折等相关影像信息，但无法显示颅内病变的具体情况[1]（图 13-1）。近年来，随着 CT 和 MRI 技术的快速发展和广泛应用，头颅平片在新生儿颅脑病变诊断中的应用逐渐被取代。

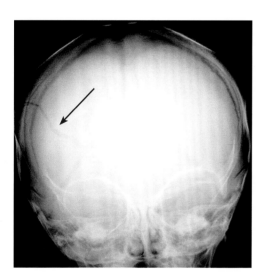

图 13-1　新生儿外伤，头颅正位片示右侧顶骨骨折（箭头）

二、CT

CT（computed tomography）与平片一样，同样利用 X 线成像，同样存在放射性损害的问题。所以在新生儿颅内疾病影像检查方法的选择上，在超声和 MRI 无法对颅内病变提供充分有效信息或 MRI 无法实施的情况下，才进一步选择 CT。CT 具有较快的扫描速度和较高的空间分辨率，除了可以显示颅骨本身的病变之外，还可以应用在急性外伤、脑病、中枢神经系统感染、中枢神经系统占位病变等情况，行 CT 的主要目的在于对颅骨骨折、急性颅内出血、水肿、脑疝等病变的存在与否进行早期判断，为临床诊疗及早提供有效的信息[2]（图 13-2）。因其扫描速度较快，扫描时间较短，新生儿的颅脑 CT 检查可无需镇静，在新生儿熟睡后放在检查床上，充分固定后即可进行检查。常规颅脑 CT 只提供轴位断层图像，随着 CT 技术的发展和多排螺旋 CT 的普及，对厚层扫描的数据进行薄层重建及重组之后，可以对病变进行任意层面任意方向的观察和展示。尽管静脉注射对比剂后可以显著提高 CT 的软组织分辨率，但在 MRI 可以实现的情况下，不建议对新

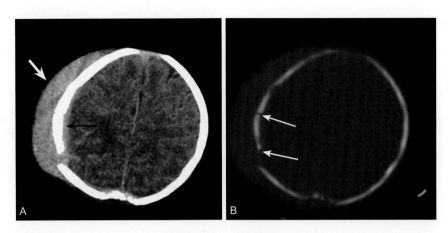

图 13-2　头颅血肿

A. 头颅 CT 平扫软组织窗（左图）；B. 骨窗（右图），2 天男婴，右侧额顶部皮下血肿（白粗箭头）、硬膜下血肿（黑箭头）及右侧顶骨骨折（白细箭头）

生儿进行颅脑 CT 增强检查。当疑诊颅脑血管性病变，需要密切关注病变血管信息而 MRI 又无法满足诊断需要的情况下，可以优先选择 CTA（CT angiography）。

新生儿时期行头颅 CT 检查大多数为了评价缺氧缺血性脑病（hypoxic-ischemic encephalopathy, HIE）的存在与否以及严重程度。HIE 的 CT 表现取决于缺氧的不同时期、脑组织的病理改变以及新生儿脑的髓鞘化程度。轻度 HIE 一般为不超过 2 个脑叶实质内散在局限性边界清楚的低密度区，无占位效应，低密度区多位于额叶和（或）顶、枕叶。中度 HIE 低密度区范围超过 2 个脑叶，但不累及全部大脑半球，病变脑叶灰白质界限模糊，脑组织可肿胀，脑沟、脑池呈受压改变。部分病例可伴有颅内出血。重度 HIE 表现为双侧大脑半球广泛低密度区，灰白质分界消失，颅内出血常见，表现为蛛网膜下腔出血、脑实质出血、硬膜下出血和脑室内出血。

第二节　MRI

相对于超声和 CT，MRI 具有更好的空间及软组织分辨率，可以任意平面成像。同样，跟超声和 CT 的相对单一参数（超声：回声，CT：密度 / CT 值）相比，MRI（magnetic resonance imaging）拥有更多的参数（T1、T2、质子密度、分子扩散度、脂肪抑制、化学位移等），能从更多的方面来反映病变的存在与否以及对病变进行定性[3]。最重要的是，相对于 CT 来说，MRI 没有电离辐射，因此不存在放射性损害。但是 MRI 检查扫描时间较长，对受检者的制动情况要求更加严格，同时在整个检查过程中扫描时设备会产生较响的噪声，哪怕是熟睡中的新生儿可能也不能耐受整个检查过程，从而因为运动而产生伪影。因此，MRI 检查前一般要求对新生儿进行镇静[4]。此外，因为强磁场的安全性要求问题，带监护及生命维持系统的新生儿不能进入扫描室，一旦检查过程中发生窒息、呼吸心搏骤停等紧急情况需要马上进行抢救时，抢救设备也必须是防磁的，否则无法进入扫描室。

MRI 是已知的在活体观察大脑白质髓鞘化

进程的唯一检查方法，可以有效地评价大脑白质的发育情况[5]（图13-3）。MRI是显示脑发育畸形最敏感的方法，对于皮质发育畸形、灰质异位、胼胝体发育不良、小脑蚓部相关畸形（Dandy-Walker畸形、Joubert综合征）等，特别是多发复杂畸形的定性具有非常重要的价值[6]（图13-4）。MRI对于围产期及产后各种因素所致的新生儿缺氧缺血性脑病的早期发现有较重要的意义。在不需要静脉注射对比剂的情况下MRA（MR angiography）及MRV（MR venography）就能有效地显示颅内血管的情况，可以较好地显示脑血管畸形、烟雾病、静脉窦血栓等病变（图13-5）。

磁共振波谱成像（magnetic resonance spectroscopy, MRS）能够活体展示脑组织微环境的生化代谢信息改变，从而为代谢性脑病的诊断提供线索[7]（图13-6）。静息态功能磁共振（resting functional MRI）可以通过检测不同脑区血氧饱和度的变化来获取脑区活跃度的信息。

头颅MRI检查一般建议扫描轴位T1加权像（T1WI）、T2加权像（T2WI）、水抑制像（FLAIR）和扩散加权成像（DWI），矢状位的T1WI或T2WI。T1WI灰白质对比较好，可以用来判断6个月内婴儿脑白质髓鞘化的程度，对亚急性期血肿的显示良好。此外，T1WI对灰质

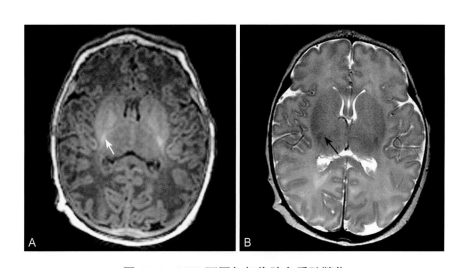

图13-3　MRI不同加权像脑白质髓鞘化
生后15小时女婴，已经完成髓鞘化的内囊后肢在T1WI为高信号，T2WI为低信号（箭头）　A. T1WI；B. T2WI

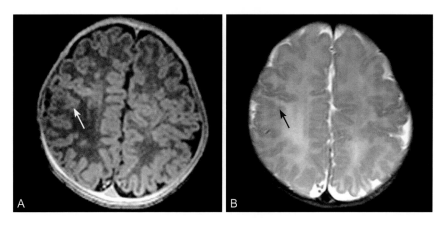

图13-4　脑回发育畸形
头颅MR平扫轴位　A. T1加权像；B. T2加权像，生后16天男婴，双侧额顶叶多发脑回细小，形态不规则，考虑皮质发育畸形（箭头）

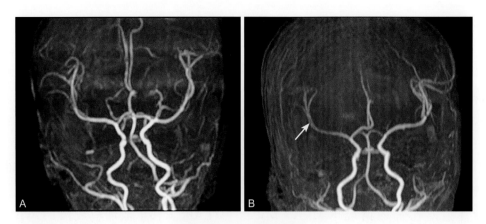

图 13-5 头血管 MRA

无需静脉注射对比剂即可显示颅内动脉情况。A. 生后 10 天女婴,正常 MRA；B. 生后 5 天男婴,右侧大脑中动脉管径细,远端分支减少(箭头)

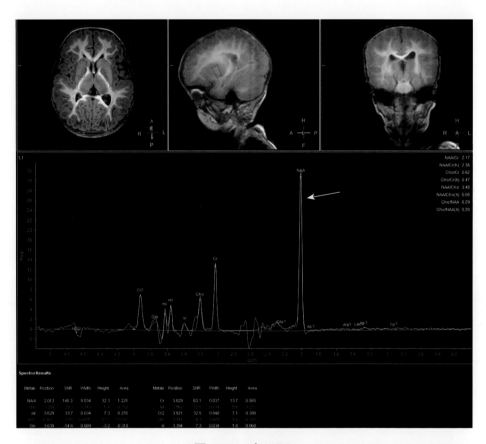

图 13-6 头 MRS

显示右侧基底节区代谢产物 NAA(N- 乙酰天门冬氨酸)积聚,谱线上 NAA 峰明显升高,符合海绵状脑白质营养不良(Canavan 病)诊断

病变、婴儿期结节性硬化症结节病灶的显示也比较敏感。新生儿脑组织含水量丰富,白质髓鞘化程度低,T2WI 和 FLAIR 联合应用,可以较好地显示脑白质的异常信号。大部分血管在 T2WI 上显示为流空信号,在 MRA 图像尚未或者无法获取的情况下可以一定程度上判断颅内血管病

变的存在与否。DWI 主要用来显示水分子的扩散能力，对于细胞毒性水肿（主要为缺血性脑梗死）和血管源性水肿（主要为可复性后循环脑病）的鉴别有重要意义，对于出血、感染后脓肿形成等情况也能很好地将病灶显示。矢状位图像主要用于协助显示和判断中线结构（如胼胝体、垂体、小脑蚓部等）发育是否完好、病变存在与否。

相对于头颅 CT，头颅 MR 对于新生儿 HIE 的显示更优。HIE 的异常信号区最常见于双侧侧脑室前角前缘、半卵圆中心、侧脑室三角区及枕部视放射等区域，这些区域是大脑前、中、后动脉深部穿支分布区之间的边缘地带，称之为分水岭区，容易受到缺氧、缺血的影响，在 T1WI 呈低信号，T2WI 呈高信号，急性期病变 DWI 呈高信号。T1WI 的病变特点还有助于 HIE 的分度。轻度主要表现为皮层及皮层下白质迂曲的条状、点状高信号，伴或不伴有蛛网膜下腔出血；中度者则有双侧深部白质点状或斑片状高信号，可伴有局限性水肿；重度 HIE 除了轻、中度的表现之外，还可以合并以下一项表现：基底节区、丘脑高信号伴内囊后肢高信号消失，脑室内出血伴并侧脑室扩张，皮层下囊状低信号坏死区，弥漫性脑水肿。

结合 T1WI 和 T2WI 的信号特点，可以对不同时期的脑内血肿进行初步的判断（表 13-1）。超急性期脑出血即出血的即刻，临床上极少遇到，此时尚未凝固的血液即表现为血液 T1WI 低信号、T2WI 高信号特点。一般出血后 2 天为急性期，该期 T1WI 信号变化不明显，表现为略低信号或等信号，T2WI 表现为低信号。出血后第 3～5 天为亚急性早期，T1WI 表现为血肿周边向中心的逐渐高信号，T2WI 一般为低信号。到了亚急性中期，T1WI 仍为高信号，T2WI 则表现为血肿周边向中心的逐渐高信号。亚急性晚期，血肿在 T1WI 和 T2WI 均为高信号，T2WI 周边出现含铁血黄素的低信号环。进入慢性期，血肿演变为软化灶，T1WI 呈低信号，T2WI 呈高信号。

无论超声、X 线平片、CT 还是 MRI，每种影像学检查方法都有其优劣之处，临床医师需要根据诊断目的进行检查方法的选择。很多时候，单一影像检查方法往往不能满足诊断需要，则需联合多种检查方法进行综合评估。

表 13-1　不同时期脑内血肿 MRI 信号演变特点

时期		出血后时间	病生理改变	T1WI	T2WI
超急性期		即刻	血液未凝固，血肿内以红细胞内的氧合血红蛋白为主	略低信号	高信号
急性期		2 天内	血液凝固，血肿内以红细胞内的还原血红蛋白为主	略低信号或等信号	低信号
亚急性期	早期	3～5 天	血肿内大部分红细胞膜完整，以红细胞内正铁血红蛋白为主	从血肿周边到中央逐渐出现高信号	低信号
	中期	6～10 天	血肿内大部分红细胞膜破坏，以红细胞外正铁血红蛋白为主	高信号	从血肿周边到中央逐渐出现高信号
	后期	10 天～3 周	血肿内以红细胞外正铁血红蛋白为主，周边含铁血黄素	高信号	高信号，周边低信号环
慢性期		3 周～数月	血肿已形成软化灶，周边为含铁血黄素	低信号，周边等信号或略高信号	高信号，周边低信号环

（叶锦棠）

参考文献

[1] 孙国强 . 实用儿科放射诊断学 . 2 版 . 北京 : 人民军医出版社 , 2011. 3-5.

[2] Barnes PD, Robson CD. CT findings in hyperacute nonaccidental brain injury. Pediatr Radiol, 2000, 30(2): 74.

[3] 肖江喜 , 袁新宇译 . 儿科神经影像学 . 4 版 . 北京 : 中国科学技术出版社 , 2009. 1-11.

[4] Hopkins KL, Davis PC, Sanders CL, et al. Sedation for pediatric imaging studies. Neuroimaging Clin N Am, 1999, 9(1): 1-10.

[5] Young Poussaint T, Barnes PD. Imaging of the developmentally delayed child. Magn Reson Imaging Clin N Am, 2001; 9(1): 99.

[6] Abdelhalim AN, Alberico RA. Pediatric neuroimaging. Neurol Clin, 2009, 27(1): 285-301.

[7] Hunter JV, Wang ZJ. MR spectroscopy in pediatric neuroradiology. Magn Reson Imaging Clin N Am, 2001, 9(1): 165.

第十四章

三维超声技术在新生儿颅脑疾病诊断中的应用

多年来，二维超声（two-dimensional sonography）作为常规超声技术被广泛地应用于多种医学诊断，包括前述新生儿颅脑疾病的诊断。虽对组织器官结构变化可作出明确的诊断，却无法直观地显示病变结构的立体形态，人们是在一个个平面图像的基础上，经过脑的构思和重建，形成了立体构象，由此来认识、解决临床问题。但这种构象往往与实际结构形态有很大的差异。如何使图像立体化，形象化，为临床医师提供更好的诊断依据，是现代影像医学迅速发展的内容之一，这种理念深入各种不同的影像医学领域。近年迅速发展起来的的三维超声（three-dimensional ultrasound, 3DUS）成像技术，是对二维超声的一种补充。它所获取和存储的是一种体积参数。通过对这些参数进行分析重组后，可以获得立体三维图像，从而达到更好地显示组织结构的解剖特征和空间关系的目的[1]。

第一节　三维超声成像的发展过程

三维超声成像概念是在 1961 年由 Baum[2] 等阐述的，其成像的基本思想是在获取一系列人体器官的二维图像的基础上，通过叠加等方式将二维图像重建，形成人体器官的三维图像的新概念。

三维超声成像理论引起了国内外学者的广泛关注与研究，在初始阶段，主要解决的问题是扫描方法、回声定位方法及数据采集法[3]。1974 年 Dekker 采用机械臂方法进行了心脏的三维重建，1976 年后，Moritz，Raab 先后用过回声定位法和电磁定位法，之后 Vonn Ramm 研究出了二维面阵探头体积射束方法进行三维数据采集。

20 世纪 80 年代后，世界上计算机技术飞速发展，并渗透于各个领域，对三维成像技术的研究起到了极大的推动作用。最早用于临床的成形三维超声，需经过外接的计算机工作站系统，对采集到的数据进行图像后处理。但很快就实现了超声仪器完成的在线三维重建系统，尽管此时通过三个正交平面所进行的三维重建仅仅是静态的，但毕竟提高了大步，人们可以通过心内膜沟边法重建心脏结构，可以进行胎儿成像，对血管、肝、胆囊、胃、肾、膀胱、子宫、卵巢、眼、甲状腺、乳腺、睾丸等器官通过三维成像作出相关疾病的诊断，这为以后真正意义上的实时三维超声奠定了基础。

20 世纪 90 年代后，动态三维成像是重点的发展内容。突出的工作是 Pandian 等通过经食道多平面旋转扫查法，采集到了心脏结构各个切面的全部信息，再经过计算机后处理系统，按一定时间和空间顺序，建立心脏不同部位实施活动三维图像，人们称之为"动态三维超声心动图"，又称"四维超声心动图"，从而使三维成像技术有了新的飞跃。在此基础上，又去除了计算机后处理工作程序，应用实时声束追踪技术，实时处理扫描获得的数据，用此方法观察到了胎儿打哈欠的慢动作。根据这些技术原理生产的四维超声诊断仪，可进行每秒16个立体帧的图像采集，减小运动伪像，数字化系统装备对采集到的图像可进行高速信号处理，时相与切面易于控制，便于临床医生使用。这种动态实时超声技术的日益发展和完善，加速了临床的应用，为人们了解心脏结构，心内实时血流，甚至心肌声学造影，对胎儿的动态观察，胎儿的脏器活动，以及腹部、血管的功能等提供了全新的检查手段 [4-7]。

第二节　三维超声成像的步骤

三维超声成像的基本步骤包括数据获取（图像的采集与后处理），三维图像的重建，三维图像的显示和定量测定。

一、数据获取

常用以下几种方法获取数据：

（一）机械驱动扫查法

将探头固定在机械装置上，由计算机控制探头做某种规定形式的运动，常见的运动形式有三种：

1. 平行扫查法（parallel scanning） 探头沿直线做均匀连续的平行移动，获得一系列平行等距的二维切面图像，然后计算机对图像进行三维成像处理。此方法图像易失真，目前已基本废弃；

2. 扇形扫描法（fan-like scanning） 声束近端基本固定，远端沿一定方向扇形扫描，计算机先将采集的二维图像做数字存储，建立金字塔形数据库（pyramid data-bank），而后插补三维像素（voxel）。此成像可根据需要任意切割，显示欲观察的三维图像，多用于静态器官三维成像的观察；

3. 旋转扫描法（rotating scanning） 以声束方向的中心为轴，使探头做180°旋转，获得围绕轴线360°范围内一系列相互均匀成角，且中心平分线相互重叠的二维切面图像。目前被广泛接受，能较理想地进行三维成像采集。

机械驱动扫查中，探头具有规律的运动轨迹，因此，三维成像速度快，图像重建准确可靠。但采样过程烦琐，机械驱动装置体积大且沉重，扫查时有机械噪音，扫查方式固定，取样角度不易确定，扫查范围和时间较受限，缺乏方便性、灵活性。

（二）磁场空间定位自由臂扫查

磁场空间定位自由臂扫查（freehand scanning）简称自由扫查，主要依靠一套探头空间定位系统，由电磁场发生器、空间位置感测器（或接收器）和微处理器三部分组成。电磁场发生器向空间发射电磁场，空间位置感测器被固定在探头上，进行随意扫查时，计算机即可感知探头在三维空间内的运动轨迹，从而确定所获得的每帧三维图像的空间坐标（x，y，z）及图像方位（α，β，γ），形成带有空间坐标信息和方位信息的数字化图像储存在计算机中，即可进行三维重建。

实践证明，使用自由扫查技术时，可在任何方向上随意移动探头，根据需要设置扫查时间和调整范围（无盲区），适用于做一次性较大范围复合扫查。该系统可与任何探头方便配接，体积小，重量轻，扫查方式灵活，采用操作方便，且重建准确可靠，已成为近年三维超声成像研究的热点。但此方法仅用于静态三维重建。

（三）"一体化探头"方案

将超声探头和摆动机构封装在一起，操作者只要将此一体化探头指向所需探测部位，系统就能自动采集三维数据。

二、三维超声图像的重建及显示方法

（一）立体几何构成法

将人体脏器假设为多个不同形态的几何体组合，由于需要大量的几何原型，因而对于描述复杂结构的三维形态并不完全适合，现已很少应用。

（二）表面轮廓提取法

表面轮廓提取法是将三维超声空间中一系列坐标点相互连接，形成若干简单直线来描述脏器的轮廓，曾用于心脏表面的三维重建。该技术所需计算机内存少，运动速度较快。但需人工界定组织结构边界，既费时又受操作者主观因素的影响，只能重建比较大的心脏结构（如左、右心腔），不能对心瓣膜和腱索等细小结构进行三维重建，不具灰阶特征，难以显示解剖细节，已不被临床采用。

（三）体元模型法

体元模型法（votel mode）是目前最为理想的动态三维超声成像技术，可对结构的所有组织信息进行重建。二维图像中最小单元为像素，三维图像中则为体素或体元，即三维物体被划分成依次排列的小立方体，一个小立方体就是一个体元。体元素空间模型表示的是容积概念，一定数目的体元按相应的空间位置排列即可构成三维立体图像。描述一个复杂的人体结构所需体元数目很大，而体元数目的多少（即体元素空间分辨率）决定模型的复杂程度。目前，国内外大多数使用 TomTec Eeno view computer 工作站来进行体元模型三维成像。

此外，随着软件的不断开发，静态三维成像不经过工作站可直接启动设备软件包三维重建或三维电影回放来完成。

三、三维定量测量

二维超声成像测量某些结构体积时，须假设该结构的立体形态接近某规则的几何模型，然后利用数字公式进行计算。但人体结构的立体形态通常是复杂而不规则的，三维超声成像测量体积时无须对所有扫查结构的立体形态进行假设，可将组织结构某一感兴趣部分从三维数据库中单独提取分析，利用三维软件显示其三维形态，并测量该结构的容积和体积。

第三节　三维超声的临床应用

三维超声成像技术在临床开始主要试用于产科胎儿大小的估测。随着 20 世纪 80 年代电子计算机技术的飞速发展及三维超声成像技术的成熟，90 年代后在临床的应用日趋广泛。如胃溃疡、肝肿瘤、胆囊结石及胆囊息肉等消化系统疾病病变范围及程度的判定，膀胱和肾结石、肿瘤的准确定位及分期，子宫内膜癌、子宫肌瘤的早期诊断及分期[8-11]。在产科应用表面成像观察胎儿面部形态，可早期发现唇、腭裂等畸形；通过透明三维观察胎儿四肢、胸廓、脊柱、骨骼，作为发育畸形的早期诊断手段；三维彩色多普勒能量成像（three dimensional color Doppler energy, 3D-CDE）可清晰地观察到脐带绕颈，呈麻花样红蓝扭曲的脐血流绕于胎儿颈部，对诊断有重要意义[12]。在心血管系统更为广泛的用于心脏结构和功能的检查，三维超声心动图能够提供心脏的三维立体结构，直观心脏内部结构的解剖形态、空

间关系、立体方位及血流变化等，为各种瓣膜疾病、心肌疾病和先天性心脏复杂畸形的诊断与治疗提供帮助。动态三维超声心动图（real-time three dimensional echocardiography, RT-3DE）能实时评估一个心动周期心脏的结构功能及活动状况，测定心腔容量，从而估测心室重量及各项心功能指标，分析室壁节段运动等，在冠心病、先天性心脏畸形等心血管疾病的定性和定量诊断方面发挥重要作用。外科手术的术中定位也开始应用了三维超声技术。

第四节 三维超声在新生儿颅脑疾病诊断中的应用

自 1999 年 Nagdyman[13] 首次利用三维超声探查新生儿颅脑解剖结构，开辟了三维超声应用的新领域。但最初主要用于探测脑室结构。近年国外应用此项技术作为新生儿颅内出血量的定量评价方法。也有对先天脑畸形、脑积水，动态观察脑室旁白质病变诊断的报道。更有意义的是对脑肿瘤、局部脑梗死、脑囊肿等实质性的病灶，可利用三维超声精确定位，显示与周围组织的关系，立体显示病变大小，精确进行体积测量[14]。Abdul-Khaliq[15] 曾应用三维超声对出生 2 周内的新生儿脑顶枕叶的局部梗死，脑室周围缺血，脑出血进行病变部位的体积测量；对出生 8 周的脑积水患儿，重建了扩张的侧脑室，并做了脑室容积测量。

北京大学第一医院儿科自 2002 年开始将三维超声技术引入新生儿颅脑疾病诊断，与常规的二维超声同步实施，深化了临床诊断和围产期脑损伤与发育的研究。

一、新生儿颅脑三维超声的操作方法

1. 探头 目前所用三维容积探头，内包精确

的电子控制机械摆动装置，可驱动探头作等距离的扇形扫描。

2. 声窗及取样部位 主要以新生儿前囟为声窗。冠状面取第三脑室层面，在大多数新生儿可满足最大限度脑组织取样的需求。另取正中矢状面，双侧脑半球可同等范围容积取样（图 14-1）。

3. 扫查方法 置探头于合适的部位后，使探头指向颅底深部，启动三维采集程序，无需摆动、移动探头，即可获得所有扫描数据，立体成像，几乎涵盖全脑。然后作数据存储（图 14-2）。

4. 三维图像的观察 可根据病变部位和临床诊断的需要，选择任何角度、经任意一点切割成不同的层面，用以观察颅内病变，并可调节图像大小、色彩、亮度对比等，酌情设定 X 轴、Y 轴、Z 轴15º～360º不同角度的旋转，使图像更加形象、逼真，成为一种全新的超声技术感受。

5. 容积测量 获得三维超声图像后，将其体积储存。需要时可将组织结构某一感兴趣部分从三维数据库中单独提取，显示其三维形态，并界定所显示组织结构的界限，利用机器具有的容积测量功能，测量该结构的容积和体积（图 14-3）。

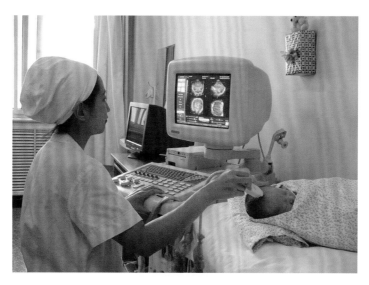

图 14-1 三维超声时声窗及患儿体位

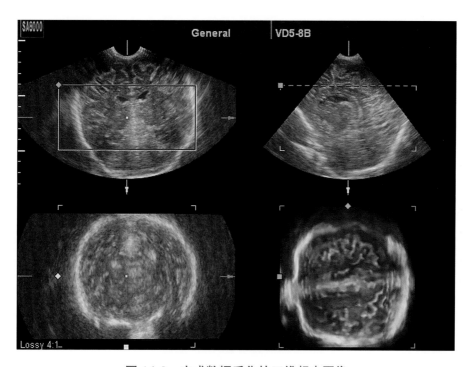

图 14-2 完成数据采集的三维超声图像

二、三维颅脑超声的优点

　　就新生儿颅内疾病的诊断而言，三维超声诊断是对常规的二维颅脑超声的弥补，而不是取代。三维超声具有以下优点：

　　1. 具有容积定量分析功能，可对特定的脑区、病变区域进行立体定量测定，使临床医师获得病变部位体积的概念（图 14-3，图 14-4），也可将全脑或脑的某一部分体积的变化作为脑发育的评价指标（表 14-1），这是传统超声技术所不可及的。

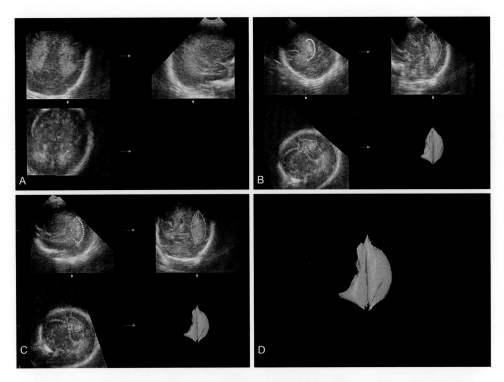

图 14-3　三维超声容积测量过程

A. 数据采集后的三维图像显示脑室旁白质病变；B. 三维超声白质病变区容积测量过程中的一个片断；C. 白质病变区容积测量完成；D. 修剪后的病变白质三维立体图形

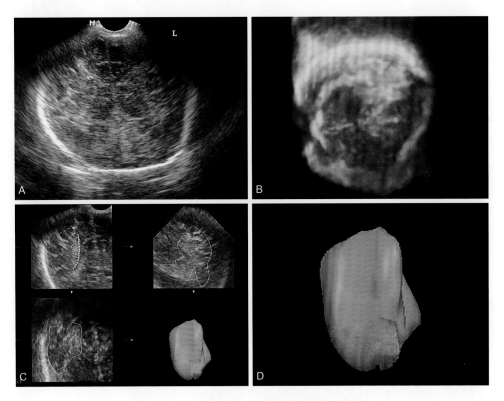

图 14-4　三维超声对脑内病灶的体积测定

A. 红细胞增多症所致的缺血性脑损伤病例，常规二维超声右侧大脑中动脉供血区大面积回声异常增强；B. 三维超声扫描数据存储后，观察时从颅顶俯视见到的右侧脑半球缺血病灶；C. 对病灶进行了体积测量；D. 最终获得三维立体病灶图像，并得知病变部位体积为 28.302 cm³

表 14-1　不同胎龄新生儿脑额叶体积测定

孕周	体积（cm）
<34	47.4±15.42
~37	58.3±10.71
~42	76.4±13.81
早产儿矫正胎龄后	
40周	74.7±14.43
1个月	107.4±14.47
3个月	134.25±29.00
6个月	175.33±?

2. 容积取样储存后，可在任何时间，根据病变诊断所需，在任何角度、层面随意进行脑组织、解剖结构的观察。

3. 对脑内囊腔、空洞性改变，显示出更强的诊断优势，由于取样容积较大，使囊腔所占据的空间位置、与周围结构的比邻关系，甚至脑边缘部位的病变较二维超声相比，显示得更形象、具体、生动（图 14-5，图 14-6）。

4. 可展现新的视角，从颅顶步步深入，观察脑表面及深部的结构，包括脑沟回、脑裂，为诊断脑损伤与脑发育提供更确切的依据。也可从颅底向上窥视颅内的病变（图 14-7，图 14-8）。

5. 对各种类型脑实质的损伤显示更加清晰，如缺氧缺血后早期脑水肿，脑室周围白质病变，不可逆的脑水肿后神经元损伤、坏死、宫内感染后脑室周围及丘脑基底核区的钙化等，病变区域的脑组织与周围组织形成了更明显的回声强度反差，便于诊断（图 14-9～图 14-11）。

三、三维颅脑超声对新生儿脑发育及脑损伤的评估作用

脑室大小与神经系统发育密切相关。不同胎龄新生儿脑室发育各不相同。三维颅脑超声可有效测量不同胎龄脑室容积大小，从而探讨其发育

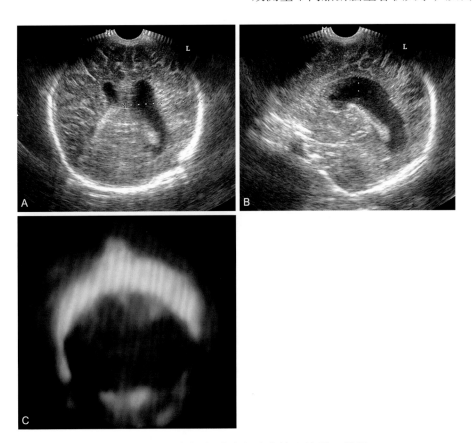

图 14-5　三维超声对脑室扩张的立体显示效果

A，B．常规二维超声，冠矢状面分别显示了侧脑室扩张；C．在三维超声扫描、存储后，从额面断层，逼真地显示出双侧脑室增宽的立体形象，直观扩大的脑室在脑内所占据的空间，这一优势二维超声扫描是不可比拟的

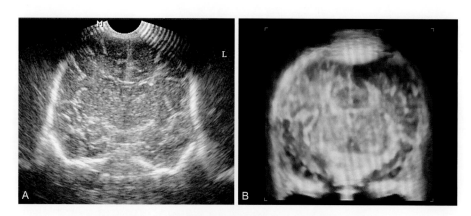

图 14-6 三维超声对脑边缘部位病变的显示效果

A. 在二维超声时，由于扇面盲区未能显示脑边缘部位的病变；B. 由于三维超声容积取样范围较大，发现了脑顶叶附近的梗死灶

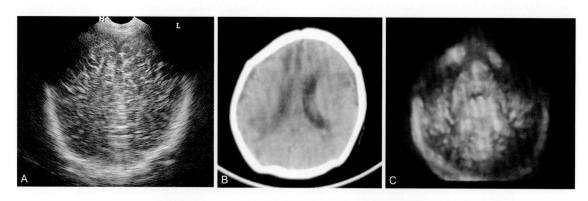

图 14-7 三维超声对脑容积减少的观察效果

A, B. 重度缺氧缺血性脑病后脑萎缩，整体脑容积缩小，二维超声及 CT 仅能从不同的层面上显示脑外间隙、脑裂增宽；C. 三维超声从颅顶向下俯视，在较高层面可更完整地观察到脑的外形

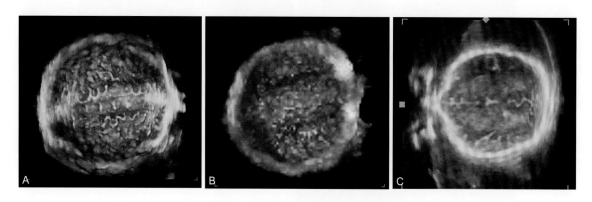

图 14-8 三维超声对脑表面的观察效果

从颅顶断层，如直视脑的表面。A. 正常足月新生儿脑，脑沟回形态规整，排列有序；B. 严重脑损伤后脑萎缩，脑回窄而密集，难以辨别其走行；C. 早产儿脑，沟回数量少

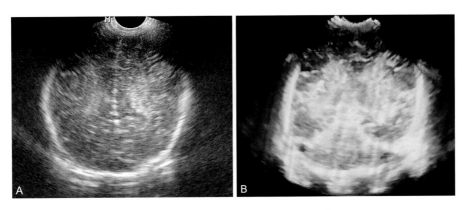

图 14-9 三维超声对脑水肿的显示效果

A. 二维超声显示的缺氧后脑水肿，脑结构模糊，脑室边界消失；B. 三维超声回声强度反差较强，从视觉效果上看，对缺氧缺血性脑病脑水肿期病变显示更清楚

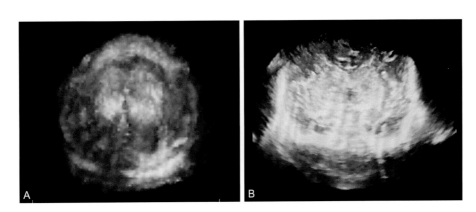

图 14-10 三维超声对丘脑基底核区病变的显示效果

缺氧后丘脑基底核区域损伤在二维超声不易辨别。A，B. 为不同层面的三维超声图像，均显示出丘脑及底核区的异常回声

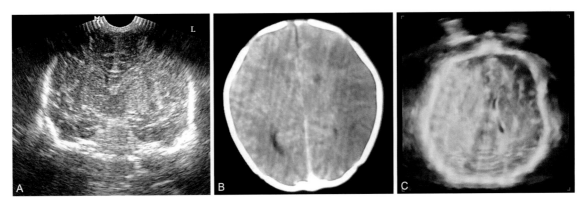

图 14-11 三维超声对脑梗死的显示效果

在同一左侧大脑中动脉供血区梗死的病例。A. 为二维超声图像；B. 为 CT 图像；C. 三维超声图像（由枕部向前断层）。与二维超声及 CT 比较，三维超声对病变区的形态、范围显示更清楚

规律。Rosalia[16] 等测量 250 例无严重疾病的小儿的脑室容积，其胎龄从 27 周～41 周，并观察至 6 个月。可以看出，27～41 周新生儿，随着胎龄的增加，因脑实质容积增加，从而脑室容积逐步减小。但 41 周～6 个月，随着年龄的增加，脑组织逐步发育，脑室容积逐步增加，从而体现了脑室的动态发育规律（图 14-12）。

新生儿脑是胎儿脑发育的继续，脑体积不断增加是脑发育的重要指标，也是正常脑功能状态的组织解剖基础。围产期高危因素导致的各类脑损伤均可影响脑组织的正常发育，部分小儿表现出头围增长缓慢，最常见的是前额变小，颅骨冠状缝重叠；有些小儿在影像学检查时表现为全脑或部分性脑萎缩，尤其是额叶萎缩更为明显，但这些小儿头围并不缩小，临床很难发现脑的改变。三维超声技术为脑体积的测量提供了条件，可以更直观地了解损伤后脑的整体变化，评价脑的发育状况。

额叶三维成像及图像分析方法：采用三维容积探头，探头频率 5～8 MHz，以患儿前囟为声窗固定探头，启动三维功能，调节立体取样容积，以冠状面的第三脑室层面为基准，大小至能够包

涵全脑（或至少能够包涵全额叶），启动自动容积扫查程序，在 2～6 秒内获取脑的三维容积数据库，存储在仪器内，作为三维多平面图像分析。然后启动内置三维容积测量功能，进行立体容积成像。在冠状面图像上，以脑中线为中轴，选取每 30° 旋转 1 次的操作条件，依次获得 6 个层面，根据外侧裂、中央沟、胼胝体、侧脑室前角、丘脑及基底核、中颅凹等解剖标志逐一对 6 个层面作图像取样界定，获得额叶的立体体积成像及最终体积数据（图 14-13，图 14-14）

1. 新生儿脑额叶体积的发育规律 我们[17]采用三维超声观察了 226 例不同胎龄新生儿出生后 7 天内脑的主要功能区额叶体积增长规律，其中 29～34 周 57 例，34～37 周 34 例，37～42 周 135 例，均为适于胎龄儿。结果显示：不同胎龄的新生儿出生后 7 天内额叶的体积显示出明显的规律性，新生儿脑额叶体积随胎龄增加而增大，平均额叶体积 29～34 周组为（49.96±11.69）cm³，34～37 周组为（59.62±11.18）cm³，<42 周为（71.59±11.62）cm³（图 14-15），符合人类脑发育的规律。

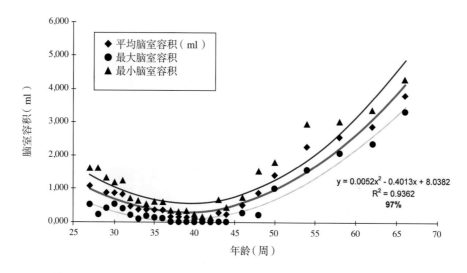

图 14-12 不同胎龄新生儿至生后 6 个月脑室容积的变化趋势图[16]

（引自：Rosalia Csutak Lukas Unterassinger Claudia Rohrmeister Three-dimensional volume measurement of the lateral ventricles in preterm and term infants：evaluation of a standardised computer-assisted method in vivo.Pediatr Radiol 2003, 33:104–109）

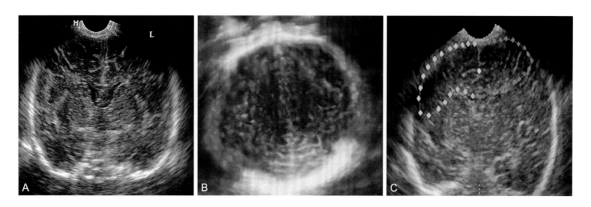

图 14-13 额叶三维成像测量
A.冠状面第三脑室层面的二维声像图；B.颅顶观全脑的三维立体声像图；C.额叶测量图

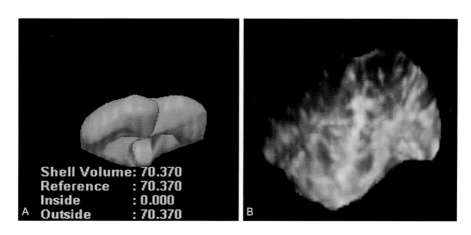

图 14-14 额叶三维立体声像图
A.测量后的额叶体积；B.经修剪后的额叶三维立体声像图

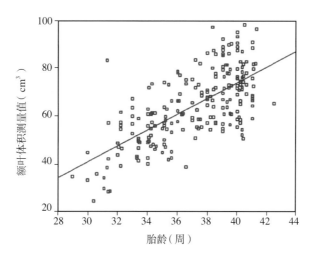

图 14-15 不同胎龄新生儿胎龄与脑额叶体积的关系

2. 围产期脑损伤对脑额叶发育的影响 86例新生儿期经临床及影像学检查确诊为各类围产期脑损伤的足月儿，在出生后 7 天内进行额叶脑体积检测。根据病情，将脑损伤分为：①轻度损伤组 53 例；②重度损伤组 33 例。在生后 1 个月、3 个月、6 个月进行全面的体格与神经系统检查与三维超声脑体积测定。结果显示：随时间推移，不同组别间脑额叶体积出现差异，月龄越大，差别越显著，脑损伤越重，脑体积增长缓慢越明显。至 1 个月时，重度脑损伤患儿额叶体积测定值显著低于正常儿，而轻度损伤患儿额叶体积测定值与正常儿差异无显著性。至 3 个月时，重度脑损伤患儿额叶体积测定值进一步降低；6 个月时，重度脑损伤患儿额叶体积测定值与正常同龄儿比较差异更大，低于正常组 2 个标准差；轻度脑损伤患儿自 3 个月后额叶体积测定值介于正常对照组与重度脑损伤组之间，但差异无显著性（表 14-2）。由此可见，重度脑损伤往往导致脑结构异常，出现脑容积减小。

3. 小儿发育过程中神经系统异常与脑额叶体积增长缓慢的关系 85 例脑损伤患儿，临床神经发育状况分为：①正常；②轻度异常：生后 6 个月以内表现出轻度肌张力异常，经物理康复治疗明显好转，有望恢复正常；Gesell 评定时部分项目不同程度落后，DQ 在 75% 以上；③重度异常：出现明显的脑瘫早期表现、发育落后、癫痫等严重后遗症，Gesell 检查 DQ 低于 75%。在随访过程中 3 个月或 6 个月检测三维超声的小儿共 57 例，在以后的发育过程中，出现神经系统异常者脑额叶体积增长缓慢的发生率高于无神经系统异常者，存在重度神经系统异常的小儿脑额叶体积增长缓慢的百分比数较轻度神经系统异常小儿显著增高（表 14-3）。由此可见，围产期脑损伤影响额叶发育，与神经发育异常有关；三维超声有益于正常与异常脑发育的评价。

四、三维颅脑超声对早产儿脑发育及脑损伤的评估作用

早产儿脑于生后处于不断发育之中，由于其不成熟加之遗传因素、生后环境的改变以及疾病等原因，极易出现脑结构发育异常，从而发生相应的神经发育异常。额叶作为脑的主要功能区，发育异常会导致认知、适应性、行为等发育障碍。

表 14-2 不同程度脑损伤新生儿与正常儿不同时间额叶体积的比较（$\bar{\chi} \pm s$, cm³）

组别	1 个月（n）	3 个月（n）	6 个月（n）
正常组	95.24 ± 13.74（31）	137.58 ± 15.16（14）	174.00 ± 13.27（7）
轻度损伤	97.53 ± 20.57（16）	124.16 ± 17.06（9）	156.42 ± 12.61（6）
重度损伤	83.81 ± 16.36（22）[1]	100.36 ± 20.10（14）[2]	107.82 ± 28.76（11）[2]
F 值	4.278	15.889	21.907
P	<0.05	<0.01	<0.01

注：重度损伤组分别与正常组及轻度损伤组比较，1）P 均 <0.05；2）P 均 <0.01

表 14-3 神经系统异常与脑额叶体积增长缓慢的关系（n.%）

神经发育	例数	脑额叶体积增长	
		正常或基本正常	异常
正常	26	24（92.3）	2（7.7）
轻度异常	18	14（77.8）	4（22.2）
重度异常	13	3（23.1）	10（76.9）

注：χ^2=21.019，P<0.01；轻度异常组与正常组比较 P=0.208，重度异常组与轻度异常组及正常组比较 P 均 <0.01

1. 通过三维超声技术对额叶体积进行测量，可以评价早产儿的脑发育。我们[18]对无严重脑损伤的早产儿222例进行额叶发育评估，其中适于胎龄（AGA）早产儿194例，小于胎龄（SGA）早产儿28例；其中男婴141例，女婴81例；胎龄27～31周49例，32～34周102例，≥35周71例；出生体重900～1 499 g 54例，1 500～2 499 g 128例，≥2 500 g 40例。可以看出，早产儿脑额叶与足月儿相比，在出生时额叶体积有很大的不同。在出生后数月内，脑额叶体积始终处于不断增长的过程，在矫正年龄达40周、1个月时，额叶体积增长迅速，达到正常足月儿水平，甚至超过足月儿的增长速度。3个月以后额叶体积增长速度减缓，直至6个月，低于正常足月儿的增长（表14-4）由此可见，早产儿额叶体积随胎龄增长而增加，生后短期内出现追赶性生长。但最终生长速度低于足月儿。

2. **早产儿成熟度对额叶发育的影响** 将早产儿依据胎龄分为3组：27～31周、32～34周、≥35周；依据出生体重分为4组：900～1 499 g、1 500～1 999 g、2 000～2 499 g、≥2 500 g。结果显示：胎龄越小额叶体积越小。矫正胎

龄达40周，直至1个月时，不同胎龄早产儿经快速追赶性生长，各组间额叶体积相当（P>0.05），并在以后的时间点，基本维持此种状态。不同出生体重的早产儿额叶增长显示了类似的规律：出生时4组额叶体积依次为（32.47±6.11）cm³、（52.38±9.93）cm³、（51.30±11.68）cm³、（59.09±9.43）cm³，组间差异有统计学意义（P<0.01）。以后的各时间点中各组间差异无统计学意义，40周时各组约为82 cm³、1个月时各组约为107 cm³、3个月时各组约为120 cm³、6个月时各组约为150 cm³（表14-5，图14-16）。

3. **宫内、外发育状况对早产儿额叶增长的影响** 将早产儿分为SGA（small for gestational age，SGA）和AGA（appropriate for gestational age，AGA）两组，SGA组出生时脑额叶体积明显小于AGA组，在生后快速追赶性生长阶段，与AGA组间仍存在明显的差距，矫正年龄40周、1个月、3个月时额叶体积明显落后于AGA组（表14-6）。另将早产儿依据生后继续发育中体重的不同分为两组：①低体重组共17例，为矫正年龄40周、1个月、3个月时体重低于同年龄正常体重第10

表14-4 早产儿与足月儿生后不同时间脑额叶体积比较

组别	40周		1个月		3个月		6个月	
	例次	额叶体积	例次	额叶体积	例次	额叶体积	例次	额叶体积
早产儿	24	81.01±9.77	41	103.72±17.39	27	122.60±21.50	18	150.00±13.66
足月儿	39	74.97±10.42	32	96.20±14.58	16	133.24±18.44	13	164.15±11.29
t值	2.288		1.964		0.1650		3.054	
P	<0.05		>0.05		>0.05		<0.01	

表14-5 不同胎龄早产儿在不同矫正胎龄脑额叶体积比较

出生时孕周	出生时		40周		1个月		3个月		6个月	
	例数	额叶体积	例数	额叶体积	例数	额叶体积	例数	额叶体积	例数	额叶体积
27周～	30	33.67±8.37	9	81.60±10.01	11	99.78±14.34	10	121.78±16.52	4	144.24±10.53
32周～	66	49.38±10.22	9	80.07±10.89	15	107.03±21.35	9	121.42±15.88	7	150.78±17.98
35周～	30	59.62±11.18	6	81.55±9.30	15	103.30±15.39	8	124.95±32.68	7	152.50±10.95
F值	53.175		0.062		0.545		0.063		0.452	
P	<0.01		>0.05		>0.05		>0.05		>0.05	

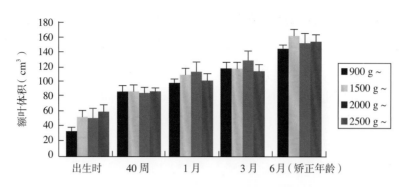

图 14-16   不同出生体重早产儿脑额叶体积比较图

百分位数的早产儿；②适宜体重组共 38 例，为同样的时间点体重介于同年龄正常体重第 10 百分位数至第 90 百分位数之间的早产儿。结果显示两组与 SGA 早产儿的额叶有着类似的增长规律：低体重儿在上述时间点额叶体积分别为（73.29±11.68）cm³、（82.44±13.79）cm³、（106.63±11.57）cm³，适宜体重儿为（81.87±10.11）cm³、（106.78±16.76）cm³、（126.45±22.45）cm³，组间差异有统计学意义。

4. 早产儿发育过程中神经系统异常与脑额叶体积增长缓慢的关系　对研究对象在出生后 7 天内常规行颅脑超声检查。出院后进行随访，随访时间为矫正年龄 40 周、1 个月、3 个月、6 个月及以后，检查内容包括全面体格和神经系统发育状况检查，并在 6 个月内行三维额叶体积测定。将脑额叶体积测定值低于同月龄正常足月儿测定值 2 个标准差者视为异常，低于 1 个标准差者视为轻度异常。在婴儿期随访过程中临床上将神经发育状况分为三级：①正常；②轻度常，Gesell

评定 DQ 均在 75%～84% 之间，轻度肌张力异常，经物理康复治疗明显好转，1 岁之前有望恢复正常；③重度异常，Gesell 检查部分项目 DQ 低于 75%，肌张力明显增高，经物理康复治疗仍不能改善肌张力状况，甚至 9 个月以后佩戴矫形器治疗。研究显示：早产儿额叶体积正常者与后期临床神经系统发育基本相符。在随访过程中额叶体积严重异常者，其神经系统异常的发生率明显增高，其中重度神经系统异常发生率更是高达 50%（表 14-7）。敏感性 40%，特异性 89.4%。阳性预测值 50%，阴性预测值 85%。提示，早产儿脑额叶体积测定值的异常与神经发育异常有关。

5. 早产儿脑白质损伤体积变化与神经发育的关系　早产儿脑室周围白质因其特殊的血液供应特点，极易受到损伤，严重者导致脑室周围白质软化（periventricular leukomalacia, PVL）。严重损伤后期影像学表现为脑室增宽、变形，后角部分增宽尤为明显，脑室周围脑实质体积减小。临床上造成小儿神经系统后遗症，如脑瘫、视听功能

表 14-6   SGA 与 AGA 组生后不同时间脑额叶体积比较

组别	出生时 33～34 周		出生时 35～36 周		40 周		1 个月		3 个月	
	例数	额叶体积	例数	额叶体积	例数	额叶体积	例数	额叶体积	例数	额叶体积
SGA	6	42.10±8.73	10	43.29±8.27	11	67.19±7.65	9	88.77±18.58	6	100.65±8.51
AGA	66	49.38±10.22	30	59.62±11.18	24	81.01±9.77	41	103.72±17.39	27	122.60±21.50
t 值	1.687		4.50		4.134		2.308		1.995	
P	>0.05		<0.01		<0.01		<0.05		>0.05	

表 14-7　早产儿脑额叶体积增长与神经系统发育的关系（n%）

脑额叶体积增长	例数	神经发育		
		正常	轻度异常	重度异常
正常	25	8（32.0）	14（56.0）	3（12.0）
轻度异常	15	0	12（80.0）	3（20.0）
重度异常	8	0	4（50.0）	4（50.0）
P			0.0142	

异常等。通过三维超声技术对脑室及脑室三角区周围脑实质进行体积测量，可以定量评价早产儿脑室周围白质损伤后期脑白质体积变化及其与神经发育的关系[19]。

　　侧脑室三角区及脑室三角区周围脑实质的体积测量：采用三维体积探头，以患儿前囟为声窗固定探头，文献报道早产儿脑室后角（三角区）周围白质最易损伤，实践中超声检查亦发现早产儿多数白质损伤发生在侧脑室三角区周围，后期可出现局部的脑室增宽，其周围脑实质萎缩。为了使操作标准化、测量准确，本研究在超声图像上选取自然标志清晰、易辨别的冠状面的脑室中央部——后角层面为基准，留取三维立体图像。根据影像学变化特点，选取 2 个测量指标，利用机器内置软件，进行体积测量，并计算出脑实质在其中所占比例。

　　侧脑室三角区的体积测量：在脑室中央部——后角层面上显现出侧脑室的上缘（中央部与后角交界的部分）及侧脑室下缘。以侧脑室上缘最高点（上界点）开始向下引垂线与脑中线平行，垂线与侧脑室边缘交叉点为下界点，以此为基线选取每 30° 旋转一次的操作条件，依次获得6 个层面，根据侧脑室的边界逐一对 6 个层面作图像取样界定，获得侧脑室的立体成像及最终体积数据。侧脑室三角区周围脑实质的体积测量：在上述冠状面图像上，以侧脑室上、下缘为起点至颅骨内缘各自引一水平线，侧脑室外边缘及上下两条水平线所包含的区域作为测量的脑实质。在此区域内以侧脑室下缘（下界点）向上引垂线与

脑中线平行，垂线与水平线交界处为上界点，以垂线为基线，取同样的操作条件，依上下水平线、侧脑室外边缘及颅骨内缘，逐一对 6 个层面作图像取样界定，获得三维图像及最终体积数据。该脑实质包括脑室三角区周围的白质及灰质，涉及大部分颞叶、部分顶叶及部分枕叶（图 14-17）计算脑实质体积占所测量部位总体积的比值（简称脑实质比值），由此体现出白质损伤后脑实质的异常发育状况。即：

$$脑实质比值=\frac{侧脑室三角区周围脑实质体积}{侧脑室三角区周围脑实质体积+侧脑室三角区体积}$$

　　（1）无白质损伤早产儿侧脑室三角区及三角区周围脑实质生长情况：对照组在生后预定的时间点进行脑室三角区及其周围脑实质测量，通过超声动态检查可见，这些早产儿在发育过程中双侧脑室的形态正常，左右脑室对称，在纠正年龄40 周、1 个月、3 个月、6 个月时侧脑室三角区体积及其周围脑实质体积比较，差异有统计学意义，脑实质比值稳定，组间差异无统计学意义（表14-8），体现了早产儿脑室及其周围脑实质的发育状况。

　　（2）早产儿后期脑实质体积发育与早期白质损伤程度的关系：依据二维超声表现，将脑白质损伤的早产儿分为：①轻度损伤组：23 例，生后1 周以内脑室周围白质回声粗糙、增强，2 周左右恢复正常；②重度损伤组：11 例，出现明显的白质病变，回声不均匀，强度等同于脉络丛，2 周不恢复，部分出现 PVL，或随访中局部白质遗留强回声不消失。研究显示，在纠正年龄 40 周、1个月、3 个月、6 个月时重度损伤组脑室明显增宽，脑实质比值明显小于对照组及轻度损伤组，组间比较差异有统计学意义，轻度损伤组脑实质比值与对照组比较基本一致，组间比较差异无统计学意义（表 14-9）。

　　（3）脑白质损伤早产儿后期脑实质发育与

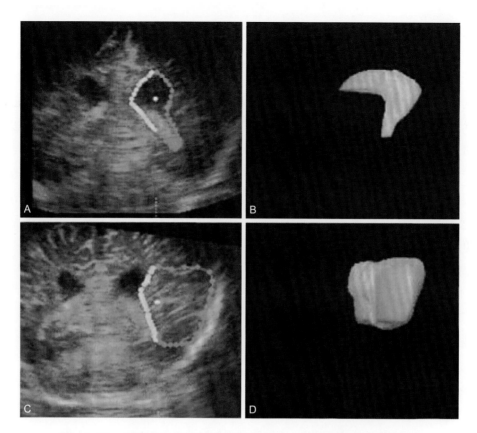

图 14-17　侧脑室三角区及其周围脑实质三维声像图及体积测量

A. 侧脑室三角区三维声像图；B. 侧脑室三角区体积 4.228 cm³；C. 侧脑室三角区周围脑实质三维声像图；D. 侧脑室三角区周围脑实质体积 51.686 cm³

表 14-8　正常早产儿脑室及其周围脑实质发育规律

年龄	例数	侧脑室三角区体积（cm）	侧脑室三角区周围脑实质体积（cm）	脑实质比值
40 周	14	2.312 ± 0.693	28.229 ± 3.209	0.923 ± 0.021
1 月	21	3.447 ± 1.476	38.374 ± 7.773	0.919 ± 0.022
3 月	24	3.401 ± 1.812	35.768 ± 6.625	0.915 ± 0.036
6 月	8	4.619 ± 0.755	51.106 ± 6.916	0.916 ± 0.009
F 值		4.578	21.439	0.288
P 值		<0.01	<0.01	>0.05

表 14-9　不同脑白质损伤早产儿脑实质比值比较

组别	40 周（n）	1 月（n）	3 月（n）	6 月（n）
对照组	0.923 ± 0.021（14）	0.919 ± 0.022（21）	0.915 ± 0.036（24）	0.916 ± 0.009（8）
轻度损伤组	0.931 ± 0.016（8）	0.908 ± 0.026（16）	0.922 ± 0.013（10）	0.912 ± 0.029（14）
重度损伤组	0.880 ± 0.028[a]（12）	0.866 ± 0.061[a]（8）	0.868 ± 0.042[a]（4）	0.861 ± 0.044[a]（10）
F 值	15.860	7.344	4.175	9.315
P 值	<0.01	<0.01	<0.05	<0.01

注：n 为例次；与对照组和轻度损伤组比较 [a]$P < 0.05$

临床神经系统征象的关系：脑实质比值根据变化大小分为：①正常；②轻度异常：低于正常组测定值的 1 个标准差；③重度异常：低于正常组测定值 2 个标准差；随访时依据小儿神经系统的表现，将神经系统征象分为：①正常：18 例；②轻度异常：33 例，生后 6 个月以内表现出轻度肌张力异常，或伴有轻度发育落后，经物理康复治疗明显好转，经训练 1 岁时有望达到正常；③重度异常：8 例，生后 6 个月以内出现严重的肌张力增高，伴有明显的发育落后，虽经物理康复治疗，至 1 岁左右时症状改善不明显，3 例发展为脑性瘫痪，Gesell 评定时部分项目不同程度落后。1 例肌张力严重减低伴有中度发育落后，9 个月 Gesell 检查有 4 项 DQ 在 75 分以下。1 例肌张力明显增高伴随视听诱发电位异常，6 个月时 Gesell 检查 DQ 均在 75 分以下，1 岁时需要校正姿势训练。本研究发现脑室三角区周围白质损伤后脑实质的发育与临床神经系统发育有关。脑实质比值正常者临床神经系统发育多正常或仅有轻度异常，脑实质比值轻度异常者神经系统发育有类似的结果。脑实质比值严重异常的小儿临床上多数会出现神经系统发育的异常，其重度神经系统异常的发生率远远高于其他两组（表 14-10）。敏感性 50％，特异性 92.1％，阳性预测值 50％，阴性预测值 92.1％。

表 14-10　脑白质损伤早产儿后期脑实质发育与神经发育的关系（n，%）

脑实质比值	例数	后期神经发育		
		正常	轻度异常	重度异常
正常	42	14（33）	26（62）	2（5）
轻度异常	9	3（33）	4（45）	2（22）
重度异常	8	1（12）	3（38）	4（50）

注：$P=0.0168$

五、三维超声测量在其他脑组织体积变化与神经预后关系中的应用

有学者利用三维颅脑超声测量早产儿胼胝体体积大小与预后的关系[20]。研究中选取 32 周以下早产儿 43 例在 9 个不同的时间点测量其胼胝体体积，长度及表面积，随访至 5 岁观察其神经发育预后。结果显示，胼胝体较小的孩子，其远期神经发育相对较差。三维颅脑超声为新生儿脑发育及脑损伤提供了有效的评估依据。

（刘云峰）

参考文献

[1] 周玉清，张青萍．静态结构三维超声成像方法学进展．中华超声影像学杂志，1999，8：53-54.

[2] Baum G, Greenwood L. Orbital lesion localization by three dimensional ultrasonography. N Y State J Med, 1961, 15: 4149-4157.

[3] Hamper UM, Trapanotto V, Sheth S, et al. Three dimensional US: preliminary clinical experience. Radiology, 1994, 191: 397-401.

[4] Detmer PR, Lipscomb K, Blomqvist CG et al. 3D Ultrasonic Image Feature Localizstion Based on Magnetic Scanhead Traching. In vitro Calibration and Validation, Ultrasound in Med & Biol, 1994, 20(9): 923.

[5] Salusri A. Ultrasonic Three-Dimensional Reconsruction of the Heart. Ultrasound in Med. & Biol, 1995, 21(3): 281.

[6] Hodges TC. Ultrasonic Three-Dimensional Recontruction. In vitro and vivo Volume and Area Measurement. Ultrasound in Med. & Biol, 1994, 20(8): 719.

[7] Barry CD, Allott CP, John NW, et al. Three dimensional free-hannd ultrasound: image reconstruction and volume analysi. Ultrasound in Med &Biol, 1997, 23: 1209-1224.

[8] Hashimoto S, Goto H, Hirooka Y, et al. An evaluation of three-dimensional ultrasonography for the measurement of gallbladder volume. Am J Gastroenterol, 1999, 94:

3492-3496.

[9] Timor-Tritsch IE, Platt LD. Three-dimensional ultrasound experience in obstetrics. Curr Opin Obstet Gynecol, 2002, 14: 569-575.

[10] Xu Hx, Lu MD, Zhou YQ, et al. Three-dimensional gray scale volume rendering of the liver : preliminary clinical experience. J Ultrasound Med, 2002, 21: 961-970.

[11] Xu HX, Yin XY, Lu MD, et al. Comparison of three and two-dimensional sonography in diagnosis of gallbladder diseases: preliminary experience. J Ultrasound Med, 2003, 22: 181-191.

[12] Alcazar JL, Galan MJ, Garcia, et al. Three-dimensional sonographic morphologic assessment in complex adnexal masses: preliminary experience. J Ultrasound Med, 2003, 22: 249-254.

[13] Nagdyman N, Walka MM, Kampmann W, et al. 3-D ultrasound quantification of neonatal cerebral ventricles in different head positions. Ultrasound Med Biol. 1999 Jul; 25(6): 895-900.

[14] Michael RiccabonaPediatric three-dimensional ultrasound: basics and potential clinical value Journal of Clinical Imaging 2005. 29: 1-5.

[15] Abdul-Khaliq H, Lange PE, Vogel M. Feasibility of brain volumetric analysis and reconstruction of images by transfontanel three-dimensional ultrasound. J Neuroimaging. 2000 Jul; 10(3): 147-150.

[16] Rosalia Csutak Lukas Unterassinger Claudia Rohrmeister Three-dimensional volume measurement of the lateral ventricles in preterm and term infants: evaluation of a standardised computer-assisted method in vivo. Pediatr Radiol 2003, 33: 104-109.

[17] 刘云峰，周丛乐，王红梅，等. 三维超声对围产期脑损伤小儿脑额叶发育评价意义的探讨. 临床儿科杂志，2006, 24(11): 873-877.

[18] 刘云峰，周丛乐，郭在晨，等. 早产儿脑额叶发育及其影响因素的研究. 临床儿科杂志，2008, 26(3): 173-177.

[19] 刘云峰，周丛乐，郭在晨，等. 早产儿脑白质损伤后期脑体积的变化与临床关系的研究. 中华围产医学杂志，2008, 10(6): 388-392.

[20] Klebermass-Schrehof K, Aumüller S, Goeral K et al. Biometry of the corpus callosum assessed by 3D ultrasound and its correlation to neurodevelopmental outcome in very low birth weight infants. J Perinatol. 2017 Apr; 37(4): 448-453.

索 引